U0388408

循证思维种植方案设计与操作技巧

Evidence-based Implant Treatment Planning and Clinical Protocols

题献
Dedication

感谢我的妻子Francine，她持久的爱、耐心和不知疲倦的积极态度感染了我。也感谢我的孩子们：Elon和Tess，他们对改变他人生活的承诺激励了我。还有我的孙女Ella，她的好奇心和笑声是无限美好的。

循证思维
种植方案设计与操作技巧

Evidence-based Implant Treatment
Planning and Clinical Protocols

主　编　（美）史蒂文·萨多斯基
　　　　（Steven J. Sadowsky）

主　译　关呈超　李　静　伊　哲

副主译　孔德杨　张　翀

北方联合出版传媒（集团）股份有限公司
辽宁科学技术出版社
沈　阳

图文编辑

杨 洋 曹 勇 杨 帆 张 强 张 浩 刘玉卿 刘 娜

©2022，辽宁科学技术出版社。

著作权合同登记号：06-2017第220号。

版权所有·翻印必究

图书在版编目（CIP）数据

循证思维种植方案设计与操作技巧 /（美）史蒂文·萨多斯基（Steven J. Sadowsky）主编；关呈超，李静，伊哲主译. — 沈阳：辽宁科学技术出版社，2022.3

ISBN 978-7-5591-2397-8

Ⅰ.①循…　Ⅱ.①史… ②关… ③李… ④伊…　Ⅲ.①种植牙—口腔外科学　Ⅳ.①R782.12

中国版本图书馆CIP数据核字（2022）第011465号

出版发行：辽宁科学技术出版社
　　　　　（地址：沈阳市和平区十一纬路25号　邮编：110003）
印 刷 者：凸版艺彩（东莞）印刷有限公司
经 销 者：各地新华书店
幅面尺寸：210mm×285mm
印　　张：21.5
插　　页：4
字　　数：420千字
出版时间：2022年3月第1版
印刷时间：2022年3月第1次印刷
策划编辑：陈　刚
责任编辑：苏　阳　殷　欣　金　烁　杨晓宇
封面设计：袁　舒
版式设计：袁　舒
责任校对：李　霞

书　　号：ISBN 978-7-5591-2397-8
定　　价：298.00 元

投稿热线：024-23280336
邮购热线：024-23280336
E-mail:cyclonechen@126.com
http://www.lnkj.com.cn

主译简介
Translator

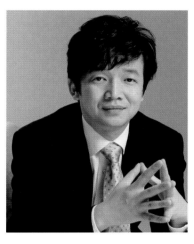

关呈超

博士　副主任医师

杭州美奥口腔医院院长

国际种植牙专科医师学会（ICOI）中国总会常务理事

国际种植牙专科医师学会（ICOI）浙江分会副会长

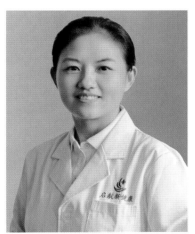

李　静

博士　副主任医师

复旦大学附属华东医院口腔科主任

中国人体健康科技促进会口腔种植专业委员会常务委员

中国整形美容协会口腔整形美容分会理事

上海市口腔医学会口腔修复专业委员会委员

上海医师协会口腔医师分会委员

上海市临床研究伦理委员会委员

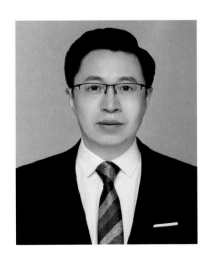

伊　哲

博士　副主任医师　硕士生导师　副教授

中国医科大学附属口腔医院口腔修复学教研室副主任、修复一科副主任

中华口腔医学会口腔颌面修复专业委员会常务委员

中华口腔医学会口腔修复专业委员会委员

中华口腔医学会口腔美学专业委员会委员

辽宁省口腔医学会理事

辽宁省口腔医学会口腔美学专业委员会副主任委员

辽宁省口腔医学会口腔修复专业委员会委员

国际口腔种植学会（ITI）会员、国际口腔修复学会（ICP）会员

译者名单
Translator

主　译

关呈超　杭州美奥口腔

李　静　复旦大学附属华东医院口腔科

伊　哲　中国医科大学附属口腔医院口腔修复科

副主译

孔德杨　北部战区总医院口腔科

张　翀　中国医科大学附属口腔医院口腔种植科

参　译

胥　春　上海交通大学医学院附属第九人民医院口腔修复科

黄　慧　上海交通大学医学院附属第九人民医院口腔修复科

黄庆丰　上海交通大学医学院附属第九人民医院口腔修复科

熊耀阳　上海交通大学医学院附属第九人民医院口腔修复科

韩祥永　上海市闵行区牙病防治所

陈建治　树兰（杭州）医院口腔医学中心

耿　君　万宁市维信口腔门诊部

刘　耿　沈阳市真承口腔门诊部

编者名单
Contributors

Sandra Al-Tarawneh DDS, MS
Assistant Professor
University of Jordan
Amman, Jordan

Sun-Yung Bak DDS
Clinical Assistant Professor
University of North Carolina
Chapel Hill School of Dentistry
Chapel Hill, North Carolina, USA

John Beumer III DDS, MS
Distinguished Professor Emeritus
University of California
Los Angeles School of Dentistry
Los Angeles, California, USA

Avinash S. Bidra BDS, MS
Associate Professor
University of Connecticut School of Dental Medicine
Farmington, Connecticut, USA

S. Andrew Chapokas DMD, MS
San Diego, California, USA

Donald A. Curtis DMD
Professor
University of California
San Francisco, California, USA

Gary R. Goldstein DDS
Professor
New York University College of Dentistry
New York, New York, USA

David G. Gratton DDS, MS
Associate Professor
University of Iowa College of Dentistry
Iowa City, Iowa, USA

Paul B. Greenawalt DDS
Private Practice in Oral and Maxillofacial Surgery
Poulsbo, Washington, USA

W. Peter Hansen DDS
Associate Professor
University of the Pacific Arthur A. Dugoni School of Dentistry
San Francisco, California, USA

Elena Hernandez-Kucey RDH, DDS
Private Practice in General Dentistry
Edmonton, Alberta, Canada

Jay Jayanetti DDS
Assistant Clinical Professor
University of California
Los Angeles School of Dentistry
Los Angeles, California, USA

Parag R. Kachalia DDS
Associate Professor
University of the Pacific Arthur A. Dugoni School of Dentistry
San Francisco, California, USA

Joseph Y.K. Kan DDS, MS
Professor
Loma Linda University School of Dentistry
Loma Linda, California, USA

Mathew T. Kattadiyil BDS, MDS, MS
Professor
Loma Linda University School of Dentistry
Loma Linda, California, USA

James A. Kelly DDS, MS, MBA
Assistant Clinical Professor
Mayo Clinic College of Medicine
Rochester, Minnesota, USA

Sreenivas Koka DDS, MS, PhD, MBA
Professor
Loma Linda University School of Dentistry
Loma Linda, California, USA

Brian Kucey DDS, MSEd
Private Practice in Prosthodontics
Edmonton, Alberta, Canada

Howard M. Landesman DDS, MEd
Professor Emeritus
University of Colorado School of Dental Medicine
and Herman Ostrow School of Dentistry
University of Southern California
Encino, California, USA

Hamilton Le DMD
Private Practice in Prosthodontics
Torrance, California, USA

Jaime L. Lozada DMD
Professor
Loma Linda University School of Dentistry
Loma Linda, California, USA

Karl Lyons MDS, PhD
Professor
Faculty of Dentistry
University of Otago
Dunedin, New Zealand

Glenn E. Minsley DMD
Associate Professor
University of North Carolina
Chapel Hill School of Dentistry
Chapel Hill, North Carolina, USA

Anders Nattestad DDS, PhD
Professor
University of the Pacific Arthur A. Dugoni School of Dentistry
San Francisco, California, USA

Harold Preiskel MDS, MSc
Emeritus Professor
King's College London Dental Institute
London, UK

Kitichai Rungcharassaeng DDS, MS
Professor
Loma Linda University School of Dentistry
Loma Linda, California, USA

Steven J. Sadowsky DDS
Professor
University of the Pacific Arthur A. Dugoni School of Dentistry
San Francisco, California, USA

Thomas J. Salinas DDS
Professor
Mayo Clinic College of Medicine
Rochester, Minnesota, USA

Kumar C. Shah BDS, MS
Associate Clinical Professor
University of California Los Angeles
School of Dentistry
Los Angeles, California, USA

Clark M. Stanford DDS, PhD
Professor
University of Illinois at Chicago
College of Dentistry
Chicago, Illinois, USA

Eric C. Sung DDS
Professor
University of California Los Angeles School of Dentistry
Los Angeles, California, USA

Thomas D. Taylor DDS, MSD
Professor
University of Connecticut School of Dental Medicine
Farmington, Connecticut, USA

Ghadeer Thalji DDS, PhD
Assistant Professor
University of Illinois at Chicago
College of Dentistry
Chicago, Illinois, USA

Istvan Urban DMD, MS, PhD
Associate Professor
University of Szeged
Hungary

Chandur P.K. Wadhwani BDS, MSD
Adjunct Assistant Professor
Loma Linda University School of Dentistry
Loma Linda, California, USA

Robert Ferguson Wright DDS
Professor
University of North Carolina
Chapel Hill School of Dentistry
Chapel Hill, North Carolina, USA

Roy T. Yanase DDS
Clinical Professor
Herman Ostrow School of Dentistry
University of Southern California
Los Angeles, California, USA

George Zarb DDS, MS
Professor Emeritus
University of Toronto Faculty of Dentistry
Toronto, Ontario, Canada

Nicola U. Zitzmann DDS, PhD
Professor
Clinic for Periodontology, Endodontology and Cariology
School of Dental Medicine
University of Basel
Switzerland

序言一
Foreword

　　1982年，北美引入的骨整合技术提高了人们对牙科治疗结果标准的期望。Per-Ingvar Brånemark提出的种植体方案可以与可用的修复方案协同作用，从而达到很好的临床效果。这与已故的David Sackett引入"循证医学的临床科学"几乎是一致的，为从事临床教育创造了激动人心的时代。事实上，这篇重要文章的作者和投稿人选择了一个前所未有的临床学术繁荣期，从而将这两个学术理论得以合并。伴随着应用性骨整合继续教育项目的增加，新的Brånemark/Sackett学术理论很快被纳入教学/学习计划中，旨在调整口腔修复中的效果和有效性的考虑因素。然而，随着继续教育领域迅速被商业驱动，种植治疗方案反而不能做到以患者利益为出发点，这也是目前我们所担忧的一个问题。

　　传统的书本学习和课桌旁的讲授现在实际上已经被可视化的教学视频所取代。前者在塑造和培养临床教育方面的首要地位受到越来越多的电子学习、所谓个性化课程的便利和超视觉会议的影响，所有这些都可以促进远程诊疗和处方标准化。这种方法很容易被归因于没有意识到新的治疗方案，但仍然需要与1982年首次提出的骨整合长期结果相协调。此外，尽管传统的教育方法的吸引和优点的不容低估，它们也有可能受到我们以患者为中心的优先考虑的精神的影响。此外，对社会金字塔变化的担忧越来越多地伴随着老年人群的多发病率和治疗的不确定性的干扰。无论这些患者是否佩戴可拆卸义齿或种植支持义齿，这使得对他们当前和未来的修复管理要求更高。对于接受过口腔修复治疗的老年人来说，不可避免和不必要的费用负担意味着我们的学科面临着无法克服的挑战；而且，通过这种类型的图书，我们仍然可以提供更良好的便利、可重复地获取全面的信息和更宽泛的考虑范围，从而做出更谨慎的治疗方案。

　　这样一本有质量和指导性的图书对于这个行业来说是一份受欢迎的礼物，尽管有些迟，但作者在选择书名和目标时表现出了令人钦佩的判断力。他还召集了一批有天赋和经验的牙医，他们都是改变牙科临床方面的开创性想法的受益者。Sadowsky博士在确定和讨论患者口腔修复需求中最佳治疗决策的决定因素方面的学术主旨，反映了他对患者管理中的修复方案制订的深刻感悟。文中的整体背景提供了种植体方案设计，以及与以患者为中心问题的深刻认知。最重要的是，Sadowsky博士确保了应用骨整合技术的辉煌不会屈从于公式化的方法。这本书是对该学科经典的、杰出的贡献，值得拥有广泛的读者群。这也是一个非常令人信服的提示，一个强调专业教育的临床成果。

George Zorb

序言二
Foreword

Per-Ingvar Brånemark是第一位在他的实验室研究中报告商业纯钛圆柱体似乎与动物骨骼融合的科学家，这个理论促进了他提出了骨整合概念。他的后续研究促使1982年多伦多骨整合在临床牙科应用会议的召开，其中有令人信服的证据及效果，展现了一个针对口腔修复的新治疗领域。骨整合技术引入了一个安全的、可预测的牙科植入治疗系统，其积极的、基于证据的评估和结果是不可否认的。30年后，牙医可能会很快拔掉天然牙，并在天然牙功能不良的情况下用种植体代替。也就是说，没有技术是万能的。通过调查种植体的缺点来缓和对种植体的乐观情绪是值得的，这可以让我们了解种植体的最佳使用条件和有可能提供最大利益的条件。让我们检验一下证据。

口腔种植体的使用寿命可能不会比天然牙长。

Levin和Halperin-Sternfeld已经证明，种植体存活率并不比缺损但经过充分治疗和维护的天然牙的存活率高[1]。因此，得出结论，拔牙和放置种植体的决定是需要仔细考虑的，而且这并不总是在需要时发生。

可以保存并用作支撑的天然牙可以被拔除、可以被种植体替换，但是其适应证有时是不易判断的。在设计患者治疗方案时，不要只考虑种植方案，保留天然牙的方案也要作为考虑对象[2]。口腔种植体，在使用10年后进行评估，不会超过天然牙的寿命，"即使是那些因牙周病或牙髓疾病而受损的患者。"[3]依靠天然牙代替种植体已经获得广泛的支持。欧洲循证重建牙科会议认为："种植体的预后并不比边缘骨支持减少的牙齿好。目前还没有证据证明必须要早期拔牙以保留更多牙槽骨，对愈后种植更加有利。"[4]

当使用种植体时，种植修复使用的粘接剂增加了种植体周围疾病的风险，通常被称为周围黏膜炎或种植体周围炎，同时也存在不同数量的边缘骨丢失。

牙医必须密切关注使用种植体粘接固定义齿的患者是否存在一系列问题。尽管牙医在使用类似于传统牙科的设计时感到舒适，但种植体/牙齿牙龈复合体的差异有利于螺钉固定设计。种植体周围疾病包括颜色变化、探诊时出血和化脓，最有可能是由牙龈沟中的粘接剂嵌塞引起[5]。虽然种植体周围黏膜炎的病变位于种植体周围软组织中，但还是会影响骨吸收。种植体周围黏膜炎发生在50%的种植体修复位点，而种植体周围炎发生在12%~40%的种植体修复位点。虽然非手术治疗种植体周围炎效果仍不可预测，但有限的证据表明，手术加上全身性抗炎药物的辅助应用，可能有助于解决一些种植体周围炎。没有证据表明所谓的再生手术对治疗结果有额外的有益影响[6]。了解哪些患者的种植体周围风险最大，可以帮助牙医更好地决定最佳适应证。5~10年后，一个或多个植入部位的种植体周围炎（边缘骨丢失至少2mm）发生在16%~28%的种植体患者中，且在多颗种植体患者中发病率较高[2]。此外，口腔卫生不良、牙周炎病史和吸烟是种植体周围疾病的风险指标[7]。

大部分缺牙患者，无法承受种植的费用。

当患者缺失天然牙时，单颗种植体的价格相当于放置一个三单位固定义齿。然而，只有经济条件好的患者才能负担得起全口种植的费用。数以百万的无牙和部分缺牙患者如何获得更好的牙科治疗，并提供这种21世纪的最佳治疗方案？第三方保险公司是否应改变其赔付标准？牙科专业人士能以负担得起的价格为大多数消费者进行种植外科手术和修复吗？对于完全无牙颌患者，"金标准"是否应该是种植体支持的上颌和下颌固定义齿？我们需要先解决相关的社会问题，然后才能说我们已经成功地为患者提供了最好的治疗方案。

教育是朝着正确方向迈出的一步。

随着新技术改变实践，教育也必须改变。美国所有的牙科学校现在都把大量的时间花在口腔种植的教学上，大多数学校还提供种植体修复的临床实践。超过一半的学校正在教口腔临床博士生如何进行外科植入。2015年，美国牙科协会（ADA）管辖的牙科教育认证委员会（CODA）通过并批准了2016年新的口腔修复教育标准，表明所有从事口腔修复专业培训的牙科从业人员都将有能力进行牙科种植体的植入。有人希望，除了理解如何进行手术外，学生们还可以了解种植体何时以及对谁种植可能成功。

本文前言的作者George Zarb负责1982年多伦多会议。他用批判性思维、教学技能和研究提高了我们理解循证牙科基础知识的能力。他提出了一种更具分析性的方法来评估患者的需求。他在《国际口腔修复杂志》发表一篇题为"不方便的事实"的文章，提醒我们在评估种植体的疗效时要谨慎[8]，他写道："与商业企业的合作现在主导了继续教育，越来越多的讲师，在授课过程中夸大了骨整合的疗效。"并继续警告说，他们的工作"大大超出了技术最初的口腔生态环境的范畴"。牙科界必须用数据武装自己，帮助我们对哪些情况和患者值得进行种植体植入治疗做出正确的评估。这种有用的生物技术并不是解决所有问题的唯一方法。

Howard M. Landesman, DDS, MEd

参考文献

[1] Levin L, Halperin-Sternfield M. Tooth preservation or implant placement: a systematic review of long-term tooth and implant survival rates. *J Am Dent Assoc* 2013; **144**(10): 1119–1133.

[2] Lundgren D, Rylander H, Laurell L. To save or to extract, that is the question. Natural teeth or dental implants in periodontitis-susceptible patients: clinical decision-making and treatment strategies exemplified with case presentations. *Periodontol 2000* 2008; **47**: 27–50.

[3] Holm-Pedersen P, Lang N, Muller F. What are the longevities of teeth and implants? *Clin Oral Implants Res* 2007; **18**(Suppl 3): 15–19.

[4] Godfredsen K, Carlsson GE, Jokstad A, *et al*. Implants and/or teeth: consensus statements and recommendations. *J Oral Rehab* 2008; **35**(Suppl 1): 2–8.

[5] Wilson TG Jr. The positive relationship between excess cement and peri-implant disease: a prospective clinical endoscopic study. *J Periodontol* 2009; **80**(9): 1388–1392.

[6] Lindhe J, Meyle J, Group D of European Workshop on Periodontology. Peri-implant diseases: Consensus Report of the Sixth European Workshop on Periodontology. *J Clin Periodontol* 2008; **35**(8 Suppl): 282–285.

[7] Heitz-Mayfield LJ. Peri-implant diseases: diagnosis and risk indicators. *J Clin Periodontol* 2008; **35**(8 Suppl): 292–304.

[8] Zarb GA. On inconvenient truths. *J Prosthodont* 2008; **17**(5): 345.

致谢
Acknowledgments

感谢各章编写者对本书的内容所做的不懈努力。很荣幸能与各位杰出的同事合作，以提高治疗水平。我很幸运地得到了Chris Gralapp女士和Jeff Miles博士的支持，他们制作了详细而美丽的插图。Justin Nichols先生和Noori Harchandani女士在协调推荐信方面起到了重要的作用。我还要感谢太平洋大学亚瑟杜戈尼牙科学院我的系主任Marc Geissberger博士，为我安排时间，完成本书的编写。

目录
Contents

第1章

种植修复中循证的现状
The State of the Evidence in Implant Prosthodontics

Gary R. Goldstein

New York University College of Dentistry, New York, New York, USA

简介

假设你从事种植外科和/或修复很多年，并且对临床效果和患者的种植接受度都很满意。你听说或者读到一篇文章提到一种种植新产品或新技术宣称有更好的初期稳定性、更少的骨丧失等，你会决定更换吗？评估准则非常简单，因此，无论你是在同行评议还是在非同行评议的杂志上阅读的文献，或者是在演讲中听到的，这三者的原则是一样的。

有很多信息可供临床医生使用，其中一些以证据为基础，一些以理论为基础；有些令人信服，但有些是无用的信息。循证牙科（EBD）提供了评估文献和科学报告的工具，它构建了一个等级评估系统，使读者对正在阅读或听到的内容进行评估。当一起进行这个小实验时，我想说明的是，临床经验和常识是不可替代的，希望当读完本章时，你会明白其中的道理。我不是在这里抨击文献，而是觉得并非所有出版的作品的价值都是一样的。

证据的等级

EBD是20世纪90年代引入的一个比较新的领域。由于对其定义和意义存在误解与错误解读，循证学发展缓慢。尽管"开局"慢热，但是目前也已经引起了人们的关注。现在由美国牙科协会（ADA）管辖的牙科教育认证委员会（CODA）在牙科教育方面以及临床研究与实践方面强制性要求遵循循证原则。期刊编辑和审稿人精通这个流程，不太可能批准方法学上有缺陷的出版项目，这样一来，给了研究人员更多的压力来完善研究方案的设计。

可以这样说，"证据的层次结构（图1.1）"，可以指导作为读者的你和作为作者的我，然而事情并不那么简单。常规地，如果被问及最好的证据是什么，回答将是Meta分析或系统综述，而不是随机对照试验（RCT）。从图1.1中也可以明显看出动物实验和实验室研究的分类。虽然目前这些对我们的基础知识和设计临床研究时所需的背景资料至关重要，但不能也不应该用于临床决策。

根据Cochrane协作网[1]，系统综述（SR）"总结了现有精心设计的临床研究（对照试验）的结果，并提供了关于有效的医疗干预措施的高等级证据"；而Meta分析（MA）是作者将数值、数据进行汇总的系统综述。

事实上这个定义中的任何地方都没有提到或限定RCT。SR和MA与更为典型的叙述性文献综述不同，叙述性文献综述研究者评估所有或大部分可用文献，对相关结论给出"专家意见"。SR和MA通常具有宽泛或并没有包含和排除的标准，并且没有对被审查的文章进行"排名"。那些对如何将文章分类感兴趣的人，以下网站将提供帮助：

http://www.ncbi.nlm.nih.gov/pmc/articles/PMC1891443/

http://www.nature.com/ebd/journal/v10/n1/fig_tab/6400636f1.html#figure-title

Evidence-based Implant Treatment Planning and Clinical Protocols, First Edition. Edited by Steven J. Sadowsky.
© 2017 John Wiley & Sons, Inc. Published 2017 by John Wiley & Sons, Inc.
Companion website: www.wiley.com/go/sadowsky/implant

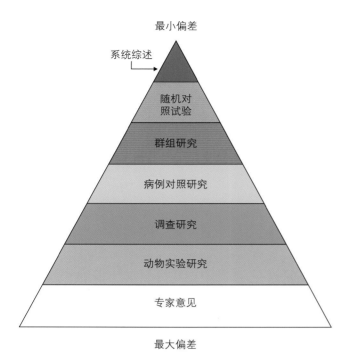

最小偏差

系统综述

随机对照试验

群组研究

病例对照研究

调查研究

动物实验研究

专家意见

最大偏差

图1.1 证据的层次结构。资料来源：http://consumers.cochrane.org.

http://www.ebnp.co.uk/The%20Hierarchy%20of%20Evidence.htm

我们可以将研究分为分析或比较分析，拥有比较组（随机对照试验、同步群组研究和病例对照研究）和描述性研究，或没有比较组（横断面调查、病例系列和病例报告）。描述性研究为我们提供了有关材料、治疗等信息，然而为了确定某一种材料、治疗手段等是否比另一种更好，需要进行比较研究。

此外，比较研究可能是前瞻性或回顾性的。在前瞻性研究中，调查人员选择一个或多个群体（群组），并及时跟进。在回顾性研究中，调查人员选择一个或多个群组，并及时回顾。前瞻性研究被认为是优越的，因为它们可以确保群组在研究之初可能与混杂变量相似，所有参与者平等对待，并且中途退出研究是已知并计算在内的。前瞻性研究允许群组随机分组或按照预后分层。回顾性研究可以是非常有价值的，不应该被忽视，特别是在揭示低发病率或需要很多年才能显现出来的不良后果方面。吸烟的不良反应主要是通过回顾性调查发现的。

随机对照试验（RCT）是前瞻性的比较研究，该研究使用类似于"翻转硬币的方法"对治疗组或对照

组进行分配。实际上，大多数项目都是利用计算机生成的随机分配协议来随机化的。随机化的唯一优点在于它消除了分配偏差。Feinstein[2]和Brunette[3]认为，对于消除分配偏差的RCT普遍被高估，并且更倾向于在分配前将主要混杂变量匹配后，进行预后分层来完成随机对照研究。然而，随后很明显的是，对于每个潜在的混杂变量，不可能都进行预测分层，因此通常只考虑"主要"变量。

进行RCT是基于理想化条件，但现实中有时间（我们是否可以承担必须花费很多年来进行试验设计，实施和发表研究结果？）和成本（在哪里可以获得资金支持？）的限制。此外，RCT仅适用于某些问题，例如涉及治疗的问题。如果我们的问题是有害的一种，将参与者随机化分到已知具有不良影响的物质研究组是不道德的。据我所知，从未有过RCT来证明吸烟是有害的。你是否可以获得内部审查委员会（IRB）或道德委员会的批准，将参与者分配给每天必须吸2包烟并维持25年的试验组？但是，鉴于大量的临床数据，有没有人怀疑，最好不要吸烟？最终，研究方案设计是由问题决定的。

被许多人认为是循证医学之父的Sackett[4]，回应哪个设计是最好的，以避免时间、智力、精力和努力不被浪费的激烈对话时，提出"所问的问题决定了研究的架构、战略和战术，而不是传统、权威、专家、先例或思想学派"。

因果关系是最难被证明的。它就像靠近一组铁轨，人们可以通过感受到轨道的温度，知道一列火车开过，但运行方向呢？这就是为什么许多研究得出的结论是"相关性"。在McMaster教员编写的EBM丛书中，引用发表于加拿大医学期刊（Canadian Medical Journal）上的"病因"章节，由David Sackett曾使用化名Kilgore Trout教授作为通讯作者[5]的文章。人们只想知道什么促使他使用假名而非真实姓名写这篇关键话题的文章。Sackett对Kurt Vonnegut作品的热爱是众所周知的，有人可能会猜想，其实他的加拿大居所命名为Trout研究教育中心（Trout Research & Education Centre），是基于Kilgore或鱼？

虽然设计至关重要，但还必须确定方法的有效性。

根据Jacob和Carr的观点[6]，内部的有效性反映了研究计划和实施如何进行以及偏差与随机变化的影响；而外部有效性则界定了其研究结果是否适用于其他临床情况。

偏差

偏差的类型有很多种，本章的内容无法覆盖偏差的所有类型。不过，有一些对我们临床医生来说是有意义的。我们可以将偏差分为以下几组：读者、作者和期刊。

读者

Taleb[7]引用以下这段话强调，过去的经验无法为我们现在所遇到的情况提供最好的解决方法。

> "根据我所有的经验，我没有遇到任何……值得一提的事故。我在整个海上生涯中只见过一次遇险的船只。我从未见过失事船只，从未处于失事的危险中，也从未陷入任何有可能演化为灾难的险境。"
>
> ——E.J.Smith（1907年，泰坦尼克号船长）

读者一般总是易于相信那些与自己信仰一致的证实性偏差。Francis Bacon[8]对此有最佳阐述："人类的认知一旦接受一种意见，就会收集证实这一点的任何事例，尽管相反的情况可能会更多、更重大，但是他们不会注意到或拒绝接受，以便继续坚持这个意见。"人们寻找研究以佐证自己信赖的观点。我们投入了时间、精力和金钱接受牙科教育。我们成功治疗患者，并且不愿意承认一些一直在做的事情并不像其他产品、技术或治疗那样有用、成功、效果良好等。这是认知失调，且是一种人类的共同反应。临床医生，特别是教育工作者难以承认，他们一直在做和/或教导的目前对患者不是最好的。请谨记，我们用"较旧"的信息和材料进行临床治疗或研究，而用"较新"的依据评估治疗结果或设计新的治疗方法。最好的结果来源于自我反思。始终跟上临床证实的进展是我们卫生健康服务提供者的义务。

作者

分配偏差是一种选择偏差，当被研究中的两组或多组不相似，尤其是存在混杂变量时，可能影响研究的结果。熟悉的例子可能是吸烟、糖尿病、骨质疏松症等。理论上，随机分组将解决这个问题，并且随机化的主要优势就在于此，但前提是在一定数量参与者（N）的情况下。

最近的一项研究证明了分配偏差的问题。[9]研究人员试图经过5年随访比较一段式方案与两段式方案对于边缘骨吸收的影响；然而，两段式方案的患者在植入时没有预定旋入力矩。因此，对于主要混杂变量，两个群组不相似（一段式=旋入力矩高；两段式=旋入力矩低），并且研究的内部效度是有争议的。

时间偏差是指临床研究执行多长时间，以及读者是否觉得时间跨度足以支持结果和/或揭示预期内或外的不良反应。例如，A公司引入了一种新的据称可以加快骨整合的种植体表面。你希望该研究周期设定多长时间使其结果有意义？对成功的结果评估标准是什么？我们假设有匹配的对照组且研究时间足够长。因为，这是一个以人为对象的临床研究，牺牲受试者利益来获得组织学结果很难通过本地IRB的审批，但能够确信选定的研究结果评估是可靠的。他们有强有力的证据，对照组历时3~6个月的时间可以佐证。他们进行了为期6个月的研究，所有对象完成了6个月的试验计划。你觉得时间够了吗？有些人会说是的，有些人会觉得研究1年更合适，这样才能确定研究的有效性。有些人可能怀疑在口腔内，新表面是否在咬合和生物学负重下起作用，因此需要多年的试验计划。

在检查种植体周围骨质丧失的研究中，你认为1年、2~3年、4~5年、5年以上，哪个时间更合理？如果研究要检查种植修复体表面不同穿龈轮廓的牙周反应，你是否能够接受比前面研究周期更短的临床试验？如果是单晶氧化锆的表面染色特性的研究，而你还关心外部釉料/染色剂的磨损，你期望研究持续多少年？如果询问经验丰富的临床医生，你会得到不同的答案，那么谁是正确的？不幸的是，EBD对这个问题并没有给出明确的答案。所有这一切都回归到你认为合适的前提和研究方法、临床经验以及需求，促使你改变临床方案。

转诊挑选偏差是一种选择偏差，指的是患者选择就诊的诊所。例如，像M.D.Anderson或Slone Kettering癌症医院这样的三级医疗癌症医院的患者和你在私人诊所见到的患者会有所不同。乘坐飞机前往Mayo诊所就诊的患者与你私人诊所接待的患者不同，因为你的患者在你诊所附近工作或生活。牙科院校的患者会和你诊所的患者相似吗？由外部营销带来的患者是否与你的类似，反之亦然？

理想情况下，临床研究应当为三盲试验，执行治疗及药物处理的人员、患者以及进行研究评估的人员对正在进行的测试均不熟悉。理由很明显。虽然检查自己的工作，一切都看起来不错，但你可能不这样认为。这是同一组人员执行和评估研究方案时，研究结果的外部和内部有效性较低的原因之一。在种植治疗研究中，盲法通常相当困难。如果你正在测试氧化锆基台与钛基台，视觉差异明显无法隐藏。对比Locator附着体和球帽附着体，也无法盲测，一段式和两段式手术研究也一样。但是，尽管研究不是盲测，并不意味着它不能很好地完成并得出令人信服的结论。在这里我们依靠研究者的诚信。

利益冲突（COI）很容易被理解，现在大多数期刊上都必须披露这一点。在2013年JADA杂志中的一篇文章[10]，作者对10篇期刊中的随机对照试验进行了审查，其中3篇没有强制性报告COI，并发现"有某种类型COI作者的随机对照研究，可能有支持干预评估的结果"。这是需要解决的一个重大问题。我们看到的大部分种植临床研究都是由公司资助的。在美国，国立口腔与颅面研究所（NIDCR）的政策是资助基础科学研究，并允许企业资助临床试验。尽管似乎不合理，但这是客观存在。所以作为临床医生和治疗的患者，在进行的临床研究伊始，就存在选择偏差。通常系统综述已经消除了随机对照研究中其他参数的偏差风险，但接受企业的支持。就像把我们的头埋在沙子里也不合适。我们必须实事求是地评估各种形式的偏差。由于不能运用盲法，研究的内部有效性受累，但两者同时存在时，必须假定研究者的公信力丝毫无损。虽然每个领域都有不好的一面，但大部分同行在

进行研究时都诚实可信，希望回应每个必要的问题，都接受同行评议，并经受住时间的检验。在现在的数字世界中，一旦数据被写入，所有的人都可以看到。

如果不相信，我就不会看它。Sherlock Holmes在《波希米亚的丑闻》[11]中表示："在得到根据之前就妄加推测，是大错特错的事。有的人在不知不觉中歪曲事实以适应得出的推测，而不是以推测来适应事实。"对于在项目中投入时间、精力和金钱的研究人员来说，这是不幸的，但有时是不可避免的，也许不能准确察觉正在发生的情形。它有时是无害的，就像以积极的方式来构建数据。其中一个例子就是研究人员会声明成功率为70%，而不是失败率为30%，或声称节省了患者的时间、金钱等来为较低的成功率做辩解。但其他时候，它会以更令人惊讶的形式呈现，可能是一种幻想性错觉，根据MerriamWebster在线词典的解释"在无关或随机的事物（如对象或想法）之间，感知其关联性或有意义的模式。"Cotton[12]在1988年的《牙科研究杂志》上的一篇社论中给出了一个最佳案例，他在这篇文章中描述了一个实验，青蛙被训练收到"跳跃"指令时跳。一条腿被截肢后，青蛙仍然能够跳起来。两条腿被截肢后，青蛙仍然能够跳起来。三条腿被截肢后同样可以。在第四次截肢后，青蛙不能跳，所以研究人员得出结论，青蛙四肢切断会造成耳聋。他的例子说明了这一切。

期刊

出版偏差通常被定义为喜欢发表阳性研究结果，而且大多数研究历史上的确是阳性或中性的。事实上，最近Cochrane评估报告[13]发现，有阳性结果的试验比阴性结果试验更多、更快出版。有很多潜在的原因支持这个发现。许多研究人员不愿承认他们的假设是错误的，但这些研究与阳性结果的临床价值一样多。阴性研究结果总会造成一个难题，公司资助研究时并不想发表阴性结果，研究人员也不想冒险失去今后的资助。尽管有这些担忧，但作为临床医生，我们应该接受和感谢那些发表阴性结果的研究同事。

编辑和/或杂志委员会可能会施加另一种形式的出版偏差。有许多文章被一本杂志拒绝，在另一种期刊

发表后，随即被高度引用，并产生大量的引文索引。我们的历史充满了遗憾的案例，许多研究很难发表：胃溃疡是由细菌引起的；锻炼后肌肉中乳酸堆积是有意的；不建议对慢性疼痛患者进行神经切断术；卒中患者不提倡颈动脉结扎术；所有进行过根管治疗的牙齿，无论剩余的牙齿结构如何，都不应该被去除牙冠，并在根管内放置距离根尖3mm的根桩，以支持被去除的牙齿结构的核心。

一些编辑非常严格死板，因为他们需要遵守编辑要求；而另一些编辑则更加开明，觉得自己履行了帮助提升出版物质量的责任，如果作者拒绝，他们把问题留给读者和时间去解决。无论哪种方式，杂志对发表每篇的文章都没有加盖"认可标记"，而是由读者决定是否适用于他们的患者。

统计

有些专家以分析数据并得出了错误的结论而闻名。最著名的例子是"芝加哥论坛报"于1948年的头版头条，预测杜威将赢得杜鲁门当选总统。像2008—2009年的次贷危机和关于美国学生助学贷款危机的辩论等问题，显示数据分析一直存在问题。

统计学家是一个急躁的和好辩的团体，几乎和口腔修复科医生一样。早期的统计工作大部分源自知识分子试图提高自己赌博的概率[14]。他们的许多理论都是基于与临床无关的非医疗协议。统计学家就像坏亲戚；我们可能不想要他们，但别无选择。他们是我们生活的重要组成部分。帮助我们确定项目的规模和有效性，并明确数据收集方法。他们通过分析数据来帮助我们解读和了解结果，但统计人员不做临床决策。临床医生利用最佳的证据为患者做决定。统计部分应该是出版物中最短和最不突出的部分，除非使用了一些新的统计方法。

并不是所有的统计学家都同意针对具体问题进行特定的统计分析，许多人遇到过杂志要求重新做统计分析，因为"他们的"统计学家不同意"我们的"统计学家的意见。一些试验被认为比其他试验更有说服力，有时更严谨的试验可能会显示不同的内容。有时采用了错误的统计方式。但是有时要求是没有根据的，甚至是不合理的。

统计学意义与临床意义是有差异的。Feinstein[15]认为"统计数据已经成为恶性心理病毒"，因为它不考虑方法学、临床意义或病因的差异。假设现在有一台非常精密的仪器，可以测量纳米范围的骨丧失，如果5年后植入物B组的平均骨丢失量比A组多10nm，统计学差异大还是临床意义大？在这种情况下没有，但是在许多项目中，临床医生会对数据显示的临床相关性有不同的看法。如果现在有0.5mm的差异，你会如何应对？或1mm的差异？

这个差异的意义何在？借用Wheelan给出的一个案例[16]，9位高年资牙科教师在阅读了纽约市环卫工人的最新合同后，在特惠时段去往当地的一家酒吧，分享他们对当前数据的焦虑。如果加上他们的临床带教时间、讲座和/或研讨会时间、备课时间、研究和个人成长付出的时间，很显然当前酒吧里的几个人平均工资少于环卫工人，需要再喝一轮来放松一下。如果他们不知道，Warren Buffet走了进来，要了酒；突然间坐在酒吧10个人的平均工资飙升到一个匪夷所思的数字。好的，所以你说去掉Warren Buffer，因为他是异常值，统计学家绝对接受这一方法，这的确说得通。但是，如果我们正在进行医疗或牙科临床试验呢？

生物统计学应该有不同于其他统计形式的规则。数据应该被操纵吗？在大型调查研究中，为符合高斯曲线，通过数据变换或消除异常值进行均质化是可以接受的，但这不适用于医学和牙科临床研究，尤其是在较小样本的研究中。

假设我在测量种植体临床使用1年之后的牙周探诊深度，决定用牙周探针读取3次读数，取平均值。我将对10个患者进行测量。如果我的所有患者的数据集为5～6mm，那么使用3个读数的均值（5.5mm）可能就足够了。但若实际场景是我读取了0mm、5mm和10mm这3个读数呢。很明显，通过使用平均值（5mm），我去除了一个主要变量（是探针、我或还是深度变化使在同一个确切位置获取的读数存在差异？），这可能会影响样本统计的有效性。应该做的是将所有3个测量值作为患者的一个子集纳入。平均值仍然相同，但在0mm、5mm、10mm组中的标准差会更大，这可能会影响统计学意义。统计方案很容易解决这个问题，但很多研究项目都没有这样的设计。

过度依赖统计学从而不能真正预测偶然性的影响也是有问题的。Derek Richards[17]表示："当临床试验测试新的治疗方法时，其如期或不如预期的那样有效有3种可能的解释——概率，偏差或真相。"

机会和样本有一种交织的方式。如果我要你翻转硬币，你会说正面或反面的概率各半。如果告诉你，我翻转硬币，连续5个正面，你可能不会感到惊讶。下一轮投掷中你还会各押一半吗？如果告诉你，我连续翻了9个正面，有些人可能会说有可能，有些人可能会说不可能。但是，如果告诉你，要投掷硬币1000次，几乎每个人都会认为我们会得到500个正面500个反面。你会下注吗？第二次世界大战期间，在德国监狱度日的数学家John Kerrich花时间做了10000次硬币投掷。100次后有44%正面，10000次中有50.67%正面.[18]那么在10例或20例样本的临床试验中概率如何发挥作用？

样本量由临床医生优先确定，临床医生对比统计学家的数据来帮助确定预期的临床差异，统计学家帮助确定评估值。也可以通过功效分析进行事后验证。但是样本量对临床医生有意义吗？我们看到的一个最大问题，尤其在种植类的文献中，是尽管事实上大量的患者正在进行临床试验，但样本量依然不足。我们来看一个临床试验，为确定在上颌前磨牙区域使用骨移植材料X或Y，植入物A是否可以更快地骨整合，采用左右半口设计，患者自身为对照，样本量为40例。在本试验中年龄、性别、医疗和牙科病史、药物等对于试验组和对照组是相同的。由于混杂变量分布均匀，左右半口设计可以采用较小样本量的优点，你可以认为40名患者足够。

另一个临床试验中，受试者样本量为100例，种植体植入上下颌骨，一些是前磨牙，一些是磨牙，一些是前牙。此外，种植体有8mm、10mm、12mm，有宽径、标准径和窄径。此外更糟糕的是，使用的种植体品牌也不尽相同。因此，如果我正在收集数据来确定是否可以使用标准直径10mm，品牌X的种植体植入

40岁女性不吸烟患者的上颌前磨牙，可能只有1个或2个样本结果适用于我的患者。这种霰弹枪定序法的方式的患者分配违反基本的循证医学原则，因为没有确定一个明确的问题或在试图回答太多的问题（品牌A是否比品牌B更好？种植体宽度是否影响结果？植入长度是否带来差异？牙弓或牙齿位置是否有关以及吸烟与否、年龄或性别如何？）。每添加一个变量，必须将样本量加倍，因此这里100名受试者是不够的。如何处理中途退出的病例？评估研究项目有效性的关键问题之一是"所有进入试验的患者是否正确地参与试验并且对试验结论有帮助[19]？"患者去世（希望不是我们的牙科治疗造成的）、迁移到其他地区，或者病情变得严重不能接受回访。但患者也可能因为不满意治疗、临床医生或治疗环境退出研究。患者也可能不遵守协议，例如服用药物或随机采用家庭护理方案医嘱。

处理中途退出病例的经典方法是无论遵守情况如何，让所有受试者都遵循的"意向性治疗原则"方法。Sackett[20]支持它，Montori和Guyatt[21]在最近的评论中，驳斥了替代策略。另外，Gerard Dallal[22]在他的《统计实践手册》中称"意向性治疗原则"为欺诈，并给出了很多存在严重缺陷的例子。但是他也质疑符合方案及分析原则，这一方法仅分析遵循方案的数据，以及一些其他变量试图来解决这个问题。

对于我们的目的，假设你正在做一项研究，为确定哪些术后抗生素"方案"对即刻种植患者更有效。你有3组样本：试验组方案A和方案B及安慰剂组C。Smith先生随机分组到A组，从未服用过药物。"意向性治疗原则"要求他被纳入A组的数据。你对此满意吗？在有希望解决之前，这个争论将持续多年。研究人员有责任决定在试验过程中如何处理中途退出的病例，不论其做何种选择，退出的数量和原因都需要清楚记录。最终结束时，中途退出是影响研究的内部和外部有效性的一个难题。Sackett[23]表示："试验中最坏的情况是患者中途退出超过20%，这是不正常的。"你是临床医生，你必须决定是否接受中途退出的数量，以及如何处理。

你应该进行多长时间的临床试验以避免"回访不

能完成"？有些患者随访在研究的第1年开始，有的在第2年等。现实情况是，不是每名患者都从第1天开始，因为这是临床试验，而不是同时开始的赛马或赛车。如果你进行了为期5年的研究，只有一小部分患者接受了治疗5年，你还应该称之为5年研究吗？统计学家会说可以，他们还可以运用一些公式来预测实际发生的情况，但是你感觉如何？在小样本的典型牙科研究中，机会和异常值常带来严重的影响，为什么不等到每个人完成这项研究？这将带来许多的问题，不仅仅是时间和金钱，但如果每个人都没有完成研究，我们将再次冒险将决策过程交到统计学家而不是临床医生手中。

评估研究结果，特别是关于种植体的，一个主要的问题是结果评估的是什么？是种植体，还是患者？这一切都取决于问题的目的。如果你的问题是这种种植体是否能骨整合？那么种植体应该是研究对象。例如，你正在读的有关30例上颌骨中植入6颗种植体的存活率的研究。5年后，7名患者失去了2颗种植体，7名患者失去了1颗种植体，1名患者失去了5颗种植体。只有1名患者的义齿破坏严重，需要重做，患者5颗种植体丧失。其他患者从口腔中移除了失败的种植体，现有的义齿仍可用。如果你使用患者作为结果评估，则只发生1例失败。但是如果你使用种植体作为结果评估，则180颗种植体中的26颗失败。这样就是两个完全不同的数据集得到两个完全不同的结论。

在《牙科研究杂志》最近一篇文章[24]中，进行了回顾性队列研究，确定选择性5-羟色胺再摄取抑制剂（SSRI）对种植体存活率的影响。在这项研究中，实际的问题确实SSRI会抑制骨整合？因为药物影响患者，所以患者应该是结果测量对象。研究显示，SSRI组失败率为10.6%（10/94失败）和未使用组中为4.6%（38/822），用种植体作为结果评估。值得称道的是，研究人员认为，SSRI会影响患者，运行了一个单独的统计分析，"来解释单名患者植入并评估多颗种植体的群体效应"。无论你对评估结果的看法以应用结论的能力如何，都可以通过这两种方式查看数据。

人们似乎对高斯钟形曲线有着极大的兴趣，但这种曲线最近受到了大量的批评。Carl Friedrich Gauss是德国数学家，钟形曲线以他的名字命名，在他所著的《天体沿圆锥曲线的绕日运动理论》的结尾部分列出了其"论证"。然而，他后来认为这是无效的[25]。Feinstein[26]（《On Exorcising the Ghost of Gauss and the Curse of Kelvin》）和Taleb[27]（《The Bell Curve, That Great Intellectual Fraud》）中都投入一整个章节来论述这一内容。

虽然数据挖掘一直是个问题，但用户友好的统计程序目前已经能够使试验者轻易运行大量试验直到最终找到支持前面假设的数据。这已经成为一个更普遍的问题，然而，它也可能涉及剔除或操纵数据，通常被称为P值操控（p-hacking）。虽然大多数时候它用于尝试或证明差异，但也可以用来做相反的事情。

可以认为P值是偶然发生事件的可能性概率，但$P=0.05$有统计学意义，而$P=0.51$没有，这似乎是违反常理的。如今推荐查验置信区间，看看它们是否有重叠。虽然有一些公式来帮助推导出这一点，但在分析文章时，读者没有义务做数学题。如果作者没有提供，置信区间（CI）可以简单地看作是两个标准误差。例如，我们选取一个数据集，A组中平均值为10，B组中平均值为20。如果A组和B组的标准误差（SE）为±2，则A组置信区间为6~14（$2\times SE$），并且B组置信区间为16~24。由于置信区间不重叠，可以确定两组是不同的。但是当我们创建一个样本，两个组的标准误差是±5。现在A组置信区间为0~20，B组置信区间为10~30。由于置信区间是重叠的，这个例子充分地证明了这一点，即使数据具有统计学意义（我怀疑，因为这种情况下夸大了标准误差），人们无法不对数据集感到担忧。如果重叠区域大，那么关注更为广泛；如果重叠区域小，那么担忧更少些；如果没有重叠，那就不用担心了。

经典统计通常遵循Neyman-Pearson理论，但该理论有很多争议。许多人寄希望于Bayesian方法，这种方法是于1763年由Reverand Thomas Bayes提出的[28]。它指出，B发生则A发生的概率通常与A发生则B发生的概率不同。Bayesian理论反驳将先验概率带入计算公式的标准统计分析。简单来说，这意味着如果你仅仅查看数据集中的内容或其本身，而没有了解数据集上面的背景信息或如何应用该数据集，那么你很有可能会得到错误的结论。Mlodinow提供了一个例子[29]。

他申请人寿保险，并进行了血常规检查，结果显示HIV阳性。他的医生告诉他，他只有1/1000的概率是健康的，因为艾滋病病毒检测的假阳性率是1/1000。但是，混为一谈的是，他的医生假设如果他不是HIV阳性，而检测出阳性的概率和检测出了阳性，而并非为HIV阳性患者的概率。因此，他应当一直着眼于，基于所有阳性和阴性检测后他并未被感染的概率，而不是基于所有阳性检测后他没有被感染。为了理解这个例子，务必要注意，他是美国白人，异性恋男性，非IV药物使用者，且根据疾病控制中心（CDC）数据显示，数据集中只有1/10000人感染了艾滋病病毒。因此，假设为阴性概率几乎为0，我们可以推断，在提出样本中的10000人中，9989将被测试为阴性。如果我们看测试出阳性结果的人群，10个将会是假阳性（1/1000的假阳性率），1个将是真正阳性的患者（1/10000的概率）；所以，他并非是艾滋病病毒阳性的概率是1/1000，而他不是阳性的概率是10/11。

Siegfried在《Science News》[30]中给出的另一个例子是与棒球运动员的类固醇测试有关。使用测试95%准确的假设，团队中的一名球员测出阳性，犯罪概率应为95%。但是使用Bayesian方法，你需要了解一些额外信息。以前这类的测试数据显示，5%的职业棒球运动员使用类固醇。他提出对400名运动员进行测试，结果是20名使用类固醇（5%），380名未使用。所以，对所有400名受试者而言，95%是准确的。在20名运动员中19个中将被检出，在380个不用类固醇者中，19个或5%将被错误地检测。所以测试400名运动员，会得出38个阳性结果，其中19个使用了类固醇，剩余19个未使用。你的球员中有罪的概率是50%。

由于经典方法与Bayesian方法的差异超出了我的承受范围，那些对这个话题感兴趣的人可以用所提及的参考文献和其他可以在互联网上轻松找到的参考文献进行追踪，我允许那些比我知识渊博的人继续这个辩论。

研究人员提出问题，并简单归结为，"A会比B好吗？"或者"A会比B长吗？"。统计学家想要一个原假设来进行数据分析，但为什么读者必须要处理这种反向逻辑统计？哪个更直观，"A比B好"还是"原假设被否定"？也许这个原假设，这是统计学家强加给我们的术语，需要被"拒绝"，在试验的结论中是无效的。

伟大的哲学家和名人堂棒球运动员及教练Yogi Berra说："很难做出预测，特别是对未来的预测[31]。"我们中几乎没有人拥有能用于当下临床研究中真正分析数据的背景知识。我们所需要的是针对临床问题的有意义的答案，而不是可能掩盖我们所寻求的事实的花哨的数据操纵。一位受人尊敬的导师和朋友路易斯·布拉特费恩（Louis Blatterfein）博士的一句令人难忘的名言是："如果你没什么可说的，用你的步法让他们眼花缭乱。"如果你担心这种方法是可行的，那么不要担心统计数据；你不接受前提和/或结果。一个有缺陷的项目不能通过奇异的统计操纵来挽救。记住，"无用的数据，我们要当作垃圾把它倒掉"。如果方法是合理的，你可以假设统计数据也是合理的。

评估

Sackett[32]表示，"循证医学并不限于随机试验和Meta分析。循证医学包括（如有系统综述，则从其中，如若不然，则从主要研究中）查找最佳的外部证据来解答我们临床的问题。"此外，并非所有的SR都做得很好，已有文章关于其如何评估[17,33]。

如果你正在做的试验有95%的成功率，除非能从设计良好的RCT中找到强有力的证据，不然为什么要更改呢？如果你在做的试验有30%的失败率，为什么还要坚持呢？但是，假设你倾向采用一种更积极的方式设计并断言有70%的成功率，此外，并无其他治疗选项，你或者你的患者能否等待RCT？不论你是否接受，我们每个人都可能呈现不同的成功率百分比。这里我们仅针对最佳的可用证据，然而，在牙科领域，其可能是系列病例。

进行循证实践的关键点是能够批判性地评价你一直在读的文章。在评估文章时，你首先会查看研究方法。研究文献中，患者群体是否与你正在治疗的患者类似？试验员的专科领域是否与你相同？你的环境是否跟试验实施的环境雷同？治疗中是不是有同样的纳入标准和排除标准？你需要查看设计、偏差、统计方法和结论，以便使用EBD工具评估内部和外部效度以及确定研究结果是否适用你的患者。两个人读同一篇文献，批判性的评议后对于其临床有效性可能有不同的观点。这并没有什么不对。

临床医生工作的环境与研究人员不同。研究人员寻求的是统计学意义，而执业医生则要求具有临床意义。为了规范群体，研究人员有严格的纳入和排除标准，适用人口平均值。临床医生则采用标准偏差，很少关注均值，受试者也超出了研究的纳入标准和标准范围以外。我们治疗糖尿病患者、吸烟患者、孕妇、神经受损者以及服用各种各样药物的患者等。如果患者自转诊医生介绍而来，或者推荐了很多亲朋好友及生意伙伴成为你的患者，你该怎么办呢？临床医生也有诉讼的顾虑，因为他们不在大学或医院的保护伞之下，而且有可能遭遇持久且隐匿的负面网络审查。

评估一种新的术式或产品，我们绝不能仅使用一种结果指标评价。我们来看看A和B两种种植体植入术式。当然，种植体失败或成功是主要的结果指标，但临床医生也一定要考量其他的临床参数。就我们讨论，在失败/成功率方面，A和B相当。但是，还包含多少其他外科手术呢？患者的成本如何？其中一种术式是否比另一种治疗时间更短？尽管种植体依然在骨内，其中一种术式是否会造成更多的骨丧失或软组织的问题？还有哪些患者管理的问题对你很重要？

太多因素会影响我们为患者制订治疗计划。在2014年10月发表的文章中，Fretwurst等[34]在检测的同种异体骨中发现了残留的DNA。那么，临床医生该怎么办呢？残留DNA是否有临界量？数值有什么意义呢？是否有证据证明有害？是不是因为我们从未关注？公众的认知和法律后果如何进入临床决策过程中？

做得不好的RCT是否比做得好的非随机对照试验更有价值？答案毫无疑问是否定的。但是，它是否优或劣于做得好的系列病例？在这里，我们将陷入分歧。如果你有不少随访10年以上、成功率95%的系列病例，这可被认定为是强有力的证据。如果这些病例失败率为50%，这也是不应该废弃的重要证据。Sackett告诉我们应当使用最佳的临床证据[4]。

文献中一个非常严重、可能会造成医疗-法律和保险领域不良后果的问题是错报MA或SR的结论。2010年发表在《Evidence Based - Dentistry》上的一篇文章写道，成人后牙大面积缺损的直接或间接修复（Indirect or direct restorations for heavily restored posterior adult teeth），为一项对比前磨牙根管治疗后复合材料充填和牙冠的RCT被拒，因为其临床方案纳入的是活髓牙。两项对比大部分汞合金牙冠充填和牙冠（5年随访和17年随访）的RCT因其非随机而被拒。专家总结说："临床医生只能说并没有高质量的临床证据表明后牙戴牙冠后要比复合材料或银汞合金材料充填保留时间更长[35]。"这是极其危险的，因为保险公司也可能是政府机构及媒体，可能会获取并滥用这些信息，阻止执业医生向患者推荐他们认为合适的保健措施。对不起医生，我们不会支付牙冠的费用，因为没有证据支持其比复合树脂或银汞合金充填效果更好。

在这里我们必须决定问题是什么。"它有用吗？"只需要一系列的试验。"它更好吗？"需要进行比较研究。由于牙冠和银汞合金临床应用多年，所以对于牙体缺损来说怎么证明复合材料与牙冠或银汞合金一样好。确定使用哪种修复材料的主要指标是剩余牙齿结构的量和对颌情况。此外，"更长期保留"需要结果评估吗？如果修复材料或残留牙结构折裂了怎么办？如果牙髓坏死怎么办？如果牙齿严重磨耗以及对颌牙伸长怎么办？如果有继发龋坏或牙周病怎么办？

"没有高质量的证据支持或否定为活髓的后牙做冠或嵌体比用复合树脂或银汞合金修复更能确保牙齿的存活率"，这是一个好的结论吗？或者需要更多的临床研究，特别是随机对照研究。缺乏证据并不是没有证据[36]，特别是如果有大量的证据被排除在外。

一个有效的例证是关于磨牙症患者接受种植手术后是否需要常规佩戴骀垫[37]。得出的结论是："没有基于循证研究来推荐磨牙症患者在种植后使用骀垫，强调了需要采用精心设计的随机对照临床试验。"那么为什么要指出这一点呢？我认同这个结论似乎是有效且合理的。然而，许多专家会说："没有证据表明在磨牙症患者种植后必须使用殆垫。"如果有人正在阅读结论，将导致他们认为咬合夹板是禁忌。作者认为，这种情况经常发生于没有足够的证据来支持前提，所以这个前提被认为是谬误。

另一个问题是，有人只能将RCT作为入选标准进行系统评估，但是有许多不是RCT的临床试验，得出的结论是没有办法入选作为证据的支持。这个是有局限的，特别是在美国，因为NIDCR一直不愿意为RCT提供资金。是的，我们需要这个，但谁来资助呢？我们是否应该依靠公司资助我们的RCT？他们会资助那些产品可能不好的研究吗？完善的队列研究甚至病例研究可能是最有价值的证据支持来源。如果没有RCT，或没有完善的RCT，那么作者有义务全程监控试验过程提供最有价值的证据。并没有规定系统综述只能参照RCT的结果！如果你有大量的系列数据，观察超过10年并显示了有95％的成功率，这也是令人信服的证据，可以被采纳。如果出现了50％的失败率，这也是关键证据，不应该丢弃。

阅读SR或MA时，纳入和排除标准是什么？你同意这些标准吗？你对排除的标准满意吗？应该是被排除吗[33]？一些SR将包含专家的讨论，特别是那些可能正在进行这类研究的人，以及灰色文献，即没有在同行评议期刊上发表的文章。在这期间你的角色是什么？

我们也有委员会偏差的可能性。委员会评估员是否评估自己的工作？他们是否获得赠款、津贴或其他形式的公司支持？他们可能是受尊敬的专家，但他们应该在委员会吗？即使他们在特定文件的讨论时回避，委员会的评估有偏见的风险是什么？循证实践并不意味着你必须等待MA做出决定。

为了做一个MA，你需要可以汇集的数据。如果没有或很少有随机对照试验可用，这并不意味着没有证据。如果证据不能合并，那么SR就足够了。如果发现有几个或没有RCT可用，那么可以扩大纳入标准。这是一个严格评读的主题（CAT），是解决临床问题的研究证据的定义重要摘要，可能会更有帮助。评估现有证据比说我们需要更多的RCT更有成果。

一些期刊正在从案例系列和/或案例展示转到RCT和SR，那么这样做在提高期刊地位的同时，是否真的提升了牙科保健水平？创新者在哪里发表？为了获得RCT的资金，需要有合理的证据来支持研究者的假设。牙科面临的一个无奈是，由于EBD的需求，有想象的想法、没有可发表的地方。Medicine杂志已经认识到这个问题，并创建了一本Medical Hypothesis杂志，其初衷是发表可以作为未来研究的创新思想，而不是RCT、SR和MA。我们牙医需要理解。历史上我们大部分的文章都是专家意见，其中大部分都没有经过时间考验，但如果我们砍掉这些论文或案例介绍，因为没有地方可以发表，我们是否就失去了成长所必需的创新？临床前瞻性研究还是需要的。所以请不要误解这里的思路。我们仍然有义务在最高水平的研究基础上做出临床决策，但是我们会冒险减少那些可能引领我们未来的创新火花吗？

结论

EBD是给临床医生运行循证实践的工具。一旦确定适用于患者，并确保足够有效和令人信服，临床医生才可以稳妥地应用它们。你已获得BS或BA和DDS或DMD。许多人拥有硕士学位，也许是博士学位。你已经参加了全科的住院医师培训计划、专业课程培训，或已参加了专业认证考试。你承诺参加终身继续教育，参加讲座和研讨会，并阅读专业期刊。你花了几年锻炼你的临床和患者管理能力。你确实是真正的临床学者，你要做出临床决定。EBD是一种工具；它永远不能取代你的技能、经验或判断力[38]。

扫一扫即可浏览

参考文献

第2章

影响种植治疗的系统因素

Systemic Factors Influencing Dental Implant Therapy

Steven J. Sadowsky

University of the Pacific Arthur A. Dugoni School of Dentistry, San Francisco, California, USA

尽管只有一小部分成年患者由于绝对禁忌证而无法接受种植治疗，但那些接受种植的个体在外科植入过程中可能出现严重的后遗症，包括可能的种植失败、创伤难愈，甚至危及生命的后果。美国麻醉学会（ASA）已经制定了根据患者身体状况加以区分的分类系统，以评估外科手术相对风险（表2.1）。Maloney等[1]建议选择性治疗（种植体植入）应该为类别Ⅰ~Ⅲ。尽管这可以作为一般指导，但是种植手术可以覆盖简单、微创到最复杂的范围[2]。此外，全身疾病控制的程度可能是不稳定的和难以把握的。最后，由于很少有随机对照试验，如果有，健康状况也将评估为风险因素，所以特定疾病或药物对种植体存活的影响在文献中没有明确指出[3]。

对种植手术而言，建议的绝对禁忌证包括免疫功能低下的患者、无法控制的糖尿病、静脉注射双膦酸盐患者、出血性疾病、近期心肌梗死/脑卒中、积极治疗的恶性肿瘤、酒精/药物滥用和神经精神疾病。普遍提出的相对禁忌证包括骨质疏松症、吸烟、慢性牙周炎、自身免疫性疾病（非糖尿病）、缺乏手术经验，但绝对或相对禁忌证缺乏证据支持[4]。临床禁忌证包括生长发育不全，妊娠期和急性感染。考虑到利益和风险分析，对这些潜在风险因素的讨论将有助于评估种植手术的最佳方案。

免疫功能低下的患者

免疫功能低下能降低患者在种植手术后对抗感染的能力。并没有强有力的循证文献来确定免疫抑制对种植体存活情况的影响。病例报告和病例分析已经证明了5年及5年以上器官移植患者口内的种植体存活率[5-6]。尽管长期使用环孢菌素A已在动物实验中被证明会损害初期种植体周围骨愈合和骨整合，接受肝脏或肾脏移植的患者和伴随的免疫抑制剂治疗后，种植效果并无明显差异[7]。然而，鉴于少量证据和小的种群数量，这些患者的种植手术应谨慎对待。

人类免疫缺陷病毒（HIV+）对患者的免疫功能有显著影响。使用高度抗反转录病毒疗法（HAART）可延长患者的生命，并使其适合种植治疗。

短期研究报告显示，感染HIV的患者，下颌双种植体支持式覆盖义齿修复，相对于全口种植修复方案，与HIV阴性患者修复效果差别不大[8]。研究中包括20例CD4（辅助性T细胞表面糖蛋白），数量为132~948/mL。另外一项短期研究证实，HIV+患者在下颌后牙区种植效果是可预期的[9]。尽管缺乏长期的成功率发表，当HIV+患者CD4的值高于250/mL，病毒载量低于50/mL，以及患者正在进行抗反转录病毒治疗时，是可以进行种植手术的[10]。建议优化口腔卫生方案，定期回访，以及筛查HIV相关口腔病变和口腔干燥症，以治疗抗反转录病毒治疗的副作用。

全身性皮质类固醇治疗会抑制引起下丘脑–垂体–肾上腺轴的功能，因此，全身类固醇治疗的患者在进行种植手术时，会有肾上腺功能不全的风险。当患者接受以上短期疗程（<3周）的治疗时就可能处于危险之中，建议给予类固醇治疗[3]。另外，当近期有规定

Evidence-based Implant Treatment Planning and Clinical Protocols, First Edition. Edited by Steven J. Sadowsky.
© 2017 John Wiley & Sons, Inc. Published 2017 by John Wiley & Sons, Inc.
Companion website: www.wiley.com/go/sadowsky/implant

表2.1　用于评估外科手术风险的ASA分类

	ASA Ⅰ 健康	ASA Ⅱ 中度系统疾病	ASA Ⅲ 严重/非致残系统疾病	ASA Ⅳ 致残系统疾病	ASA Ⅴ 临终前
上两层楼梯	是	结束后休息	结束前休息	不能	不能
举例	健康	药物过敏	稳定型心绞痛	不稳定型心绞痛	终末期疾病
		收缩压140～159mmHg	收缩压160～199mmHg	6个月以内心肌梗死	
		舒张压90～94mmHg	舒张压90～114mmHg	收缩压>200mmHg	
		可控的糖尿病	慢性阻塞性肺病	舒张压>115mmHg	
		可控的哮喘	6个月前心肌梗死 (MI)	严重心力衰竭	
		可控的癫痫	6个月前脑卒中	不可控性糖尿病	
治疗计划调整	无	适当减压	选择性治疗 建议减压	非侵入性治疗	缓解治疗

日剂量低于10mg泼尼松服药史时，种植手术期间无须额外类固醇治疗[11]。除了明确医嘱，还有严格执行控制感染措施外，对于免疫抑制患者而言，全身皮质类固醇治疗并不是种植手术的绝对禁忌证。

无法控制的糖尿病

糖尿病是碳水化合物代谢的慢性疾病，能够影响所有组织，常常导致发病和可能的死亡。美国糖尿病协会在2013年的报道中说，近10％的美国人患有糖尿病，其中包括25％的老年人，这使得糖尿病成为最常见的代谢性疾病。糖尿病患者持续高血糖，抑制成骨细胞活性，改变调节钙和磷的甲状旁腺激素反应，减少最初伤口愈合过程中的胶原形成，并因慢性炎性反应而诱导破骨细胞的活性[12]。1型糖尿病是由自身免疫反应引起的胰腺β细胞被破坏导致胰岛素分泌减少。2型糖尿病患者（在需要种植手术的成年人群中最常见）的特征是胰岛素抵抗和不能分泌代偿性的内源性胰岛素。糖化血红蛋白（8～12周测得的HbA1C-血糖水平）大于6.5％已经被认为是可靠的指标，表明糖尿病患者血糖控制不佳（表2.2和表2.3）。

Oates等[13]报道了种植体早期稳定性的变化（2～6周）与高血糖病症直接相关，这已经在系统评价中得到证实[14]。然而，这些专家后来报道了一项关于种植覆盖义齿治疗的随机对照试验，在正常、受控和控制

表2.2　糖化血红蛋白分类

糖化血红蛋白目标人群	mmol/mol	%
无糖尿病	20～41	4～5.9
糖尿病	48	6.5
高血糖风险糖尿病	59	7.5

表2.3　糖化血红蛋白（HbA1C）转化为血糖水平

糖化血红蛋白 (%)	平均血糖 (mg/dL)
6	120
7	150
8	180

不良的糖尿病患者1年的随访结果表明，这与种植体存活率无相关性[15]。这可能反映出糖尿病的复杂性以及可能的并发症的诱因。仔细评估患者的全身状况/病史以及向内科医生咨询将有利于获得个性化的治疗方法。目前，对不受控制的糖尿病患者不建议进行种植手术，除非进行了全方位的随访研究。对于糖尿病患者，需谨慎考虑以下内容：①术前和术后血糖控制良好[16]；②愈合时间至少4个月[17]；③使用预防性抗生素和0.12％氯己定[18]；④骨量允许时，适当增加种植体的长度和宽度[3]。患者有控制性糖尿病病史超过10年时，他们也可能受益于上述建议。

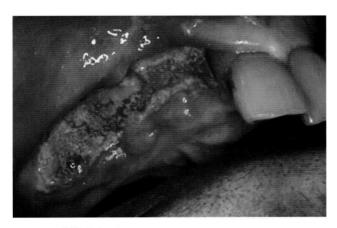

图2.1　下颌骨骨坏死。

表2.4　含氮双膦酸盐的相对效价[21]

药品名称	通用名	相对药效*
福善美(口服)	阿仑膦酸盐	1000
阿克托内尔(口服)	利塞膦酸盐	5000
波尼瓦(口服/注射)	伊班膦酸盐	10000
阿可达(注射)	帕米膦酸盐	100
择泰(注射)	唑来膦酸盐	100000

*相对于依替膦酸盐（不含氮的双膦酸盐，相对效价为1）。

静脉注射双膦酸盐患者

流行病学研究显示，静脉注射（IV）含氮双膦酸盐（BPs）和双膦酸盐与颌骨骨坏死（BRONJ）之间有很强的相关性（图2.1）[19]。如果患者在目前或之前用双膦酸盐治疗处理，颌面部存在持续8周的骨暴露，并没有放射治疗颌骨病史，可以明确诊断为BRONJ。BPs是焦磷酸盐的非代谢类似物，在骨骼中半衰期为11年，被认为能有效抑制破骨细胞功能[20]。随着BPs效能的增加，BRONJ的风险也在增加。例如，唑来膦酸盐比阿仑膦酸钠的药效高出100倍（表2.4）[22]。暴露于静脉注射BPs的患者患BRONJ风险的概率为0.7%～12%，而口服BPs的患者患BRONJ风险的概率为0.04%（非拔牙患者）至0.3%（拔牙患者）。BRONJ病例多发生在下颌骨。

静脉注射BPs用于治疗高钙血症和骨病变的症状或预防多发性骨髓瘤或乳腺癌、肺癌、前列腺癌及其他实体瘤的转移性肿瘤而引起的病理性骨折[23]。高钙血症是晚期恶性肿瘤常见的并发症，患病率达

10%～20%。静脉注射BPs常用剂量（例如每月4mg唑来膦酸钠）与治疗骨质疏松症的唑来膦酸盐5mg年剂量相悖。虽然目前的研究表明用静脉注射BPs治疗骨质疏松并没有增加患者的手术风险[24-25]，但最新的调查中，已经在限制静脉注射BPs的持续使用。这将在骨质疏松内容中进一步阐述。

根据最近的系统综述，有静脉注射BPs病史的患者口内种植体能够成功就位，但由于一定的自身偏差和局限性，研究所提供的证据为中度至较弱等级，因此必须谨慎解读研究结果[26]。除非对较大群组（具有同质的BPs剂量、频率和持续时长），进行证据较强且严格把控的对照试验，静脉注射BPs的使用应被视为种植手术的绝对禁忌证。

出血性疾病

没有可靠的证据表明，出血性疾病应该被纳入种植手术绝对禁忌证的范畴。即使患有先天性出血异常的患者（血友病患者）也可以成功进行牙科种植治疗[27]。然而，如果患者/家族是有出血问题的病史或与凝血问题有关的药物史，则建议事先进行实验室检查，例如血小板计数、出血时间、凝血酶原时间（PT）和部分凝血活酶时间（PTT）。血小板计数在全血细胞计数（CBC）中确定，正常值为200000～300000/mL。正常值的1/10代表有自发性出血风险。出血时间评估血小板功能和毛细血管活性。分别用PT和PTT评估凝血的外在（外周血管）和内在（因子Ⅶ～Ⅻ）途径。

贫血是最常见的血液疾病，导致红细胞的产生减少或增加其破坏的速率，可能由缺铁造成。慢性贫血患者骨质成熟会受影响。人们已经发现骨密度降低会影响骨整合的时间。血细胞比容水平（由红细胞构成的血液体积）应不低于40%。进行手术前还需要进行血红蛋白测试（血液中含氧蛋白质的评估）（至少为10mg/dL）。

有一组药物可以抑制凝血酶原的生成。使用抗凝剂（例如华法林）的患者可以在不修改规定方案的情况下进行种植手术，前提是国际标准化比值（INR）≤2.5（2.5倍正常凝块），并且手术不涉及自体骨移植或大

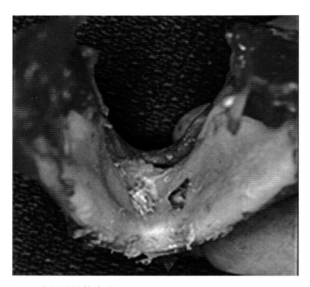

图2.2　舌板种植体穿孔。

量翻瓣[28]。如果需按医嘱服用抗凝的肝素，患者应该在手术当天安排PTT检查，如果检查结果是正常值的1.5倍，则应推迟手术。长期使用广谱抗生素会破坏生产维生素K所必需的肠道细菌，影响肝脏中的凝血酶原水平，因此需要评估PT。阿司匹林抑制血小板功能，因为它能够通过阻断维生素K干扰肝脏凝血酶原的分泌。如果遵医嘱服用4片或更多（325mg），时间超过1周，出血时间和PTT可能受影响，意味着可能出现出血并发症。在极少数情况下，种植体植入可能会侵犯动脉（例如舌板种植体穿孔；图2.2），出血性疾病的患者出血时间可能会延长，严重并发症的风险也相应增加[28]。然而，对接受抗血小板治疗（阿司匹林，非甾体抗炎药）的患者而言，血栓的风险可能超过侵入性牙科手术后出血的风险，因此通常不会停药[29]。

尽管缺乏证据表明出血性疾病是种植体植入的绝对禁忌证，但手术前还是应对患者给予建议，特别是先天性出血性疾病患者。这一类的患者，就像其他需要医学上妥协的患者一样，外科手术费用会增加。

近期心肌梗死/脑卒中

一些心血管病例，例如心肌梗死、脑卒中和心血

管手术被认为或可列为绝对禁忌证[30]。然而，一些回顾性研究未能阐明冠状动脉疾病或高血压与早期或晚期种植体失败的相关性[31-34]。尽管有这些重要证据，在为这些患者做任何外科手术方案之前，应当给予医疗建议，例如种植体植入期间可能会出现出血后遗症或局部缺血。关于这一点，大约有20%的心肌梗死患者复发，死亡率高达70%。随着时间的推移，近3个月内发生心肌梗死的患者接受外科手术治疗，相对心肌梗死发作1年后手术，外科手术复发的风险从30%下降到5%[35]。请注意，治疗血流动力学不稳定的患者，通过比较研究已经充分证实了在植入手术期间静脉注射咪达唑仑和异丙酚是有效的[36]。

积极治疗的恶性肿瘤

由于疾病状况的变化和治疗方案的不同，肿瘤患者难以根据种植体植入风险进行分类。放射治疗通常用于治疗头颈部肿瘤，并且已经被发现在愈合期间大大影响种植体的存活，并且容易引发闭塞性动脉粥样硬化而导致下颌骨坏死[37]。例如，一项8年的随访结果显示，放射治疗患者下颌种植成功率为75%[38]。不过，放射治疗患者的种植成功率与放射来源、剂量和粒度级有关，同时还受治疗、下颌部位和辅助治疗时间的影响[39-40]。为提高种植的疗效，提出了以下方法[2,41-42]：

- 射线源尽可能避免正对种植体。
- 当剂量小于66Gy时，能够降低颌骨坏死的风险（在下颌骨中更常见）；如果剂量小于50Gy，种植体的失败风险会减小。
- 推荐每日总目标照射剂量1/25。
- 是否伴随使用高压氧[40]，仍然存在争议，当治疗剂量大于50Gy时，推荐使用高压氧治疗。

放射治疗后接受种植手术，下颌骨的植入失败率可能比上颌骨低（4.4% vs. 17.5%）[42]。植入手术最好在放射治疗前21天或9个月后进行。放射治疗期间或出现黏膜炎时，不建议进行植入。对放疗后患者不建议即刻负重。

关于化疗后的种植体植入，两项研究与健康对照组的数据进行了比较，发现放射治疗后种植失败率相

对无显著差异[34,44]。换句话说，放疗病史被认为是种植的相对禁忌证，特别是上颌骨。总而言之，活跃的放射治疗是种植的绝对禁忌证，但只是有化疗既往史是可以进行种植的[44]，尽管必须仔细分析可能的并发症。在所有情况下，对癌症患者进行种植手术和修复治疗时都要听取肿瘤医生的建议。癌症晚期并非种植的绝对禁忌证，因为种植治疗后患者剩余时间内的生活质量将大大改善。

酒精/药物滥用

虽然动物实验[45]发现了酒精摄入对骨密度和骨整合（骨-种植体接触）的负面影响，但是人类研究仅发现这类饮酒患者中的并发症（例如种植体周围炎）增加的风险[46-47]。随之相伴有更隐形的情况，酗酒与大量的问题有关，例如血小板减少导致的出血性疾病、营养（如B族维生素）不良和免疫反应［皮质醇和白细胞介素水平升高（IL）-10］[2]。慢性酒精中毒患者会由于T1对T2的T辅助细胞比例的下降而增加感染风险[48]。对种植治疗之前的术前酒精停用进行了两组随机对照研究评估，通过药物策略进行酒精戒断和复发[49]。结果表明，术后并发症发生率降低，包括谵妄震颤及术后癫痫发生次数和频率降低，同时减少了对强效镇静剂的需求。然而，时机、持续时长和干预的强度需要进一步研究。总之，酒精中毒（美国人口的10％是依赖性的）[50]通常与并发症有关，增加了术后不良反应发生的概率。

2010年，估计约有8.9％的12岁以上的非法毒品使用者，比2000年的6.3％有所上升[51-52]。在过去15年中，阿片类止痛药的使用增加了10倍。与父母滥用药物有关的手术问题可能已经具有全球性的医疗负面影响，包括血液传播感染、血栓静脉和神经传导功能障碍等疾病的增加。然而，很少有研究将种植失败与药物滥用相关联。一项多中心回顾性研究完成了种植失败风险的多变量分析，指出麻醉品成瘾是一个重要因素[53]。尽管酒精中毒和药物成瘾都没有被证明是植入治疗的绝对禁忌证，但如果药物滥用不停止，几乎没有理由进行选择性外科手术。

神经精神疾病/神经肌肉疾病

数量有限的病例报告和病例分析主要研究精神和神经肌肉状况对种植体骨整合的影响[54-56]。尚未对精神、心理和身体残疾来进行分析、评估哪些会是骨整合的不良患者。事实上，脑瘫患者[57]、严重癫痫患者[58]和帕金森病患者[59]在中期至长期的治疗是可以成功的，但是患者的选择应该从预后和修复策略入手考虑。例如，与健康患者相比帕金森病患者的种植成功率较低[59]。然而，由于个体差异，种植和修复成功率没有得到很好的记录。例如，依从性差或功能习惯不良患者的设计考虑可能是种植体支持式可摘活动义齿，有助于维护护理。另外，神经精神疾病患者通常会有痉挛或抽动的行为习惯，义齿必须采用机械锁结的固位方式以抵消相应影响。总而言之，虽然不切实际的期望被列为是种植的绝对禁忌证，但神经疾病或神经肌肉疾病可能不是。然而，对这个类别下一系列的特定疾病进行分析以规避重大风险是很重要的。这点与进行种植和修复治疗计划前寻求精神病学/医疗咨询的箴言不谋而合。

骨质疏松症

如果用双能X射线吸收测定法测出患者的骨矿物质密度水平低于年轻人群平均值的2.5个标准差，就认为患有骨质疏松症[60]。60岁以后，几乎33％的人口都患有这种疾病，女性是男性发病率的2倍[61]。截至2010年，有超过1000万的美国人患有骨质疏松症，44％的人口骨质含量较低[62]。目前，骨质疏松症每年造成150万例骨折，这其中1年后死亡率高达20％[63]。这促使口服双膦酸盐（BPs）的普遍使用（2008年有2700万份处方）来预防骨质疏松性骨折[64]。骨质疏松/骨质缺乏的患者，口腔种植效果与健康对照相比一样成功[65]。在一篇系统综述中，骨矿物质密度状态、下颌骨矿物质状态、骨质量和种植体骨丧失之间没有相关性[66]。

关于骨质疏松症患者服用双膦酸盐（阿仑膦酸钠）相关BRONJ的风险，发表的预估患病率为0.01％～0.04％，或2260～8470处方中出现1例[67]。拔牙或不拔牙后植入种植体，随即接受平均3.3年的口服BPs治疗，BRONJ发生率也非常小，与非双膦酸盐服用者的发生率相当[68]。长期口服BPs[69]后推荐停药一段时间，以避免种植体植入后相关的BRONJ风险，但尚未得到验证[64]。尿中C-端肽（CTX，尿液中Ⅰ型胶原蛋白的测量可能表明破骨细胞的活性增加）可能最终有效的评价患者骨骼中BPs的影响[70]。然而，目前的证据仅包括病例分析和测试变异性，缺乏重复验证，所以不能确定其预后稳定性[71]。2009年，一篇系统综述跟踪了种植期间口服BPs的患者，其结论是，口服BPs不到5年的患者接受种植手术是安全的[72]。虽然没有令人信服的数据认为对口服BPs患者进行种植是禁忌，但患者应了解骨愈合过程中的风险[73]。

对于骨质疏松症患者，每年推荐使用5mg唑来膦酸盐以解决口服BPs的食管刺激和不良反应。已经证明该方案是有效的，脊柱骨折减少了71%，髋部骨折减少了41%[74]。使用该方案后，每年患者骨坏死发生率已经低于1/14200[75]。值得注意的是，如果CTX水平低，BRONJ发生风险将增加。

吸烟

据估计，2012年，18.1%的成年人（约4200万人）是吸烟者[76]。与非吸烟者相比，吸烟者肺癌和口腔癌的相对危险度（RR）分别是前者的23倍和3.43倍[77]。有数据表明，吸烟与表观遗传学机制之间有一定联系，最近的研究显示，肿瘤抑制基因启动子区域中的超甲基化使得头颈部癌症中这些基因受抑制[78]。另外，烟草中的生物活性化学物质，例如尼古丁、亚硝胺、醛、一氧化碳和苯已被证明对骨愈合具有有害影响[79-80]。例如，尼古丁可降低成骨细胞活性，影响形成细胞外基质的胶原量，减少愈合中的血流量和营养物质，并降低参与免疫应答巨噬细胞的增殖[81-83]。

对多变量修正相对风险的33项研究进行Meta分析显示，包括超过35000颗种植体的相关风险，显示吸烟者种植失败的风险概率（RR=1.92）是非吸烟者的2倍[84]。一项调查比较了切削和氧化处理的种植体，结论显示：氧化处理的种植体失败率与非吸烟者相当[85]。

然而，最近一项为期2年的前瞻性研究针对粗糙表面的种植体，着重研究了在非吸烟者和吸烟者上颌骨前牙区植入1颗种植体并进行即刻负重的结果，重点关注龈乳头再生和萎缩。相对吸烟者不活跃的软组织高度，不吸烟者显示了龈乳头再生长和高度增长的显著活力[86]。每日吸烟超过15支的患者会出现上颌窦和Onlay骨移植的并发症[87-89]。

鉴于吸烟行为已被发现具有对伤口愈合和骨愈合不利的影响，所以让患者戒烟十分重要。手术前4周戒烟才能达到与非吸烟者相似的并发症发生率[90-91]。在评估风险时，考虑吸烟者的并发症也可能很重要。例如，在吸烟者中已经发现大量饮酒者和侵袭性牙周炎的发病率也更高[92-95]。重度吸烟者也可能与阳性的IL-1基因型相关，已证实这与更高的种植并发症相关[96]。总之，吸烟习惯应该被认为是种植的相对禁忌证，但在有意愿种植的患者中，可以通过终止或至少暂停吸烟，来改善愈合的潜力。

慢性牙周炎

已经证实慢性牙周炎患者感染种植体周围炎的风险是无牙周炎的25倍[43]。作者发现种植体周围炎和牙周病的病因学相同[97-99]。与这两种疾病相关的微生物群体富含革兰阴性细菌，尽管其他革兰阳性细菌，如金黄色葡萄球菌，也可能促进周围炎的产生。值得注意的是，长期生物膜积累可能促使种植体周围牙龈组织中的炎症反应比在牙周牙龈组织中更明显。这可以由天然牙牙龈在血管分布、成纤维细胞与胶原比例、垂直或斜行嵌入牙骨质的夏贝纤维（附着在牙周韧带的末端）的功能机制综合而成的复杂优越性来解释，它们充当了病原体上皮迁移的屏障[97]。另外，结缔组织纤维与种植体表面平行，并且其在种植体的黏附力与天然牙列相比机械阻力更小[100]。

有记录证明，牙周炎患者的单颗种植体失败率高，但与植入时间关系不大[101]。虽然已经显示在牙周炎病史患者中种植体存活率低，但接受严格牙周维护治疗患者的种植体5年的存活率达到了96.2%[102]。机械化学抗菌干预与认真的家庭口腔保健是推荐的，并可在种植治疗开始前进行长达3个月的一系列严格回访后再进行评估[103]。

自身免疫性疾病

根据美国自身免疫疾病协会（Autoimmune Related Diseases Association，ARDA），多达5000万美国人受到自身免疫性疾病影响[104]。其中女性占75%[105]。自身免疫性疾病多达80种，包括类风湿关节炎（RA）、硬皮病、干燥综合征和系统性红斑狼疮（SLE）。所有这些疾病发病机制相同，就是将健康细胞误解为异物，对它们发起协调一致的防御。有诊断试图测试体内抗体和炎症的水平。这些测试包括抗核抗体、自身抗体、全血细胞计数、C-反应蛋白和红细胞沉降率。

类风湿关节炎会影响关节，导致疼痛、肿胀和僵硬，且发病过程和持续时间各不相同。回顾性研究评估了RA患者，仅患RA或伴随结缔组织病（CCTD）患者的种植修复效果，尽管样本较小，但结果显示出种植体存活率高[106-107]。然而，CCTD患者可能会有明显的边缘骨吸收和探诊出血。严格的口腔卫生和复诊对维持易受伤害的软组织状况至关重要。

硬皮病的特征在于皮肤和器官的炎症与硬化，临床表现多样，可能包括皮肤绷紧和唇部变薄（可能不利于种植体植入）以及舌头的凹陷[108-109]。缺乏关于硬皮病患者的种植相关文献，仅有少数患者3年随访的病例报告[110-112]。

干燥综合征是涉及唾液腺和泪腺的外分泌腺慢性自身免疫性疾病。其原理表现为口腔干燥症和干眼症以及不适。这类患者龋齿控制困难，吞咽不便和难以使用可摘义齿都有报道[113]。干燥综合征患者的种植治疗仅出现在病例报告中。一项研究以8名患者54颗种植体为研究对象，其中基台连接成功率为87.1%，1年后成功率为83.3%[114]。虽然固定种植修复的前景引起了软组织干燥综合征患者的关注，但只有1个病例报告发表[115]。

系统性红斑狼疮可能呈现类似蝴蝶的面部皮疹，可影响关节、皮肤、肾脏、血细胞、心脏和肺部。SLE患者的种植治疗只有1个病例报告记录，以种植固定的全口义齿来解决严重口腔干燥综合征[116]。

自体免疫疾病（糖尿病以外）患者的种植治疗主要是病例报告，因此仍然是相对禁忌证。需要在较长时间的随访期内评估较大群体做比较研究。文档记录种植治疗成功与否，不仅仅是存活，还将有助于提高预后的准确性和选择适当的患者。

缺乏手术经验

相对禁忌证一般不包括手术经验。然而，3/4的研究证实，由经验较少的外科医生行种植手术时，失败水平显著升高[117-120]。尤其是，Lambert等[120]注意到，种植数量少于50颗种植体的外科医生手术失败率为有经验医生的2倍（3.5% vs. 1.8%）；特别是最初9例病例显示出了最大的差异。与经验丰富的外科医生合作，精心选择位点和制订术前计划可以使学习曲线变得平缓。

临床禁忌证

生长发育不全

通常颅面/骨骼生长完成后，患者才可以接受种植植入。在手腕的X线片中，当桡骨骨骺融合并与骨干形成骨性结合时，骨骼生长已经达到了成年人的水平[121]。间隔至少6个月的连续头颅X线片的叠加追踪也是一个可靠的指标，但需要更多的辐照和时间[122]。报告显示15岁以后的女孩和18岁后的男孩种植预后较好[123]。

天然牙存在的情况下，早期种植可导致植体顶端被覆盖（类似于强直性乳牙）、进行性消融和邻牙损伤[124]。青春期前儿童的上颌后牙区植入种植体会产生美学和功能的问题[125]。尽管下颌交感神经在出生数月内闭合，前牙种植的早期植入可能需要合理的预后，必须灵活设计，以适应下颌骨生长带来的5~6mm增高[124]。考虑到这些注意事项，Sharma等[126]确定了两组年轻患者，可从早期种植体植入中获益：缺少牙齿较多，但邻近缺牙处有恒牙存在的儿童，以及几乎或完全无牙的儿童（例如外胚层发育不良）。在这些情况下，随着儿童生长发育，可相应进行系列外科手术和/或修复治疗[127]。第13章将深入讨论对未成年患者行种植手术的适应证、治疗过程和结果的评估。

妊娠期

妊娠期种植体植入是禁忌的，直到妊娠期结束。X线片、药物、压力增加和可能与手术相关的并发症，最好都推迟治疗。只能进行牙科急诊处理和龋齿控制，而且最好在第二段或第三段孕期期间。妊娠中期至妊娠晚期，建议母亲仰卧位治疗时需要小心谨慎对待，因为胎儿下腔静脉压力可能导致低血压[2]。建议进行细心的家庭护理和定期预防，因为牙周炎在怀孕期间常常加重，特别常见于30岁及以上孕妇[128]。

总结

总之，目前尚缺乏前瞻性研究来明确种植体植入的绝对或相对禁忌证。然而，许多系统性条件已经被揭示会增加种植失败的概率或特定群体并发症的风险。在有需要的情况下，通过会诊对患者疾病状况进行仔细的评估，可以对风险因素做出相应的知情同意，获得最佳证据。临床医生应该鼓励患者改变破坏性的习惯，达到维护长期口腔健康的目的。

扫一扫即可浏览
参考文献

第3章

种植修复治疗计划中维护的注意事项
Maintenance Considerations in Treatment Planning Implant Restorations

Donald A. Curtis[1], Hamilton Le[2], Roy T. Yanase[3]

[1] University of California, San Francisco, California, USA
[2] Private Practice in Prosthodontics, Torrance, California, USA
[3] Herman Ostrow School of Dentistry, University of Southern California, Los Angeles, California, USA

维护的概念很简单。作为临床医生，我们有一种选择：接受短期制订有效的诊间和家庭维护计划，或者面临长期因不舒服而需再治疗的可能。

在开展有意义的维护计划对话中，没有任何令人惊叹的因素。然而证据显然支持在考虑患者风险因素时，患者特异性维护计划的必要性。最重要的是，这是需要做的正确的事。

全科考虑

几乎没有比较研究来支持临床医生如何才能最好地维护种植体或种植体支持的组织[1-2]。这不是因为维护并不重要，而是因为很少有研究比较了种植体的维护方法。因此，临床医生的默认方法往往是套用现有针对天然牙列患者制订的回访和维护方案。这是有效的，因为清创对于天然牙列和种植体相邻的组织都有利。理想情况下，种植体维护方案将考虑种植体周围独特的生物学过程以及种植体支持的修复中不同的修复设计。本章的重点将是种植维护中临床医生的考量和患者的责任。

种植患者的维护计划通常在修复完成后或直到患者出现问题时才被考虑，这是错误的。在种植修复的诊断和治疗计划中，特别是当计划进行大量治疗或患者有明显的种植体周围疾病风险因素时，考虑维护计划是非常重要的。在考虑患者的维护能力、清洁设计的修复体或临床医生怎样调控功能受力时，诊断和治疗计划期间收集的信息变得尤为重要。例如，若患者被诊断为磨牙症，那么治疗计划、知情同意和维护方案都需要考虑控制、监测和/或消散合力。类似的，如果患者有活动性或持续性牙周病病史，维护方案和回访应该侧重微生物和生物膜的管理。在治疗时考虑患者的依从性和熟练性也很重要，从治疗开始，针对患者预期的熟练性和灵敏度、使用牙刷和清洁设备的能力、维护口腔健康的意愿和到诊室复诊的动力来设计个5年计划。

维护通常被视为是患者的责任，而且修复体失败也同样归咎于患者不依从。临床医生的动机通常优先于满足患者的即刻美学目标，冗长且繁复的治疗常使患者感到疲惫且急于结束。患者常常不了解其新的种植修复体的维护需求，并可能认为其投入的昂贵种植治疗是永久的且"防弹"。临床医生和患者都很容易忽视维护需求。然而，维护应被视为共同的责任，并在治疗计划中提前讨论。更为成功的修复治疗结果多伴随常规的复诊和强化家庭维护的随访[1,3]。同样，证据表明，当不进行维护时，生物学和机械并发症可能快速、无症状、无明显预警地发生[1-4]。在Costa等的一项研究中，维护的重要性得到很好的说明，该研究监测了80例由于部分缺牙进行了种植修复并被确诊为种植体周围黏膜炎的患者，以确定5年内种植体周围炎的进展概率[3]。参与维护计划的患者进展频率较低，为18%，而没有参加维护计划的人进展频率为43.9%[3]。另外，最近的一篇文章显示，坚持维护的患者种植体

Evidence-based Implant Treatment Planning and Clinical Protocols, First Edition. Edited by Steven J. Sadowsky.
© 2017 John Wiley & Sons, Inc. Published 2017 by John Wiley & Sons, Inc.
Companion website: www.wiley.com/go/sadowsky/implant

失败发生率比那些不维护的患者降低了90%[5]。最近，有许多文章指出了患者特异性维护计划的重要性[4-10]。显然，某些群体似乎更容易受到维护问题的困扰，种植体的维护对于改善治疗结果很重要。在诊断期间识别易感个体，并制订适当的治疗和维护方案是重要的（图3.1和图3.2）。

由于种植体周围边缘骨丧失的病因尚不完全清楚，从而限制了种植体有效维护方案的制订。种植体周围黏膜炎通常被认为是与菌斑有关的微生物炎症[13-14]。从黏膜炎发展成为种植体周围炎的微生物模型和进程与天然牙列从牙龈炎发展成牙周炎的改变类似[11]。这种模式是有道理的，因为牙齿与种植体周围

健康和生病时的微生物群相似；健康的种植体周围主要是革兰阳性球菌和杆菌，种植体周围炎与更多的革兰阴性厌氧生物膜和牙龈卟啉单胞菌及具核梭杆菌复合体相关[15]。然而，种植体和牙齿在微生物入侵后的反应有巨大的差异；种植体的黏膜封闭比牙齿差，使得细菌产物更深入地渗透到更多炎症细胞因子中，使得炎症难以逆转[2,15-16]。

与尝试扭转天然牙周围牙龈炎的研究相比，尝试逆转种植体周围黏膜炎的比较研究并不成功[1]。这使得一些人怀疑种植体周围炎是否完全由原发感染引起，还是组织发生非细菌性破坏后，细菌凑巧发挥了作用[17-18]。骨丧失也被认为是由应变介导所致，由于受力引起敏感性骨骼产生微骨折，随之导致继发性炎症过程出现[18]。边缘骨吸收可能是对种植体的无菌异物反应[18]。因为我们对边缘骨吸收的了解不足，所以目前所制订的维护方案都是基于已知的边缘骨吸收病因，这是有局限性的。尽管没有对边缘骨吸收病因的详尽了解，但已有的强有力证据表明，维护是重要的，特别是针对具有牙周病史的高危组[3-4,19]。

种植体的5年植入成功率超过95%[20]，这使牙医可以有预见地为许多患者改善种植牙功能性和提高种植牙舒适度。虽然这是令人鼓舞的，但据估计，2008年，仅在欧洲就有超过67000例种植体失败的病例[21]。

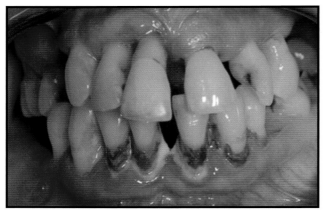

图3.1 对于牙周病和依从性差的患者，需要重新评估增加的种植失败风险，并同意进行维护程序[1,4,11]。

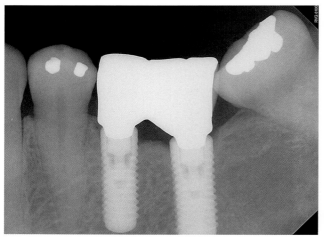
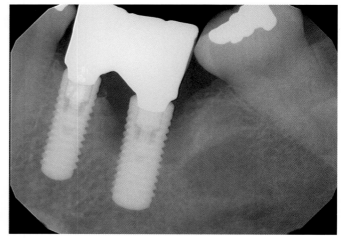

图3.2 在制订治疗计划预约时，特别是对于依从性差的患者，向他们展示牙槽骨如何快速无症状地脱落的临床例子是很有帮助的。在治疗早期可以引导患者，良好的依从性可以改善治疗结果。这被称为动机性访谈，通过提高依从性，改善医学结果[12]。

2007年，美国种植体失败而产生的更换费用估计超过3.38亿美元[21]。我们的目标不仅仅是骨整合，还包括持久实用、稳定和美观的修复结果。这需要更新行业规范、促进和加强对种植体的维护。维护程序可以减少种植体的失败。重要的是教育患者认识到种植体维护的价值，临床医生根据患者特征和需要、修复设计和使用材料、患者依从性、患者临时义齿的使用情况，以及边缘骨的最初反应来制订种植体维护计划和回访。

目的、概述和定义

　　本章的目的是从医生和患者的角度，概述改善种植患者的维护。基于临床医生的考虑包括：在诊断期间确定影响维护的风险因素，降低可修改的风险因素，在种植后适当使用药物，以及在维护阶段规定的回访模式。基于患者的考虑包括：规定的家庭维护方法，以及关于家庭维护计划的积极性和强化型的建议。我们还将通过许多临床实例来概述不同修复设计的维护方案。本章将包括作者的个人意见以及与种植体修复后维护相关的文献综述。本章的重点将是美国口腔修复协会发起的一系列出版物，其中包括对种植修复患者的维护方案和临床实践指南（CPG）的系统评价[11,22-24]。CPG的制定归功于美国牙科协会，美国全科牙科协会和美国牙科卫生协会的代表。我们对维护的定义包括基于临床医生的规划和推荐的家庭干预措施，旨在降低机械和生物学善后需求。

临床医生的决定影响维护方案

在诊断和治疗计划中确定风险因素，以制订适当的患者特异性维护方案

　　为了制订维护方案，在了解病史和治疗的诊断阶段中可以发现许多风险因素。识别具有磨牙症、牙周病或难治性牙周炎史、吸烟、糖尿病、使用双膦酸盐或放射治疗的患者，都与生物学和/或机械并发症风险相关[25-68]。种植体植入后与患者尽快沟通，谈论维护的必要性和规定回访，可能会使患者的依从性提高。

　　在诊断和治疗计划阶段，重要的是评估患者咬合和侧向力量的大小。这些信息可以通过患者病史了解，也可以通过仔细评估患者现有的牙列来知晓。在10年回顾性研究中对397名患者进行机械和生物学并发症评估，Wittneben等[20]揭示了治疗前评估牙列磨损与种植术后机械并发症的发生率之间有很强的联系。具体来说，在没有磨耗迹象、局部的或普遍的磨耗迹象中，崩瓷的发生率分别从10.9%增加到21.9%和26.9%。这意味着对磨耗的预处理评估可能是知情同意、材料选择、种植体植入数量以及制订患者特异性维护方案的宝贵指标。对磨牙症而言，应考虑使用保护𬌗垫和增加复诊频率来监测螺丝松动。Wittneben等[20]还表明，多单位夹板冠比单一冠崩瓷风险高。𬌗力大的患者应该通过植入更多种植体，采纳更详细的知情同意和更频繁的复诊来监测潜在的机械并发症。在152例患者的回顾性研究中，Kinsel和Lin指出，磨牙症患者的崩瓷发生率是非磨牙症的7倍[25]。专家还表明，当使用保护𬌗垫或患者修复体时，尖牙保护𬌗的并发症少。显然，有证据表明，需要了解潜在的磨耗历史，仔细评估牙列的磨损，并适当规划材料的使用，咬合和使用夜磨牙𬌗垫来保护种植修复体（图3.3）。

　　超负荷与骨丧失之间的相关性并不清楚。Naert等[36]最近完成了临床和动物研究的综述，他们得出结论，在没有种植体周围炎症的情况下，超负荷对种植体骨丧失没有显著影响。然而，他们的确发现，易感患者的超负荷和口腔卫生状况差，骨丧失可能发生。

　　具有牙周病史的患者特别容易患有种植体周围疾病，制订维护治疗方案尤其重要[1,6-7]。然而，种植体周围疾病的诊断标准仍然存在争议，研究人员没有一致使用，所以报告的种植体周围疾病的发病率有很大差异并不奇怪[18]。种植体周围疾病发病率取决于研究的组别和疾病标准，但在5～10年，保守估计发生在10%的种植体和20%的患者中[18]。其他来自最近的系统综述显示，43%的患者发生种植体周围黏膜炎，22%的患者发生种植体周围炎[1]。相反，Albrektsson等[18]在对3个现代种植体品牌进行评估时提出了10年或更长的随访数据，出血的探测判读值可能比预先估计的更少。他的评论显示，在7～16年，种植体周围炎的

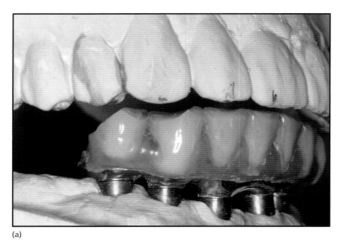

(a)

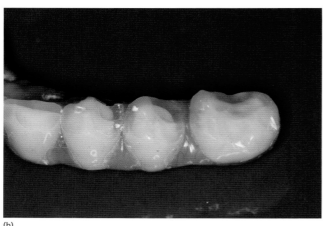

(b)

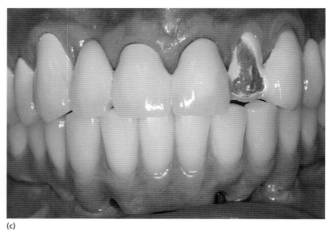

(c)

图3.3   （a～c）种植修复体需要维护。在过去10年中，最近的机械和生物学并发症系统综述中，只有8.6%的修复体没有并发症。患者和临床医生都需要为这种潜在的并发症做好准备。最常见的生物学并发症包括组织肥大和增生以及修复体周围的组织感染。最常见的机械并发症包括贴面材料碎裂、螺钉松动、螺钉折断、制作新的修复体、替换树脂牙、树脂牙磨损、支架折断和患者不满意等[52]。

发生率不到3%[18]。然而，与Albrektsson等相比，最近的一项系统评价和专家共识声明发现，探查出血被认为是最为一致的诊断种植体周围疾病的方法，但也应当考虑探测深度的变化[1]。还有人建议使用光探测力（0.25N）将对支持组织的损伤减至最小[1,51]。

关于维护计划和监测种植体周围疾病的文献通常基于易获得的样本，规模大多有限，基本来自大学诊所，后续时间不定，并且主要是回顾性文献[6,13,26]。因此，研究的患者人群通常是异质性的，不具有代表性，因此难以反映趋势。在研究中用于确定诊断种植体周围黏膜炎或种植体周围炎的临床措施并不一致，使系统综述或Meta分析综合数据变得困难[1,13]。此外，

临床研究中缺乏维护方案的比较[28]。因此，种植体周围疾病的发展以及特定的家庭护理和复诊方案的意义尚未得到充分的了解[13]，这也使建立维护方案和建议维护的效力成为问题。

包括最近的系统综述在内的几项研究表明，如果患者采取了维护措施，牙周炎患者和无牙周炎患者的种植存活率没有差异[28-29]。然而，牙周炎患者确实有更多的边缘骨吸收、种植体周围炎也更为普遍，这对长期随访结果有影响[27]。在97例患者的回顾性研究中，Hardt等评估其天然牙列中有或没有牙周病的患者骨丧失和种植体失败的结果[4]。研究人员确定，64%牙周病患者天然牙列的种植体周围骨丧失量超过2mm，

而非牙周炎患者中种植体周围骨丧失量超过2mm的仅占24%。在一项前瞻性的5年随机试验中[51]，患者共有149例种植体，Wennstrom等的结论是，如果坚持维护，患者的骨丧失量最小，即使是有牙周病背景的人也是如此[19]。相反，Monje等显示与健康患者相比，广泛性、侵袭性牙周炎患者植入失败的风险比为4.0[17]。在系统评估牙周炎病史对种植成功的影响时，Ramanauskaite等的结论是牙周炎患者的存活率与非牙周炎症患者相当，但牙周炎患者边缘骨吸收的趋势更为明显[27]。从文献中可以看出，与没有牙周病史的患者相比，有牙周病史的患者有明显短期骨丧失和长期种植体失败增加的风险，维护计划证实已部分缓解了这种趋势[29]。

糖尿病是生物学并发症的一个风险因素，可能会对结果产生不利影响，特别是当与其他风险因素，例如牙周炎、口腔卫生或吸烟并存时[34-35,39]。重要因素包括患者患糖尿病的时间，及HbA1C水平是否高于7%[35]。糖尿病患者植入后炎症和边缘骨丧失发病率增加背后的机制与胶原蛋白的破坏有关[35,39]。吸烟也可能增加糖尿病患者的种植失败率[38]。虽然最近的系统评估没有发现2型糖尿病和种植体失败之间的关联，但确实发现边缘骨丧失和糖尿病诊断之间存在差异[35]。骨丧失的机制不完全了解，但在敏感性糖尿病患者中，它包括胶原蛋白形成及其完整性被破坏[39]。

降低可修改的风险因素，提高种植修复的成功率

种植成功最明显的可变风险因素是尽量减少或消除吸烟习惯。烟草制品直接导致牙周病，吸烟是种植体生物学并发症一个可避免的风险因素[38-40]。重度吸烟者，即每天吸烟30支以上患者，比那些吸烟少的患者种植失败率高[39]。吸烟也增加了术后感染的风险，并且可能导致表观遗传变异，通过抑制骨桥蛋白和II型胶原使种植失败的风险增加[38-39]。在有定期维护计划的患者中，吸烟的影响似乎减少了[29]。然而，在差的口腔卫生情况下，吸烟者的骨质流失比非吸烟者多[40]。

粘接修复可能是种植体周围疾病的风险因素，一来是因为残留的粘接剂，二来是龈下边缘菌斑的聚积。如果可能，粘接修复体应该是龈上的，并且应该避免粘接剂进入龈沟。在对29名患者进行双盲前瞻性研究中，Heitz-Mayfield等[37]通过测量探诊出血、牙周袋深度、脓肿和菌斑评估了黏膜炎患者的软组织基线值。所有29例患者完成了清创术，并进行了1个月和3个月随访。专家指出，龈下修复边缘的患者在探查深度测量中的改善比在龈上修复边缘的患者少。制订螺丝固位的种植治疗计划，应该是治疗计划的一个目标，当需要粘接时，应使用龈上边缘来改善软组织反应。临床医生也可以考虑预粘接来减少粘接剂的溢出。

材料选择也存在可改善的风险因素。如果后牙对颌有种植体，建议在材料选择中特别小心。使用金属咬合面，使用殆垫以及不和前牙接触对减少机械并发症是有益的[25]。由于单晶氧化锆修复体美学性能的提升，只要因氧化锆而造成的钛损耗能够最小化，更多类似的修复体可能会用到。

许多长期维护问题可在临时修复阶段被评估。这对于全口固定种植修复体特别重要。如果患者有比预期更高的咬合力并出现临时牙折裂，则需要考虑选择更合适的材料，并且有时建议使用更多的种植体或分段修复。如果患者有发音或吞吐问题，有时发生在上颌修复体中，往往需要修改上颌临时义齿的基托范围和排牙位置。如果患者有突出的组织，那么可以对临时外形进行调整，以方便口腔清洁（图3.4）。如果种植体周围的组织容易受到刺激，并且患者不能舒适地刷牙，则在临时牙使用期间应该考虑移植附着的组织（图3.5）。作者强烈建议使用临时牙来评估功能和美学问题，来减少维护需求和永久修复中的并发症（图3.6）。一旦重修，临时牙可以用作永久修复体的切削模板。

用于改善种植体周围组织健康的药物

提倡氯己定对黏膜炎患者进行维护管理，但是其效果一般而且使用周期有限制[42-44]。似乎机械清创比试图使用氯己定对生物膜进行控制更为有效。在对29名患者进行的双盲前瞻性研究中，Heitz-Mayfield等[37]通过检查探诊出血、探测牙周袋深度、发现脓肿和菌斑对黏膜炎患者的软组织情况进行了评估。所有29名

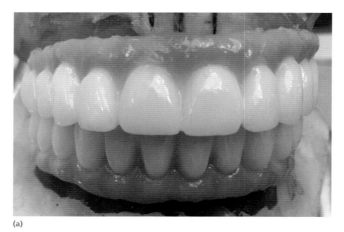

(a)

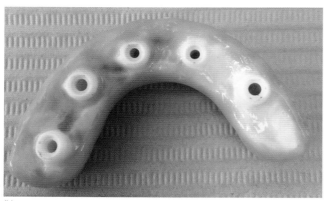

(b)

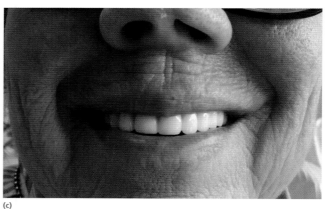

(c)

图3.4 （a~c）对于这位准备接受上颌骨和下颌骨种植体支持氧化锆固定桥的患者来说，通过临时修复体重塑轮廓，在患者能够维持组织健康之前，就建立了清洁的通道。最常见的生物学并发症是义齿下的牙龈肥大和炎症，因此在进行最终修复之前，患者能够保持种植体周围组织的健康是很重要的[52]。

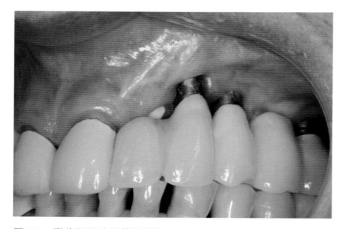

图3.5 附着龈是种植体周围的一个风险因素，可以导致食物嵌塞[1]。注意尖牙近端的高肌肉附着，不仅造成组织活动，还加剧了患者的不适。在这种情况下，建议采用结缔组织移植，最好是在患者戴临时修复体的时候，然后再进行最终修复[63]。

患者完成刮治后进行了1个月和3个月随访。 15名患者使用氯己定凝胶（0.5%），14名患者使用安慰剂凝胶。总的来说，非手术刮治为软组织检查结果带来了明显改善，但是与没用氯己定的刮治相比，使用氯己定并没有改善软组织[37]。作者确实发现，粘接修复边缘位于龈下的患者比龈上边缘患者探查深度的改善小[37]。值得注意的是，尽管种植位点黏膜炎的数量有所减少，但只有38%的患者才能完全解决出血问题。这很重要，因为黏膜炎似乎不像牙龈炎一样可逆，这意味着需要严格维护程序以避免黏膜炎的发生[1]。

在对30例接受刮治术并使用1%氯己定凝胶或0.2%漱口水的患者的研究中，De Siena等[43]发现探诊出血减少，但使用冲洗液和凝胶的患者之间观察不到差异，尽管患者更喜欢凝胶。为了适应患者的要

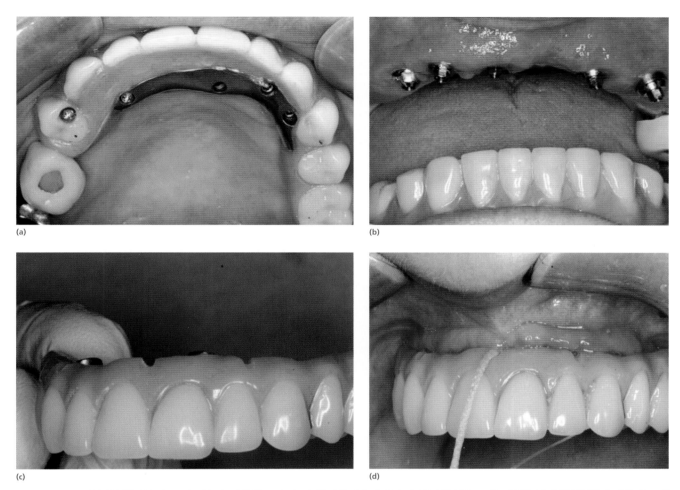

图3.6　（a）种植体桥体的组织面和牙龈广泛接触。（b）应尽可能避免由此产生的牙龈刺激。临时牙修复时就要评估患者维护口腔卫生的能力。如果修复体轮廓不能被修改，就要经常约患者复诊，建议患者使用水牙线、牙线清洁器和含有三氯生的牙膏。（c，d）一个有利于卫生维护的改进是修复种植体周围留沟槽。资料来源: Courtesy of Dr. Steve Parel[45－48]。

求，使用凝胶可能是有意义的。对13名部分缺牙患者进行全口刮治，使用氯己定药物的患者在1个月、2个月、4个月、8个月进行评估时，与未使用氯己定的患者相比，探诊出血评分没有改善[42]。在一项氯己定研究中，Paolatonio等评估30名受试者在8个月内的种植体周围组织中的细菌感染情况。当种植体基台放置之前在其内表面涂布1％氯己定凝胶，与没有使用凝胶相比，观察到内部细菌黏附减少[42]。本章作者认为将氯己定应用于种植体内表面适用于那些种植体周围炎风险较高的患者。总而言之，氯己定可以在手术后和Paolatonio等概述的特定用途中有很好的效果，但作为种植体周围疾病患者独立治疗的作用是有限的。

使用含三氯生的牙膏有改善种植体和天然牙周围软组织的效果，对被诊断患有种植体周围黏膜炎和种植修复的全口患者都有效果[45-46]。Sreenivasan等在6个月的研究中评估了0.3％三氯生/共聚物牙膏对口腔生物膜和牙龈炎的影响[45]，120名受试者，分为使用或不使用三氯生的患者组。这种双盲、双重治疗平行研究包括牙菌斑、牙龈炎、探诊出血和微生物分析的基线测量。3个月后和6个月后的结果表明，与不使用三氯生的组相比，使用三氯生/共聚物牙膏组的牙菌斑、牙龈炎和探诊出血量明显降低[45]。在另一项与60名无牙患者相关的研究中，至少有2颗种植体，后来诊断为黏膜炎。在最初、3个月和6个月时评估三氯生对牙周袋

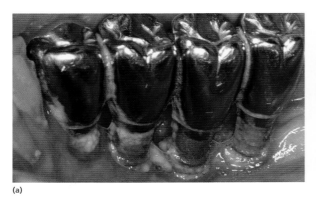
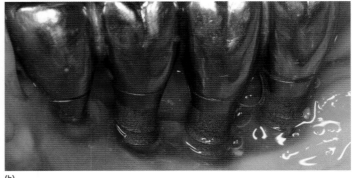

(a)　**(b)**

图3.7　（a）对于口腔卫生欠佳的患者，要告知如果没有适当的卫生维护，他们极有可能出现维护并发症，引起美观问题，导致种植体失败。（b）这名患者在强化宣教、使用含有三氯生的口香糖和刷牙治疗2个月回访中的表现[47-48]。

深度、探诊出血和菌斑的影响[46]。使用三氯生的患者其探诊出血评分从53.8％降低到29.1％，而对照组的出血评分从52.3％增加到58.8％。由于三氯生已被证明具有一些激素效应，作者建议在种植体周围疾病风险较高人群中使用三氯生。三氯生牙膏具有改善种植体周围软组织的潜力，应考虑应用于诊断患有种植体周围疾病风险的患者，以及难以清洁种植体周围组织的患者，或被诊断为种植体周围疾病的患者（图3.6和图3.7）。

种植患者的复诊模式和家庭维护模式

复诊模式应符合患者的风险状况，并在诊断和治疗计划时与患者讨论。虽然患者到诊室复诊有费时和花费金钱的缺点，但远期看受益很大[11,58]。已有种植修复和天然牙列患者应注意饮食与口腔卫生，以防止继发龋的发生[23]。强烈建议吸烟者，特别是重度吸烟者应3个月回访维护。在长期糖尿病或HbA1C水平高于7％的患者中，也建议使用3个月回访维护，尽管作者并不了解3个月间隔与其他时间间隔回访维护的研究。然而，循证方法证实清创和加强维护可提高种植成功率[1,6-7]。如果家庭维护效果好，1年之后的回访周期可由3个月适当延长。我们还建议在高风险群体中使用含三氯生的牙膏，如有牙周病、糖尿病控制不佳，或修复体穿龈部位不易清洁。如果患者行动不便或视力不佳，或者种植体边缘不易清洁，建议使用水牙线[47-48]。

许多全口固定氧化锆修复体的设计有明显的软组织覆盖，且连接种植体的边缘非常有限。重要的是，患者在进入最终恢复之前，有维持临时修复的能力。

作者认为，维护计划应该积极开展更多的干预措施，一旦建立起合规性和良好的生物反应，就可以缓慢地减少维护。仅在生物学并发症发生后开始维护计划是错误的。这是重要的一点，我们应该注意牙龈炎在牙齿周围是可逆的，但是黏膜炎是不可逆的[18]，早期进行侵略性的维护和强化是必需的。

将来，维护可能包括在家监测缝合液中的细胞因子水平，频率或许像针对种植体周围疾病高风险的患者一样每周一次。将炎性细胞因子（IL-1β）作为植入物周围炎症的标记物来使用，一直是主要的研究工具[65-66]。监测炎性细胞因子水平、肿瘤坏死因子或破骨细胞生成相关细胞因子（RANKL）的未来前景大有希望[67]。

种植修复患者的诊室复诊检查

复诊应包括对医学和牙科史的回顾，咬合接触评估和咬合接触的潜在变化以及近端接触的稳定性。牙列自然有近中前移的趋势，种植牙与天然牙的咬合接触分离更多发生在近中侧[53]。一些作者提出了近中偏移，导致咬合力较高的患者近端不稳定性增加[53]。持续的颜面生长也可能导致开放的触点[54]。使用邻面接触的螺丝固位瓷修复体，尤其是近中接触，能更容易矫正开殆。作者建议在种植修复牙冠和天然牙齿之间有更宽的接触面积，这通常在印模之前轻轻盘绕邻近的牙齿更容易实现。一些专家报道戴牙后短短3个月，稳定的咬合接触就出现分离，尽管有专家并未如此迅速观察到。如果确实发生了开殆，通常不会在戴牙2年内发生[53]。使用保护殆垫帮助保持牙齿位置可能是个不错的方式，但没有被研究。咬合接触离开的后果可能包括邻近天然牙齿的近端龋坏、种植体周围疾病或牙周病。

作者建议在假体戴牙时和戴牙后6个月进行X线片观察，然后根据需要监测牙槽嵴顶骨水平（图3.8）。根据使用的材料类型以及如果修复体是螺丝固位，移除修复体有利于更准确地评估种植体周围的健康状况，明确患者需要改善口腔卫生的区域，并且如果适当的话，重新修整并抛光修复体的组织表面来改善患者的接受度。确保接纳而重修修复体在理想状态下应该基于临时修复体来进行制作。应确定患者能够接受并可以清洁假体的所有区域，还评估适当的牙刷和牙

线的技术。使用牙线穿引器对特定人群是有帮助的。复诊时，软组织检查应包括探测深度（PD）并随时间变化调整探测深度。还应注意探诊出血（BOP），因为BOP是炎症和种植体周围疾病的重要标志（图3.9）[1]。临床医生和患者应注意，即便在健康种植体周围做龈沟探查，种植体周围的龈沟在探查之后也需要4～5天愈合[1]。使用带刻度的探针用0.25N探测力探查时能使种植体组织受到的损伤最小[51]。还应记录脓肿，用戴手套的拇指和食指用较轻的力从种植体根部向冠部挤压龈沟来确定是否有脓液溢出。应用塑料或石墨的刮治器去除菌斑，并应定期复诊，完成刮治见图3.10。

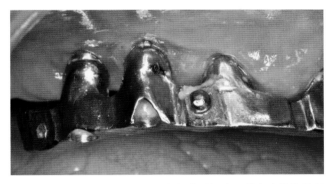

图3.9 该患者牙龈探诊出血，定义为牙龈炎。基台连接处菌斑和食物残渣存留。此外，患者晚上戴着义齿，很难清洁。需要经常约患者复诊，这样有助于改善牙周组织健康。

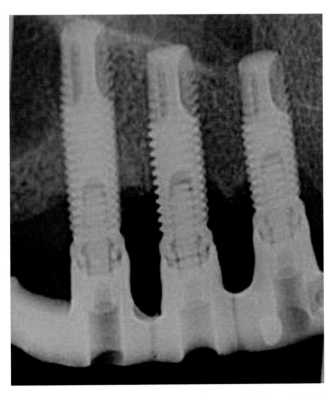

图3.8 理想的情况是，在制订治疗方案时，最好制订一套连续性计划。当一名患者发生种植体骨吸收，一个更积极的维护计划应该被考虑。

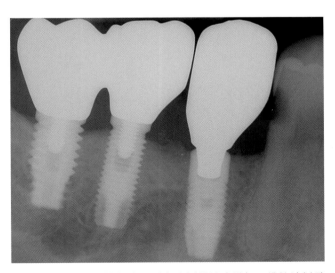

图3.10 种植修复体邻接的牙齿患龋的风险增加。维护计划需要考虑到这一点。种植修复体邻接牙齿常有牙槽骨吸收现象，易发生根面龋。应考虑使用高氟牙膏进行家庭维护，并建议诊室涂氟预防治疗[60]。

应该根据材料断裂的可能性，使用保护殆垫，监控螺丝松动的风险和需求，以及在家维护的方案来决定高咬合力患者的复诊间隔时间。高咬合力的患者可能有高的开殆风险。 重要的是谨记由于材料并发症，高咬合力会是种植维护的一大难点，并且高咬合力伴随炎症会加速生物学变化，如边缘骨丧失[36]。

根据风险因素清单制订具体患者的维护计划

制订患者特定维护计划的第一步是完成表示生物学和机械并发症累积风险的清单（表3.1）。清单列出的项目越多，并发症的风险就越大，需要在诊室和家庭维护的干预需求就越大。风险类别可以用以下风险

表3.1　生物学和机械并发症的风险因素（CHX，氯己定；OHI，口腔卫生指导；SSRI，选择性5-羟色胺再摄取抑制剂）

风险因素	分值	干预
既往史风险因素		
吸烟：10~30支/天[62]	1	咨询，医疗转诊，随诊
吸烟>30支/天[62]	2	咨询，医疗转诊，随诊
可控的糖尿病	0	
HbA1C>7%[35,61]	0.5	咨询，术前医疗转诊，长期种植体周围炎风险增加，随诊[12]
HbA1C>7%超过5年[61]	1	咨询，术前医疗转诊，长期种植体周围炎风险增加，随诊[12]
HbA1C>7%超过5年，伴有牙周病，吸烟<30支/天[61]	1.5	咨询，医疗转诊，OHI，术前控制，与其他风险因素结合在一起时，种植体周围疾病的风险增加；边缘性骨丧失，动机性访谈[12]
先前种植体失败[55]	1	患者教育，更频繁地约复诊
家庭维护依从性差[11-12,39]	2	从病史和初次检查中判断，增加监控和加强宣教
诊室维护依从性差[3,5,11-12]	2	从病史和约诊情况中判断，增加约诊尝试
身体变形性精神障碍，薄龈生物型，高唇线，前部修复[57]	1	增加知情同意，采用螺丝固位
改变骨骼结构的药物，比如静脉注射双膦酸盐[56]、SSRI、大量饮酒及其他药物	1	增加咨询，更换药物
基于临床发现的风险因素		
常规的活动期牙周炎，没有进行维护治疗[17]	2.5	牙周治疗优先于种植体植入
牙周炎，没有进行维护治疗[3,17,42]	2	转诊进行牙周治疗、消除牙周袋、在治疗期间使用三氯生，CHX[42]
牙周炎，正在进行维护治疗[29,42]	0.5	继续牙周维护治疗，更频繁地约诊，在治疗期间使用三氯生、CHX[42]
薄龈生物型，缺乏附着组织和/或龈下边缘[1,58]	1	患者教育，螺钉固定设计，而不是粘接固定，如果刷牙刺激牙龈组织，在最终修复前进行结缔组织移植
咬合紊乱[18,20,53]	1	平衡，确定咬合平面，选择合适的材料和义齿，如螺钉松动及时复诊，夜间防护，增加开放接触的可能性
口腔卫生不良的副作用[18,36,53]	1.5	对患者进行过载和炎症影响的教育，选择合适的材料，夜间防护，增加开放接触的可能性，增加龋风险评估（如果是天然牙）[60]
呈现时菌斑水平高[12]	1	患者教育，OHI，更频繁地复诊
灵敏度、视力、认知能力障碍	1	治疗计划中包括电动牙刷的定时使用、频繁地复诊
医源性风险因素		
在外科或修复阶段临床医生无治疗经验[58]，术后不使用抗生素	1	在种植体的选择、放置、位置和修复方面更容易出错；预后总体上不佳[58]
治疗计划包括不易清洁的义齿	1	如果患者有许多其他风险因素，考虑更换义齿；在临时修复中评估，使用水牙线[47,48]
薄龈生物型龈下粘接固位[1]，附着组织缺失2mm[63]	1	如果可行设计螺丝固位，清洁残余粘接剂，良好的组件适应性，通道清洁方便
放置种植体之间距离<2mm[58,68]		提供刷子以便进行清洁；一些作者已经证明多个植入物是种植体周围炎的风险因素[58,68]
种植体植入过度靠近唇侧，特别是笑线高的患者	1	关注美学、颜色、牙龈退缩
种植体类型的风险[58]	1	有些种植系统似乎更易患种植体周围疾病，可能需要额外的维护以避免种植体周围疾病[58]

因素来划分：患者病史，临床检查和临床医生因素。检查清单应在治疗计划期间完成。

　　该清单可用作激励患者并引导临床医生的工具，并且还可以在治疗之后监测患者风险特征的变化。我们经常发现使用清单可以影响修复体的选择。例如，在口腔卫生不良和牙周病活动期患者中，不会选择具有广泛组织覆盖的修复体（图3.4）。在与患者一起使用检查表时，真正的价值在于治疗计划期间建立对话，使得修复体选择和设计符合患者特定的需求与激励风险因素。提高患者对种植相关的理解可以降低种植风险。我们发现患者更愿意积极参与降低风险因素，通过减少或停止吸烟，了解使用临时修复体的花费，并提高回访时的依从性。

使用风险因素来制订患者的维护计划

1. 收集病史，确定可能导致维护问题的风险因素。

2. 与患者讨论发现的问题。

3. 与患者沟通，以减少风险因素，例如吸烟、高HbA1C水平、口腔卫生差、邻牙接触不稳定、材料的问题和依从性风险增加。鼓励面谈往往很有帮助。

4. 与患者沟通后选择治疗方案。

5. 作者建议与患者签署协议，包括复诊时间表和患者的责任。我们认为这个清单将强调维护的重要性。签署的协议还应包括根据患者如何进行临时修复，最终修复体可能会根据患者的适应和使用临时修复体的情况而发生改变。

维护计划基于关键点总计

- **低风险**：<3分。常规6个月回访，日常清洁模式和常规牙膏。就像健康的自然牙列一样的复诊和维护计划。

- **中等风险**：3～6分。对患者进行风险因素教育，并提出建议，以减少可避免的风险因素。医疗转诊减少HbA1C，如果可能的话建议少吸烟或戒烟。在治疗前与患者讨论4个月的复诊回访，如果出现问题，请使用水牙线，并且计时使用电动牙刷。如果基台去除和/或更换螺钉，种植体与基台再次连接之

前应使用1%氯己定[42]。在临时牙修复过程中，特别是种植体支持的固定修复体，评估患者种植体戴入和清洁修复体的能力，并做出相应修改（图3.4，图3.6和图3.11）。如果患者是薄龈生物型，或者如果没有附着组织，建议在临时修复阶段进行仔细评估；如果不能很好地维持种植体周围组织，则建议考虑结缔组织移植[63]。

- **高风险**：>6分。患者应接受有关风险因素的教育，并提出建议，以减少可避免的风险因素。对患者鼓励面谈往往很有帮助。在种植后的第1年每2～3个月复诊回访，直到种植体周围组织和种植体稳定后进行常规3个月回访。我们建议每天使用含三氯生的牙膏2次。如果可能的话，应推荐转诊减少HbA1C并减少吸烟或戒烟。如果种植体不易清洁，建议使用水牙线；如果清洁有困难，则使用电动牙刷并计时。如果基台去除和/更换螺钉，在种植体与基台连接之前应用1%氯己定[42]。如果患者咬合力大，使用螺丝固位尤为重要。在临时修复期间，评估患者种植体戴入和清洁修复体的能力很关键。如果患者是薄龈生物型，或者如果没有附着的组织，可以推荐使用结缔组织移植来改善患者刷牙的不适感[63]。作者认为，在确定为高风险的患者中，修复体应该首选螺丝固位，并且冠修复体应与边缘骨保持2mm的距离[58]。

- 当患者口腔内已有种植体，也必须谨慎使用相同的清单，还应使用表3.2中给出的补充风险因素类别。

结论

　　有许多风险因素可能对种植修复体和种植体周围组织产生不利影响。使用风险因素清单是收集制订修复体复查和种植体维护计划的一种方法。维护计划需要反映风险，并通过诊断确定风险。临床医生有责任确定风险因素、教育患者，并利用现有技术，例如鼓励面谈，来加强患者依从性。制订患者特异性维护计划应当视为与患者个性化修复方案一样重要。我们不会用相同的方式修复所有种植体，相反，修复体根据患者功能和美学的需求应当是独一无二的。同样，维

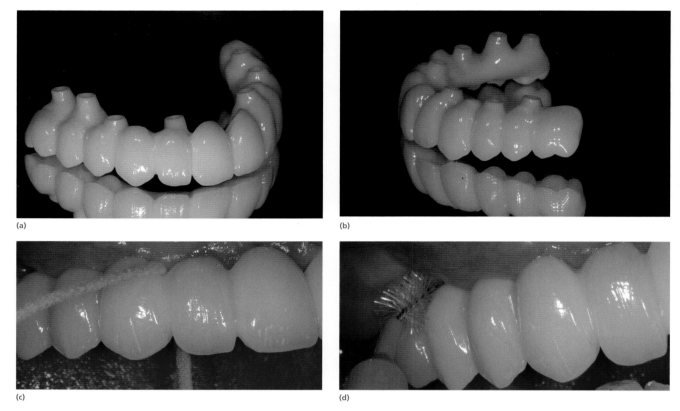

(a)

(b)

(c)

(d)

图3.11 （**a～d**）该种植固定修复体是氧化锆。修复体具有最小的组织覆盖度，并且用临时牙评估患者清洁的难易、发音和舒适度。通过仔细选择患者可以避免广泛的组织覆盖。 资料来源：Mike Singer 博士和 Arun Sharma。

表3.2　患者有种植体后确定的临床风险因素（CHX，氯己定）

风险因素	分值	干预
（0.25N）探诊出血的黏膜炎[42,45-46]	2	3～4个月复诊，直到炎症控制 使用含三氯生的牙膏刷牙，使用CHX，更换修复体[42]
牙周袋深度连续增加[42,45-46]	2	3～4个月复诊，直到炎症控制 使用含三氯生的牙膏刷牙，使用CHX，更换修复体[42]
化脓[58]	1	3～4个月复诊，直到骨水平稳定 使用含三氯生的牙膏刷牙，使用CHX，更换修复体[42]

护计划应该是独特的，在诊断和治疗计划期间需要根据风险制订出来。使用风险因素清单可以帮助识别风险因素，与患者进行维护对话。患者参与和理解需要维护的动机并依从维护。

扫一扫即可浏览
参考文献

第4章

种植体位置的三维影像
Three-Dimensional Radiographic Imaging for Implant Positioning

Anders Nattestad

University of the Pacific Arthur A. Dugoni School of Dentistry, San Francisco, California, USA

简介

　　口腔种植技术是近40年来口腔界最重要的进展之一。这种治疗方式迅速成为修复缺牙的最先进方法。然而，这种治疗方法相对昂贵，而且从外科和修复的角度来说都是相当复杂的。外科手术的挑战通常是围绕着由于缺乏组织支撑（骨和软组织），种植体往往不能植入到修复体结构要求的理想位点上。同时，随着这些治疗变得越来越复杂，外科医生与修复医生之间的知识共享和协作变得越来越重要。根本的挑战是，种植体的理想位置和角度往往是不可能的或者是不可预测的，这就使修复医生有必要对美学和/或功能的目标做出妥协。在能够获得三维（3D）影像技术之前，修复医生通常会根据种植体的理想位置手工制作外科手术导板，而不知道是否有足够的骨组织来支撑该部位的种植体。在手术中，如果发现理想的种植体位置是不可能实现的，外科医生通常不可能与修复医生讨论替代方案，而是会单方面决定如何妥协。自从有了3D影像技术，术前可以详细地分析骨量的可用性，并模拟不同治疗方案的可能结果。最终，这项技术可以通过3D引导手术使种植体的位置更加精确。本章将描述这项技术并评估目前的证据。

三维（3D）影像

　　3D影像技术最初仅限于大型医院，使用的是计算机断层扫描（CT）或磁共振成像（MRI）。后者由于不能很好地显示出硬组织，所以在牙科领域应用很少。CT起初非常昂贵，资源也少，而且高辐射剂量也限制了它在牙科领域的应用[1]。这种情况随着锥形束计算机断层扫描（CBCT）的发展而改变，它的射线像光束发射出来而不是一个完整的断层辐射量，极大地降低了辐射剂量。CBCT技术能够提供可用且经济可承受的3D影像，由于这些优点，它已经成为一项重要的工具，尤其是在口腔种植方面[2]。甚至，曾经有过讨论，就是否应该将CBCT作为口腔种植治疗的标准流程，并推荐给所有的患者。然而，尽管人们普遍认为CBCT对大多数患者来说是一个非常有用的工具，但在少数情况下，这种技术可能提供无关紧要的附加信息和优势[3]。

　　在口腔种植领域，随着3D信息的增加，不仅可能考虑在3D空间中评估患者的植入条件，也可以考虑进行虚拟治疗计划，并最终完成一个数字化流程，通过一个3D数字化导板到一个全数字的印模，找到手术植入位置[2]。这项技术显然需要非常精确的预测能力，本章将详细地阐述这个重要的问题。

　　当代对3D射线成像的选择实际上就是CBCT。目前在种植治疗计划时不考虑其他的3D射线选择[3]。早期的CBCT的特点是分辨率低，唯一增加分辨率的方法是增加辐射的量和对象采集的时间。在后来的几代产品中，随着传感器的质量得到改进，使辐射量减少、采集时间缩短得以实现[4]。后者还降低了扫描过程中移动的风险，提高了采集图像的质量。在当前的CBCT上，图像的质量足以满足诊断需要，并且辐射量已经

Evidence-based Implant Treatment Planning and Clinical Protocols, First Edition. Edited by Steven J. Sadowsky.

© 2017 John Wiley & Sons, Inc. Published 2017 by John Wiley & Sons, Inc.

Companion website: www.wiley.com/go/sadowsky/implant

被降低到最小，使之得以在牙科治疗中应用不受限制。投资CBCT技术的一个重要考虑因素是医疗法律责任。从医疗法律的角度来看，执业医师的责任是鉴别病理——即使是超出牙科领域，或者是在执业医师的经验之外。减少这种问题最简单方法是将检查范围最小化到所需的区域。这样也可以减少辐射。另一个需要考虑的选择是，外包一个有放射科医生资质的医生来进行放射拍片。这将增加使用这台机器的成本，但会减少医疗法律方面的担忧[2,5]。

辐射问题

第一次使用传统的CT扫描在口腔种植时有大量的辐射，认为它不能常规使用（表4.1）。随着CBCT的出现，辐射成为一个更容易处理的问题；即便如此，在过去的几年里，人们也出现了对牙科诊所CBCT辐射的担忧。这些担忧大多源于对新一代CBCT的误解，它是如何通过减少视野（FOV）来减少辐射的。误解认为CBCT扫描的辐射与全景X线片差不多，或者是每年自然产生的背景辐射的5倍（表4.1和表4.2）。从表4.1和表4.2中可以看到，当用一个最小视野的现代CBCT扫描仪，并且在图像中有诊断信息来提高植入手术的结

表4.1　来自不同放射源的有效辐射剂量（μSv）[1-2,5]。资料来源：2002年Bouserha的数据[1]

放射源	有效辐射剂量（μSv）
传统CT扫描	500～3000
全口系列胶片X射线	150
CBCT（表4.2）	10～200
全景X线片（数字化）	14
每小时飞行约9144m（3万英尺）	4
每年的背景辐射	<3

表4.2　不同CBCT的辐射剂量和不同的视野（FOV）。资料来源：2012年Benavides等的数据[5]

设备和视野	有效剂量（μSv）
ICAT第一代为13～22cm	69
ICAT最新一代为6cm	11～15
柯达9000 3D	5～38
Accuitomo 4cm×4cm	13

果时，对辐射的担忧应该是最低限度的[1-2,5]。这一趋势很明显，新一代的机器有最小的FOV，并且是最快的扫描，它的辐射会越来越小，而且与之前版本相比，图像质量要么是相同的，要么有改善。

CBCT在口腔种植中的辅助应用水平

在过去的10年中，CBCT技术的应用在辅助口腔种植方面已经有了一个显著的发展[5]。最初，这项技术主要用于诊断和使用多层断面分析可能植入区的骨量评估（被动式或者CBCT辅助）。后来，有了更多的工具可用于模拟或虚拟治疗计划，又有在手术过程中辅助定位的工具（半主动式或CBCT引导）[6]，以及最近使用CBCT与引导系统结合，以帮助手术设备的正确定位（主动式或全CBCT引导）。这项技术还处于发展的早期阶段，相对于使用导板来促进植入的准确性，这项技术的发展相对较少。目前还没有证据表明这一方法能够或将比导板手术更准确。在本章的其余部分，重点将放在前两层。

CBCT的诊断应用（被动式或者CBCT辅助）

CBCT扫描主要用于评估植入位点的3D解剖结构。与传统放射学相比，其优势在于增加的第三个维度，这在临床上往往难以评估。3D意味着将有助于评估植入部位骨的横截面宽度，以及邻近的重要解剖标志，例如神经和血管。此外，它还可以精确测量上颌骨可用骨的垂直高度，上颌中上颌窦通常限制骨的可用性。诊断价值取决于临床检查和传统的放射学评估，这些可能明确植入部位在垂直向和水平向都有足够的骨量，而在这些情况下，CBCT将增加额外的诊断价值。

CBCT的灰度值也可以用来评估骨密度。同样，软组织也会被赋予不同的灰色（在较暗的光谱中）。然而，很难看出牙龈、舌和唇之间的区别。因此，在对患者进行扫描时，用棉卷或纱布将患者这些组织分开是很有用的。这将提高图像的诊断质量[5,7]。这种辐射密度的梯度常在豪氏单位（HU）中表示，它是基于空气和水的辐射密度差的线性尺度。它在医学或常规CT扫描中非常有用，CT扫描是经过它校准的。目前市面

上有第三方软件可用于CBCT成像校准，但它不像医学CT那样可靠，由于CBCT的数据采集和重建，CBCT不能以同样的方式进行校准。然而，最近的研究表明，高CBCT豪氏单位（HU）和骨密度的增加之间存在着密切的相关性，与良好的骨骼质量和初期植入的高扭矩之间也有很大的相关性[5]。有人建议说，例如当种植体锚固在豪氏单位（HU）500以下的骨内时，不应该即刻负重[8]。除了骨密度评估和豪氏单位，使用CBCT对植入物的精确诊断通常可以在没有任何第三方成像软件或特殊设备的情况下完成。大多数CBCT扫描仪都配有软件来扫描和查看被捕获的图像，如果机器不在现场，多数时候将以只读的形式传送图像。

种植计划（半主动式或CBCT引导）

更好的CBCT在口腔种植中的应用，是使用第三方软件模拟不同品牌，不同宽度、长度的种植体，并使种植体在植入相对接近的骨结构和相关的解剖标志，例如下牙槽神经和上颌窦时可视化。这种模拟有助于确定选择宽度和长度合适的种植体，并帮助决定是否可以同期植骨还是需要种植前几个月植骨[6]。因此，这些3D模拟在工作人员的交流中也非常有用，例如牙医、口腔外科医生和/或技工室。假设CBCT是用放射导板（图4.1）拍摄的，那么可以实现种植体的位置与理想的修复冠的位置相关联，并且可以让外科医生和修复医生之间讨论种植体的相对位置。种植前的虚拟设计可以有效地讨论该选择螺丝固位还是粘接固位。同样，也使我们有可能在导板引导下找出理想的种植位点。在CBCT图像上，可以用牙胶材料或其他安全的不透明材料来显示这个"入口孔"，如果这与骨的位置吻合，那么可以将放射导板转换为外科导板，也可以根据需要进行手动调整。在这样复杂的基础上，手术导板不对植入的品牌、大小或确切位置进行精确的定制，而是采用半程导板的方式来放置种植体。在这个水平上，我们不能期望种植体计划和实际位置之间有很大的相关性[9]。

更为复杂的下一等级是，从数字化复制种植体的初始和/或修改计划的种植体品牌、大小和位置到手术外科导板上，这需要在CBCT上更直接、基于虚拟设计的种植体的位置来实现。有几种不同的方法来实现它，但是这几种方法被证明并非都是同样精确的[5,10]。第一次对这些系统进行全面的评估是由Jung等[6]在2009年完成的，他们回顾分析了截止到2007年年底已发表的文献。他们发表了3种不同的方法将虚拟治疗计划转移到外科植入手术中：①基于患者CBCT扫描坐标系转换的机械定位装置或导板备洞钻针的使用；②CAD/CAM立体光刻（SLA）模型；③导航系统，持钉器位置被三维记录下来并与计划核对。在不同的研究和技术中，种植体精确度和存活率的结果是非常复杂的[6]。

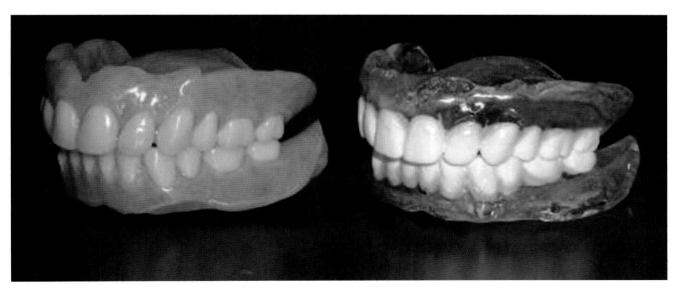

图4.1 用于识别最终修复位置的放射导板，用硫酸钡做标记。资料来源：在Charles Goodacre的许可下转载。

关于①和②已有大量的研究。下文将会描述制作过程的不同和分别是如何应用于引导手术植入的。至于③导航系统，它仍然处于开发的早期阶段，在技术准备好进行更全面的应用之前，应该还需要附加的数据和技术的改进。

CBCT引导手术的更新迭代

在过去的10年里，CBCT图像引导植入手术在成像和制作工艺基础上已经经过了好几代。在这个反复过程中，不同结果的报告都有异质性的困扰，导致评估关键变量的准确性变得困难。第一个变量是CBCT的质量，包括扫描层厚。一些早期的研究使用了非常大的层厚，后来的研究有了更精细的细节，层厚下降到0.2mm。第二个变量是导板可以放置在骨头、软组织或者牙齿上。第三个变量是导板的制作方法。一些研究使用了打印的立体光刻（SLA）模型导板，其他一些用真空成形的夹板制作到打印的SLA模型上。第四个变量是导板的方法和数量。一些早期的导板只有1个用于定位钻的金属套管，而另一些则用一系列的把手来定位术中更多的或者所有直径的钻头。一些引导和孔钻系统允许通过导板放置种植体，并且配有止动环来控制种植体植入的垂直高度。因为结合这4个参数同时变化的复杂性，导板手术操作者的习惯经验也不尽相同，所以研究结果也有明显的差异。在接下来的几段中，我们试图描述这些变量的最常见的组合，并将它们与由精确性和种植体存活率所评估的结果相关联。评估这些变化是非常重要的，可以了解这种技术的可靠性和局限性。

骨水平和SLA打印导板

初代导板被认为是SLA打印导板，固定在骨面上。关于这一方法的早期综合报告是van Steenberghe等[11]发表的，他们评估了一些接受多颗种植并且即刻负重的无牙颌患者。这项研究主要关注的是对NobelBiocare（诺保科）的"1小时带牙"概念的治疗方案和患者的满意程度，这一概念已经在最初被终止了。另一份关于导板手术的早期报告是由Lal等[12-13]于2006年提出的，描述了使用SLA模板来设计和植入种植体。这主要是一份案例报告的概念验证。采用的方法是采用一种基于1mm厚的CT扫描，结合SLA打印的骨水平导板。打印的SLA模型、切片厚度，以及使用骨定位的办法，后来都被证实是种植引导手术中最不精确的方法。2008年下半年，Nikzad和Azari[14]发表了一种与Lal等[12]相似的方法论，他们使用了SLA模型和1份病例报告，也是骨水平导板。没有关于准确性和存活率的数据。骨水平导板的特点，是需要扩展翻瓣以保证导板的就位。当时人们推测，在未来，基于软组织的导板创伤会更小[12-13]。在那时，使用牙齿定位和固定是不可能的，因为这些不能准确地被CBCT捕获并在SLA打印中复制，部分原因是CBCT的切片厚度和牙齿中金属物体的散射影响。

软组织水平导板和不翻瓣外科技术

传统的种植手术往往总是用切开和翻瓣技术将种植牙部位暴露。后来有了黏膜下骨结构的额外3D信息，这成为导板手术最吸引人的方面之一，能够避免切开和翻瓣。这就意味着导板放置在软组织就可以进行骨手术，并按照CBCT计划植入种植体。Merli等[15]在2008年进行了一项研究，他们计划由计算机引导，对上颌无牙颌患者进行不翻瓣、不暴露骨组织的手术。对13名患者，植入了89颗种植体。他们使用了Procera软件和NobelGuide®引导方法来将种植体植入到萎缩的无牙颌上颌中。Merli等报道说，种植体的失败率为5.6%，这和不使用导板对萎缩的无牙颌上颌种植的成功率相似。他们没有报告准确性的数据，但是有评论说，从他们的经验来看，学习曲线是很明显的，因为很多失败都发生在早期的案例中。然而，后来的研究发现，同样的方法有类似的甚至更高的失败率[16-17]。

另一些专家对无牙颌患者进行不翻瓣导板植入，并对其精确性进行了研究[18]。他们发现了差值的平均值，在上颌植入点偏移2.17mm，下颌植入点偏移1.42mm。上颌和下颌的角度偏差约为1.9°。2008年，Komiyama等[19]发表了一项研究，使用了NobelGuide®导板进行了类似的不翻瓣手术。其中29名无牙颌患者接受了176颗种植体植入，并即刻负重。他们发现种植体的失败率是11%，高于常规手术处理相同技术难度的手术失败率。他们得出的结论是，这种方法应该被认为处于开发探索的阶段。另一项长期生存研究是由Orentlicher等[16]发表的，他们在一项7年的回顾性分析中，对完全导板引导下植入的种植体的累积存活率进行了研究。他们分析了177名患者在CBCT导板下植入的796颗种植体。累积存活率为96.98%，而且即刻负重后，存活率没有下降。Vasak等[17]回顾了30名患者植入的163颗种植体，它们的累积存活率达到了98.8%，结果相似。

不翻瓣手术的缺点是，不能直接确认骨的可用性，以及不能确定种植体的准确位置。有人建议在软组织水平的导板，为了定位和保持，应该用可以纳入导板设计内的定位针[15,20]。这仍然无法解决是否能准确定位于软组织表面的问题。这一问题是由Holst等[21]在一份概念验证的案例报告中提出的。这种方法包括先将至少3枚定位螺钉固定在无牙颌上，然后再取印模制作射线模板。在这个模板中，嵌入一个乐高块作为受托标记。这是根据CBCT将种植的计划位置从CBCT转移到手术模板上的定位模型，并通过螺丝固定在患者的牙颌上，同时完成种植体植入。这种方法需要一个额外的手术流程，那就是放置定位螺丝和随后拆除螺丝。自2007年首次记录以来，它一直没有被详细阐述过。

一些其他的尝试都是为了解决标记的问题，以及在患者的CBCT扫描和技工室导板制作之间的坐标系统转移，这是一个复制了计划植入位置的外科手术导板。Nickenig等[22]在2007年将虚拟设计的位置精准转移到了外科手术导板上。患者在接受CBCT检查时，佩戴了1个扫描导板，在导板中使用3个辅助定位标记。然后用特殊的技工室装置来确定植入物的位置，在钻透放射扫描模板后嵌入金属管套，这样就转化为了手术导板。这与当时市场上的其他几套系统类似，例如士卓曼GonyX系统（Straumann USA, Andover, Massachusetts）。在这项研究中，共有102名患者接受了250颗种植体植入手术。大约有7%是无牙颌患者，这些导板都是基于软组织的，并带有定位针。目标是做不翻瓣手术，约60%的种植部位都是这样做的。其余的部位需要骨增量、骨劈开或窦提升术，并使用黏膜瓣。这说明了重要的一点：在计划做不翻瓣导板手术时，外科医生必须做好准备，并且能够熟练地进行翻瓣或者辅助手术，例如骨劈开和骨增量手术。这支持了Hammerle等[23]的一项综合回顾得出的结论，即导板引导下的不翻瓣手术，应该适用于有经验的临床医生，而不是由新手进行，因为术中存在并发症且经常需要辅助手术。

牙支持式导板

在牙列缺损的患者中，用剩下的牙齿来放置和固定导板是有意义的，并且目前已经通过数字扫描技术克服了精确捕捉牙齿的难题。在2008年和2009年，各个公司开始尝试3D扫描牙齿的石膏模型〔后来使用直接口内扫描技术iTero（Align Technology，San Jose，CA）或相似的口内扫描仪直接口内扫描〕。这些3D的扫描数据可以被叠加在CBCT上，使手术导板的制作更加准确（图4.2和图4.3）。2012年，Abboud等[24]进行了一项关于这种方法制作牙支持式导板的研究。该研究报告对两种不同的导板系统进行了对比，发现总体存活率为98.7%，与其他研究不同，没有发现手术并发症。这与以前的骨水平和软组织水平导板是相反的，后两者的手术并发症很常见。虽然没有提供准确的数据，但其存活率比之前报道的导板手术要高。另一项研究[25]主要使用了相同的技术，是在52名患者中通过导板植入了132颗种植体，并报道了一些数据。种植体颈部的平均偏差为0.27mm，而其根尖顶端的平均偏差为0.46mm，角度偏差为1.84°。这些数据比之前的研究更有说服力，特别是与骨水平和软组织水平导板相比。尽管这两种导板的平均偏差也可以接受，颈部的最大偏差是0.97mm，种植体根尖最大偏差是1.38mm。在其他研究中，种植体的根尖比颈部有更大的位置偏差已被证实，原因在于几何形状原理，因为在种植体的根尖方离导板金属管套有更大的距离。我们需要进一步的研究来增加对牙支持式导板的认知，但是现在，从种植体的整体存活率和准确性方面来说，这似乎是手术导板中最具前景的方法。

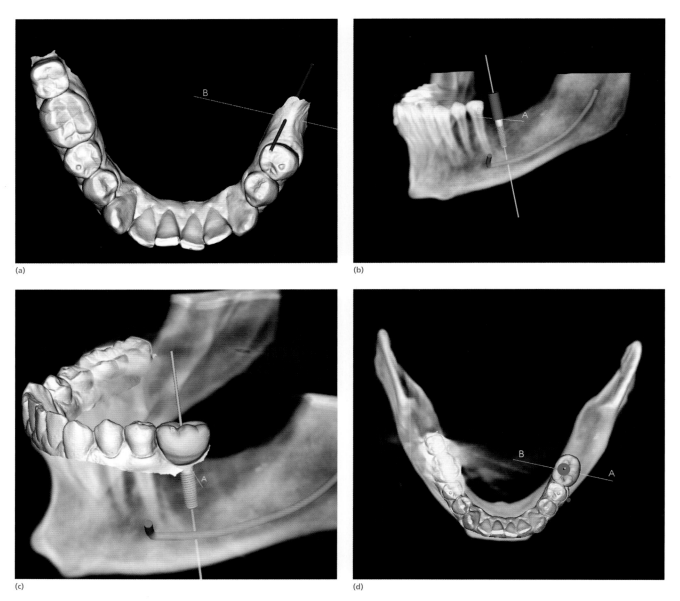

图4.2 CBCT可视3D设计种植体位置。（**a**）口内扫描后的下颌骨成像。（**b**）种植体在36位点的矢状向位置。（**c**）在36位点上植入的种植体的矢状视图与射线模板的叠加。（**d**）在36位点上植入的种植体的咬合面视图与射线模板的叠加。

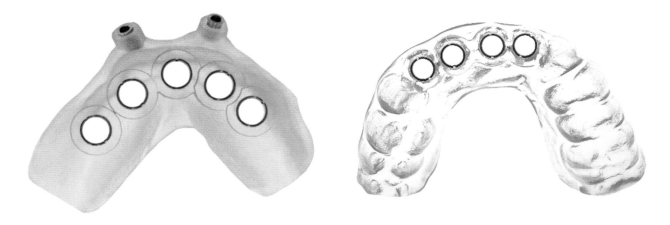

图4.3 采用不同的方法来指导制作，在左边有固定螺钉的为软组织支持式导板，右边为牙支持式导板。资料来源：经Anatomage公司同意转载。

不同方法的导板手术精确性的比较

导板手术的难点是过程中的步骤繁多，每一步的不精准都可能带来错误。许多研究都试图对每一个步骤进行调查，以收集对这一过程的改进。早期的一些研究把种植体存活率作为唯一的结果，而后来的研究开始关注种植体的计划和实际位置之间的偏差。很重要的区分是基于制造过程和定位方法不同。2009年，Ozan等[26]报道，分别使用牙支持、骨支持和软组织支持式导板完成手术，并比较了定位的精确度。这是关于使用这3种不同的导板手术方法来比较种植体的计划和实际植入位置之间差异精确性的研究，也是这方面最早的研究之一。这项研究的结果显示，与其他两种相比，牙支持式导板有明显的优势。Arisan等[27]做了一项研究，在牙支持、软组织支持或骨支持的基础上，分别制作SLA打印导板，结果也证实了牙支持式导板的精确度有所提升。他们发现，与软组织支持式和骨支持式导板相比，牙支持式精确程度要高得多。他们还建议，如果使用软组织支持式导板，可以通过用螺钉固定来提高其准确性。这一点后来变得更加清晰van Assche等[28]在一项较小的研究中发现了类似的结果。

尽管牙支持式导板比其他设计的准确性较高，但偏差还是应该值得关注。Valente等[29]通过对比种植体的计划植入位置和实际植入位置来评估准确性。然而，他们的数据是在2004—2006年收集的，研究对象是牙列缺损和无牙颌患者，分别使用骨支持式、软组织支持式和牙支持式导板，手术方式有翻瓣式和不翻瓣式。导板是基于CBCT（SLA）打印的。手术中使用两种不同定位方式和两种不同种植系统。这些导板只用于初始钻，而种植体植入是在没有导板的情况下完成的。他们评估了89颗种植体，但由于不同的位点、不同的种植系统和不同的导板支持方式，所以每个分组都相对较小。种植体的计划与实际植入之间的冠状面总体平均偏差为1.4mm，在根尖端为1.6mm，深度偏差为1.1mm，平均角度偏差为7.9°。在回顾变异的时候，有28%的种植体偏差超过了2mm。这些数据似乎表明，基于软组织支持式导板的准确性高于牙支持式导板，这和后续很多其他研究的结果相反。累积存活率

为96%。他们得出的结论是，尽管存活率并不比自由手操作病例高，其中1/4的种植体的准确性并没有被临床接受，因此采用导板外科手术的方法应该谨慎推广。同样的结果出现在Schneider等[30]的报道中。他们系统地回顾了关于CBCT导板手术结果中准确性和存活率方面的文献。作者找到了8份文献（其中一些已经被提到过），并且发现存活率为91%~100%。他们还报道说，导板手术方法中有相当数量的技术性围手术期并发症，其精准性偏差是合理的，但有相对较高的最大偏差。专家的报告指出平均偏差为1.1~1.6mm，并得出结论说，这不足以证明不翻瓣的"盲"植入是合理的。

2014年，Tahmaseb等[31]完成了对口腔种植外科中计算机技术应用的最新系统评估。他们找到了14项存活率和24项准确性的研究，这些研究符合纳入标准。报告的存活率和精确度结果与之前的研究相似。Behneke等[32]研究了影响转移精确性的因素，发现翻瓣和不翻瓣的手术并没有明显影响准确性。然而，他们发现，相对于导板引导扩孔钻加自由手放置种植体，以及导板引导初始钻加自由手操作扩孔钻和植入种植体这两种方式，全程导板手术精度有所提高（包括钻孔所有步骤和种植体植入步骤）。这些研究说明另一个变量，但并没有详细的报道是否需要导板引导初始钻，还是需要继续引导下使用扩孔钻。同样，种植体是否需要使用止动环在引导下植入，或者是自由手植入。还需要进一步的研究来完全理解这些变量的重要性。

并发症

大多数研究都关注在传统种植和导板引导种植术

表4.3 计算机图像引导的口腔种植手术的优点和缺点

优点	缺点
不翻瓣手术[34-35] 患者满意并恢复快[36] 耐受好[14-15,19,34,37] 节约时间[39] 较少的软组织反应[28] 比自由手操作提高了准确率[9,27,42]	CBCT的辐射[2] 缺乏精准性[38] 有些研究中有更高的失败率[33,40] 即刻负重后骨质吸收[41] 手术并发症较多，并不比传统方法简单[35] 受限于开口度，下颌骨磨牙区难安装[22] 表面简单，其实不然[23] 导板使钻孔时很难冷却[38]

后的存活率上，而没有发现最终并发症的巨大差异：种植失败[15-16,24,30]。这些研究中的大多数都是回顾性研究。然而，在一项并不是前瞻性的单中心研究案例中[33]，报道了导板手术治疗的26名患者，共114颗种植体。1年的存活率仅为88.6%。观察吸烟者和非吸烟者，存活率分别为69.2%和98.7%。他们的结论是，吸烟可能被认为是导板植入手术的禁忌证。有的患者是部分牙列缺失，有的则是无牙颌患者，所有的手术都是不翻瓣式。这项研究中有些即刻负重，并且显示出的失败率比没有即刻负重的要高。其他研究中[16-17]，没有发现类似的高失败率，和即刻负重以及重度吸烟者没有明显相关性。需要进一步的研究来解释这些变化。

此外，导板式手术还有一些优势，例如不需要黏骨膜瓣翻瓣手术，这可以节省手术的时间和手术并发症。然而，这些优点应该被仔细评估，来避免可能的缺点。全程导板方法最大的缺点是，骨操作视野缺乏，加上如果缺乏精确的设计或缺乏精准的导板技术，就很难及时发现和纠正错误。表4.3中总结了优点和缺点。

操作者的灵敏度/学习曲线的影响

2008年，在第四届ITI共识研讨会上，有一个小组对现有形势做了综述，并对口腔种植的计算机辅助程序提出建议。该综述发表于2009年[23]。综述里提出对缺乏长期数据，以及对这项新技术准确性的变量因素研究的关注。他们发现，CBCT导板手术有技术敏感性，并且有一个重要的学习曲线。他们提示，不翻瓣手术可能有一些优势，例如更少的创伤和术后不适，但它应该交给能充分利用3D虚拟技术的、熟练的、有经验的外科医生。

正如前面提到的，在做CBCT导板植入手术的过程中有很多步骤，每一步都可能产生误差。第一步是导板对手术器械的承受力，这可能和操作者敏感性非常相关，特别是在第一次采用导板引导下手术时，会受到学习曲线的影响。Schneider等[43]研究发现，即使

使用常见的带有金属套管的种植导板，与使用没有金属套管的打印导板相比，它的偏差范围居然可以大很多。该研究是针对体外模型，但尚未在临床研究中得到证实。

2015年，由欧洲骨整合研究所（EAO）举办的另一场共识研讨会中，参会者中许多也是以往类似的共识研讨会上的参会者。Hammerle等[44]的报道主要强调，尽管导板引导植入手术明显降低了与自由手手术相比的不准确性，但在设计、制造和临床使用方面仍存在着累积误差的风险。他们得出的结论是，未来的研究应该着眼于减少这个过程中需要的步骤，以减少目前许多报道中的准确性变化。他们还提到，进一步的研究是必要的，以找出哪些种类的患者可以从引导手术中获益最多。

在同一会议上，Vercruyssen等[45]总结了计算机支持的植入计划和引导手术的状态。这份报告是Hammerle等[44]的报告的一部分背景，所以研究结果和结论是重叠的。很明显，光学扫描和3D打印技术将成为未来导板植入手术的基础，并强调需要通过减少计划、制造和临床使用的步骤来提高精确度。

种植术后的位点评估

自从这项技术得到应用以来，CBCT已经被用于评估种植术后的结果。现在，它也经常被用于术后种植体的位置相对于计划位置的评估[18,25,28-29]。由于涉及辐射，这种方法也引起了相对多的争论。然而，随着CBCT技术的不断进步，视野也越来越小，辐射水平相对较小，而且对使用这项技术的阻碍也大大减少。一些人提出了另一种方法来重新记录种植体的位置，例如通过对主模型的扫描和在计划中的位置进行叠加[42,46]。这两种技术的共同挑战是，对植入前后的种植体进行对比的要求具有内在的不准确性。新的数字成像技术，例如光学相干断层摄影术（OCT）和分光光度法，也可用于评估软组织、骨组织的缺损，以及重建和植入物之间的不协调[47]。

结论

本章对目前文献中的证据基础进行了回顾，明确支持使用CBCT作为诊断辅助工具，并促进外科医生和修复医生之间就修复方式及限制条件进行交流。下一阶段使用CBCT来指导种植体的位置是更有争议的，目前文献中存在着相互矛盾的报道。口腔种植中导板的应用已经迅速发展，在有关于种植体存活率和植入的准确性方面有可靠的结果数据出来之前，已经得到了业界的推崇。文献中积极的报道多于负面的，但在结果中出现的变化则是引起关注的一个原因。未来的研究需要改进这项技术，并解释目前所见的变异。在此期间，除非有进一步的信息，在无牙颌患者病例中，导板引导下的无翻瓣手术应该精心规划，并且只适用于任何方向至少有2mm骨的病例。相比之下，牙支持式最近显示出更大的精度，结合直接或间接口内扫描（数字印模）覆盖在CBCT虚拟设计上。通过导板系统，所有扩孔步骤和种植体植入步骤均由导板引导并配有垂直向止动环。一般来说，引导手术有可能比传统的植入手术更准确、更快，而且术后患者的不适也更少。然而，从这篇综述中可以清楚地看出，目前还存在着非常有限的证据证明计算机辅助手术在安全性、结果、发病率和效率方面优于常规手术。

我们从过去的10年中了解到的是，牙支持式导板比软组织支持式和骨支持式的准确性更高。我们还学习了如何将口腔内扫描的精确性结合到CBCT治疗计划，提高了导板，特别是牙支持式导板的准确性。我们还了解了不翻瓣引导手术的一些局限性，例如当牙槽骨条件有限时。不同研究的现有结果数据显示，由于不同的制造方法和定位方法，会有不同的结果。随着不同变量的优缺点变得越来越清晰，我们可能会看到一个成熟的过程，导板手术的结果会变得更稳定，并且可以根据更深入的研究进一步地细化。

在评估导板手术时，重要的是要理解，全程导板手术（所有的钻孔和植入手术都是通过导板进行的）即使采用不翻瓣的方法，也需要在有足够牙槽骨量的前提下。如果没有足够骨量，它可能需要在导板指引下使用先锋钻或初始钻，然后再评估骨量。翻瓣后，无导板情况下完成逐级备洞和植入种植体。因此，可以采用像骨劈开和骨增量这样的辅助手术。当比较计划和实际的植入位置时，可能并不理想，但可能适合最终的修复治疗方案，并且保证种植体有更大的概率被足够的骨组织包裹。这强调了术者在必要时能不依赖于导板。需要进一步的研究来验证这种部分引导的方法的有效性，并且确定哪些病例可以使用全程导板和不翻瓣手术。

扫一扫即可浏览
参考文献

第5章

为完善种植计划而选择骨增量的决策
Decision Making in Bone Augmentation to Optimize Dental Implant Therapy

Jaime L. Lozada[1], Istvan Urban[2], Joseph Y.K. Kan[1]
[1] Loma Linda University School of Dentistry, Loma Linda, California, USA
[2] University of Szeged, Hungary

为了给种植体的骨整合提供足够的骨支持，各种各样的骨增量技术开始被用于治疗简单和复杂的骨缺损。一些可能会影响种植体植入的骨缺损有：水平骨缺损、垂直骨缺损、复杂骨缺损、牙槽嵴顶骨缺损和上颌窦气化。目前的骨增量手术有不同的适应证、多种多样的技术，以及各种生物活性物质和生物材料。

这些材料根据来源不同分为：自体移植、同种异体移植、异种移植和人工材料；手术技术包括：Onlay植骨术、Inlay植骨术、骨嵴劈开术、引导骨再生术（GBR），以及牵张成骨术。这些技术可以使用上述的每一种材料或组合使用。治疗方案有许多不同的排列方式，手术支持者声称一种特殊的材料或技术可以提高种植成功率。

本章将着重于在水平向还是垂直向上进行骨增量手术的决策，以及使用GBR技术，和上颌窦骨增量手术的决策。

水平和垂直骨增量的GBR技术

水平骨增量技术是为了使种植区的骨量更宽或更厚，以便能植入足够直径（通常为3.5mm直径或更宽）的种植体（图5.1）。垂直骨增量技术是为了使种植区的骨量在垂直方向上增加，以便能植入接受足够长度（通常为8mm或更长）的种植体（图5.2）。

文献证明，应用GBR技术进行水平骨增量手术，具有较高的种植体成功率和较低的并发症发生率[1-4]。垂直骨增量手术由于涉及膜暴露和/或随后的感染，其并发症发生率为12.5%～17%[5-7]。

水平骨增量

刃状牙槽嵴、Cawood和Howel IV型牙槽骨，对水平骨增量来说是一个很大的挑战。在舌/腭侧牙槽嵴高度是足够的，但宽度不够，因此在没有预先植骨增加骨量的情况下通常是不可能完成种植手术的[8]。

植骨手术失败的因素之一是在最初愈合阶段的动度、压力或植入物缺乏稳定性。如果残留的牙槽嵴可以用来稳定骨移植物，则这种治疗有很好的预后。针对颊侧骨吸收的GBR技术可以采用可吸收和不可吸收的生物膜[9-11]。可吸收的生物膜已经显示出较好的软组织相容性[12]。Hammerle等[11]使用一种牛骨来源的无机矿物（ABBM）结合了一种快速吸收的材料自然胶原膜，并得出结论，这用于水平骨增量技术非常有效。最近的一项前瞻性病例报告报道了使用一种更缓慢吸收的合成膜与自体骨和ABBM混合物结合用于骨增量技术。在这个报道中，水平骨增加量比之前报道的研究中要多。

Urban等[10]使用一种快速吸收的天然胶原膜和1：1比例的自体骨/ABBM混合物作为水平骨增量手术的移植材料，做了一项前瞻性的研究。基于一系列病例，作者在临床上和组织学上评估了快速吸收膜加骨粉混合物在水平骨增量中应用的效果，这种方法曾有报道用于刃状牙槽骨的水平骨增量技术。这些病例通常是上颌骨后牙区和下颌骨水平骨量宽度不足。所有患者的水平宽度为4mm或更低，在植牙前需要做水平骨增

Evidence-based Implant Treatment Planning and Clinical Protocols, First Edition. Edited by Steven J. Sadowsky.
© 2017 John Wiley & Sons, Inc. Published 2017 by John Wiley & Sons, Inc.
Companion website: www.wiley.com/go/sadowsky/implant

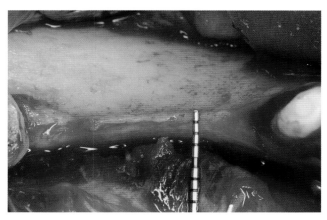

图5.1　刃状骨缺损的水平骨缺失。

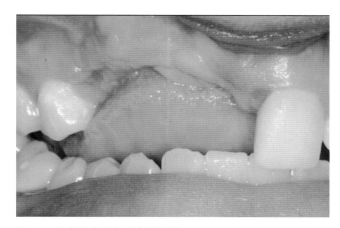

图5.3　患者的水平和垂直骨缺损。

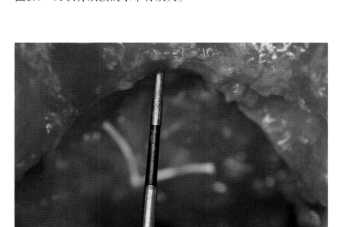

图5.2　典型的垂直骨缺损。

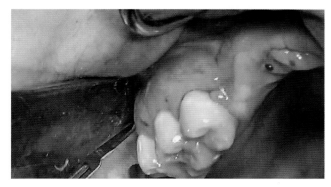

图5.4　在远离3颗牙的位置做不同的垂直松弛缺口以用来远移黏膜瓣。

量手术。手术要求所有的患者都没有牙周病，保持良好的口腔卫生，并且愿意遵守手术后的护理要求。基于作者的经验，吸烟、过度饮酒、无法控制的系统疾病或牙周病患者，将呈现出明显的并发症，因此不适合这种治疗。Urban等[10]在研究中推荐了相关的药物、皮瓣设计、缝合和骨收集过程。他们建议手术前1个小时服用阿莫西林（2g），并在术后1周每天3次，每次服用500mg。在青霉素过敏的情况下，术前可用克林霉素600mg，术后1周每天4次，每次服用300mg。在手术前，患者还被要求用0.2%的氯己定溶液漱口1分钟，消毒手术部位。无菌手术的洞巾也被用来最大限度地减少口腔外源的潜在污染。对于局麻，使用了1/100000肾上腺素利多卡因。皮瓣设计是这些手术过程中最重要的一个方面，确保手术的成功。在骨增量

手术后，必须保证无张力缝合封闭，尽管牙槽嵴维度已增加。在这种情况下，可以使用有顶部和垂直向松弛切口的远程皮瓣。在嵴顶部，需要在角化龈上做牙槽嵴顶切口。垂直切口应该离手术部位至少有1颗牙的距离。对无牙颌患者，垂直切口可以放置在骨增量手术5mm以外的部位（图5.3和图5.4）。

在做好初步切口后，用骨膜剥离器掀起超过膜龈联合处的全厚瓣，至少距离骨缺损区5mm。在下颌后牙区，可剥离超过下颌舌骨肌线之外。注意保护敏感的解剖位置，例如颏神经和眶下神经。

有几种方法可以从口腔中获取自体骨。作者的偏好是使用磨牙远中区域和下颌骨升支区域作为供体区，使用环钻取骨。收集的骨可以使用骨磨机（R. Quetin Bone-Mill, Roswitha Quetin Dental Products,

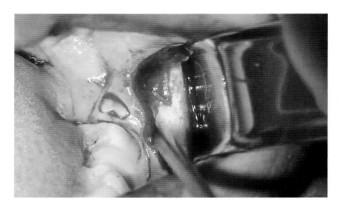

图5.5 在磨牙远中区切开以取得自体供骨。

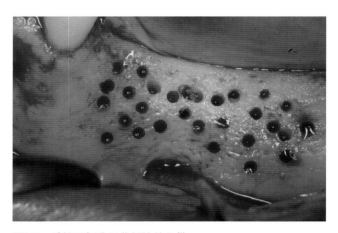

图5.7 受植区打孔以获得植骨血供。

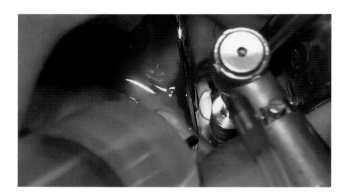

图5.6 使用环钻获得自体骨块。

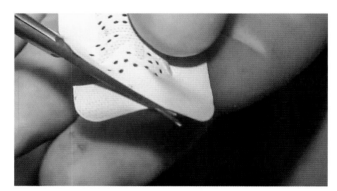

图5.8 修整不可吸收膜以容纳植入物。

Leimen，德国）和ABBM结合在一起，比例为1∶1（图5.5和图5.6）。

移植骨的部位需要在移植前做准备。暴露的扩增部位需要清除所有软组织残留。在临床研究和病例报告中，骨增量后几个月对牙槽嵴的测量进行评估比较。接受骨移植的骨床也需要用1个小圆钻（图5.7）来备孔。

根据骨缺损的大小精确地设计翻瓣的大小和骨膜的修整尺寸。先前灭菌过的锡箔纸可以作为一个模板来决定膜的大小。膜的大小需要覆盖整个骨充填材料区。一旦尺寸合适，就需要使用钛钉将其固定在舌/腭侧的至少2个点上。人工合成的移植物预备完成，并完全浸泡在生理盐水中，以方便植入骨缺损区。膜可以折叠覆盖植入物，并用附加钛钉固定在前庭侧。必须采取特殊的处理来确保膜完全覆盖移植物，并且在膜和受区骨之间完全封闭，否则软组织可能会进入该区

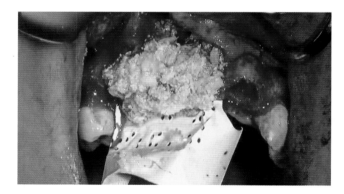

图5.9 不可再吸收的膜附着在腭骨上，而移植的骨填充材料则放到这个区域。

域并影响植入的成功（图5.8～图5.10）。

当膜完全固定后，可以将骨膜上的切口缝合或做辅助垂直切口减张，以实现皮瓣的弹性和移动，达到无张力缝合。而且分双层缝合。首先，水平褥式缝合（GORE - TEX CV - 5 Suture, Gore & Associates）需要

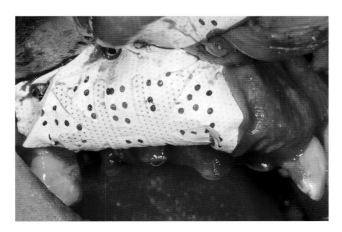

图5.10 注意用来固定不可吸收膜的钛钉。

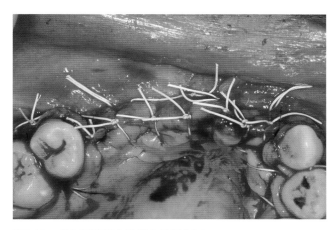

图5.12 多个间断缝合以完全关闭创口。

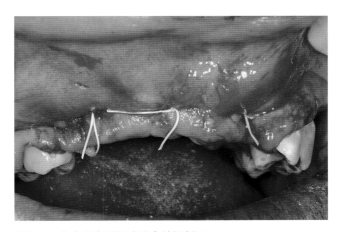

图5.11 首先用水平褥式缝合关闭创口。

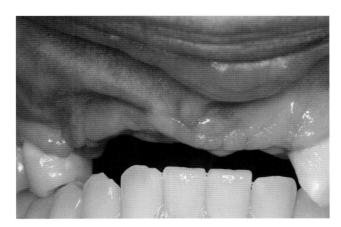

图5.13 骨增量手术2个月后。

距离切口4mm；然后，用同样的缝合材料间断缝合关闭切口。这种缝合技术在膜和口腔上皮之间形成1个4mm厚的结缔组织屏障。这种紧密接触的结缔组织皮瓣可以帮助防止膜的暴露。垂直切口可以通过间断缝合（图5.11和图5.12）关闭。手术后的10~14天，可以拆除间断缝合，2~3周拆除褥式缝合（图5.13和图5.14）[10]。这种移植手术和移植材料的平均愈合时间是8个月。在一些文章中，作者已经报道了在种植体植入时采集活检标本。选择愈合的骨增量手术部位，使用球钻取得柱状活检标本。根据Richardson等[13]所描述的技术而进行的标本制术已被报道。

由Urban等[10]提出的病例系列表明，特殊的自体骨和ABBM的混合物加上可吸收膜，可以安全有效地用在上颌磨牙区和下颌骨刃状骨的水平骨增量手术中。

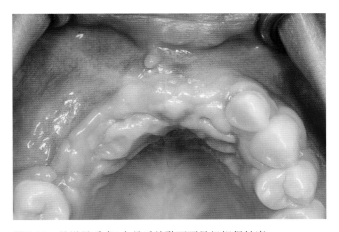

图5.14 骨增量手术2个月后从殆面可见组织很健康。

该报告还指出，植入植骨区种植体32个月以上存活率达到了100%[14]。

其他的文章也报道了在使用了自体块状骨，加

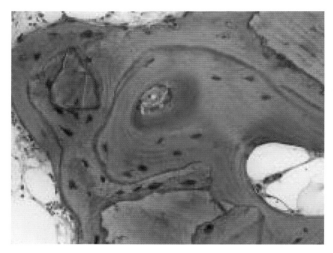

图5.15 自体骨和ABBM混合体的组织下显示，ABBM是由一个密集的新形成的骨网连接的。

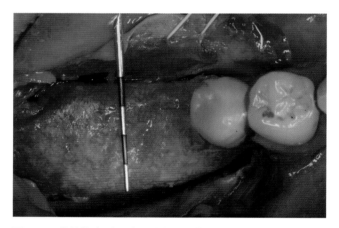

图5.16 种植前水平骨增量手术的临床照片。

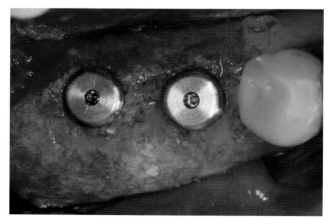

图5.17 二期完成种植体植入术。

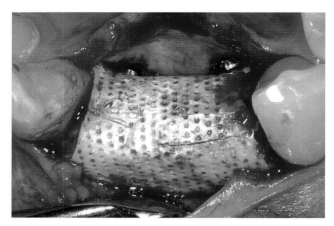

图5.18 骨增量手术愈合6个月后，移除不可吸收膜之前的临床照片。

ABBM颗粒和可吸收膜时，水平骨增加了4.6mm。[9]另外有研究报道，在只使用ABBM颗粒和胶原膜的情况下，获得水平骨增量为3.6mm[11]。

自体骨和ABBM混合物的组织学证据表明，ABBM是由新骨形成的密集网连接的（图5.15）。其他发表的报告中，用ABBM颗粒和胶原膜覆盖块状骨植骨的办法中，其组织学表象为，ABBM颗粒被纤维组织包裹，没有骨融合的证据[9]。使用骨移植材料和可吸收的膜来治疗刃状牙槽嵴的水平骨缺损，可能会减少骨缺损的发病率。此外，在这些治疗中使用ABBM颗粒可以减少对自体骨的需求，减少骨缺损发病率，因此增加了相关的患者的舒适度和满意度（图5.16～图5.19）。

垂直骨增量

1998年，有医生报道了应用GBR技术在骨嵴上进行骨增量，并描述了相应的手术技术[5]。Esposito等[15]进行了文献系统回顾，分析了垂直骨增量不同因素的影响结果。这篇综述表明，各种增强技术能够在垂直方向上增加骨量，然而，没有足够的证据表明哪一种是首选技术。骨替代品，例如ABBM，可能是一种有效的、不那么昂贵的自体骨替代物，特别当需要从口外获得供体骨时，自体骨替代物显示出较少的术后发病率。牵张成骨可以获得更多的垂直骨增量，但是使用很少。所有的垂直骨增量技术都与高并发症发生率相关，为60%～20%[15-17]。并发症包括膜暴露和/或随

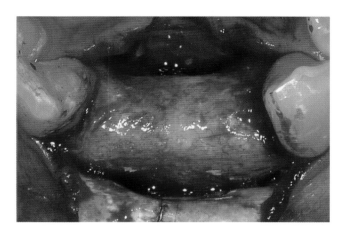

图5.19 将e-PTFE膜移除后可见再生的新骨。

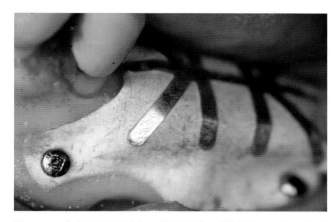

图5.20 临床图片显示生物膜的边缘和周围邻牙、神经的距离。

后的感染。Esposito等[15]的研究还得出结论，临床医生和患者在决定是否使用垂直骨增量技术时，应该仔细评估与预期结果相关的利益和风险。

Urban等[14]表示，关于GBR用于垂直骨增量的技术，缺乏长期效果的报道。在发表的论文中，作者报道了垂直骨增量的GBR的结果，特别是自体骨移植，在植骨区植入种植体，并修复负重后的临床和放射检查的成功和存活率，以及上颌窦提升术和垂直骨增量的同期种植体植入的术后成功率。这项回顾性的研究评估了那些序列治疗的病例，通过垂直骨增量以获得必要的骨量来完成种植治疗并有较好的冠/种植体比例和美学。术前和手术的流程在本章的水平骨增量手术中描述过。特殊的是术中使用的膜的类型。研究中所有的患者都使用了钛加强的、不可再吸收的、弹性的聚四氟乙烯（e-PTFE）膜（Gore & Associates, Flagstaff, AZ）。

这项技术要求，在无牙颌区域翻一个远距的全厚皮瓣，并将受植区悉心准备，根据移植物的体积大小修整好聚四氟乙烯（e-PTFE）膜。必须特别注意避免膜边缘与相邻的牙齿接触（图5.20）。在相同的研究中，作者描述了关于同时有牙槽嵴严重萎缩和上颌窦腔大的病例，采用了垂直向骨增量的GBR技术和上颌骨窦骨增量合并的方法。对上颌骨窦骨量增量手术的描述将在本章后面的章节中更详细地描述。

正如先前在本章水平骨增量部分所描述的，骨移植材料需要固定，并覆盖一层不可再吸收的薄膜，用

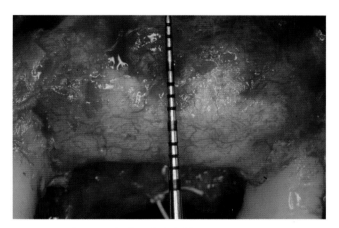

图5.21 垂直骨再生的典型成功病例。

钛钉固定。手术部位任其愈合6~9个月。然后膜被移除，完成种植体植入（图5.21）。在这些作者的经验中，植牙的过程中，应将可再生的胶原膜置于新形成的骨上，确保不被早期吸收。另外，推荐愈合的时间为4~6个月。

当对这些作者发表的经验进行评估时，比较结果，会有显著的不同。在一项研究中，结合上颌窦骨增量和垂直向GBR，据报道，种植存活率和成功率分别在92%和76%左右[19]，然而Urban等在类似的实验中报道有100%的种植成功率（图5.22~图5.25）[18]。

检查结果的不同之处时，我们可以认识到以前的研究使用了非表面处理的种植体，而且骨增量和种植是同期完成，而采用分段技术和种植体表面处理可能是一种更有益的治疗方法，就像这些作者发表的数据

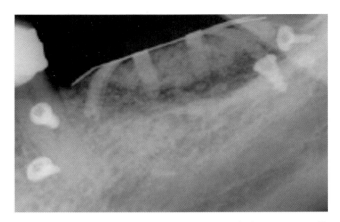

图5.22 垂直骨增量术后放射检查中可见钛条陷入了不可吸收膜中。

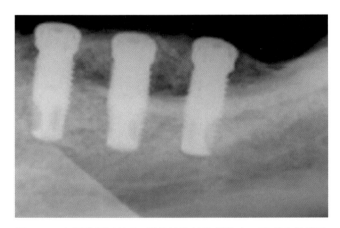

图5.23 在骨增量区植入3颗种植体的放射检查。注意生物膜已经拆除。

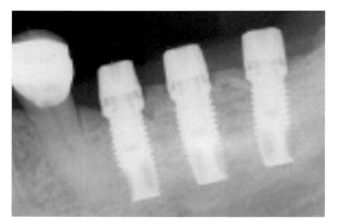

图5.24 放射检查显示，4个月后埋入骨中的3颗种植体已不再被覆盖。

所显示的那样。

如前所述，与此技术相关的并发症发生率较高[15]。相关的研究报告显示，并发症的发生率为2.78%。应该注意的是，已报道的技术可能被认为是相似的，

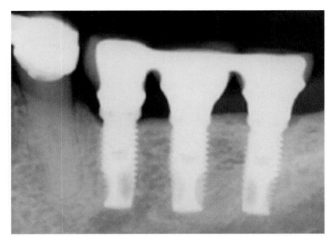

图5.25 修复7年后，放射检查显示种植体边缘足够的骨水平。

但是在技术上的差异以及这个过程没有初始的学习曲线，是由于所报道的大多是令人鼓舞和最新得到的结果[20]。这些研究应该以一种Meta分析的方式进行分析，把关于垂直骨增量技术的数据整合到一个更有意义的评估中。

上颌窦提升

上颌窦提升手术是上颌后牙缺牙区常规手术技术，在1977年第一次由Tatum提出，于1980年由Boyne和James首次发表[21-22]。

进入上颌骨窦可以通过上颌窦的底部或侧壁。在本小节中，只介绍侧壁技术。Boyne和James[22]报道使用一个大的圆形碳化钨钢钻来打开上颌窦侧壁，使其能够通过开窗进入到一个自体骨移植的位置。多年来，这一技术已多次修改并被发表。最初的旋转技术，是由Smiler和Holmes在1987年[23]首先提出的，使用的是外科涡轮手机和高速的涡轮手机。然后是Smiler等[24]在1992年回顾了多种技术的革新。2001年，Vercellotti等[25]介绍了超声骨刀技术，在2011年Lozada等[26]首次提出了登腾上颌窦提升（DASK）技术。

Wallace等[27]指出，引进侧面开窗技术是为了增加手术结果的可预见性，同时减少2种主要手术并发症的发生：大量出血和鼻窦膜穿孔。

通过对患者的术前评估，外科医生能够在进行外科手术前获得足够的诊断信息，包括修复治疗方案、

CT扫描或锥束扫描，评估上颌窦区域的当前状况（图5.26）。在适当的皮瓣设计和切开后，可以在侧窦壁上去骨，使其能顺利进入到窦底膜并做上颌窦提升。这个手术技术可以是两个阶段，也可以是一个阶段完成的，这取决于上颌骨窦底的可用骨量。

对上颌窦完全气化的患者，推荐进行两阶段的治疗。第一阶段，移植的骨填充材料在手术后几个月可以愈合。第二阶段是种植体的植入。对于上颌窦部分气化的患者，建议采用一阶段治疗，可以同时放置植骨和种植体。在这种情况下，剩下的骨量最好在3～7mm，可以用来稳定种植体（图5.27）。

最常用的打开上颌窦腔的办法是旋转技术、超声骨刀技术和DASK技术。旋转技术利用一个高速的涡轮手机或带有外部冲洗的手术用直涡轮马达，在侧面的窦壁上制造一个"窗口"。侧窗上由于窦膜仍然附着，需要被尽量削薄，然后向内推并抬高，从而为

上颌窦腔底部的移植物材料创造空间（图5.28）。超声骨刀技术是由Tomaso Vercellotti[25]发明的一种外科技术，并于2001年首次在美国发表。利用低频超声振动创造出侧窗，提升上颌窦黏膜。这项技术消除了旋转仪器所产生的"拉力"，因此不太可能损坏血管或上颌窦黏膜。然后，可以用斜置式的超声骨刀提升工具或更常用的手动提升器械和上颌窦专用挖匙（图5.29）来继续提升或抬高上颌窦底黏膜。

Lozada等把DASK的侧窗方法描述为一种侧向骨平板或关闭上颌窦瘘技术。DASK技术可以使用一种直径6mm或8mm、高4mm的无切割性圆顶状金刚砂车针，里外可同时冲洗（图5.30）。与传统的旋转装置相比，这些钻头转速为800～1200转/分钟，几乎没有或没有"拉力"。这种钻头使用的是轻压，使其平整或使侧壁变薄。当骨头变薄时，上颌窦黏膜的蓝色阴影就会变得更明显。使用得当的话，可以制备出一个非

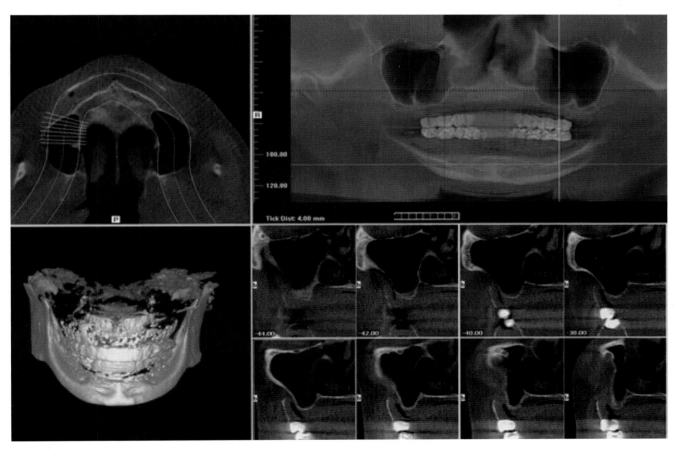

图5.26　CBCT显示术前气化的上颌窦。

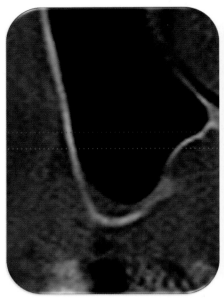
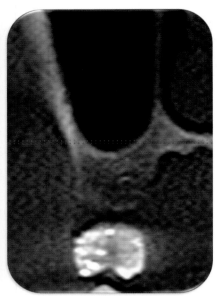

图5.27　CBCT显示左侧完全气化的上颌窦和右侧部分气化的上颌窦。

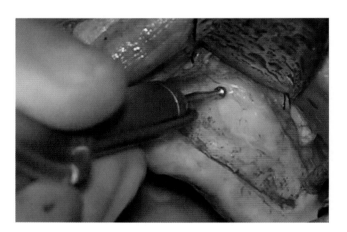

图5.28　上颌窦侧壁开窗使用的旋转去骨装置。

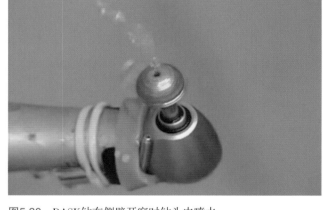

图5.30　DASK钻在侧壁开窗时钻头内喷水。

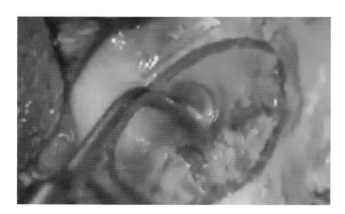

图5.29　超声骨刀通常用在使用上颌窦挖匙的前期分离上颌窦黏膜。

常薄的、可移动的骨头层附着在上颌窦黏膜上。通常可以看到侧壁的微血管系统在这一层中完好无损。薄骨层和黏膜可以被当作一体的骨骼碎片，它可以用刮匙轻轻移除，形成一个理想的入口并且可以在直视下做窦底黏膜提升。和其他的技术一样，黏膜的抬高和剥离可以用手动剥离器和上颌骨窦专用挖匙（图5.31和图5.32）来完成。

从2003年到现在，至少有9个证据表明所有形式的移植材料的有效性[28-36]。结果显示，骨替代填充材料比自体骨更能获得更有利的结果。然而，同样的回顾证实了，使用骨替代填充材料，例如异种移植，

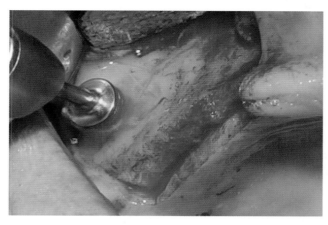

图5.31　DASK装置在上颌窦侧壁开窗时去骨，注意骨壁蓝色的变化，是因为接近上颌窦黏膜。

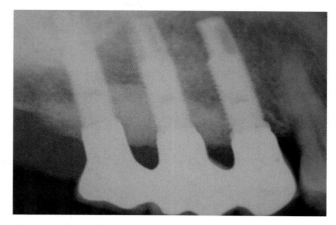

图5.33　在上颌窦外提和垂直骨增量同期手术后8年的放射检查。注意牙槽嵴和上颌窦腔内的相对阻射影像。

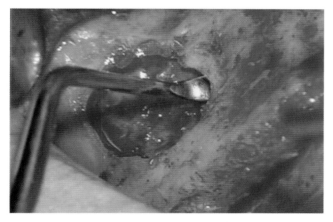

图5.32　上颌窦挖匙在上颌窦外提的前阶段使用。

充材料，上颌窦骨移植的成功率和种植体存活率为90%～96%。在如此高的成功率下，骨移植增强因子（BMPs，生长因子和干细胞产物）的发展技术不太可能导致任何明显的变化。超声骨刀手术，以及最近的DASK技术，已经证明了可以大幅降低穿孔率的概率[27]。

总结

目前，在已发表的数据范围内，利用自体骨与ABBM颗粒的混合物和生物膜，对水平和垂直骨缺损的增量手术，可视为成功的治疗，而且显著地提高了种植体的存活率。可预见的上颌骨提升术和同期对垂直骨缺损的增量手术，对我们的患者也有很大的好处。我们的经验是，新的手术技术能够直接进入上颌窦腔，导致了膜穿孔的显著减少，使进行同期骨增量手术变成可能，否则就需要分两个阶段完成手术。为了证明这些技术和材料适用于口腔种植外科的常规治疗，需要使用长期的、随机的临床试验来进一步证明。

与自体骨的移植相比，种植体的存活率有相同甚至更好的结果。这些数据，加上患者无须自体其他部位取骨，似乎将骨替换填充材料作为目前骨移植的首选（图5.33）。

上颌窦骨移植手术在今天被认为是最可预测的修复前手术技术之一。据报道，当采用了经证实的询证决策，使用粗糙表面的植入物和异种移植骨替代填

扫一扫即可浏览
参考文献

第6章

上颌前牙区单牙的即刻种植与即刻修复
Immediate Implant Placement and Provisionalization of Maxillary Anterior Single Implants

Joseph Y.K. Kan, Kitichai Rungcharassaeng, Jaime L. Lozada
Loma Linda University School of Dentistry, Loma Linda, California, USA

简介

前牙区单颗种植体周围获得良好的牙龈美学效果并维持其长期稳定是一项具有挑战性的工作[1-2]。虽然种植体的骨整合成功率很高[3]，但其周围的软组织反应尚不清楚。据研究报道，高达16%的前牙区单牙种植体会出现牙龈退缩的现象[3]。然而也有研究发现，退缩的牙龈可以在种植体行使功能几年后自行恢复到原来的状态[4-6]。学者推测种植体周围软组织的变化可能是为了形成一个稳定的生物学宽度[7]。很好地理解龈牙结合部与相应的种植体周围软组织有助于临床医生在美学区单牙种植修复时做到生物/生理学要求和美学要求的平衡。

遇到美学区的单颗牙即将脱落但其周围组织仍有炎症的情况往往令人头痛[1,8-10]。这样的牙拔除后，其周围的软硬组织都会有不可避免的破坏。虽然有多种推荐采用的增量手术方法，但是它们具有耗时长、治疗效果不可预期的缺点[4,11-13]。因此，前牙区单颗种植中最基本的要点是尽可能的保留缺牙区剩余的软硬组织。1998年，Wohrle[14]首次提出并成功地完成了上颌前牙区单牙的即刻种植与即刻修复（immediate implant placement and provisionalization，IIPP），之后大量的研究也证实了这种治疗方法的可行性[9,15-26]。IIPP的优点就是通过保留原有的骨组织和软组织轮廓达到最佳的美学效果[8-9,14,27]。

IIPP术后获得的美学效果取决于一些内在因素和外在因素[28]。内在因素是指患者方面的，包括软硬组织之间的关系、牙龈生物型、牙根在牙槽骨内矢状方向的位置[29-30]。外在因素是指医生方面的，包括种植体在3D方向上植入的位置和角度、基台与临时修复体的形态[8,29]。

诊断和治疗计划

临床医生根据患者的情况做出恰当的诊断，这有助于给出适合的、可行的治疗方案。如果发现不利于治疗的情况，临床医生需要结合其他的辅助手段来转变这种不利形势。以下是进行IIPP手术前必须评估的要素。

1. 缺失牙的牙龈水平应该：①与对颌牙的牙龈水平一样或更靠近冠方；②与邻牙相协调，因为IIPP术后会发生牙龈退缩（图6.1）。另外，IIPP术后很难把退缩的牙龈冠向复位。因此，当缺牙区的牙龈水平相比对颌牙的更靠近根方时，IIPP术前应尽量进行正畸牵引[31]。

2. 应用骨探测法评估骨-牙龈组织之间的关系。良好的骨-牙龈关系应该在缺牙区颊侧的测量值为3mm，邻牙的近中侧为4.5mm（图6.2）。在牙槽嵴顶低平的情况下，牙拔除后无论是否进行即刻种植都会发生组织退缩，此时骨探测值远远大于正常值（即颊侧袋深度大于3mm）。IIPP术前进行正畸或牙周治疗可以改变缺牙区的牙龈水平，从而改善骨-牙龈组织的关系。

3. 骨探测时根据牙龈组织下牙周探针（SE Probe SD12

Yellow, American Eagle Instruments Inc., Missoula, MT）的可见度对牙龈生物型进行评估和分类（可见=薄龈生物型，不可见=厚龈生物型）（图6.2）[32-33]。牙周探针的可见度越高代表牙龈厚度越薄。研究显示，薄龈生物型患者在IIPP（SCTG）术后组织退缩量显著高于厚龈生物型，而IIPP同期进行双层上皮下结缔组织移植可以改变这种薄龈生物型。

4. 应用锥形束计算机断层扫描（cone-beam computed tomography，CBCT）技术确定上颌前牙牙根在牙槽骨中矢状向位置和位置关系类别。将牙根与牙槽窝矢状向位置关系分为4类（图6.3）：

- Ⅰ类：牙根靠近唇侧骨皮质。
- Ⅱ类：牙根位于牙槽骨中央，牙根根向1/3未接触唇侧或腭侧骨皮质。
- Ⅲ类：牙根靠近腭侧骨皮质。
- Ⅳ类：至少2/3根长同时接触唇侧和腭侧骨皮质。

5. 确定上述位置关系分类对医生的临床工作有重要

的指导意义，Ⅰ类关系具备IIPP术的良好条件；Ⅱ类、Ⅲ类关系技术难度高，需谨慎；Ⅳ类关系不适合行IIPP术，术前需做软硬组织的增量。根据CBCT和根尖片（图6.4）确定缺牙区的颊舌侧和近远中侧宽度，然后决定植入种植体的直径。

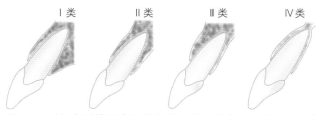

图6.3　牙根在牙槽骨中矢状向位置关系分类。Ⅰ类：牙根靠近唇侧骨皮质；Ⅱ类：牙根位于牙槽骨中央，牙根根向1/3未接触唇侧或腭侧骨皮质；Ⅲ类：牙根靠近腭侧骨皮质；Ⅳ类：至少2/3根长同时接触唇侧和腭侧骨皮质（出处：Jeff Miles友情提供）。

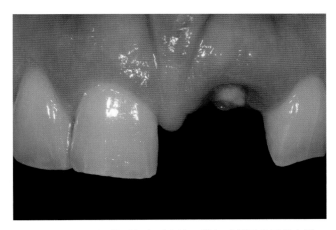

图6.1　患牙（21）的牙龈水平应该：①与对颌牙的牙龈水平一样或更靠近冠方；②与邻牙相协调，因为IIPP术后会发生牙龈退缩。

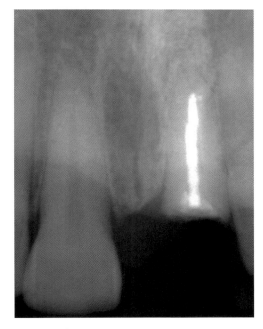

图6.4　患牙的根尖片。

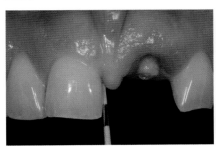
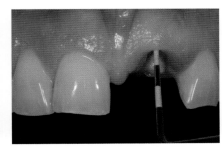
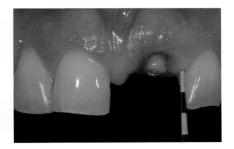

图6.2　应用骨探测法评估骨-牙龈组织之间的关系。良好的骨-牙龈关系应该在缺牙区颊侧的测量值为3mm，邻牙的近中侧为4.5mm。

临床诊疗过程

诊断蜡型

在研究模型上对缺牙区制作的诊断性模型应该：①形态、颜色、个性化要求应尽量接近最终修复体；②与对颌牙相匹配；③与邻牙相协调。良好的诊断蜡型为临床医生设计治疗方案提供有用的信息，尤其在需要辅以正畸或牙周治疗的情况下。已完成的诊断蜡型可以用于制作精确的临时修复体和种植手术导板。制作临时修复体之前，临床医生可以在调整好的诊断蜡型上取印模，在印模内置树脂美学临时冠材料，制作树脂罩面，让患者预先看到最终修复体的形态和笑线设计。另外，如果患牙的牙冠形态完整且美学性能良好，可在患牙拔除后对原有的牙冠部分修整，即作为自然的临时修复体。

外科程序

即刻种植要求拔除患牙后同期植入种植体。控制拔牙窝的大小、拔牙创伤最小化可以避免软硬组织的破坏。采用微创拔牙技术是指首先用牙周膜分离器（NobelBiocare, subsidiary of Danaher, Washington DC）沿龈沟做1个切口，插入到牙根与牙槽骨之间，切断向牙根方向连接牙槽嵴顶的牙周膜纤维。这一切口使牙根与牙周组织无创或最小创伤性的分离、脱位，减小了对薄的颊侧骨壁的破坏。拔牙后用牙周探针确认颊侧骨板的完整性。发生骨开窗但至少保留5mm完整的唇侧骨缘，通常也可以进行IIPP手术，因为这种缺损可以通过GBR手术修复。

当颊侧骨壁发现骨开裂时，IIPP手术结合引导性

骨再生术（guided bone regeneration，GBR）的预后情况取决于缺损的形状和大小[34]。仅发生于颊侧骨壁中央部分的V型骨缺损是IIPP联合GBR术的良好适应证。但是值得注意的是，用此种方法修复U型骨缺损（缺损延伸至缺牙区颊侧的近远中方向）或UU型骨缺损（缺损延伸至缺牙区邻牙颊侧的近远中方向）骨缺损的种植体使用1年后均出现显著的颊侧牙龈退缩现象（图6.5）[34]。因此，伴有U型或UU型骨缺损的缺牙区是IIPP术的禁忌证。

初期稳定性主要依靠腭侧骨壁和距离拔牙窝底部4~5mm的骨质获得，是IIPP术成功的关键。因此，腭侧有充足骨量为种植体提供初期稳定性的Ⅰ类牙根矢状位置关系是IIPP术的良好适应证。Ⅳ类关系因支撑种植体的骨量不足不适合应用IIPP术。Ⅱ类和Ⅲ类关系的条件进行IIPP术有一定的难度。对于Ⅲ类关系，种植体的稳定性仅靠唇侧骨壁支撑，而唇侧骨壁有骨开窗或穿孔的风险。对于Ⅱ类关系，由于唇腭侧的骨量均不足，种植体的稳定性主要依靠拔牙窝底部以上具有一定高度的骨质。

最终修复体的直径应该与牙槽窝的形态贴合一致，但应避免与唇侧冠方的薄骨壁接触，这是为了防止骨穿孔的发生。另外，种植体与邻牙之间的距离应至少为2mm以减少边缘骨吸收[35]。种植体最终植入的位置和角度应遵循以下原则（图6.6）：

- 近远中方向：种植体应该在最终修复体所占据的近远中宽度的中央且距离邻牙至少2mm。
- 唇腭侧方向：种植体应该依靠拔牙窝的腭侧骨壁以获得初期稳定性。颈部处位于最终修复体所占据的颊舌侧宽度的中央略偏舌侧。如果采用粘接固位，

| V型骨缺损 | U型骨缺损 | UU型骨缺损 |

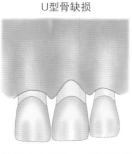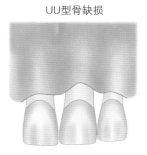

图6.5 颊侧骨缺损分类。V型骨缺损：仅发生在颊侧骨壁中央部分；U型骨缺损：缺损延伸至缺牙区颊侧的近远中方向；UU型骨缺损：缺损延伸至缺牙区邻牙颊侧的近远中方向（出处：Jeff Miles友情提供）。

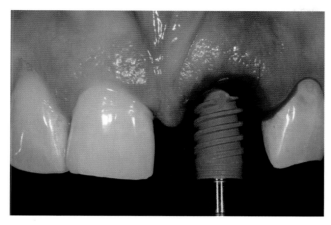

图6.6 种植体应该在最终修复体所占据的近远中宽度的中央且距离邻牙至少2mm。

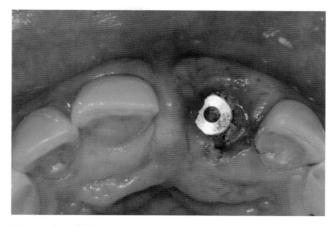

图6.7 为了维持唇面的骨形态，将植骨材料放入种植体与骨袋之间的间隙中。

种植体可以从最终修复体的切缘穿出。按照唇腭向植入种植体，种植体与唇侧骨壁应该有1.5mm的间隙，从而确保了唇侧骨壁的完整性。

- 冠根方向：种植体的颈部位于最终修复体唇侧颈缘的根方约3mm。

即刻修复

对即刻修复而言，植入种植体后，口外调磨预成氧化锆基台或临时金属基台（NobelBiocare），并连接到种植体上。临时修复体基台的表面衬以光固化树脂（Ultradent Products, Inc., South Jordan, UT），准确匹配缺牙区的颈缘位置，并调磨𬌗面至均无正中和非正中咬合接触。临时修复体的固位方式有两种：螺丝固位和粘接固位。粘接固位的临时修复体美观效果更好，尤其是在螺丝固位修复体的螺孔位于切端或其颊面的情况下。但是粘接固位会存在基台与修复体交界处有牙龈炎症、粘接剂溶解的风险。

最近已经证实前牙即刻种植后唇侧骨壁重建过程，其特是从拔牙窝内侧产生新骨，从唇侧骨板外侧开始骨吸收。在没有骨移植的情况下，往往会导致唇侧骨板水平向和垂直向的吸收，进而发生唇侧龈缘退缩[36~40]。

为了维持唇面的骨形态，将植骨材料（Bio-Oss, Osteohealth, Shirley, NY and Puros, Zimmer Dental,

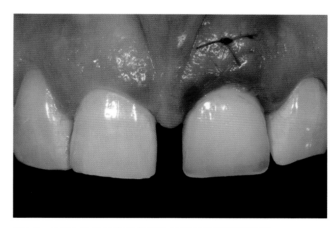

图6.8 SCTG术应与临时修复体的暂时粘接同期进行。

Carlsbad, CA）放入种植体与骨袋之间的间隙中（图6.7）。如果种植位点处的牙龈是薄龈生物型，可在唇侧游离龈缘与唇侧骨质之间植入上皮下结缔组织，最终改善牙龈生物型（图6.8）。SCTG术应与临时修复体的暂时粘接（TempBond, Kerr USA, Romulus, MI）同期进行。

为了方便后期粘接剂的清理，暂时粘接临时修复体时应使用少量的粘接剂且主要集中于切端凹侧和舌侧面。用湿纱布轻轻按压移植部位5分钟，减少移植物与组织之间血块的形成。大血块会阻止新的毛细血管芽从血管床生长、吻合，不利于移植物的存活[41]。修复体与基台之间的适合性可以通过根尖片确定（图6.9）。

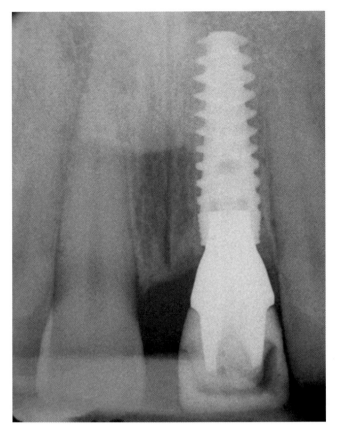

图6.9　21在IIPP术后的根尖片。

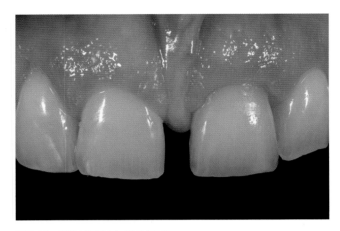

图6.10　临时修复4个月后复查。

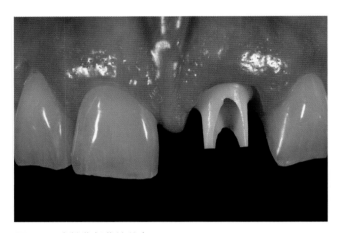

图6.11　个性化氧化锆基台。

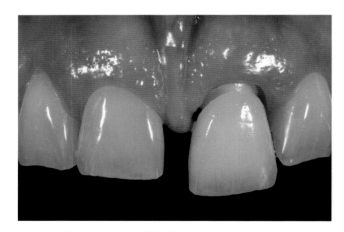

图6.12　粘接全瓷永久性修复体。

术后处理

　　术后常规抗炎、止痛治疗。告知患者勿刷术区，用0.12%的氯己定漱口液（Peridex, Procter & Gamble, Cincinnati, OH）轻漱。术后2周流质饮食，接下来4个月的种植体愈合期为软质饮食（图6.10）。同时叮嘱患者不要进行任何伤害到手术部位的运动。

永久修复

　　术后6个月取终印模。制作个性化氧化锆/金合金基台（Procera Nobel Biocoure），复制临时修复体的牙龈边缘线（图6.11）。按照厂家推荐的扭矩旋紧基台，并通过根尖片观察基台与种植体连接处的密合性。最后，永久粘接（Ceramir, Doxa Dental Inc., Newport Beach, CA）最终修复体（图 6.12和6.13a）。为保证后期良好的功能与美学效果，患者应该在修复后的1个月、3个月、6个月、12个月复查，以后定期每年复查一次（图6.13）。

前牙区连续种植在保留龈乳头上面临的挑战与解决方法

　　要使种植修复的美学效果完全模拟对侧牙，这是

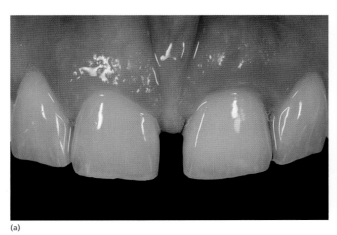

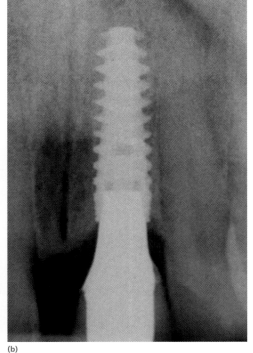

图6.13 永久性修复4年后复查的正面照（a）及X线片（b）。

很难实现的。然而，当IIPP手术位点恰好与另一种植体相邻，龈乳头常常无法保留，因为拔除的患牙已经是邻间骨质可以保存下来的唯一前提了。有文献已经报道了创新性的解决方法。

上颌前牙美学区多颗牙缺失即刻种植后，龈乳头丧失是很常见的事[42]。这是因为种植体平台的位置是由颊侧骨壁水平决定，而目前大多数种植体的平台并不是很平坦，因此种植体平台的位置在其邻面相对于骨水平是偏向根方的。另外，即使是应用扇形平台[44]或平台转换技术[45]，长期维持邻面骨水平在种植体平台的冠方也是很困难的[42]。因此，相邻2颗种植体之间的边缘骨水平要低于邻牙间的骨水平，虽然两者的骨水平都是稳定不变的，但前者最终会导致牙龈乳头的丧失。当IIPP手术位点恰好与另一种植体相邻时，采用至少3mm的种植间隔、即刻修复支撑龈乳头、不翻瓣手术的方法都可以一定程度上减少但不能避免龈乳头丧失的发生。近年来，有学者提出了邻面盾构术

（proximal socket shield，PSS）方法，核心理念是在拔除天然牙时，小心保护和保留部分邻面牙片，最终实现IIPP术后牙槽嵴轮廓的长期保持，这一方法在临床试验中也获得了成功[46]。下一文会介绍应用PSS联合IIPP术行连续种植时保留龈乳头形态的方法。

介绍一个典型病例：该患者高笑线，左上侧切牙（22）因牙根吸收松动，左上中切牙（21）种植修复后2年（图6.14）。以下详细介绍如何用残留牙根维持龈乳头的形态。将左上侧切牙（22）局麻下沿颊舌向劈开（#557 L，Brasseler，Savannah，GA）（图6.15），不翻瓣地把牙根远中部分小心取出。水平截掉剩余牙体的牙冠部分，保留牙根至高于近中边缘骨约1mm的颈部肩领。取出远中牙根后，剩余牙体组织是1个从近颊延伸至远颊、1.5～2mm厚、呈C型的牙根。牙槽窝清创、消毒，系列备洞形成与近中牙根位置关系良好的种植体（NobelActive，NobelBiocare）洞形（图6.16～图6.18）。在种植体与近中牙根之间的空隙填入

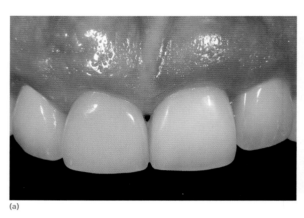

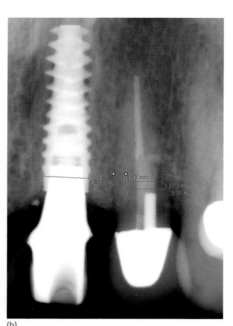

图6.14　松动的左上侧切牙治疗前正面照（**a**）和根尖片（**b**）。

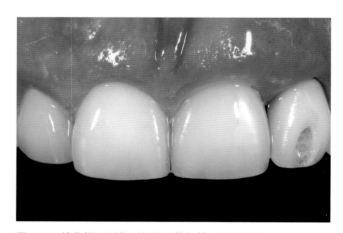

图6.15　牙槽窝内准备好1.5~2mm厚度一致的近中C型根片，行IIPP术。

图6.17　就位螺丝固位型的临时修复体，手动旋紧。

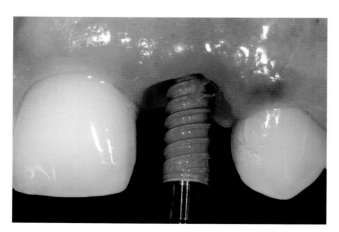

图6.16　左上侧切牙位点植入种植体。

植骨材料（Bio-Oss, Osteohealth, Shirley, NY and Puros, ZimmerDental, Carlsbad, CA）。连接氧化锆基台和临时修复体，调改咬合至无正中和非正中咬合接触。

　　术后常规抗炎、止痛治疗。告知患者勿刷术区，用0.12%的氯己定漱口液（Peridex, Procter & Gamble）轻漱。术后2周软质饮食，建议患者种植体愈合期间（6个月）不要进行术区的功能性活动。

　　术后6个月取终印模。安装个性化氧化锆基台（Procera, NobelBiocare），并粘接永久性全瓷修复体（Procera, NobelBiocare）。患者修复4年后复查，临床

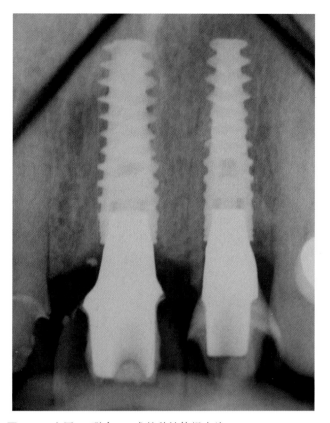

图6.18　应用PSS联合IIPP术的种植体根尖片。

检查和X线片均显示：12和11位点的2颗种植体之间的牙龈乳头保留完整，美学效果良好（图6.19）。

已有文献报道PSS联合IIPP术有利于保护骨水平和嵴顶纤维[47]。但是它的技术敏感性高且缺乏足够的长期的临床和试验依据。因此，需要进行大量的研究，选择合适的病例、操作规范以及认真观察，来增加这种方法的可靠性。

结论

虽然上颌前牙区单牙行IIPP术是一个完美的、可预估的治疗方法，但它的成功与否主要依靠患者的选择、准确的诊断、合适的治疗方案。当然，同样需要临床医生精湛的操作，才能在美学区完成和谐的、功能性的修复。

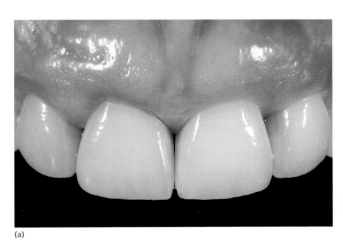

(a)

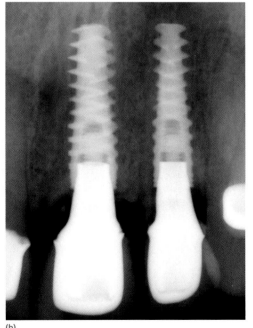

(b)

图6.19　（a）22永久性修复4年后复查，注意种植体间龈乳头的形态。（b）根尖片。

扫一扫即可浏览
参考文献

第7章

种植手术并发症

Surgical Complications in Implant Placement

Paul B. Greenawalt

Private Practice in Oral and Maxillofacial Surgery, Poulsbo, Washington, USA

种植，已经广泛应用于牙列缺损、牙列缺失患者的综合修复方案[1]。尽管已有文献报道种植良好的长期存活率[2]，但仍有可能低估了修复过程和种植手术并发症发生的可能性和复杂性。在制订种植修复计划时，以修复为导向的方案是至关重要的，可以确定种植体的最佳位置、直径和角度。手术导板可以由诊断蜡型、CBCT三维（3D）影像或CAD/CAM模型来制作。制作导板的目的在于传达种植体植入的严格空间要求，最终达到功能和美学的恢复。然而，鉴于必须考虑到许多变数，因此导板手术的精准执行依然具有一定的挑战。

对局部解剖结构的掌握、图像的预处理和外科原则的严格遵守，可以降低手术并发症的发生。个体限制、解剖条件不佳、种植位点偏差都会影响手术效果，而且与任何医用植入式装置一样都存在相关的风险。本章将重点讨论种植手术相关的并发症及其预防和管理。

种植手术并发症

神经功能障碍

讨论到神经损伤及后遗症，就必须回顾下损伤分类。Seddon[3]在1942年将神经损伤分为3类：神经麻痹、轴突断裂和神经断裂。Sunderland[4]在1978年将损伤分为1~5级。MacKinnon/Dellon[5]（M/D）在1988年增加了第6级即连续性神经瘤。为神经损伤分类的目的在于更好地预测恢复的可能性及其程度（表7.1）。

神经麻痹（Sunderland 1，M/D 1）为暂时性感觉丧失，数天至数周即可恢复。神经干是连续的，例如轴突，但是仍会有脱髓鞘或髓鞘丧失。轴突断裂（Sunderland 2或3，M/D 2或3）也属于感觉丧失，2级损伤3~6个月可恢复，而3级损伤在相同时间只能部分恢复正常，神经干依然连续但轴突断裂或者脱髓鞘。相比于2级，3级损伤的轴突病变更加严重。神经断裂（Sunderland 4或5，M/D 4、5或6）是指3~6个月后症状不完全消失或完全丧失感觉。连续性神经瘤，即6级损伤，在3~6个月后有更复杂的反应，预后较4级、5级略好。4~6级损伤有部分或完全神经干损伤，轴突也丧失连续性，伴脱髓鞘的病理改变。

神经损伤也可用定性的方式分类。虽说根据患者症状及临床表现分类更简便，也易于与患者沟通，但过于宽泛和主观，难以量化。麻痹，或者加上限定词"全身"，是用于描述感觉完全丧失的术语。在此境况下，有害刺激不引起机体反应（图7.1）。患者更多地将这种感觉描述为深部麻木或对有害刺激的反应迟钝。举例来说，测试锐痛和钝痛的感觉时，全身麻痹状态下的患者难以甄别，而局麻下的患者则鉴别能力变差，他们能觉察出不同但无法在对侧复制这种表现。感觉异常的临床表现为刺痛、烧灼或针扎样感。触物感痛是指正常刺激也反应为有害或不良刺激。轻微或不完全损伤通常导致感觉麻木，尤其在术后即刻更易出现。麻痹则是因为更严重的损伤，包括横断。感觉迟钝为迟发症状，常由瘢痕、神经瘤或连续性神经瘤产生。

Evidence-based Implant Treatment Planning and Clinical Protocols, First Edition. Edited by Steven J. Sadowsky.
© 2017 John Wiley & Sons, Inc. Published 2017 by John Wiley & Sons, Inc.
Companion website: www.wiley.com/go/sadowsky/implant

表7.1　神经损伤分类

	Sunderland	Seddon	临床表现	康复时间
轻	1	神经麻痹	传导阻滞，无Wallerian变性	<3个月
	2	轴突断裂	轴突断裂，神经细胞体完整	25mm（1英寸）/月
	3		神经内膜广泛瘢痕阻碍轴突再生	<25mm（1英寸）/月
	4		神经依然连续但瘢痕组织神经再生	需外科手术干预去除瘢痕组织
重	5	神经断裂	神经断裂	神经恢复依赖外科手术

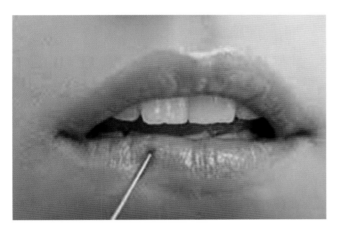

图7.1　评估麻痹效果。

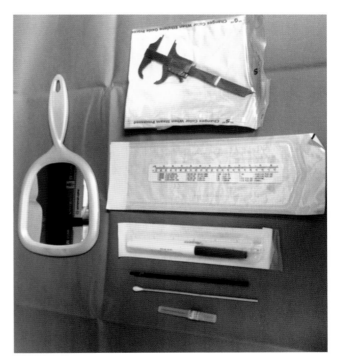

图7.2　检查神经损伤的套装。

简单的评估套装（图7.2）可以用于评价患者感觉障碍。棉棒用于测试轻触感和方向感、区分钝痛和锐痛、冷与不冷。将棉棒拉成棉捻，嘱患者闭眼，并指出感受到棉捻刺激的方向。无刺激侧作为对照。将棉棒浸入氯乙烷，嘱患者闭眼，随机取一侧作冷测试，另一侧为对照。折断棉棒的断面做锐痛测试，棉棒的棉花为钝痛测试。普通卡尺可以用于两点鉴别试验，测试感觉障碍。

在种植手术中最易受损的是下牙槽神经，可能由于过度备洞、过度植入种植体，导致向下压迫神经所致。在压力向下穿透皮质骨骨板时，容易产生备洞过度。当这层皮质骨被破坏后，下方的多孔松质骨阻力小，稍不注意就容易穿透。钻定位保护环、术中X线片、保守手术可降低此类风险。此外，在备洞之前测量麻花钻长度精确确定深度标记，从而确定实际植入物的长度。通过精心准备、影像与执行，神经损伤可在一定程度上避免。使用有图像放大校正功能的放射图像进行方案制订以及模拟手术，也可降低此类风险。植入物与神经管之间的最小距离为2mm[6]。颏孔，作为下牙槽神经管穿出下颌骨的出口，成为特殊的解剖学挑战。该神经会在下颌骨体的颏孔前部形成返折环或膝曲，变异较大，但已有报道称多见于颏孔前1~5mm处。Misch和Crawford[7]对离体下颌骨的研究发现，该环的长度可达5mm。为保证种植体安全，至少要离颏神经2mm远。考虑最大环长5mm，加上2mm安全距离，种植体距颏孔要远于7mm。Bedrossian[6]也提出对于角度种植体，为避免损伤神经应至少有2mm距离的原则。即种植体的最前端距颏孔要有7mm距离（图7.3）。

神经损伤还可发生于错误的翻瓣设计、瓣恢复不佳和过度收缩。未将颏神经及其穿行于软组织的分支考虑在内，易产生神经损伤。下牙槽神经管由下颌孔向前至颏孔的过程，也是它由舌侧骨皮质穿行至颊侧骨皮质的过程[7]。3D成像可准确识别下颌神经管由近心端至远心端的走向。方案设计软件有助于判断植入种植体部位是否可能出现神经损伤。半厚黏膜瓣可直接导致神经损伤，全厚黏膜瓣则不会。仔细进行骨膜下提升有助于保护穿软组织的神经。骨膜在颏神经穿出颏孔时仍包绕其上，如果在该区域需要翻瓣，要小心剥离神经表面的骨膜，以减少神经牵拉。不翻瓣种植也有内在风险，它无法直视，故可能偏离。3D图像辅助下全面掌握该部位的解剖结构可降低损伤风险。

局麻注射的直接损伤及局麻药物本身的化学损伤也可能起作用[8-9]。局麻损伤中化学损伤占的比例越来越高，Hillerup等[10]在2011年的文章中说，4%的局麻药较2%的明显更容易产生神经损伤。

神经损伤的处理

若在术后对患者初步检查时发现感觉异常，则需行X线检查，看种植体是否侵犯神经管。如果种植体尖端在2mm安全距离以内，那么种植体压迫了神经及其上方的骨板。可能的话，将种植体旋出几圈以减轻压迫，但这会影响种植体初期稳定性及种植体尖端在骨内位置。除物理损伤外，感染也可能导致神经损伤。类固醇药物，无论是否与非甾体消炎药（NSAID）联用，都可减轻炎症反应。布洛芬800mg 1天3次至少服用14天，就是一种典型的NSAID方案。大剂量、快速而逐步减量的泼尼松可有效控制炎症反应[11-12]。有人提出的一个用药方案是60mg3天、40mg3天、20mg再服用3天。2代、3代抗惊厥药，例如奥卡西平（Trileptal）、唑尼沙胺（Zonegram）、托吡酯（Topamax）、左乙拉西坦（Keppra）、拉莫三嗪（Lamictal），因其γ氨基丁酸的作用都有可能成为神经抑制剂[13]（图7.4）。早期抗惊厥药例如卡马西平，也是处方药。

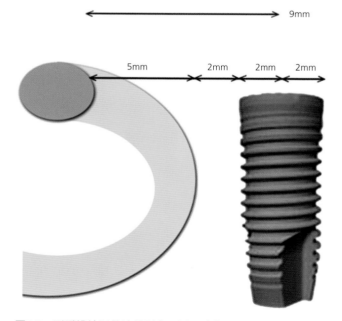

图7.3 下牙槽神经前袢的距离，用以确定距颏孔的安全距离。

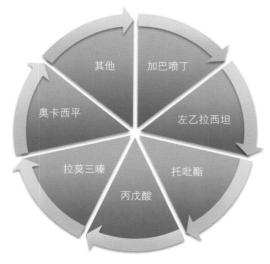

图7.4 神经损伤药物治疗所使用的药物。

抗病毒药和高压氧（HBO）也是减轻神经内膜水肿的有效途径。除了以上几种方法，B族复合维生素也同样起效。若方法奏效，则医生可以选择再多加3周疗程。

倘若麻痹持续存在，或在16周后仍有感觉迟钝，应建议患者到微血管外科医生处就诊。有人认为，如果在损伤处的Wallerian变性发生之前实施恢复治疗，则预后较好[14]。Augustus Volney Waller[15]在1850年发表的文章中认为，Wallerian变性是神经退变，尤其是在受损神经远端的Schwann细胞。通常，在受损后4～6个月远端神经干还没达到最大退变，感觉可能无法恢复，但在退变完成后可以获得主观感受的改善。这种退变过程是缓慢的，因此修复神经手术延迟或即刻进行均可。

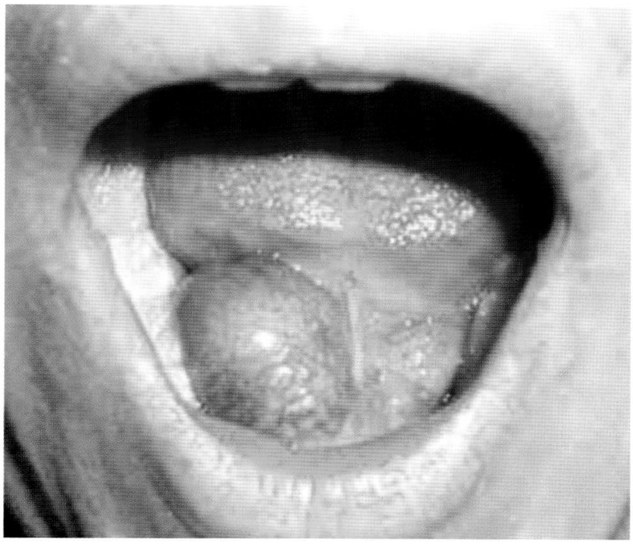

口底损伤

口底部内容物丰富，变异多样。本章将讨论舌动脉及其分支和骨穿孔。还有其他结构，包括肌肉、唾液腺及其导管、神经。

口底肌肉不仅提供运动，而且还充当浅层与深层的屏障。下颌舌骨肌附着在下颌骨舌侧面的下颌舌骨嵴，终止于舌骨浅面。它的功能是支撑口底内容物，辅助咀嚼和吞咽。下颌舌骨嵴在后部接近牙槽嵴顶，前部接近口底。下颌舌骨肌同时也是舌下间隙和下颌下间隙之间的解剖屏障。侵犯下颌舌骨肌会使细菌、唾液、骨等多种杂质进入深部间隙，使深部间隙感染概率增高。颏舌骨肌是起源于下颌骨舌侧颏棘的一对肌肉，在牙槽骨深部。它们终止于口咽部肌群、舌筋膜和会厌，功能为伸舌。在下颌骨严重吸收的病例中，颏棘可位于黏膜下方。颏舌肌遭到损伤后可导致深部出血、深部间隙的细菌感染，严重者还有可能出现呼吸障碍。

舌头本身易受伤害，例如高速车针或碟。若为了给种植体制造足够的宽度进行牙槽骨成形术，小心不要损伤舌头。产生的损伤应立即探查来判断损伤程度，必要时及时治疗。

舌下腺是三大腺体中最小的一对，位于舌下皱襞深面，为混合腺体，黏液性腺泡较浆液性多。每个腺

图7.5 舌下囊肿的口内图。

体各有8～10个导管，通向舌皱襞。舌下腺损伤可能导致舌下囊肿形成。"Ranula"在拉丁语中意为青蛙，指舌下囊肿的典型临床表现像青蛙的腹部。唾液无法从损伤的腺体和导管中排出到口腔，因此形成假性囊肿。这种损伤进一步会发展为更为严重的颈部蛤蟆肿，必须治疗。蛤蟆肿来自舌下腺或其导管损伤，它不限于舌下间隙的范围，而且沿下颌舌骨肌下方的肌筋膜进入颈部深区。舌下腺囊肿和蛤蟆肿需要将损伤腺体摘除，并将假性囊肿进行引流和清创。具体手术治疗过程在此不再赘述（图7.5和图7.6）。

牙槽复合体

植入位置正确的种植体是完全在牙槽骨中的，但当缺乏准确的剩余牙槽嵴高度时，外科医生可能会将种植体植入剩余牙槽骨及基骨。因此，上颌骨、下颌骨的结构差异会导致种植失败。牙齿、上颌窦、血管都会影响种植体植入位置。

上颌骨血管通常是小营养动脉或上覆黏膜软组织的细小穿支，而腭大管和切牙管中有相对更大的血管。切牙管位于上中切牙之间和腭侧，内有鼻腭神经和动脉。腭大孔位于牙槽嵴顶与腭中线连线的中点，常位于第二磨牙附近。两支动脉都是上颌动脉——颈

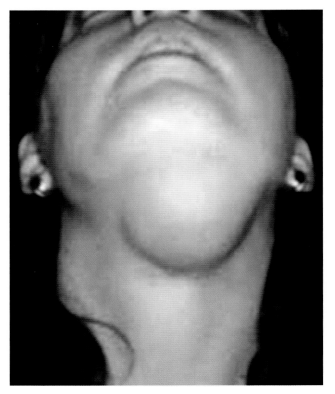

图7.6 颈部蛤蟆肿的口外表现。

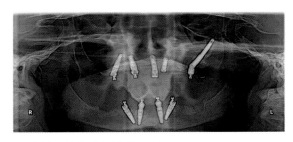

图7.7 颧骨种植体（左侧后牙区）。

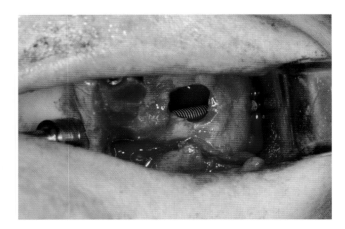

图7.8 颧骨种植体穿过上颌窦结合上颌骨颧突。

外动脉主要分支的终末支，尽管它们的位置都不易损伤，但是错误的外科手术还是有损伤该区域的可能性。在严重骨吸收的区域，种植体可能需要倾斜植入，因此可能伤及上述结构。

上颌窦毗邻前磨牙和磨牙根尖，窦气化随着我们年龄的增长而发生，牙齿缺失则会加速它的形成[16]。窦腔的增大也使窦底破坏的概率增多了，小的穿孔患者通常可以自行修复，但大的穿孔会导致种植体稳定性的丧失和窦内感染。上颌窦并非无菌环境，受感染的种植体可能成为细菌聚集地和感染病灶。必须指出的是，尚未证实上颌窦黏膜穿孔会显著降低骨移植或种植体成功率[17]。穿颧种植体要故意穿过上颌窦黏膜来整合上颌骨颧突（图7.7和图7.8）。

相邻结构

在上颌骨萎缩的情况下，为保证种植体稳定性，有时需借助鼻底和梨状孔密实的皮质骨骨板，随之而来的并发症有鼻底穿孔甚至鼻腔黏膜穿孔。围绕梨状孔可能受损的结构有鼻甲，尤其是下鼻甲，以及上唇提肌。可以想象，如果是覆盖上颌骨的菲薄软组织，黏膜的穿孔也会发生。这种损伤在进行骨劈开术的时候也可能出现。在再次调整麻花钻入骨之前行损伤修复，有助于将种植体植入上颌骨正确位置。如果无法保证种植体稳定性及其正确植入位点，建议取出种植体并进行植骨重建。

牙齿损伤可能由钻头、种植体本身产生，或者由于种植体与天然牙之间必需的最窄距离遭破坏引起。目前发表的文献认为该距离为1.5～2mm[18]。相邻种植体之间的距离应3mm以上以维持牙槽嵴高度[18-19]。种植体可以与相邻天然牙根相近，有时甚至会互相接触。但是考虑到两者之间关系的话并不可行。术中X线片确认正确植入方向是种植成功的重要辅助手段。当使用先锋钻后方向不理想时，应使用后续的麻花钻校正方向。建议先锋钻先钻入5mm，插入定位杆拍片，如

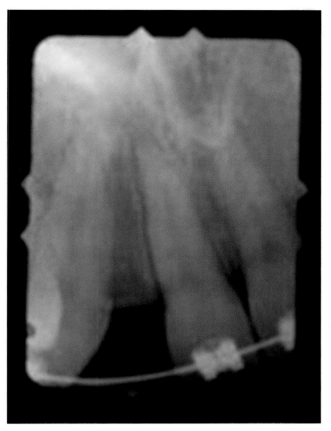

图7.9 根尖片显示牙根尖聚合。

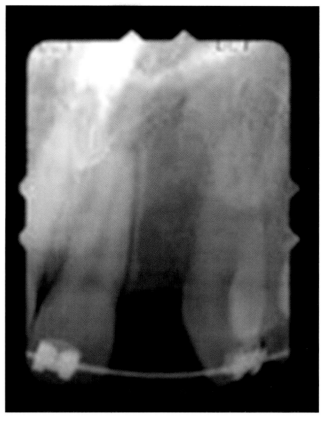

图7.10 根尖片显示牙尖距离充分。

果需要改变方向，最终植入深度减去5mm的骨量用于调整。种植区域周围的所有牙周及牙体问题都应在种植体植入之前处理好[20]，否则这些问题可能导致种植体周围炎、支持骨的丧失甚至是种植体的脱落，邻牙根尖静止病变可能由于种植手术而变为活动期。

如果在邻牙之间无足够空间或邻牙过度倾斜，需要正畸矫正、控根，使咬合位置更为理想。最差的情况是，患者先天缺牙却在种植前未被正畸医生矫正牙根位置，以致在缺牙区种植植入受限。为预留足够空间，必须使用正畸矫治器治疗，这就不得不延迟了种植。不同专业医生之间的有效沟通对于最后治疗的成功是必不可少的，这包括治疗目标及预期效果的讨论。治疗期间的持续评估是确保目标达成的有力保障（图7.9和图7.10）。

围手术期并发症

成功手术的一个原则是要保证关瓣无张力，因此要慎重考虑瓣的设计，附着黏膜与游离黏膜邻近及下方结构、肌肉和系带附着方向都是良好设计必须考虑的因素。骨突会使上覆的黏膜变薄，并使瓣产生张力。肌肉与系带附着通常与切口成一定角度[21]，倾斜调整切口可减少肌肉牵拉。剥离骨膜上系带附着可暂时减少这些结构对切口的牵拉，潜行分离瓣、分离瓣下方的骨膜也有助于缝合。应当小心翻起骨膜不使黏膜穿孔，否则将直接导致瓣的血管损伤。

软组织瓣的开裂会暴露下方结构，不论是移植骨还是自体骨，当暴露于口腔环境时都会受到污染。骨相对粗糙和多孔的特性使它成为细菌和外来物质例如食物碎屑的天然温床，因此会增加感染及骨丧失的风险。如果在种植同期植骨，切口开裂则会成为移植骨丧失的部分原因，用于获得块骨移植初期稳定性的固定螺丝也会被污染。无论是可吸收还是不可吸收屏障膜，都会成为感染、骨吸收的另一种来源，最后导致种植失败。而种植体本身因为其丰富纹理的表面，也成为细菌的理想携带者。有时在二期手术中，种植封闭螺丝表面覆盖的软组织即使在无张力缝合后仍因太薄无法获得足够血供，若能获得足够附着黏膜、患者依从性好，又符合美学要求的话，可以将封闭螺丝更换成愈合基台，以此控制此类并发症。

渗血与出血

渗血，按照Webster词典的定义是"从血管系统失血，由皮肤破损或天然孔隙的内部或外部流出"，出血则是"从断裂血管的大量失血，无法控制的广泛损失或扩散"[22]。渗血与出血可能与解剖因素、变异及手术意外有关，渗血还可能因患者摄入的药品、补品或维生素而加重。

当今社会保健品商店随处可见，食物来源之外的营养唾手可得。许多患者在不知情或没有意识到副作用的情况下摄入了渗血的增效剂。简单地说，这些增效剂包括维生素E、鱼油、银杏、大蒜、姜、人参、锯叶棕、当归、甘草[23]。患者也会在了解阿司匹林的心脏保护作用后自行服用，但并未向医生提及[24]。

处方药可对术后出血及正常凝血有温和甚至显著的作用，常用于抗凝及抗血小板聚集的药物有华法林、阿司匹林、氯吡格雷、普拉格雷，还有因子抑制剂如西雷托（利妥卡班）。了解服用柯马丁、华法林患者的INR（国际标准比例）有助于指导种植医生评估渗血风险，而使用抗凝剂的医生和种植医生要共同协商将风险降至最低。内科医生通常需要将INR调整在2.0～3.0，种植医生则需调整在2.5以下，有些稍高也可。这些信息种植医生最好从药局医生处直接获得，而不是靠患者的转述。像氯吡格雷之类的药物短期停用也是有益的。

近期进行过心脏导管植入支架的患者一般有1～2种支架。一种是非药物镀膜或者裸金属支架，植入这种支架的患者通常要服用氯吡格雷类的抗凝剂，联用或不联用阿司匹林1.5～12个月。第二种药物镀膜支架的患者大多要服用双重抗血小板联合治疗方案（DAPT），例如氯吡格雷加阿司匹林至少1年，与香豆素联用或不联用均可[25]。由于血栓形成风险大，心脏病学专家都不愿意停止支架的抗血栓治疗，任何调整或者终止抗血栓治疗的方案都必须在心脏病学专家的专业指导下谨慎进行。

患者可能有未确诊的凝血系统（止血）异常，血小板异常以及血管异常。特发性血小板减少性紫癜、凝血障碍、凝血因子缺乏，例如von Willebtand病（血管性血友病）及血友病，都应在患者出现异常渗血时考虑。血小板异常可以体现在血小板数量上，例如产生不足、脾隔离症、药物诱导，而产生不足可能是由于未被诊断出的白血病或再生障碍性贫血。脾隔离症可能是由肝硬化及随后的充血性脾肿大引起的。

众所周知，有些药物可作为血小板生成阻断剂或者血小板破坏剂引起血小板减少[26]，例如磺胺类、奎宁类、抗生素、抗惊厥类、治疗关节炎的金盐已证实可以引起血小板破坏。

同样也存在血小板性质缺陷，典型的例子是药物诱导的功能改变，例如阿司匹林、非甾体消炎药、氯吡格雷等[27]。尿毒症、多发性骨髓瘤等系统性因素和疾病也会引起血小板质量下降。患者的血管病变如淀粉样变性、艾洛斯-当洛综合征、成骨不全、马方综合征等可引起血管脆性增加。

渗血是口腔外科手术的常见现象，在排除上述各种因素后的中度渗血通常是自限性的。当出现大量渗血时，应及时评估解剖结构是否被侵犯。如果确认手术实施正确、骨皮质未遭破坏，渗血可通过局部处理控制。直接压迫可降低血液流速，通过患者自身愈合能力止血。将润湿的纱布用手指压迫在术区可抑制出血，血管收缩、血小板聚集、纤维蛋白形成的激活减缓了渗血过程。胶原形成多倍于自身重量的血凝块，引起血小板聚集[28-29]。聚集的血小板降解，释放凝血因子如血栓烷A，帮助止血。

无法局部治疗控制的明显出血或渗血会威胁生命，软组织血肿引起的气道梗阻和血容量大量丧失引起休克都是未控制的出血带来的严重后遗症，应采取外科干预手段分析确定血管位置并进行结扎，也可用放射介入治疗栓塞受损血管。栓塞的远期并发症有动静脉分流、动脉瘤、局部组织缺血，不过这些在头颈部较少见，因为头颈部的血管比较丰富。

当骨皮质等解剖上的屏障被破坏时，相邻的软组织很可能受到损伤。Rich等[30]将动脉损伤分为5类：横断、撕裂、挛缩、挫伤和动静脉瘘。据报道，有85%～90%的动脉损伤都归为横断和撕裂[30]。

在上颌骨，前部牙槽骨通常在唇颊侧有凹陷，而在后部，有颈外动脉的下降分支腭大动脉从上颌骨与蝶骨整合处附近的腭大孔穿出。解剖上来说，该点相当于上颌第二磨牙远中、靠近牙槽突与腭穹隆相交处。

至于下颌，除了下牙槽神经，就是口底内容物较容易受损。下颌骨前部和后部的凹陷并不明显，只能通过CT或CBCT观察到。易受损的口底结构包括：颌下腺导管、舌下腺导管、舌动脉及其分支。舌动脉起自颈外动脉，颈部舌骨大角持平。然后经舌骨舌肌深面到达口底，它的主要分支为舌骨动脉和舌下动脉，分叉在动脉入舌之前。外科手术的不慎操作可导致舌下动脉的损伤。舌下动脉的分支为下颌骨前部的舌侧面提供血供，而且与皮质骨毗邻，也发出穿支动脉，这些结构都极易损伤。

大家可以想象一下用于备洞的麻花钻或骨钻穿通骨皮质打到软组织，如果在术前使用如前所述的显影手段，可显示凹陷处及解剖变异。在备洞过程中使用探针可减少这种灾难性并发症的发生。在更换到下一个钻头之前仔细检查，看皮质骨空间是否足够，以避免更大的损伤。牙周探针可探及窝洞的各个角落，迅速识别皮质是否穿孔，当然也有公司提供配套的探针。

种植位点错误

种植医生通过术后放射线片或随访可能会发现，种植体已不在初始位置了。原因有很多，最常见的原因是初期稳定性的不足，还有患者依从性欠佳、大力咀嚼、无任何保护的磨牙、故意移位都可以使种植体离开初始位置。在上颌，上颌窦是常见的移位之处，而在下颌，Ⅰ类或Ⅱ类密度的皮质骨通常可抵挡过大力。若皮质骨量下降，种植体可能会下降到松质骨。种植医生在遇到移位种植体时，必须想好取回的最佳方案体现，对解剖的最小损伤是整体治疗方案成功的重要。取出移位种植体后，应立即评估是否可以再植入种植体、是否需要植骨，还是应该放弃种植改成替代方案（图7.11）。

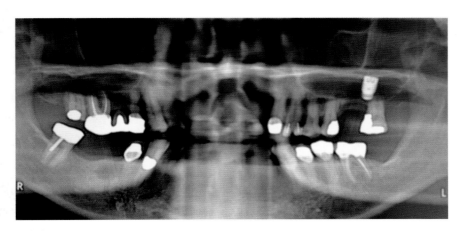

图7.11 种植体进入上颌窦内。

骨整合失败、种植体松动

种植体的初期稳定性对于种植成功是至关重要的。初期稳定性的缺乏几乎注定了失败，有经验的种植医生会将种植体取出，植骨并准备进行二次植入。如果剩余骨量充足，邻近结构也没有受到破坏，可考虑立即植入更大直径的种植体。导致初期稳定性的丧失的因素及理论有很多。挤入种植体周围软组织的多余粘接剂会带来慢性刺激并成为理想的细菌培养基。在炎症存在情况下创伤也可最终导致种植失败。隐匿性感染，例如牙体治疗后的残余。邻近天然牙的牙周健康状况也是种植成功的关键因素之一。对患者口腔健康和需求的全面了解对精确预后非常重要。对患者的需要缺乏全盘掌握的医生可能会面临预料之外的并发症。

植入位置错误

种植体所有方向、角度的正确，包括颊舌向、近远中向、龈向，对取得良好的美学效果是必需的，而且在美学区尤其重要。修复医生与经验丰富的技师可以修正部分种植体植入失误，但不能解决全部问题。种植体顶端最好在釉牙骨质界（CEJ）下方3mm，近远中向居中，距颊侧骨板2mm距离，接近修复体舌隆突位置（针对螺丝固位的种植体）。组织的生物型、软硬组织缺损、邻牙条件均影响种植体位置及远期美学效果，薄龈生物型种植风险更大，低笑线对美学的要求更低一些[31]。

患者依从性

患者与医生之间的开诚布公的沟通对在不同治疗阶段的患者依从性都是必不可少的。有人认为当患者觉得医生没有理会他们的需求时，他们也不会按要求遵照医嘱，但是在短暂的初诊和检查过程中了解患者最迫切想解决的问题以及潜在意愿并非易事。患者只会透露他们想让听者知道的事或者他们以为自己的医生想知道的事。不过口头说的主诉和心里想的未必是一回事，患者表面上说要处理出问题的牙，实际上掩盖了他们对美学的高要求或者是在为自己的社会心理学问题找个"替罪羊"。对患者的陈述和问题进行概括和复述不失为一种主动积极参与及确认的方法。

全面的知情同意可以让患者更好了解费用、分析利弊、出现并发症时双方的责任。治疗小组通过仔细观察发现可能增加并发症发生概率的趋势、行为模式或者习惯，例如患者掩盖了诸如吸烟、磨牙、酗酒等习惯，但看起来却是一个没有任何高危因素的人。

成功进行种植手术后患者出院了，但是他们的活动、行为及习惯很大程度上影响着短期和长期效果。患者术前和术后遵照医嘱的意愿和能力对于治疗的成功十分关键。在种植手术或前期手术的诊断检查过程中，总是会有一大堆信息让患者无法消化，那张"必做与禁忌"的大表可能会使患者混淆。因此慢慢随时间推移以多种形式（口头、视觉、印刷品）一点点向患者渗透，可以有效提高患者的依从性。

在术后有些患者的行为是需要即刻修正的，患者可能对某些行为控制并不上心，不想改变日常生活习惯。在即刻康复期，与工作相关的活动和有益健康的锻炼也要进行调整。对进行体力劳动的患者和较久坐的患者要进行更加严格的行为控制。

饮食方面应鼓励软食，以减少患者因素引起的初期稳定性降低。建议所有进食食物的硬度都以可用叉子切块为标准，这样在伤口愈合期间可避免食物过硬引起创伤。直接指导、反复强调、提供纸质术后指导、主动密切随访可避免患者不当饮食。

仔细轻柔的清洁对缝合的伤口和软组织愈合也十分重要。避免牙刷、冲牙器、牙线、牙签直接刺激伤口通常有效，但需要患者坚持。用含抗菌成分的漱口水也是一种无创性的清洁方式。细致的种植医生在成功的种植术后随访时发现缝线脱落、软组织瓣裂开，这是非常使人失望的。这时患者也会感到不开心，想找到原因。要耐心询问而不是责问患者他的饮食情况、卫生习惯、其他行为，有助于找到"罪魁祸首"。

结论

受过教育、依从性好的患者，加上个性化治疗计划、周密的手术，可有效减少并发症的发生。但当并发症不可避免地出现时，应立即采取有效措施进行干预。术后随访也是治疗的一部分，在随访中可从患者叙述、肉眼检查和拍片发现并发症。正确的处理要贯穿全程，包括炎症情况下的观察随访到感染情况下的药物治疗。例如并发症难以控制可移除种植体、重建种植位点。无论何种并发症，开诚布公的沟通以及医生对于解决问题的信心都会减轻患者对于这种意外的焦虑和恐惧。不能过于夸大补救措施的效果，使患者产生过高期望。即使是最有经验的种植医生，如果不能和患者进行真诚有效的沟通，也不能算是一个成功的医生。

扫一扫即可浏览
参考文献

第8章

骨整合失败
Failure in Osseointegration

Kumar C. Shah[1], S. Andrew Chapokas[2], Sreenivas Koka[3]

[1] University of California Los Angeles School of Dentistry, Los Angeles, California, USA
[2] San Diego, California, USA
[3] Loma Linda University School of Dentistry, Loma Linda, California, USA

简介

成功的骨整合是充分成骨（osseosufficiency）的结果，患者（宿主）、种植体和临床医生共同努力来促进并维持骨整合[1]。当骨整合不充分时，宿主骨和种植体之间的界面变差并出现"骨分离"（"osseoseparation"）（表8.1）。在本章中，我们讨论患者、种植体和临床医生在充分的骨整合、骨分离和骨整合失败中所起的作用。尤其是我们将挑战"种植失败"的教条，并要求所有临床医生问问自己："种植体是否真的失败了"。实际上种植体被取出（retrieved），通常是多种因素的复合作用，而其中患者和临床医生的行为比种植体本身的因素更重要。也许我们希望在种植体被取出时找到某人或某事来责备，我们更偏向于责怪一个不会辩解的种植体。在本章中，我们将详细讨论与骨整合失败有关的患者、临床医生和种植体的关键问题。

患者因素

为了使种植体保持健康和功能性，显然需要穿龈位置的软组织没有炎症。虽然可以接受一定程度的边缘骨吸收，但进行性的骨吸收可能对种植体寿命构成严重威胁。种植体成功的标准定义是，在种植体周围需要有可靠的骨存在[2]。最近，以前关于"种植体周围炎"的病理学定义受到了挑战。传统上，伴有种植体周围边缘性骨吸收的炎症被称为种植体周围炎。当

牙龈和/或黏膜炎症存在，而没有骨吸收时，被称为种植体周围黏膜炎。随着种植体病理机制研究的不断进步，现在已建议使用新的术语[1,3]。骨充分结合很好地描述了骨整合维持的过程。当软组织和骨-种植体界面受损时，骨分离可用来替代种植体周围炎这个术语[4]。现在根据感染是否是种植体周围骨吸收的主要原因，提出了原发性和继发性种植体周围炎的分类[3]。不管使用的术语如何，种植体周围炎新见解的提出，可能会完全改变我们对骨整合发展、维持和失去过程的理解。

几个种植体周围炎和边缘骨吸收的风险因素被提出，经典理论认为主要因素是牙种植体的感染或负荷过重。然而，哪些机制能最好地解释种植体周围的炎症状态和边缘骨吸收的变化仍有争议。直到最近，生物材料、手术器械和其他材料被认为是惰性材料，他们对免疫系统和/或周围组织没有特异性影响。近年来，研究种植体周围炎和边缘骨吸收原因的方法已经有了转变。骨整合被认为是一种异物的平衡反应，其需要一系列复杂的机制，以免引起排异，表现为种植体边缘骨吸收和软组织炎症（图8.1）。因此，免疫系统动态地决定了生物体内任何种植体的命运[5-6]。为了更好地理解骨整合，生物材料和宿主的免疫特性都需要研究。

异物反应特征性地表现为肉芽肿性炎症，这是发生在局部的感染和非感染状况下的特征性慢性炎症模式。当某些侵入物很难或不可能根除时，通常会形成肉芽肿包裹它。与其他类型的慢性炎症一样，组织损

Evidence-based Implant Treatment Planning and Clinical Protocols, First Edition. Edited by Steven J. Sadowsky.
© 2017 John Wiley & Sons, Inc. Published 2017 by John Wiley & Sons, Inc.
Companion website: www.wiley.com/go/sadowsky/implant

表8.1　骨分离阶段分类

骨分离阶段0
种植体无症状且无动度；
有或无"讨厌的牙龈炎"；
最小量的边缘骨吸收；
适合的基台修复以及可以预见的美学效果。

骨分离阶段I
种植体无症状且无动度；
有或无牙龈炎；
基台修复合适，但边缘骨吸收和最少量种植材料暴露可能导致令人不满意的美学效果；
容易操作的常规清创和口腔卫生维护；
无须额外的临床介入，因为种植体位置良好，比如：良好的唇面穿龈形态。有可能需要修复体的少量设计修改。

骨分离阶段II
种植体无症状且无动度；
常有牙龈炎；
大量的边缘骨吸收导致种植体螺纹暴露，常导致令人不满意的美学效果；
没有修复体二次设计或二次牙龈手术的情况下难以获得良好的口腔卫生环境或令人满意的美学效果。

骨分离阶段III
可变且实质性的骨吸收，而种植体无症状且无动度；
常有稳定的牙龈炎；
基台修复合适，通过额外的干预治疗可以纠正美观和口腔卫生方面的问题；
治疗结果和预后考虑（包括患者和牙医两方面）经常要求改变原来的治疗计划，包括移除种植体和扩展性的外科手术。

骨分离阶段IV
种植体常有症状且有轻度松动；
骨质缺损可能是无关紧要的，也可能是实质性的；
牙龈炎在生物学失败中可能有也可能没有，发生在骨整合过程中（早期失败）或是逐渐发展的，与时间相关的骨整合失效阶段（晚期失败）。

伤和修复在长时间内共存。巨噬细胞是慢性炎症中主要的细胞类型，由单核吞噬细胞系统分化而来[7]。现在普遍认为，巨噬细胞在这个过程中发挥关键作用，并被分为两种不同的表型。M1巨噬细胞是反应性的，可以吞噬细胞和促炎症，而M2巨噬细胞更多地参与慢性炎症期间的同期修复[8]。

血液单核细胞流入结缔组织或某些器官例如肝脏（Kupffer细胞）和中枢神经系统（小胶质细胞）。此外，在骨膜表面上或附近的骨特异性巨噬细胞称为osteomacs细胞，它们形成像成熟成骨细胞一样的冠状结构。虽然osteomacs细胞在骨重塑中是否起着重要作用尚不清楚，但新的证据表明，osteomac群体在骨内平衡中起着重要的作用。osteomac表达的细胞因子［如转化生长因子（TGF）-β和ephrin B2］提供的耦合信号在破骨细胞调节的骨形成中发挥作用[9]。

肉芽肿反应分为两种不同类型的病理反应，异物肉芽肿是对侵入机体异物的反应。组织学上，巨噬细胞聚集，转化成上皮样细胞，并可能随后融合成为多核巨细胞（朗格汉斯或异体型，此时没有已知的功能差异）。通常，异物在肉芽肿的中心，不会引起任何特异性免疫反应，并且因为太大而不能被巨噬细胞吞噬。在肉芽肿的周围，有一层单核白细胞，主要由淋巴细胞组成，偶尔也有浆细胞。另外，免疫肉芽肿是由诱导细胞介导的免疫应答的抗原引起的。其中发生一系列更复杂的免疫原性反应，巨噬细胞摄取异种蛋白质抗原并将其呈递给抗原特异性T淋巴细胞。该过程通过产生几种促炎细胞因子［例如白细胞介素（IL）-2和干扰素（IFNγ）］来产生一系列细胞相互作用，并最终增加巨噬细胞向上皮样细胞和多核巨细胞的转化。最常见的免疫性肉芽肿是与结核分枝杆菌有关[7]。

直到最近，种植体仍被认为是没有特定免疫学作用的惰性生物材料。现在似乎恰恰相反，组织学证据表明在骨-钛界面发现多核巨细胞的存在，这可以证明骨整合是异物反应的结果。钛和其他生物材料的表面蛋白质吸附已经被证明对宿主的骨整合有显著的影响。已经证明某些蛋白质，例如纤维蛋白原，与其可溶性态相比，具有隐藏的氨基酸序列，当被吸附到表面时变得暴露和/或变性[10]。当蛋白质被吸收时，它们被分解折叠并且暴露不同的抗原序列，这些抗原序列

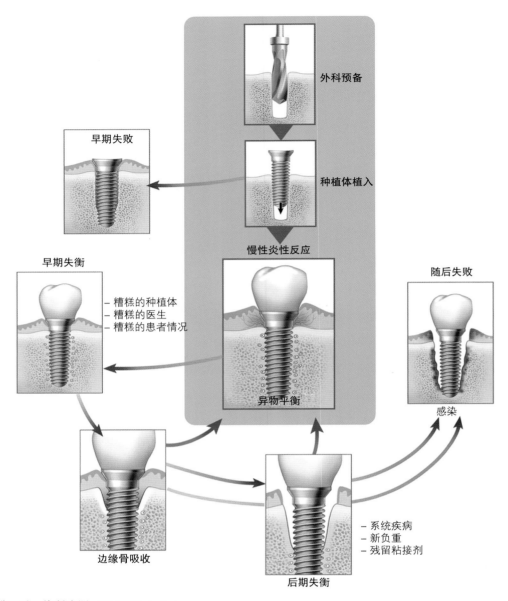

图8.1 异物平衡理论。资料来源: 2016, Chris Gralapp。

具有诱导整个宿主分子和细胞反应的能力。这些反应的结果自然会产生负面和/或积极的影响。

考虑到骨整合作为复杂宿主免疫相互作用的动态反应, Albrektsson及其同事提出以下几点: ①骨整合是异物反应的结果, 其在炎症反应中具有正确的强度, 可以平衡本身并允许在种植体表面生长; ②而对于软组织种植体, 长在不良的神经支配和血管化的纤维组织中, 牙种植体也可能被致密的骨包围, 但这种异物反应缺乏血管形成和神经支配; ③这种新形成的骨骼可以看作是将外来物质从组织中屏蔽掉的一种保护机制[2]。

那么, 一旦种植体"成功"骨整合, 为什么种植体还会发生脱落? 最合理的解释是什么? 如前所述, 到目前为止, 感染和负荷过重是最受认可的理论。然而, 没有证据表明种植体周围骨质吸收的主要驱动原因是感染[3]。一些数据表明种植体的负荷过重可能导致骨吸收, 但没有证据表明这是唯一的因素。最可能的原因是异物与机体的平衡被打破, 从而改变周围细胞的免疫性质, 造成边缘骨吸收, 随后细菌附着并增殖[5]。这种复杂的一系列相互作用可以通过各种生物反应引发，包括不同的树突状细胞表型、自身免疫失调、药物的影响，如选择性5-羟色胺再摄取抑制剂（SSRI），能够增加对周围粘接颗粒无菌性的异物反应[6,11-13]。进一步研究患者的表型变异可能会更好地了解免疫系统对短期和长期种植体成功的关键影响。

种植体因素

牙科文献详尽地描述了可能影响骨整合的种植体设计因素，种植体制造商提供了临床证据表明他们的种植体系统的成功。我们将回顾一些种植体的设计变量，并讨论种植体治疗如何受这些变量的影响。

种植体表面处理/涂层

机械加工的Brånemark种植体，以及多个不同的粗糙或微粗糙表面种植体的出现，对于成功的骨整合、血块形成、生长因子的释放等成骨的生物过程是至关重要的。粗糙的表面改善了种植体的表面张力和润湿性，对血浆蛋白质的吸附。因此，来自血纤维蛋白凝块的血小板和生长因子吸引骨祖细胞的迁移，创伤部位的骨祖细胞最初沉积于编织骨。Davies[14-15]描述了距离成骨和接触成骨的过程，在距离成骨中，远离种植体表面的原有骨表面上形成新骨；而接触成骨是由种植体表面上的细胞形成的骨。距离成骨和接触成骨相比较，种植体表面特征主要影响接触成骨。

加工钛的改性通过几种机制实现，表面可以用钛砂粒喷砂、酸蚀刻、电解改性或通过这些工艺的任意组合进行处理。多项实验室研究已经证明，微粗糙表面可以获得优异的骨整合，例如拔除转矩力、骨在位指数和基因表达，临床研究的结果也支持上述结论。然而，当粗糙表面暴露在口腔中时，增加了菌斑黏附的风险并可能导致骨丧失。在某些类别的患者，特别是吸烟患者中，这种骨丢失可能会增强或加速。

尽管各种植体表面的骨-种植体界面可能存在一些微观差异，但仍然缺乏证据来清楚地表明哪种种植体表面更好。许多临床医生认为，使用多个微粗糙表面种植体中的任何一种都可以实现初期的临床骨整合，而其他一些因素则有助于维持足够的骨整合状态。

种植体尺寸

种植体的长度、直径和其他一些设计因素，例如种植体锥度和螺纹距离，是产生充分成骨必需的某些生物机械因素。然而，种植体稳定性不足可能会引起早期种植体取出。

长度

当采用延期负重方法时，短种植体可以很好地进行骨整合。然而，在即刻负重的情况下，短种植体可能无法提供足够的初期稳定性，大于150μm的微量运动可导致上皮细胞下移并形成纤维包绕，并最终导致骨整合失败[16]。虽然已有文献证明短种植体具有较低的成功率，但最近的系统综述得到如下结论：适度粗糙的短种植体（<10mm）具有与标准种植体（10mm或更长）相似的种植体周围骨吸收。当牙冠与种植体的比例达到2.5∶1时，由于担心牙冠与种植体的比例过大，以及随之而来的边缘骨丢失，短种植体的连冠夹板固定并没有被证明是必要的[17-18]。

在即刻负重的情况下，更长的种植体有益于使自体骨包绕种植体尖端，以得到更好的初期稳定性。

直径

种植体直径影响近远期的成功[19]。以前，使用5mm或6mm的宽径种植体实现初期稳定性。当常规直径种植体不稳定时，宽径种植体仍然可以接合外侧骨，以提供稳定性。然而，在颊侧骨壁不足的情况下，使用宽径种植体可能导致显著的并发症，一些研究显示这会导致高达20%的取出率[20-21]。然而，当用于骨量适当位置时（自然或经过骨平整/增量后），大直径和常规直径种植体的成功率相似[22-24]。

现在，某些种植系统提出可以在磨牙区域的新鲜拔牙创中植入直径为8mm或9mm的种植体，并获得足够的初期稳定性[25-26]。然而，尚缺乏使用该方法种植的长期临床数据。

种植设计和螺纹样式

目前大多数种植体系统是螺纹型和螺钉型。靠挤压植入的圆柱形种植体不再受欢迎，不在我们的讨论中。种植体的植入部分的主要类型是平行和锥形。平行种植体通常被认为在备洞部位要求放的稍宽，并且种植体通常可通过扭转以将其植入在更理想的位置。然而，初期稳定性可能不足以用于即刻负重。相比之下，锥形种植体可以提供更大的初期稳定性，且更适合于植入在拔牙创中以接合可用骨[27]。因此，锥形种植体是即刻种植和/或即刻负重的常见选择。此外，一些种植体设计成带切割和自攻性螺纹，以便在植入时获得优异的稳定性，还有一些种植系统在种植体的近冠方部位具有微螺纹[28]。

种植体平台

近年来，对种植体和基台平台进行了大量的讨论。"平台转换"是一个偶然提出的概念。修复平台比种植体平台小，临床研究已经证明了其有利于维持种植体相邻的骨水平以及相应的植入周围组织，关于平台转移优势的解释有几种不同的理论。然而，平台转换技术临床应用时间不长，仍需要长期研究[29]。

有人提出显微镜下微隙可以在功能负重期间打开和关闭的观点[30]。然而，与锥形–锥形种植体–基台连接相比，平顶种植体平台似乎更容易受到这种打开和关闭的影响。平顶设计可能倾向于将更大的应力施加到基台螺钉上，从而导致较高的并发症发生率。锥形连接还有其他的机械优点，例如减少螺钉松动和螺钉断裂。将更多的负重直接传递到种植体并间接传递到相邻的骨面，如果治疗计划考虑不周，过量的负重可能导致种植体断裂或骨吸收。与平顶种植体相比，具有圆锥形连接的种植体周围似乎有更好的骨量维持[31]。

总之，每个制造商通过种植体表面处理，种植体设计和尺寸的调整来应对市场需求。这使得临床医生不仅要针对每个患者的需求来选择合适的组合，而且还会影响他/她学习曲线的陡度，这是有点儿出乎我们行业创新意料之外的结果。

临床因素

很明显，种植治疗后并发症的发生率随着种植体存活率的提高而上升[32]。这点很重要，许多发表的

论文和科研项目的一部分专门用于研究"并发症"问题。由于并发症可能具有深远的共同作用，包括修复失败、种植体取出和骨组织重大缺陷或软组织的丧失，对并发症的关注是可以理解的。然而，在充分骨整合的背景下，进行种植体取出时大多数注意力集中在种植体上，对患者只给予了少量关注，几乎没有关注临床医生和医源性病因。种植体表面已经改变，因为加工已经让处理过的表面增加了"粗糙度"，并且粗糙种植体的微观表现与抛光种植体的显微镜下表现不同。尽管现在可以用混合连接基台以及材料和数字化技术，但是今天的牙种植体在宏观上与30年前的牙种植体相同——我们仍在使用具有或不具有锥形壁的金属螺纹种植体。因此，如果种植体基本相似，患者在30年前没有表现出不同的生物宿主反应，为什么现在种植体并发症更常见？是不是原因不在于种植体或患者，而是临床医生？是否现在的临床医生提供的植入治疗与30年前从事植入治疗的临床医生不同？有3个临床因素很可能影响种植体治疗的成功：经验、知识和能力。经验丰富、知识渊博和有能力的临床医生的患者几乎没有并发症（图8.2）。

经验丰富/经验不足的临床医生

临床医生的经验水平影响临床结果，且在不可逆性操作时最为明显。有些人将这种情况称为"学习曲线"，这是Herman Ebbinghaus首先描述的一种心理学现象。在其他研究领域，"经验曲线""改进曲线"和"进度曲线"与学习曲线是同一意思。

大量医学文献证据表明很多类型的外科手术对学习曲线都很敏感。在一些研究中，随着学习曲线变化，临床结果似乎更好，例如更快的愈合时间或更低的并发症发生率，特别是在复杂的病例中[33-35]。而

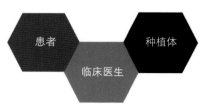

图8.2　形成充分骨整合的3种要素——临床医生、患者和种植体。

在其他研究中，临床结果并非更好，但是手术完成的效率提高，手术时间有所缩短[36-37]。在一些手术类型中，外科医生的经验影响临床结果，提高了效率[38-39]。临床的改善提高了治疗质量，缩短手术时间，减少治疗费用。单独或联合来看，一旦外科医生提升了学习曲线，其对患者的护理价值就会增加。

牙科文献并未提供许多关于临床牙医经验的影响的研究，但与医学观察结果相似的是，当更有经验的临床医生参与其中时，外科医生的经验影响了种植治疗的临床结果[40-42]。体外研究证实，术者的经验水平影响种植体植入的准确性。在经验丰富的与无经验的操作者组之间观察到，在种植体根尖顶点和平台上的角度及水平误差方面有显著差异[43]。然而，导板引导种植手术的引入似乎可以减少经验缺乏对种植体植入准确性的影响，因为Scherer等[44]证实，不考虑操作者的临床经验的情况下，与手动扩孔相比，导板导向扩孔显著提高了精度。然而，使用辅助外科工具并不能替代临床医生掌握如何处理可能发生的并发症的技能、训练和意识。

总之，外科医生经验影响了种植体植入的准确性和临床结果。此外，缺乏经验的修复医生或正畸医生的治疗计划及实施以及其对临床结果的影响了解仍然很少。然而，随着全科医生进行种植体治疗的增加，加上在牙科学校课程中全口义齿修复教学的边缘化，当口内多个标记点丢失时，医源性问题增加。

临床医生能力强/能力不足

评估临床医生在种植治疗中的能力，与牙科的其他学科一样，由于缺乏标准而具有挑战性。虽然在国家或地区委员会考试中评测了牙科基础操作，此外国家牙科委员会检验流程中评测了教学和治疗计划相关知识，但在牙医可以植入或修复牙种植体之前没有正式的能力水平要求。事实上，植入和修复种植体的权限属于全科牙医执照的范围。促进这种情况的事实是，种植学科不是牙科认证委员会认可的牙科专业，因此缺乏广泛接受的指南，该指南用于规定种植学科中不同方面的暴露程度、熟悉程度、能力和精通程度

（http：//www.ada.org/en/coda）。

在美国，不同的牙科专业都包含种植体植入和/或修复。口腔修复科和口腔颌面外科，牙周科和牙体科都要求在住院医师项目的教育标准中进行一定程度的指导训练，只有种植学科不要求至少掌握种植体植入和/或种植体修复的能力/熟练程度。接下来，要在这些专业中实现委员会认证，需要通过向相关专业的委员会审查员提供患者治疗史来证明其临床技能。目前，美国一般牙医没有指定的能力或熟练程度的评估。

临床医生的知识丰富/无知

许多牙科学校/学院在他们训练全科医生的课程中包含种植学科。由此，向毕业生传授初级的种植学知识。然而，从牙科学校毕业后，许多从业者直接开始植入和修复种植体。这些全科医生的培训来自自愿参加的教育计划，这些教育计划在临床或体外的课程内容的程度和范围有广泛不同。

口腔修复、颌面外科、牙周病和牙髓学牙科专业课程都包括种植学科的教学。由于专科在全科医生学习之前进行种植牙科教学，所以大部分的专业人员已经在这一领域获得正规的大学或医院教育。例如，在20世纪80年代后期，美国的专业课程广泛地教授了种植学。因此，牙科专业人群比全科医生更多地进入种植学科。3个专业组织（美国种植牙科学院通过其美国口腔种植学/种植牙科学委员会，国际口腔植物学学院通过其外交方案，奥斯陆综合学院通过其研究金方案）希望为牙医建立指南，以评估牙医种植学科的基础知识或熟悉程度。

必须认识到，有普通全科牙医致力于从信誉良好的机构学习种植体牙科，并提供最高质量的种植体牙科护理，但是全科医生的护理中位数水平可能低于专科牙医提供的护理水平。在这方面，种植体牙科很像其他牙科领域，平均来说专科护理比一般牙医护理得到更好的治疗结果。正畸治疗结果[45]和牙髓治疗结果[46]在普通牙医和专科组之间呈现不同，专科医生得到更好的治疗结果。最近发表的论文也显示出这种模式将在种植牙科中显现出来。Da Silva等[47]得出结论，

"普通牙医手术中的种植体存活率和成功率可能低于在学术或专业环境中进行的研究中报告的成功率。

充分骨整合和骨分离的概念让我们提出了一种关于骨整合成功与失败的新思维方式。支持我们观点的例子来自分析种植体取出的"聚类分析"。从历史上看，我们认为种植体失败是一种以患者为基础的现象，由于骨缺乏愈合潜力或其他环境因素，这些患者不是理想的生物学受术者[48]。然而，也可能存在临床医生的贡献——为什么一些临床医生比其他临床医生得到更高的种植体生存/成功率？Weyant等[49]发现，在已经经历过第一次植体取出的，第二次取出有一个1.3倍的比例，对于外科医生来说是否所有植体取出是在相同的情况下？接下来，如果一些临床医生植入种植体后有更高的比例被取出，则应将其视为一种聚类形式。

重要的是要知道，大多数患者和临床医生的大多数种植体都预后良好。长期的生存数据表明，成功的骨整合是常规结果。然而，并发症的发生率比以前更高。因此，我们建议在所有治疗计划讨论中应用骨充分整合的概念，以确定患者–临床医生–种植体的联合体是否是预期成功的前提。由某些临床医生治疗的某些患者，以某种方式选择使用某些种植体可能会产生不良结果。如上所述，种植体取回中植体的影响是最小的，而这3种根管素中影响最大的是临床医生。

总结

未来的研究必须从寻求了解种植体骨整合的维持和损失的免疫途径开始。这种理解将揭示一些线索，这些线索可以指导更可预测结果的手术规划。在这些年的"不确定"之后，骨整合的基础知识得到更好的理解，后续研究可能包括详细观察潜在的与患者相关的风险因素和执行正确的手术方案/建议后相关的并发症。患者相关的风险因素包括某些细胞因子和系统性疾病的评估，可预测种植体周围异物反应平衡的预期变化。可以采取额外的措施来评估当前的手术指南与当前科学数据的一致性，以及外科手术者遵循的这些指南的严谨程度。

牙科临床医生长期以来一直使用术语"种植体失败"来描述移除种植体的情况。实际上，绝大多数这些不佳的临床结果中种植体不是失败的。当把患者和临床医生一起考虑时，种植体是三者中最不可变和最可预测的因素。这是对我们的专业所应承担的责任的一个推卸方式。除了在种植体折断的罕见情况下，应该认为是种植体被取出而不是种植体失败。患者和临床医生（单独或组合）更有可能是导致种植体取出临床治疗失败的根本原因。

扫一扫即可浏览

参考文献

第9章

牙列缺损患者的种植修复
Implant Restoration of the Partially Edentulous Patient

Steven J. Sadowsky

University of the Pacific Arthur A. Dugoni School of Dentistry, San Francisco, California, USA

1982年，骨整合的概念被引入北美时，引起了一种结构上的转换，即如何修复牙列缺失患者并提高他们的生活质量。以前患者要么接受高度侵入性的修复前手术，要么依赖于假牙粘接剂以固定义齿发挥作用，现在他们不再妥协。另外，对牙列缺损患者的种植修复进展较缓慢，其治疗设计根据的是目前被广泛接受的适用于天然牙列的一系列原则，而不是没有任何动度的种植牙根。倾斜种植体、2∶1的冠-种植体比值、悬臂后牙种植固定修复体、短种植体、多单位非固定夹板修复体、不要求轴向接触的咬合方案为什么不容易被接受呢？Mark Twain讲道，"让我们陷入困境的不是无知，而是看似正确的谬误论断。"本章将对牙列缺损患者种植修复相关的不同治疗方案的制订标准进行讲解。

有助于评估患者是否适合做种植以及其种植修复治疗设计的优化是一个以诊断为依据的"金字塔"（图9.1）。"金字塔"的最底端是一些用于推断预后的最好的证据。

第1章为读者提供文献的导航地图以便于识别外部和内部有效性的研究。第2章是系统因素。阐述了种植体植入术的绝对和相对禁忌证。第3章是局部因素。其中包括4个"F"，即Field（空间）、Foundation（牙槽骨量/牙槽骨的质量、软组织形态/生物型）、面部美学特征Facial esthetics（高/低唇线、唇部支持）和咬合力Forces（功能异常、咬合负荷）。第4章是患者相关因素。这方面也包括4个"F"，即Financial considerations（经济考量）、Forecast of treatment time（治疗时间的预估）、Fixed splint vs. individual units（固定桥与单个单位修复的比较）和Fear of morbidity of treatment（对治疗中并发症的恐惧）。患者一旦满足口腔种植的适应证，局部因素和患者相关因素常常支配治疗的决定。

影响种植治疗的局部因素

长期研究证明剩余牙槽嵴的垂直距离需要满足充分容纳7mm长的种植体的空间，除非进行骨增量[1-3]。此外，种植体植入的三维位点影响牙槽骨和软组织的轮廓，尤其是在美学区域，这些对修复治疗的成功起主导作用。种植体的颊侧至少需要有2mm的骨量，离邻牙约1.5mm的骨量，所以1颗4mm直径的种植体需要7mm的邻间隙（图9.2）[4]。种植体的冠方顶端大约位于邻牙颊侧中央的釉质–牙骨质界下方2～3mm的距离（图9.3）[5]。牙槽嵴顶高度的差异可以在拔牙之前通过正畸牵引助萌的方法被矫正。由于颌骨的运动轨迹，以及基台与对颌牙之间要求1mm的颌间距离，在上前牙区常会设计粘接固位的冠修复体。

另一方面，如果在该区域中可以设计螺丝固位冠修复体，为了舌侧留出螺丝固位钉的通道，种植体基台和对颌牙之间需要有至少2mm的间隙。对于Ⅱ类，2亚类殆关系或具有明显深覆殆和最小覆盖的患者就比较困难（图9.4a）。当颌间距离不足连粘接固位种植修复也无法进行时，建议进行正畸干预（图9.4b，c）。在后牙区，螺丝固位设计需要至少5mm的咬合

Evidence-based Implant Treatment Planning and Clinical Protocols, First Edition. Edited by Steven J. Sadowsky.
© 2017 John Wiley & Sons, Inc. Published 2017 by John Wiley & Sons, Inc.
Companion website: www.wiley.com/go/sadowsky/implant

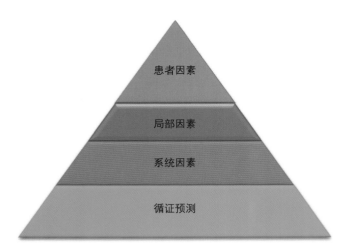

图9.1 考虑种植修复体诊断和治疗计划的关键因素的成功率"金字塔"。

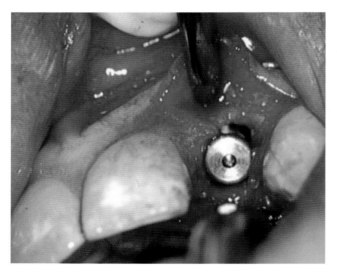

图9.2 种植体水平位置，距离唇侧骨板≥2 mm。资料来源：经Charles Goodacre许可转载。

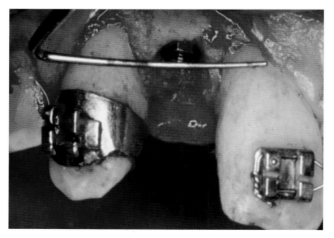

图9.3 种植体垂直位置在邻近牙齿釉牙骨质交界下2～3 mm。资料来源：Charles Goodacre许可转载。

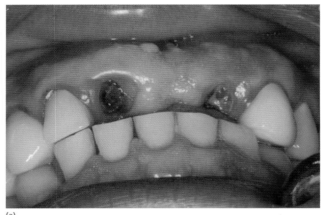

(a)

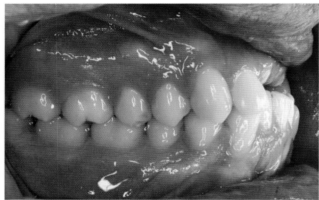

(b)

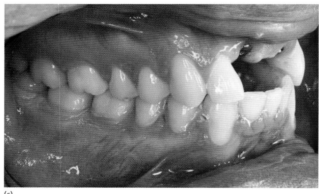

(c)

图9.4 （a）Ⅱ类，2亚类殆关系，由于缺乏足够的空间来容纳螺丝孔，用螺钉固定的种植体固定义齿替换拔除的牙根，需要预留空间。（b）下颌切牙伸长侵犯种植体修复空间。（c）正畸压低下颌切牙，以适应上颌前牙修复要求和协调冠形态。

间隙（图 9.5a，b），而粘接固位修复需要7mm的间隙（图 9.5c，d）。对于轴壁高度小于5mm的基台（图9.5e），修复体的保留是具有挑战性的。当上述的参数都无法实现时（图9.6a），为了在长期的功能运动中保持和维护修复体，正畸干预治疗（图9.6b，c）能

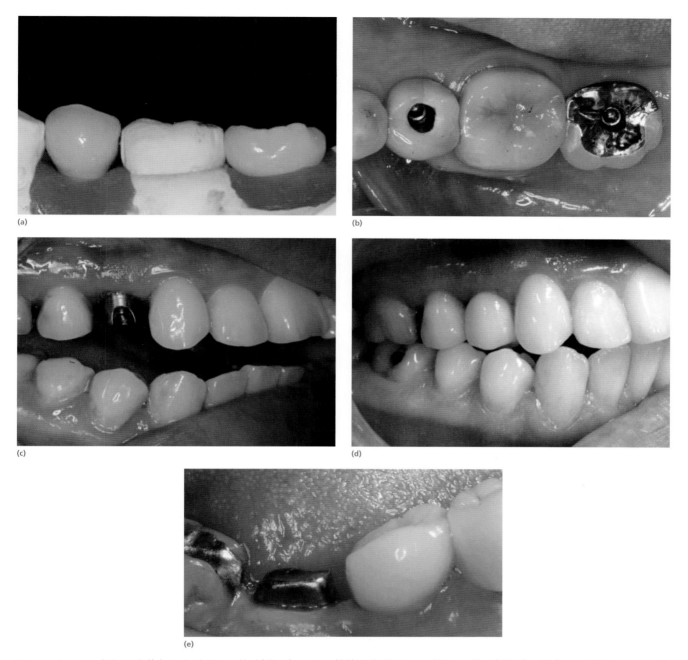

图9.5　（a，b）螺钉固定修复至少需要5mm的对颌间隙。（c）粘接固位牙冠至少需要7mm的对颌间隙，基台至少需要5mm。（d）后牙种植体修复时形成的尖牙保护颌或组牙功能颌。（e）种植体不与咬合平面垂直，避免使用螺钉固定设计。然而，受限的中央孔间隙影响了粘接剂固定义齿。使用侧向螺钉辅助固定是合适的。（a~d）资料来源：经Carlos Eduardo Gonzales Espinoza许可转载。

够用于空间管理和/或咬合平面的优化。水平向的骨量不足可以通过引导骨再生术、onlay或者片状骨移植、骨劈开和拔牙后位点保存术来解决。

牙龈和牙槽骨轮廓的差异已被很多文献证明对修复结果会有显著的影响[6-7]。薄龈生物型对创伤和炎症高度敏感，据报告其拔牙后边缘萎缩程度是厚龈生物型的3倍（图9.7）[8]。第一年的骨丧失量是1.5 ~ 2mm，其中最初3个月内的骨丧失量最多（图 9.8）[9]。大多数薄龈生物型需要考虑位点保存术[10]。另外，如果在薄龈生物型中施行即刻种植术，牙周组织的厚度可能

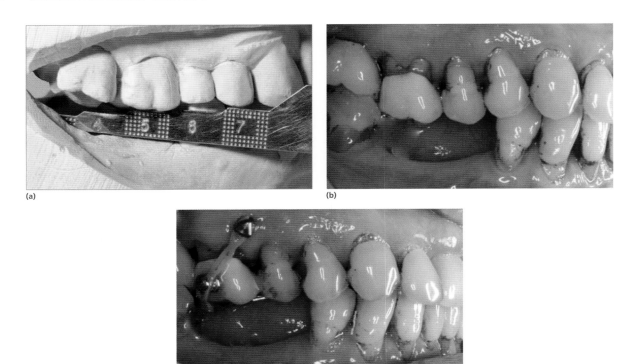

图9.6 （a）测量垂直空间，以评估螺丝固位或粘接固定修复体可用空间。尽管在这种情况下，螺钉固定修复的需要空间为5mm，但为了消除侧方咬合干扰，必须平衡或修复对颌牙。（b）由于上颌第二前磨牙和第一磨牙的伸长，影响对侧牙冠高度和咬合方案的设计。（c）使用颊侧和腭侧临时支抗钉（TADs）进行压低，成人预计每月移动0.5~1mm。

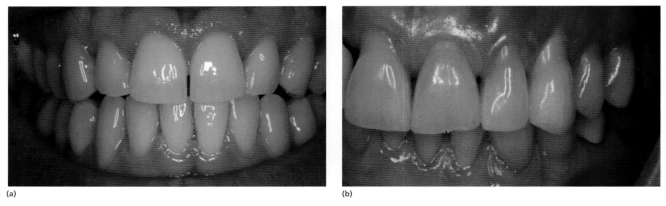

图9.7 （a）厚龈生物型，方牙形态，附着组织宽，龈乳头短。（b）薄龈生物型，尖圆牙形态，附着组织狭长，龈乳头长。资料来源：Charles Goodacre许可转载。

不足以使牙槽骨的吸收最小化或缺乏足够的牙槽骨量以确保稳定。

即刻种植的单颗种植体和邻牙之间的牙龈乳头的存在与厚龈生物型有明显的相关性[11-12]。事实上，5年的前瞻性临床研究报告显示具有厚龈生物型和薄龈生物型的上颌中切牙烤瓷冠的成功率分别为94%和78%[10]。失败的主要原因是一些美学相关的问题[13]。为了改善薄龈生物型的美观效果，推荐使用上皮下结缔组织移植和特殊的种植体以及完善的修复计划（图9.9a~h）。推荐偏腭侧和根方的种植体植入，使用直壁平台种植体、3~4mm的植体间隙、使用凹形基台和冠部轮廓以及平台转移技术，可以获得更大的成功[14-15]。两项Meta分析评估了平台转移对种植体周围牙槽骨变化的影响。与平台-匹配种植体结构相比，平台转移的种植体-基台结构的边缘牙槽骨平均丧失量（约0.5mm）显著降低（图9.10）[16-17]。然而，由于纳入研究样本的异质性，结果应谨慎解释。慢性牙周炎的存在与种植体周围骨丧失和较高的晚期失败率密切相关，尤其是在没有牙周维护的侵袭性牙周炎的情况下更是如此[18-19]。当有牙周炎病史的患者控制良好时，他们的病史和种植失败之间则没有相关性[20]。然而，当患者有过种植失败的经历时，再一次失败的风险增加1.3倍[21]。

最后，所有辅助干预过程涉及额外的风险，这些因素包括患者、操作者和技术敏感性。一个综合治疗计划会最优地衡量每种治疗方案的风险、益处和成本。

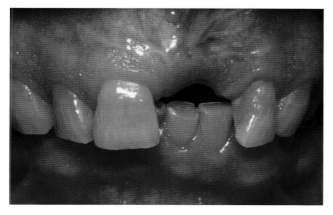

图9.8 薄龈生物型，拔除中切牙，未做拔牙位点保存。

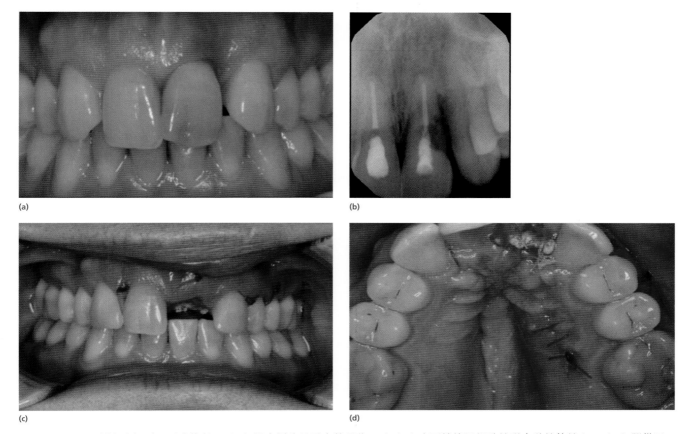

(a)

(b)

(c)

(d)

图9.9 （a）上颌左中切牙已无法修复。（b）根尖周片显示内外吸收。（c）上皮下结缔组织移植联合种植体植入。（d）腭供区。（e）树脂粘接桥（面部视图）。（f）树脂粘接桥用正畸结扎丝加固（腭部视图）。（g）骨整合中的种植体根尖周X线片。（h）患者面带笑容，恢复正常。

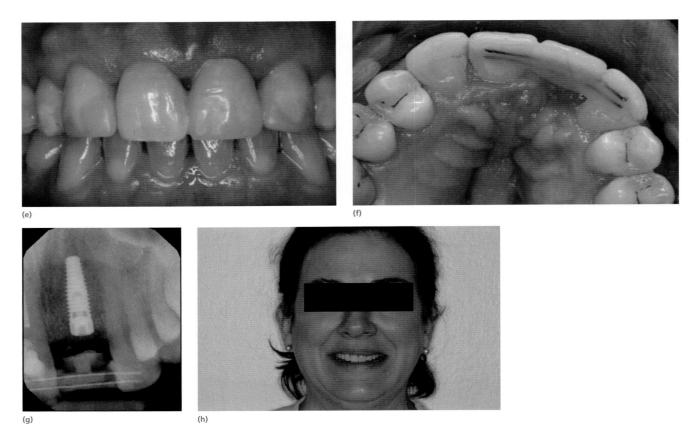

(e)

(f)

(g)

(h)

图9.9（续）

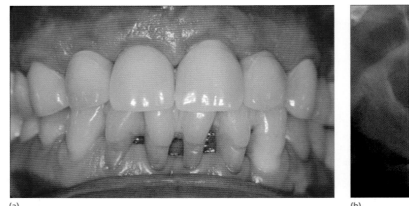

(a)

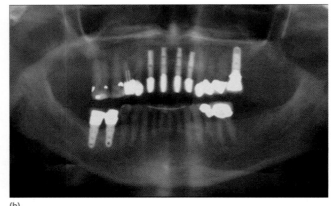

(b)

图9.10 （a）11、21、22、23牙种植体结合单个烤瓷熔附金属冠修复。（b）平台转换基台设计。

牙髓治疗和种植治疗适应证

根管治疗、根管再治疗或拔牙后种植的决定已经在许多系统综述中被讨论过[22-24]。虽然报告称有相似的存活率，但种植组的术后并发症发生率几乎高出5倍[25]。

然而，存活率数据随着影响根管治疗预后的具体局部因素而变化。例如，Salehrabi和Rotstein[26]通过8年的观察评估了140多万名患者，发现不患根尖周炎时，初始根管治疗可使患牙愈合的概率为92%～98%，但是患有根尖周炎的患牙在初始治疗后完全愈合的概率为74%～86%（图9.11）。

治疗成功率随着术前病变部位直径每增加1mm而减少14%[27]。弯曲的根管解剖形态、根管钙化或牙根内/外吸收也影响预后，但是借助锥形束CT断层扫描（CBCT），治疗结果有所改善（图9.12）[28]。关于矫正性再治疗，如果有根管形态改变（47%，而不是

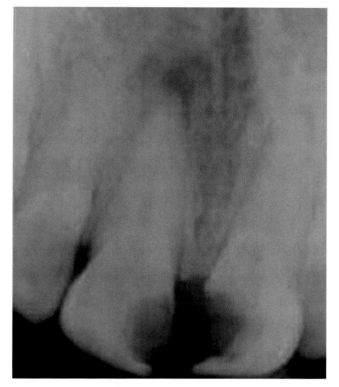

图9.11 治疗11与21相比，经过初步根管治疗，完全治愈机会减少10%，原因是根尖放射亮度。

86.8%，2年随访）、存在根尖透射影和较多的根管治疗史（更高可能性的关节外损伤、囊性病变和异物反应），成功率就会降低[29]。关于外科治疗，成功率的报告各不相同（59%~93%）[28,30-31]。以下因素被确定为是愈合的预测因素：没有术前疼痛或体征、根管充填物密度良好，以及根尖病变大小为5mm或更小。关于治疗相关因素，使用根管显微镜治疗的患牙往往比未使用根管显微镜治疗的患牙具有更高的愈合率[32]。

当决定做根管治疗或种植术时，需要着重考虑修复体、牙周的支持、患龋指数、患牙的重要性、美学要求、成本/效益/风险分析、操作者的专业知识和患者的偏好。例如，剩余的冠部牙体结构应具有至少1.5~2mm宽的牙本质肩领，1mm的牙本质厚度，否则需要进行加力牵引或冠延长术（防止牙龈扇形结构不协调）[33]。

可以通过面中部骨探通术来显示延长的上皮附着，通常不会造成牙龈轮廓的美学缺陷。然而当牙齿未通过正畸牵引拔除时可能会导致软硬组织的撕裂。因此，这种情况会将通过根管治疗或根管再治疗来挽救天然牙的价值。

考虑到保留患牙时的牙周状况分为不同的层次，用非手术方式治疗磨牙的Ⅰ度根分叉侵袭性牙周炎比用种植体冠修复治疗具有更佳的预后[34]。Samet等[35]明

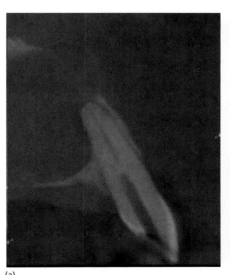

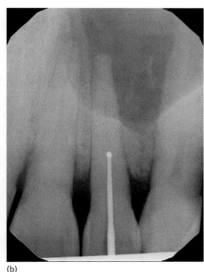

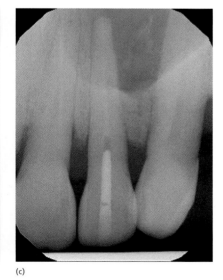

图9.12 （a）22钙化根管的精确扫描。（b）Gates-Glidden钻机（Dentsply Tulsa牙科专业公司，Tulsa OK）去除钙化堵塞物。（c）完成22的充填。资料来源：经Ray Scott许可转载。

确了具有6~8mm牙周袋深度，50%附着丧失或Ⅱ度根分叉患牙的保留是有问题的。在长达27年的长期研究，平均为11.5年的跟踪时间，发现患者缺乏依从性、吸烟，以及牙周治疗后仍存在6mm牙周袋深度等因素都是导致牙齿脱落的风险因素[36]。然而，我们需要记住一个很重要的事实，研究患有慢性牙周病或侵袭性牙周病（具有50%~70%最初附着水平）的天然牙的10年追踪研究报告称当进行充分的牙周治疗和维护时牙齿存活率可达88%[37]。因此，在牙列缺损患者中，为了有利于种植牙，而拔除牙周炎患牙，应慎重考虑。

三磷酸腺苷生物发光法是计数总细菌和口腔链球菌、变异链球菌的有效而且具有创新性的方法[38]。这使得医生能够评估患者对口腔卫生的维护，以预测天然牙的长期修复能力。对种植体的邻牙行根管治疗或根管再治疗以保留牙槽间隔（图9.13）或将1颗基牙当作长跨度固定修复体的一部分，是一个具有优势的方案。此外，由于美学要求需要保存1颗天然牙。在这些治疗计划中，患者应该被告知保留患牙的优势和家庭护理的重要性。

据报告当全科医生进行根管治疗或种植手术时，与专科医生操作时相比其存活率较低，种植结果差异较大[39-41]。具体来说，缺乏经验的临床医生植入的种植体存活率为73.0%，而种植专科医生植入的则为95.5%[42]。一项针对符合入选标准的350颗牙齿的多中

心研究，比较专科医生与全科医生进行根管治疗后的牙齿存活率，其结果分别为98.1%与89.7%[43]。知情同意书应包括手术过程[44]、维护规划、美观与功能的预期、治疗费用/时间的比较以及未行治疗时的影响。上颌牙种植修复的平均治疗时间估计长达250天，而牙髓治疗的治疗时间为67天。

总之，当有正畸适应证或牙体外科治疗的适应证时，口腔显微镜、新型超声波手术仪、镍钛扩根仪、先进的电子根尖定位仪、热牙胶、三氧矿化物和CBCT诊断工具的出现使得该策略成为拔牙和种植手术之前的"第二道防线"[45-48]。

牙支持式固定义齿和单个种植冠的适应证

比较牙体支持式固定修复体（FDP）（约89%）（图9.14）和单颗种植冠（SIC）（图9.15）的10年存活率，当评估金属烤瓷修复体用于两种修复方式时，实际上几乎没有它们之间存在差异的报道[49]。当相同的研究者比较5年并发症发生率时，传统的牙体支持式固定义齿代表更多的生物学后遗症，例如牙髓活力丧失、龋齿和复发性牙周炎，而单颗种植冠出现了更多的工艺问题，例如螺丝松动、饰瓷崩瓷和固位力丧失。

尽管烤瓷冠修复体的存活率很高，但随着对无金属修复体需求的争论，越来越重视发展全瓷修复体系统。值得注意的是5年的随访研究已经证明，与金属相比，玻璃陶瓷牙支持式固定修复体（例如二硅酸锂

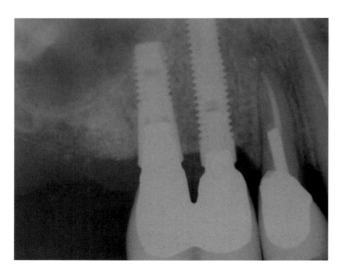

图9.13　用天然牙（14）近端种植的近端骨进行种植修复，并对该牙进行再治疗。资料来源：经Charles Goodacre许可转载。

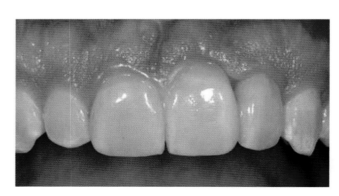

图9.14　三单元固定义齿修复11。资料来源：经瑞士Nicola Zitzmann, Basel许可转载。

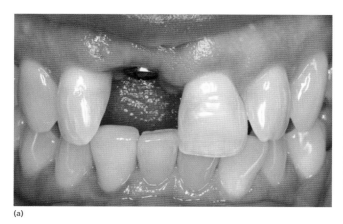
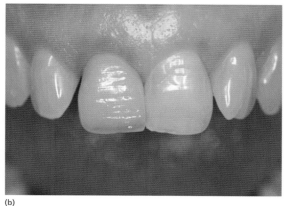

图9.15 （a）11部位的愈合基台。（b）单种植体冠修复11。资料来源：经Charles Goodacre许可转载。

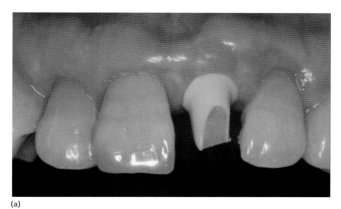
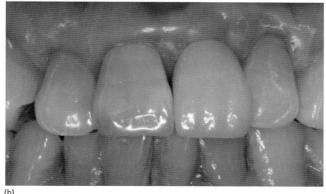

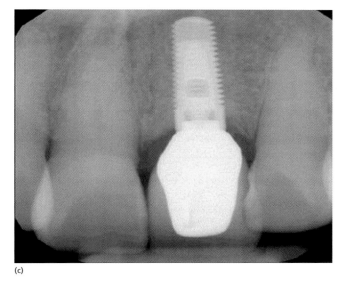

图9.16 （a）在11部位放入氧化锆基台。（b）全瓷冠修复11。（c）根尖周片。资料来源：经Carlos Eduardo Gonzales Espinoza许可转载。

系统）、玻璃氧化铝牙支持式固定修复体（例如In-Ceram系统）和致密烧结的氧化锆牙支持式固定修复体的存活率比烤瓷修复体较低[50]。对于增强玻璃陶瓷和玻璃渗透陶瓷牙支持式固定修复体，崩瓷的发生率明显增高，而与烤瓷固定修复体相比，致密烧结氧化锆固定修复体的脱落和崩瓷发生率明显更高。另外，氧化锆基台上全瓷种植修复体与钛基台上的金属烤瓷冠的性能在5年随访中没有表现出生物学或机械并发症上的差异（图9.16）[51]。关于评估单个种植冠的数据，值得注意的是，在多达60%的研究中美学问题可能未被报告[52-53]。然而，Zitzmann等注意到三个单位牙支持式固定修复体与前牙区种植单冠相比较的成本效益。他们的调查结果显示种植修复体的并发症较少，患者满意度也较高[54]。此外，Walton[55]在对超过300名患者进行的为期15年的研究中比较了这两种方式，并报告了种植单冠的累积存活率明显优于前牙的三单位牙支持式固定修复体。牙支持式固定修复体和种植单冠有相似的并发症发生率，但牙支持式固定修复体的经济负担较大。

鉴于上述数据，最佳的修复设计将基于全身因素[56-57]、局部因素[58]和患者相关的因素[59]。需要考虑的局部因素包括患龋指数、牙周状况、修复能力或牙列缺失患者的修复需求、拟种植位点的牙槽骨质量/牙槽骨量、为了种植位点最优化所需的跨学科维护指征，以及传统方案或种植方案的美学可预测性[60-61]。与患者相关的因素包括对未修复牙体的保留意愿，与辅助治疗相关的并发症以及预期的治疗时间/成本差异。单颗种植在费用上相当于三个单位的固定修复体，但相比牙体治疗费用上高出75%~90%，在治疗时间上也用4倍多的时间[62]。

种植固定修复与悬臂固定修复的适应证

比较在2000年前后的研究发现，不仅是种植单冠，多单位种植体支持式固定修复体（IFDP）也表现出积极的存活率曲线[63]。IFDP的5年存活率（图9.17）从93.5%上升到96.4%，但并发症发生率仍然很高。最新的研究报告指出一些生物学上的问题比如种植体周围疾病、软组织的并发症、边缘骨丧失、瘘管的形成或牙龈炎等从7.4%增加到9.4%[63-64]。这些结果可能部分是由于报告的都是好的临床病例。然而，在最新的调查中美学相关的结果有所改善，这归功于氧化锆陶瓷的广泛应用以及对健康的、和谐的生物学原理的遵从[65-67]。另外，最近的几个研究在评估机械并发症时，发现IFDP崩瓷发生率（7.7%）约为SIC的2倍。饰瓷折裂的风险随着修复体尺寸的增加而增大，且氧化锆基IFDP结构具有更高的崩瓷发生率[63]。然而，使用缓慢冷却、设计更加接近解剖形态的氧化锆基底、足够厚度的饰面瓷和大于3mm的连接体高度等可以纠正这种原本较高的折裂发生率。咬合指南推荐轻度的正中𬌗接触和避免过度咬合接触来解决种植体修复中缺乏本体感觉的问题，尽管这是依据经验而得到的结论[68]。IFDP中基台或螺丝的松动（4.0%）比SIC中的少[69]，并且在随后的调查中也显示出发生率的减少。这可能是由于内连接种植体的使用越来越多[70]，并且采用了适当的预负荷措施。体外试验中已证实10秒内再次以初始扭矩拧紧螺丝，可克服由于螺杆轴的扭转松弛、嵌入松弛和塑性变形等原因导致的40%的预负荷损失[71-72]。

关于每颗种植体对应1个冠修复体而不是设计IFDP的方案一直存在着争议。Yi等[73]给上颌后牙区缺损或下颌牙列缺损的患者做2颗或3颗种植体支持的三

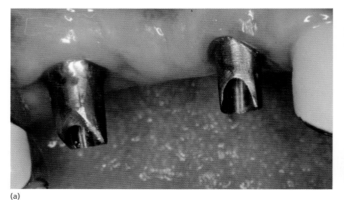
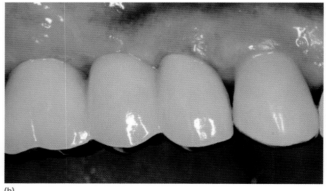

(a)　　　　　　　　　　　　　　　　**(b)**

图9.17　（a）钛基台支持固定义齿。（b）烤瓷熔附金属种植体固定义齿。

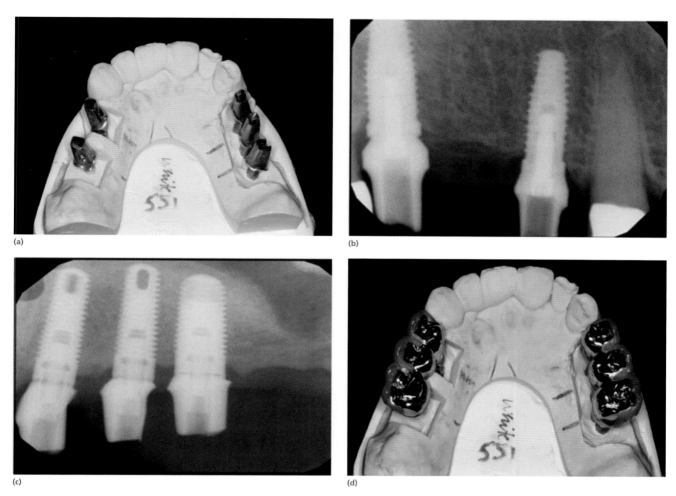

图9.18　（**a**）钛基台支持的后牙区种植修复。（**b**）固定在种植体上基台的根尖片显示它将支持固定修复桥。（**c**）附着在种植体上的基台的根尖片显示用于支撑单个牙冠。（**d**）铸造终修复体。

单位IFDP进行了回顾性对照研究（图9.18）。结果显示，5年随访的63例患者的种植体存活率为100%，且并发症也没有明显的差异。Salvi和Bragger[74]证实支持修复体的种植体数量与并发症之间没有任何相关性。这些临床结果解决了Rangert等对工作中发现的机械并发症的担忧，Rangert的研究显示与2颗种植体支持的线性修复体相比，由3颗种植体支持的固定修复体可以减少60%的弯曲力矩。然而，经过长达18年随访的系统性回顾和临床研究已经证实，体外分析中记录显著高的弯曲力矩的病例不一定会导致骨丧失或有更高的机械并发症发生率[74-75]。关于功能运动期间可能发生的潜在性骨丧失，如果微应力（<3000）能够被患者所适应，则非轴向负荷不会导致微小的折裂[76]。

关于放置2颗还是3颗种植体来支持3个冠修复体的方案最好根据局部因素来决定。根据种植体

之间的间距（3mm）、种植体和天然牙之间的间距（1.5~2mm）以及可接受的种植体直径（图9.19a），当植入3颗种植体的计划遇到以上解剖限制时应设计植入2颗种植体[77-78]。此外，为了使牙龈乳头的恢复具有可预测性，桥体能够比中间种植体的修复体提供更好的美学效果。在大多数情况下，在种植体之间的牙槽嵴上可预期形成平均3.4mm的牙龈乳头高度[77,79]。这与在种植桥体中可预期形成超过5mm的牙龈乳头高度形成对比。最后，减少1颗种植体对患者来说是节约治疗费用的。另外，当患者优先考虑口腔卫生的维护时，3颗种植体的设计使每一个单位便于清洁，且非夹板设计具有生物力学上的稳定性。此外，如果曾经出现过种植体失败或较差的牙槽骨基础，当桥体位于中央或者悬臂设计的原因导致种植失败时，3颗种植体螺丝固位的夹板修复体是一个合理的选择（图9.19b，c）。

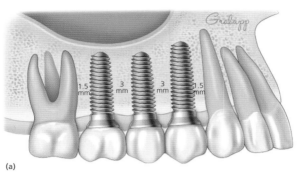

(a)

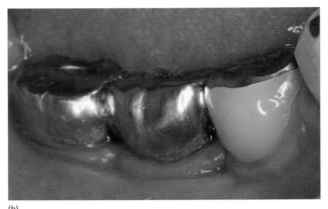

(b)

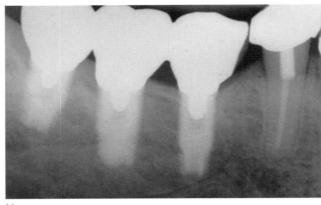

(c)

图9.19 （a）考虑种植体间和种植体–种植体–3颗种植体的牙齿距离的最小近远中距离值要求的空间因素。当空间比较大时，由2颗种植体支撑的三单位固定义齿是一种可行的替代方案。资料来源：©2016，Chris Gralapp。（b）每个牙位1颗种植体，螺钉固定三单位桥。（c）3颗种植体的根尖周片。如果其中1颗失败了，修复体可以使用原有的修复体。

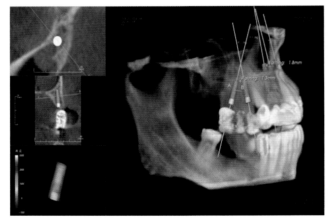

图9.20 为避免上颌窦植骨，采用倾斜种植体固定义齿的CBCT软件设计。

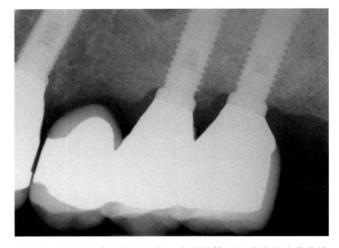

图9.21 植入悬臂固定的义齿，在种植体近悬臂端的边缘骨维持良好。资料来源：经查尔斯·古德克（Charles Goodacre）许可转载。

有许多研究报道了在后牙区植入倾斜种植体来避免上颌窦提升术（图9.20）或摆脱下牙槽神经管等解剖上的限制[80-82]。经过5年以上的观察，支撑FDP的轴向和非轴向种植体的边缘骨水平变化未显示出统计学差异[80]。这在另一项种植体角度为20°和50°的研究中得到了证实[82]。此外，一项系统性回顾显示轴向种

植体和倾斜种植体支撑的FDP均未出现更高的机械并发症[83]。

据研究报告，随访10年后的悬臂固定修复体的长期平均存活率为80.3%[84-86]，这可能会影响对种植

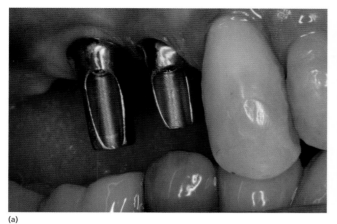

(a)

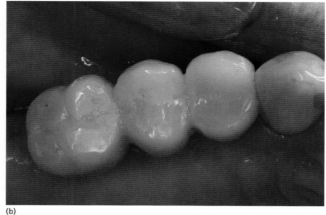

(b)

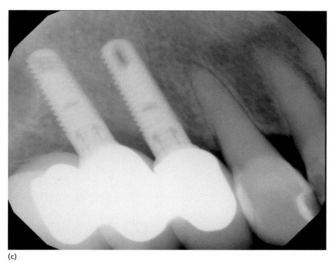

(c)

图9.22 （**a**）足够的基台长度以支持义齿悬臂端。（**b**）最终的三单元烤瓷熔附金属悬臂义齿。（**c**）悬臂修复体根尖部（**b**）X线片。

体悬臂修复体的认识。虽然种植体悬臂修复体的10年存活率已被证明为88.9%～100%[49,87]，但临床医生仍然不愿意在治疗中应用这种设计。尽管在悬臂式种植修复体上存在较高的非轴向负荷，但边缘骨丧失与悬臂的长度/位置以及对颌牙的状态无关（图9.21），这不同于天然牙列支持的悬臂修复体[88-89]。此外，后牙区的2颗或3颗悬臂式种植修复体已经被证明有较高的存活率[90-91]。前牙区悬臂式种植修复体可以为空间不足、薄龈生物型或高笑线等问题提供解决方案。最常见的并发症是一些工艺上的问题，例如饰面瓷折裂（10.3%）、螺丝松动（8.2%）和固位力丧失（5.7%）[92]。所以有副功能运动的患者最好采用金属咬合面的设计。采用粘接固位悬臂式修复体时，合适的冠-种植体比例会防止种植体固位力丧失的问题

（图9.22）。

多单位种植体夹板设计的适应证

在悬臂式种植修复体中，尽管已不存在牙周韧带，但通过改变夹板旋转中心来提高抗咬合力的方法还是存在争议。因而，对于天然牙支持式悬臂修复体的偏见，影响了医生选择多单位种植体夹板修复体的决定[93]。在一项上颌后牙区植入外六角形连接种植体的10年对照研究中，右侧为非夹板设计单元，左侧为夹板式单元，2组中只出现0.1mm边缘骨丧失的差异[94]。Norton[95]通过长达7.5年的随访证实了后牙区内连接种植体的非夹板设计，其边缘骨水平能够维持良好，非夹板设计的优点是多方面的（图9.23）。它们使得修

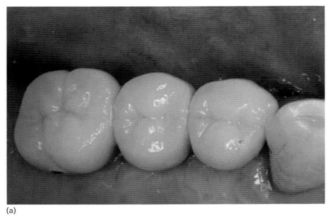

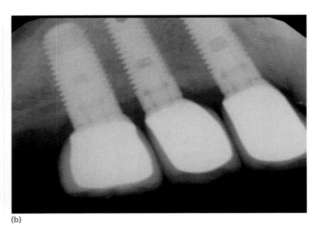

图9.23 （a）单个种植体支持的牙冠。（b）单冠修复的根尖周片。

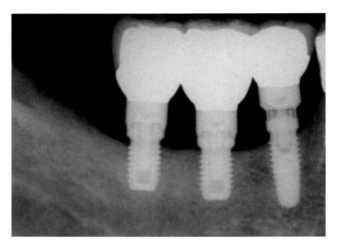

图9.24 连冠修复，远端牙冠有效冠长15mm。资料来源：经查尔斯·古德克（Charles Goodacre）许可转载。

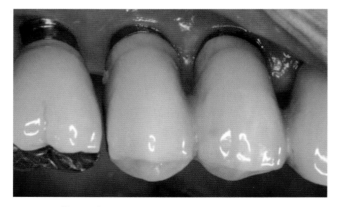

图9.25 使用20年以上的增龄性骨吸收，导致种植冠之间形成了开放性近端接触。

板的适应证可能包括：即刻负重、能够承载较高咬合力、骨质基础较差的部位、角度种植体、使用短或窄颈种植体以及冠长超过15mm（图9.24）[5,97]。种植体夹板使用中需要额外考虑的问题是成年后颅颌面有持续生长的趋势，在牙列缺损种植修复术后20年的患者中观察到了移位[98]。这可能包括咬合改变，接触点开放（图9.25），以及种植修复体与邻牙颈部龈缘的差异。然而，关于接触点开放的报告在6个月至12年为38%～65%。这种现象在螺丝固位和粘接固位中皆可发现，通常更常见于下颌骨，而且当对颌是天然牙列而不是活动义齿修复体时更是如此。若与种植体接触的邻牙侧壁能够提供广泛的接触面积，不仅可防止牙龈外展隙中的食物嵌塞，而且还减少了由于咬合力增加而引起的磨损。此外还有夜间维持器或保持器等可以推荐使用，但文献中并没有其结果的相关报道。

短种植体的适应证

冠根比大于1∶1的种植义齿设计需谨慎，通常骨增量与长种植体可以作为短种植体的替代。然而，多项研究已经清楚地表明当冠-种植体长度（C∶I）比率高达2.5∶1时，并没有明显的修复体边缘骨丧失[91,99-100]。种植单冠修复体与夹板修复体的成功率也没有差异[99]。此外，Lee等报道当C∶I<1时，比C∶I>1时的上颌骨种植体周围骨丧失会更大[101]。动物研究显示在没有炎症的情况下，模拟高负荷咬合接触时，牙槽骨会产生吸收与增生的反应[102]。因此，关于短种植体所受的生

复体更加卫生、容易被动就位、减少静态应力[96]、消除大量陶瓷和金属的需求、可降低支架或饰面瓷折裂的可能性，也更容易修理，并且在模拟天然牙上呈现出更高的美观性。考虑到上述非夹板设计的优势，夹

物力学负荷高于牙槽骨生理阈值的一些顾虑尚未得到证实。虽然以前的研究显示短种植体的失败率呈增加的趋势，但是这些种植体没有采取自攻植入的手术方式，并且也没有关注牙槽骨的质量[103-104]。

对于打算在萎缩牙槽骨上做短种植体的患者来说，短种植体植入可以减少手术创伤和并发症、缩短治疗时间以及较低的投入成本。当比较在未行骨移植的情况下，植入长度小于或等于8mm的种植体和上颌窦提升后植入长度大于8mm的种植体，后者的生物学并发症是前者的3倍。此外，有研究在下颌后牙区植入短于8mm的中等纹理种植体，对比行垂直骨增量术后植入较长种植体，5年后短种植体比长的种植体表现出更少的骨丧失。总之，最近的研究，包括长达5年观察的随机临床试验显示，短种植体与长种植体种植的成功率相似，这为牙槽骨萎缩的患者提供了一个更加保守的治疗选择[2,106-107]。

窄颈种植体

当邻牙之间的牙槽嵴顶水平距离或空间不足以容纳标准直径的种植体时，窄颈种植体（NDI）可能会排除骨移植或（和）正畸干预的需求。这有益于一些老年患者，有医疗风险或/和有一定经济负担的患者[108-109]。窄颈种植体（后牙受力区为3.3~3.5mm，咬合负荷较低区域单颗牙为3.0~3.25mm）有很好的成功率（88.9%~100%）[110]。不同于短种植体与骨增量术后行标准种植体相比较的研究，对于窄颈种植体没有类似的方法进行研究的报道。对窄颈种植体相关风险因素的分析研究，有助于明确副功能运动、牙槽骨质量和修复体的设计（例如夹板式与单颗牙单位）对窄颈种植体疗效的影响。

天然牙与种植体联合的固定修复

当相邻2颗种植体中有1颗失败，或者解剖空间不足以容纳1颗以上的种植体或紧邻2颗缺牙区的天然牙需要冠修复时，由1颗种植体与1颗天然牙联合支持的修复体为患者提供了一个更加保守的方案。然而，与

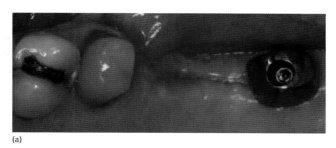

(a)

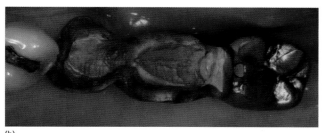

(b)

图9.26　（a）天然牙和种植牙支持的混合式固定义齿。（b）采用非刚性连接件的框架设计，5年5.2%的天然牙基牙侵入率。

IFDP修复体86.7%的存活率不同的是，一项系统性回顾通过10年以上的追踪发现种植体与天然牙联合支持修复体（TIFDP）的存活率为77.8%（与以天然牙或种植体为基牙的修复体的存活率没有显著差异）[49,111]。然而，一项超过5年的临床研究显示，相比以天然牙为基牙或种植支持的修复体高达32%的并发症，天然牙与种植体联合支持的修复体并没有表现出更高风险的生物学和机械并发症[47,112,113]。虽然如此，选择TIFDP修复需要存在特殊的局部原因，并且要谨慎设计。天然牙基牙是至关重要的，应拥有良好的牙周状态，并且可以提供正中𬌗。因已证明非坚固连接体可以导致功能上的干扰（5年发生率为5.2%）（图9.26），所以应设计为钢性连接[112,114-115]。总之，TIFDP存在解剖上的限制，或其他以患者为中心的情况时，因为相对于完全由种植体支持的修复设计，TIFDP存在更高的风险。

螺丝固位与粘接固位种植修复体的比较

20世纪80年代，当UCLA基台第一次出现的时候，它使操作者易于模仿传统牙冠修复的粘接固位方式，并且在设计阶段具有更多的灵活性，因而这种设计受到许多临床医生的青睐。然而，与传统观念不同

的是，患者对螺丝固位或粘接固位没有表现出明显偏好[116]。另外，SIC或IFDP、全瓷或金属基台两种固位方式在存活率上没有显著的差异[117]。虽然历史文献报

道螺丝固位方法导致更多的机械并发症，但这些数据是不太可靠的[118]。当分析所有类型的修复方式时，螺丝固位的修复设计存在较多的饰面瓷折裂或碎裂，而固位不

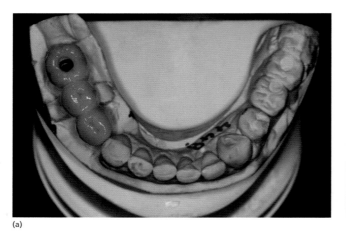
(a)

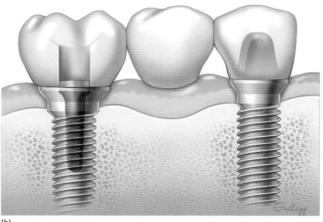
(b)

图9.27 （a）图9.26所示为"混合"设计的图形。（b）三单位固定义齿，第一磨牙采用螺钉固定设计，第一前磨牙采用粘接固定设计。资料来源：©2016，Chris Gralapp。

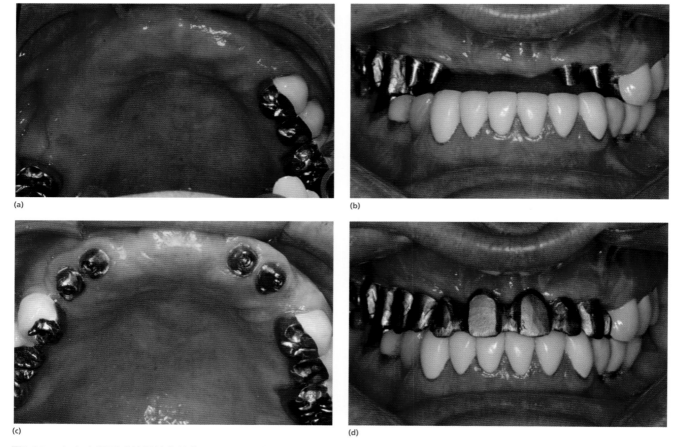
(a)

(b)

(c)

(d)

图9.28 （a）上颌牙列缺损的术前𬌗面观。（b）粘接固位悬臂式种植体固定义齿设计的正面观。（c）悬臂式种植体固定义齿的基台𬌗面观，由于U形和短基台造成固位不良。（d）悬臂式种植体固定义齿的金属支架正面观，在试戴时显示前后移动。

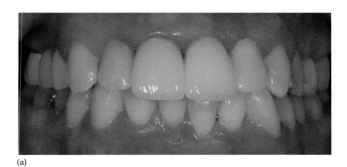

(a)

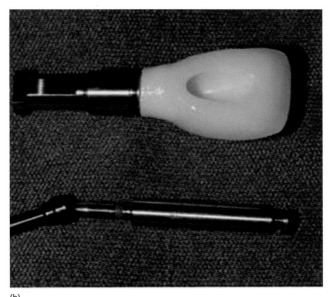

(b)

图9.29 （a）诺宝科公司的Active种植体的角度螺钉通道设计，允许高达25°的植入轴与固定螺丝的氧化锆冠的角度偏移。资料来源：经Brian Kucey许可转载。（b）万能螺丝刀，以倾斜角度扭转螺丝。

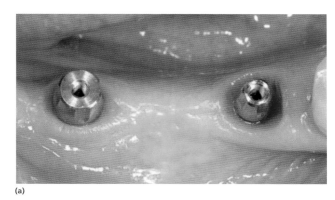

(a)

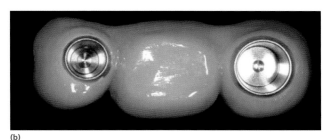

(b)

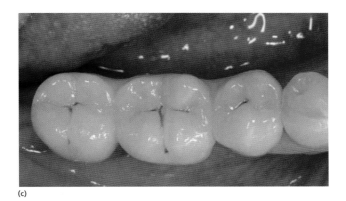

(c)

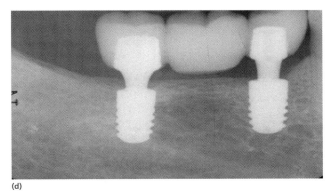

(d)

图9.30 （a）更经济的设计是三单元固定义齿使用摩擦力固位而不是粘接剂。（b）固定义齿修复凹槽（a）。（c）最终三单元固定义齿。（d）固定义齿的根尖周片。资料来源：经Marco Degidi许可复制。

良或基台松脱等现象在粘接固位时更易出现，且具有统计学差异，这导致修复后需要更多的机械维护[119]。在同一篇系统性回顾文献中，粘接固位修复体表现出显著高的生物学并发症，瘘管或者化脓的出现跟残留粘接剂有关，这可能会导致进行性的骨丧失[120-121]。由于过度的角度调整，增加了基台的锥度，粘接固位修复体也可能受到冠−基台比的影响和限制。当只有最小的颌间距离可用时，特别是在多单位修复体中粘接固位的脱粘接可能是比较麻烦的。在这种情况下，术前阶段的治疗计划是非常最重要的，种植体的位置应适合后续螺丝的固位修复。在多单位修复体中，当一单位采用螺丝固位，而另一个为粘接固位，且采用暂时性粘接剂暂时粘接时，这种混合的固位方式可为多单位修复体提供更佳的固位力且便于调整（图9.27）。当

前牙区牙齿缺失呈U形时，需要采用粘接固位。IFDP的设计最好采用3～4颗种植体，而不是2颗种植体，因为，这可防止支架的前后弯曲（图9.28）。

虽然美学并发症并不是在某个固位设计中更为多见，并且在最近的研究中已经显示美学并发症在减少，但生物和机械学的并发症仍然很高[63]。尽管粘接固位修复体制作简单、成本较低、设计也相似，但粘接固位修复体具有更高的并发症和维修困难，这些原因使螺丝固位设计成为更有利的替代方案。然而，当牙槽骨的形态与螺丝固位修复体所需的长轴不同时，非粘接固位种植冠的一些创新设计已被推向市场（图9.29）。此外，有种植体公司通过摩擦阻力固位的一种角度设计消除了粘接剂的残余（图9.30）。

即刻负重以及即刻种植方案

种植体的微观表面形貌是钛种植体成骨细胞增殖的重要因素，信号通路分析证明了适当粗糙度的种植体与骨愈合有关的信号级联相关基因的上调有关，例如血管生成、破骨细胞发生和蛋白水解等[122]。这也影响了种植体植入后何时行修复体制作并且负重的临床指南。Esposito等[123]将加载方案分类如下：

- 即刻负重：种植术后1周内行修复治疗。
- 早期负重：种植术后1～2个月行修复治疗。
- 常规负重：种植术2个月后行修复治疗。

当种植体植入后，一项Meta分析对SIC不同负重方案的临床效果进行了分析，例如边缘骨丢失、牙龈乳头水平、牙龈的高度、美观结果和患者的满意度[124]。临床病例选择仔细、有经验的操作人员植入，以及大于20～45Ncm的初期植入扭矩或大于60～65的种植体稳定性（ISQ），且不需要同期植骨的情况下，牙龈乳头高度一般不会因即刻负重或常规负重而不同。因为研

究的异质性或数据的不充分，其他指标是不确定的。对于实现骨整合所需的最小植入扭矩或ISQ数值仍然存在争议[125-126]。多项研究结果表明在后牙区早期或即刻负重种植体的5年存活率没有显示出任何差异[127]。Van de Velde等[128]在裂口RCT的18个月随访中，比较了在上颌后牙区使用常规手术方案后行早期负重与不翻瓣、导板引导植入后行即刻负重之间的差异。所有种植体的存活率为97.2%～100%。另外，上颌或下颌的即刻负重没有显示出统计学差异，但即刻负重能否成为多牙缺失、牙列缺损患者的标准治疗方案，还需要进一步研究[129]。牙槽骨质量、最初植入扭矩或ISQ值、吸烟习惯的存在、功能异常、遵从医嘱等因素是决定是否能够即刻负重的重要指标[130]。

若美学区即刻种植的临时修复体在正中𬌗与非正中𬌗时均无功能负荷，种植体就会有较高的5年存活率（图9.31）[131-132]。一项回顾性对照试验，在6～7年的随访中发现，在刚拔除和拔牙后愈合的牙位上植入种植体后行即刻负重，种植体的存活率没有统计学上的差异[133]。然而，更多以患者为中心的研究结果中，缺乏红色与白色美学指标的测量[134]。一些调查确定了明确的纳入标准，其中规定为即刻植入/负重方案，以及厚龈生物型和涉及腭骨的颊侧骨板的垂直丧失小于4mm[135-136]。

通常面部有明显的缺损时不建议进行即刻种植方案（图9.32b）。然而，有一些临床选择，例如：正畸牵引萌出或正畸牵引拔除来引导再生软硬组织可以为即刻种植提供前提条件（图9.32）。后一种技术在32颗治愈希望渺茫的牙齿上进行了评估，据报告其骨再生率为70%，牙龈再生率为60%，种植体存活率为

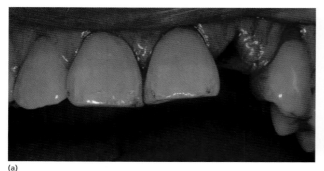
(a)

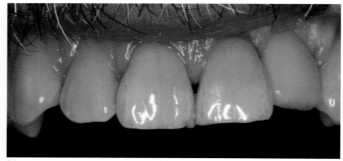
(b)

图9.31　（a）拔除22残根，即刻植入种植体。（b）22即刻临时冠修复。

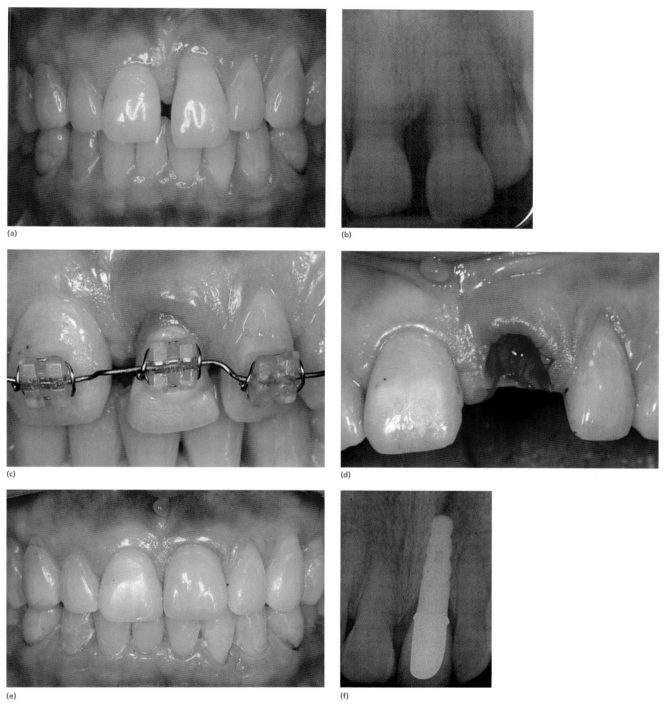

图9.32　（a）21进展期牙周附着丧失。（b）根尖周片。（c）种植体植入前，正畸力牵引，增加牙槽嵴水平。（d）拔除21。（e）最终修复体就位。（f）根尖周片。

96%[137]。值得注意的是限制因素不是残余附着水平（Ⅰ～Ⅴ型）而是颌间距离（图9.33）。15～50g轻度持续力量作用于垂直方向使每个月产生0.5～1mm的萌出量，激活期之间需要1个月的间歇期。通常在种植体即将植入的位点上进行正畸辅助治疗、重建咬合、增

大近远中距和塑造邻牙之间的扇形牙龈形态，这些措施均为种植位点提供了良好的条件。然而，为了改变牙槽骨形态的种植位点扩展曾在20年前报道[138]，最近又出现了"牵引"。只要考虑到额外的干预治疗，就必须在知情同意上进行全面的讨论，涉及即刻种植和

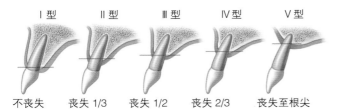

Ⅰ型	Ⅱ型	Ⅲ型	Ⅳ型	Ⅴ型
不丧失	丧失 1/3	丧失 1/2	丧失 2/3	丧失至根尖

图9.33　附着丧失的示意图（Ⅰ~Ⅴ型），所有这些都可以利用正畸牵引来改善骨量，以便进行2012年由Amato等[137]所述的预期植入。资料来源：©2016，Chris Gralapp。

临时修复的整个治疗范围，操作者的专业知识和患者依从性非常重要。

如果患者因为临床医生/患者相关的原因而不适合做正畸辅助治疗，是否应该在拔牙位点上进行骨移植以准备延期种植？拔牙的后遗症有牙槽骨的丧失，牙槽嵴顶区域的宽度减少约2.7mm，而唇侧牙槽嵴高度减少1.9mm[139]。当我们复习拔牙后牙槽嵴保存术疗效的文献后，发现各个研究尽管有很大的异质性，但均支持拔牙位点的保存[140-142]。这些分析并没有显示出任何一种移植材料的明显好处，也没有显示出使用人工骨膜的必要性。此外，一期缝合也没有被证明是必要的步骤。

总结

谨慎的医疗操作的目的在于使患者获得最保守且最持久的治疗。针对牙列缺损患者种植修复领域的直观证据使许多修复体的设计方案合理化，这可能降低外科手术的风险、发病率、成本，在某些情况下也可能会降低治疗时间。这些新方法正在为临床医生和患者相关的因素带来一系列的变化。

扫一扫即可浏览

参考文献

第10章

美学区种植的修复考量
Prosthodontic Considerations in the Implant Restoration of the Esthetic Zone

Ghadeer Thalji[1], Sandra Al–Tarawneh[2]
[1] University of Illinois at Chicago College of Dentistry Chicago, Illinois, USA
[2] University of Jordan, Amman, Jordan

患者大笑时显露的任何部位都可以称为美学区，但我们一般认为患者觉得重要的美学部位才是美学区[1]。与口内其他部位不同的是，美学区种植必须塑造协调的牙龈轮廓，这是最复杂的治疗程序之一，因此美学区种植在SAC分类中属于高级和复杂的一类[2]。术前评估，分析患者的美学风险和期望值是美学区种植成功的关键。患者美学风险的高危因素包括[2-7]：

- 高唇线（高笑线，说明上颌前牙临床牙冠和连续牙龈带全部显露）。
- 扇形薄龈生物型（更容易出现牙龈退缩）。
- 尖圆形临床牙冠。
- 种植位点急性炎症。
- 牙槽嵴顶距邻牙邻接点>6mm，会导致龈乳头难以充满邻间隙。
- 邻牙修复体。
- 2颗或以上牙连续缺失。
- 软组织缺损。
- 垂直骨量不足。
- 邻牙为种植修复（种植体间龈乳头高度低）。
- 长结合上皮，骨形态低平。

患者对种植修复的预期往往高于传统修复[8]，为避免因未达到患者高期望值而引起纠纷，必须在初诊时就让患者知晓这些美学风险因素[8]。

为了使种植修复达到可预期的远期美学效果，必须在术前制订一份全面的多学科交叉合作计划。患者的术前评估应包括全面的病史与口腔治疗史、诊断模型、口内外影像、位点分析、诊断蜡型以及必要的放射学评估，可利用CBCT与配套软件进行模拟种植。选定CBCT后，利用外科导板可以合理地将虚拟手术转变为现实，并通过合适的临时修复体进行软组织塑形从而完成最终修复体。

为获得最佳的效果，必须与患者讨论附加的例如正畸、额外修复等流程、软硬组织增量或牙周治疗等方案。

种植位点的检查与分析

种植位点的全面评估是很重要的，它可以为口腔美学提供一致的指导体系。美学位点的分析检查表见框10.1[1,9-14]。

诊断蜡型、放射导板制作和虚拟三维手术

临床医生的目标是达到以生物学、功能和美学需求为基础的可预期的近远期效果[15]。最终，理想修复体的位置是种植体位置的导向。完成确定龈缘最高点（代表临床牙冠最顶部的区域）[9-10]的诊断蜡型后，如果需行三维扫描必须制作放射导板并拍摄CBCT。这样最终修复体的位置便与植入位点的软硬组织确定对应关系。如此可确定植入位点可用骨量是否足够，从而决定是否需行增量手术（图10.1和图10.2）。种植体颊侧必须保留2mm骨组织以抵消由于种植手术引起的骨吸收以及种植体周围龈退缩[16]，当植入位点骨量不

Evidence-based Implant Treatment Planning and Clinical Protocols, First Edition. Edited by Steven J. Sadowsky.
© 2017 John Wiley & Sons, Inc. Published 2017 by John Wiley & Sons, Inc.
Companion website: www.wiley.com/go/sadowsky/implant

框10.1 美学种植位点检查表

牙龈健康
唇颊侧角化牙龈宽度
邻牙排列、外形、颜色
切嵴外形
笑线高度
下唇线
上唇丰满度
微笑对称性
中线𬌗平面
牙龈水平的平衡
牙龈顶点的位置
龈缘形态（高薄扇型、低厚扇型）
颌间关系（水平、垂直）
缺牙间隙宽度（单牙或多牙缺失）
牙槽嵴解剖形态(水平骨缺损、垂直骨缺损)
邻接点位置
影响牙龈乳头形态的指数（邻面接触区到牙槽嵴顶的距离、种植体与邻牙距离、种植体间距离是否平台转移种植体）
放射导板CBCT数据分析（足够骨量、解剖结构、局部病理改变、邻牙轴向）

足时，必须利用骨移植技术获得足够骨量。应用CAD/CAM技术模拟手术并制作的种植外科导板可以提高种植体位置准确性（图10.3）。外科导板的应用对保证种植体的合适位置是十分重要的。

种植体位置设计

单牙种植修复

种植体正确的三维位置对于良好的美学预期是十分重要的。众所周知，种植体周围的生物学宽度要大于天然牙的生物学宽度[17-19]。天然牙生物学附着位于牙槽嵴顶以上，而种植体周围软组织附着位于牙槽嵴顶以下[20]。所以，维持和重塑牙龈乳头非常具有挑战性，医生必须对种植体与天然牙以及种植体间距离进行细心设计。Tarnow及其同事们[21]研究发现若种植体与邻牙接触点到牙槽嵴顶距离不大于5mm，则龈乳头100%充满间隙；若该距离为6mm及以上，则龈乳头充满间隙可能性不大于50%；若该距离为7mm，则龈乳

头充满间隙可能性为25%[21]。因此，在美学区，只有牙槽嵴顶至邻牙釉牙骨质界距离为3~5mm才能保证种植体正确位置及龈沟形成[20-23]。

种植体三维位置（唇舌向、近远中向、垂直向）的控制是保证满意的龈缘水平的先决条件。将种植体肩台放置在龈缘最高点的根方3mm，腭向2mm[9-10,24]，近远中向必须保证种植体与天然牙最少1.5mm的距离以维持骨量从而保证美学效果[25]。不过最近的研究表明，当应用平台转移种植体时，种植体可以距离邻牙1mm而不引起骨丧失[26-31]。

因不完善的治疗计划或不恰当的外科操作导致的种植体位置不佳会引起严重的美学并发症。种植体位置过深或过于偏向唇侧会引起唇侧骨吸收和继发的牙龈退缩[16]。种植体位置过浅会导致金属边缘暴露，而种植体太偏腭侧会导致舌侧边缘不合适。但是，只要按照正确的参数设计，便容易达到可预期的美学效果（图10.4）。

近远中向位置不佳会影响邻间隙龈乳头再生或引起牙槽骨吸收[9,12]。另外，基于种植位点的解剖结构和修复导向考虑，必须认真选择合适直径的种植体。

多牙缺失

美学区多牙缺失必须引起注意。需慎重考虑例如种植体数量、种植体间距、种植体角度这些关键因素。在成角度的位点，合理的设计、理想的诊断蜡型与外科导板的使用是必需的。两种植体间龈乳头的获得相比较，种植体与天然牙间难得多[32]。Tarnow及其同事们[21]报道两种植体间龈乳头平均高度为3.4mm。由于侧方骨丧失，种植体间距小于3mm会降低种植体间牙槽骨高度。保证种植体间距大于3mm时，邻面牙槽骨平均仅吸收0.45mm，因此能够保证邻面骨高度。如果种植体间距小于3mm，邻面牙槽骨平均吸收增至1.04mm，造成了种植体间龈乳头支持组织的丧失[31-32]。在美学区植入多颗种植体时选择小直径种植体是有利的，因为小直径种植体更容易保证种植体间3mm的距离[32]。种植体支持的固定义齿修复对于多牙缺失的病例可能是较好的选择，这种修复方式可以使种植体与桥体交替分布以保证软组织美学[6]。桥体

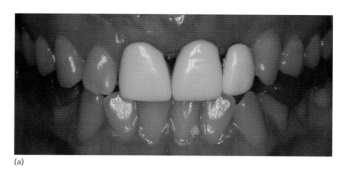

(a)

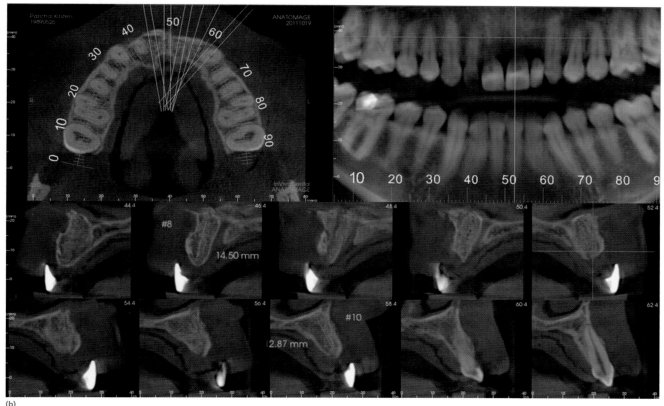

(b)

图10.1 （a）阻射性人工牙制作放射导板戴入口内行CBCT扫描。殆面置入GC树脂以分离上下颌牙齿并使患者保持稳定。（b）11牙矢状断面图显示最终修复体与可用骨的精确位置关系，明确种植体正确三维位置植入的可用骨量。

间（6mm）、种植体与桥体间（5.5mm）龈乳头高度远高于种植体间的量（3.5mm）[33]。

最近研究表明，新型锥形内连接和平台转移植体间距为2mm或3mm时，种植体间骨水平是一致的[34-37]。在因外伤或病理病变导致的大量软硬组织缺损的病例中，必须设计龈色瓷或活动修复体以补偿缺损组织[38]。

解剖学因素

在上颌前牙区，充足的软硬组织量对实现成功的美学结果是至关重要的。拔牙后尤其是前3个月导致的牙槽骨吸收[34]，是导致美学效果差的主要风险。上颌牙拔除后，骨吸收的平均值为水平向3.79mm、垂直向1.24mm[35]。连续多牙拔除会发生更大量的骨吸收[36]。位点保存可以明显减少骨吸收[37,39]。Jambhekar及其同事们[40]进行系统性回顾对比研究，在不翻瓣拔牙后植入不同骨移植物，12周后进行临床和组织学对

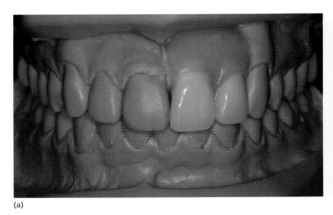

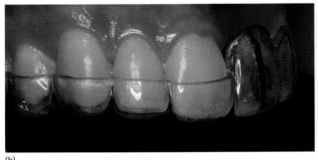

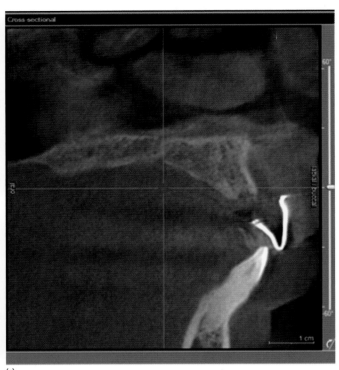

图10.2　（a）左上中侧切牙最终修复体的诊断蜡型。（b）铅箔定位的真空压膜放射导板戴入口内，提示唇侧骨缺损。（c）CBCT矢状断面显示唇侧骨缺损，这类病例必须考虑增量程序。

比：颊舌侧牙槽嵴顶平均骨吸收量在异种移植物组最低（1.3mm），同种异体移植物组次之（1.63mm），异质移植物组（2.13mm）再次之，空白对照组最高（2.79 mm）[40]。尽管位点保存可以减少骨吸收，但并不能阻止骨形态变化而形成的颊侧骨凹陷，导致美学问题。牙齿掉落后造成骨维度的变化，其变化的量受局部因素的影响，包括牙周状况、骨开裂、临时修复体的类型与适应性；还有系统因素，例如患者的健康状况；还有例如吸烟的习惯因素。美学区拔牙位点的软硬组织保存技术对后期美学与功能重塑是十分重要的。足够的软组织量可以保证后期修复体的软组织轮廓。此外，保留足够的硬组织量对于种植体植入和软组织支撑同样重要。骨上软组织的量是有限的。单牙种植体龈乳头水平取决于邻牙骨水平而不是种植体周围骨水平（图10.5）[22,41-42]。

增量位点的软组织效果明显差于未增量位点，因为附加的手术会引起瘢痕，而非术区骨水平，因为两种位点的骨水平是相似的[43]。长期研究表明经过最终修复体塑形后牙间乳头会充满邻间隙[44-46]。

患者缺牙后往往会伴有垂直向、颊舌向软硬组织不足。外科或修复可以完成缺损组织的重建。用块状骨移植、引导组织再生或正畸方法可以获得硬组织重建，但垂直向骨增量比水平向增量更具挑战性[47]。修复方式包括龈色瓷或增加邻面接触区两种方式（图10.6和图10.7）[48]。

修复方式替代软组织的优势在于减少外科重建步骤、缩短治疗周期、降低治疗费用，并且具有更佳的粉红美学[38]。目前的龈色修复材料包括丙烯酸树脂、复合树脂和陶瓷[38,49-50]。

应用龈色材料必须由经验丰富的技工实施。而且应用该项技术时，必须进行骨形态修整以隐藏唇缘下方移行区（修复体和天然牙龈连接区）并保证种植体

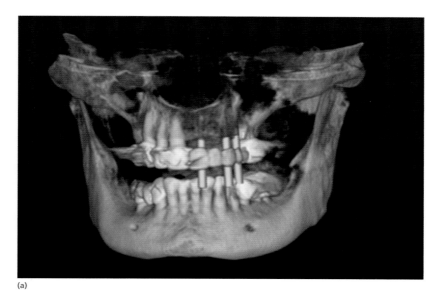

(a)

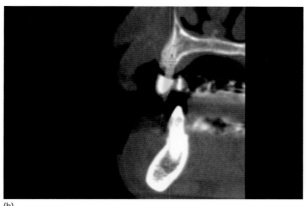

(b)

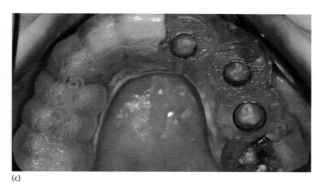

(c)

图10.3 （a）使用Simplant软件进行模拟种植规划，规划设计的种植位点为21、23、25牙。（b）23牙设计的种植体长轴方向（设计螺丝固位的修复体）。（c）牙支持式CAD/CAM导板口内就位后的殆面观。

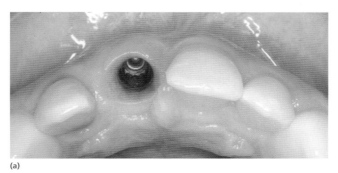

(a)

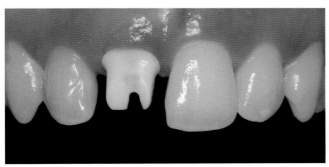

(b)

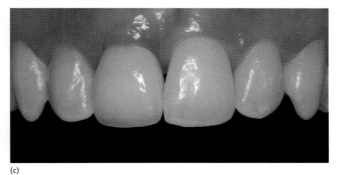

(c)

图10.4 （a）11牙种植体殆向观提示唇向、垂直向位置错误，难以制作良好穿龈轮廓和对称龈缘线的修复体。（b）11牙氧化锆基台就位后的唇面观，选择氧化锆基台的原因是患者的薄龈生物型。（c）最终修复体就位后的唇侧观。不合适的种植体位置导致中切牙非对称的牙龈顶点。

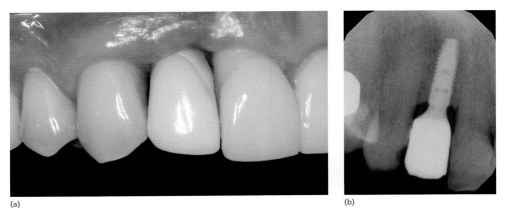

图10.5 （a）12牙种植冠唇面观提示近远中龈乳头不足。（b）12牙根尖片提示种植体周围骨水平良好但明显低于邻近天然牙。单牙种植体软组织水平主要取决于邻近天然牙骨水平。

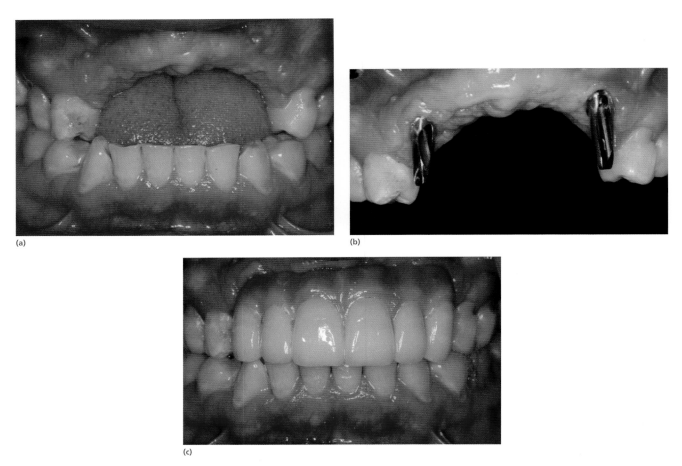

图10.6 （a）外伤导致的上颌前牙缺失伴有软硬组织缺损；垂直增量效果往往不可预期。（b）最终金属基台就位。（c）必须使用龈色瓷以补偿组织缺损并创造合适的美学效果。

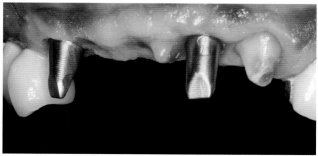

(a)

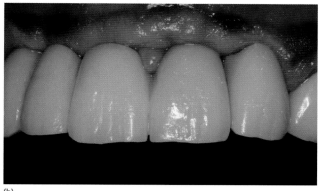

(b)

图10.7 （a）邻牙需冠修复的三单位种植固定修复义齿。为了达到更好的美学效果，使用金色个性化基台。（b）为了掩饰龈乳头不足而增加邻面接触区面积。

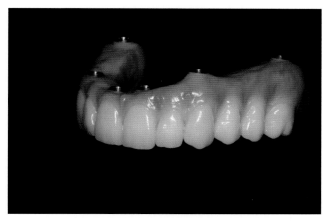

图10.8 清洁便利的具有人工牙龈的全牙弓一体式氧化锆修复体的平坦桥体–侧面观。

间有平坦的牙槽嵴[50]。建议设计平坦的桥体以保证天然牙龈与人工牙龈的平滑过渡和良好的口腔卫生（图10.8）。人工牙龈劣势：

- 维护要求高，尤其是树脂和丙烯酸材料固有的颜色不稳定及染色特性。
- 需要精心的口腔卫生维护。

- 患者对假牙龈消极抵触及有悲观心理。

植入时机

美学区牙缺失后种植时机的选择非常重要，种植时机包括1型（即刻种植）、2型（软组织愈合的早期种植，4～8周）、3型（部分骨愈合的早期种植，12～16周）、4型（延期种植，16周后）[51]。

即刻种植最大的优点是缩短了治疗周期，这恰恰是患者所希望的。即刻种植的潜在生物学优点包括更好的美学预期、减少患者前牙缺失的心理创伤、一定的牙槽骨保存[52]。不过临床科学研究表明，即刻种植并不能完全阻止牙槽骨吸收，只能部分降低吸收程度[53-54]。据报道即刻种植1年后通过骨形态测量骨吸收量为颊侧水平向1.07mm，颊侧垂直向0.78mm，腭侧水平向0.62mm，腭侧垂直向0.50mm[55]。颊侧骨板初始厚度是一项可预测即刻种植最终结果的重要解剖特点。临床CBCT数据统计说明，大部分患者的上颌前牙区唇侧骨板较薄。Vera等报道前磨牙牙根中部平均颊侧骨厚度为1.03mm，上颌前牙区平均为0.7mm[56]。这与Wang等[57]报道80%前牙、40%前磨牙颊侧骨板不足1mm，且30%位点骨板小于0.5mm结果类似。

尽管如此，目前的证据表明单牙即刻种植可以达到较好的美学效果。不过与早期种植（2型、3型）相比，容易发生多于1mm的龈缘退缩等并发症。

即刻种植需要医生具备更好的技术和经验。病例选择对于实现成功的美学十分重要。龈缘退缩的影响因素包括唇侧骨板不完整、薄龈生物型、种植体偏唇侧[58]。CBCT可以指导临床医生实施最佳的外科手术（即刻或延期手术）。

第五届ITI研讨会[59]会议纪要建议以下情况可以作为即刻种植的适应证共识：

- 完整的唇侧骨壁。
- 唇侧骨厚度至少1mm，唇侧骨壁与种植体间最少2mm间隙。
- 厚龈生物型。
- 无急性感染。
- 根尖具备保证种植体初始稳定性的骨量。

即刻种植手术必须实施微创拔牙以保存唇侧骨板。此外，即刻种植建议不翻瓣，以保证骨膜血供。拔牙后，彻底清除拔牙创肉芽组织，并保证种植体在腭侧和根尖固定良好以获得良好的初始稳定性。唇侧跳跃间隙使用低替代率的骨填充材料以补偿拔牙后的骨吸收[60]。Chu及其同事们[61]在回顾性横断面研究中对比了4组前牙即刻种植种植体周软组织的变化：无BGPR组（无骨移植，无临时修复体）；PR组（无骨移植，有临时修复体）；BG组（骨移植，无临时修复体）；BGPR组（骨移植，临时修复体）。植骨位点的软组织高度明显高于未植骨位点（2.72mm、2.29mm，$P<0.06$）。近龈1/3的软组织厚度在植骨位点明显大于未植骨位点（2.90mm、2.28mm，$P<0.008$），同时有临时牙位点的牙龈厚度明显大于无临时牙位点（2.81mm、2.37mm，$P<0.06$）[61]。早期种植（4～8周）可以避免感染，且具有充足软组织，相对于即刻种植是更有优势的一种替代方式[62]。不过，在种植体初期稳定性不佳的情况下需要更长的愈合期。

据报道，单颗种植体冠修复的即刻负重相对于传统的延期负重有更高的失败率。Atieh等[63]通过5个研究的Meta分析（95%置信区间为2.00%～12.84%）得出风险率要高出5.07%。局部因素例如夜磨牙；全身性因素例如一般健康状况，包括会影响伤口愈合的吸烟、糖尿病、甲状腺功能亢进等都会增加出现生物学并发症可能[64]；其他因素包括患者依从性以及医生技术。

美学评价指数

文献中报道的评估种植体美学的方法包括主观和客观的指标。患者满意度取决于其主观感觉和喜好。

种植体美学评价的客观指标包括①修复体（外形–白色美学）和②软组织（粉红美学）。美学种植修复体可以在形态、质地、色泽和透明度方面媲美天然牙。90%的患者大笑时会显露前牙和第一前磨牙龈乳头[65-66]。龈乳头充盈度、龈缘位置、黏膜颜色质地都会影响种植修复体美学效果。临床研究中评价单牙种植体美学的指数（表10.1），粉红美学评分、白色美学评分（PES/WES）普遍高于ICAI（种植冠美学指数）[71]。

临时修复体

临时修复体的制作方式有多种，包括可摘局部义齿、真空压膜临时牙、树脂粘接卵圆形临时牙、种植体支持的螺丝固位临时牙、临时固定桥（邻牙需要修复）[72]。可摘局部义齿是一种简便、低廉的方法，但是一定注意组织面的缓冲防止影响最终美学效果（图10.9）。

推荐在美学区应用具有合适穿龈轮廓的临时牙进行种植体周软组织塑形。必须应用螺丝固位的临时牙以便于必要时拆卸塑形软组织形态。无论如何，强烈推荐制作临时牙以利于在最终修复体完成前与患者沟

表10.1 单牙种植美学评价指数

龈乳头指数1997[67]	邻间隙黏膜高度 广泛用于美学评价	近远中龈乳头 0=无龈乳头 1=小于邻间隙一半的龈乳头 2=至少一半龈乳头，但很少至接触点 3=龈乳头充满邻间隙 4=龈乳头过度增生
种植冠美学指数（ICAI）； Meijeretal, 2005[68]	9个参数： 冠尺寸形状 唇侧黏膜	粉红美学： 唇侧边缘、龈乳头、唇面轮廓、颜色、表面 白色美学： 近远中径、切嵴位置、唇侧突度、颜色/透明度、表面
PES–粉红美学评分；Furhauser等， 2005[69] 修正的PES；Belser等，2009[70]	种植体周黏膜	7个参数：近远中龈乳头、软组织水平、轮廓、质地、牙槽突缺损
白色美学评分；Belser等，2009[70]		形状、尺寸、颜色、质地、透明度、个性化

通评估美学效果。通过临时牙加载于石膏模型或个性化印模帽可以复制临时牙的穿龈轮廓（图10.10）[73]。修复医生应该重点制作对维持黏膜轮廓和形态的软组织支撑部分。过大的压力可能导致牙龈退缩[74]。

最终修复体

螺丝固位 vs. 粘接固位

螺丝固位或粘接固位方式的选择取决于临床医生的习惯和种植体的位置。美学区必须通过基台与修复体合理设计保证穿龈轮廓。

只要螺丝开口位于切端舌侧，医生便可选择螺丝固位。最新设计的变角度螺丝通道基台和专用螺丝刀可以纠正25°以内的种植体轴向角度。这使得在前牙美学区唇侧螺丝开口使用螺丝固位成为可能。螺丝固位的最大优点是可拆卸修理并且降低了多余粘接剂引发的生物学并发症。

基台

个性化基台对软组织的支持良好并具备合适的龈下形态且便于清理多余粘接剂，这是成品基台所不具备的，但是，临床医生仍然应该使用最少的粘接剂。也可以通过在口内粘接前，将修复体预粘接于基台代型的方法，以减少粘接剂残留[75]。美学区可使用金属与氧化锆两种基台。薄龈生物型患者应用纯钛基台的缺点是颈缘容易透出钛的灰色基色[76]。

Bressan及其同事们[77]使用分光光度测量分析，应用不同基台材料后软组织颜色的变化。软组织颜色在纯钛基台组与天然牙有明显差别，而在金基台或氧化锆基台组与天然牙无明显差别。氮化物涂层的基台颜色类似金基台，有高美学需求的患者可以使用此种基台代替全瓷基台（图10.11）[78]。

使用氧化锆基台必须严格遵循技工操作流程避免并发症发生。瓷基台烧结后不能再研磨、刮擦或调整[79]。氧化锆基台可以为钛基底连接或一体式氧化锆基台。最初的体外实验证明内连接钛基底氧化锆基台的强度足够高[80]。不过仍缺乏长期的体内研究证实。

美学区的种植修复可以使用全瓷或金属烤瓷修复体。Martin及其同事们[81]近期的循证系统性研究发现，两种修复方式在美学方面的短期效果没有明显差别。

维护和长期并发症

尽管种植治疗可以在短期内实现可预期的成功效果，但缺乏长期临床效果评估[82]。美学区种植并发症包括技术、生物和美学并发症。Jung等[83]在近期系统性回顾研究中报道5年单牙种植美学并发症发生率为7.1%（95%置信区间：3.6%～13.6%）。技术并发症发生率螺丝松动的发生率为8.8%（95%置信区间：5.1%～15.0%），脱落发生率为4.1%（95%置信区间：2.2%～7.5%），崩瓷发生率为3.5%（95%置信区间：2.4%～5.2%）。特别令人困扰的长期并发症是种植修复体短于邻牙。这在前牙区是明显的美学并发症（图10.12）。

Dierens等[84]在美学区种植回顾性研究中发现，修复16～22年，绝大部分（71%）并发症为修复体短于邻牙。这与Bernard等[85]（4.2年后100%的病例），Chang与Wennstrom[86]（8年后58%的病例）和Jemt等[67]（15年后60%的病例）研究结果一致。在年轻患者前牙区种植要优先考虑牙槽骨停止发育的时间。可以通过6～12个月的序列全景片评估发育是否停止[87]。修复体短于邻牙的并发症风险在成年人、年轻人和青少年中并存[85,88-89]。

美学区生物学并发症会影响美学效果，包括软组织退缩、瘘管、黏膜炎症（种植体周围黏膜炎、种植体周围炎）。单牙种植体的牙龈退缩是令人尴尬的美学并发症，尤其是薄龈生物型患者。必须采取保存软硬组织的关键措施，例如不翻瓣技术和龈乳头保存技术预防该类并发症[90]。种植体的三维位置对软组织反应具有重要影响。例如，种植体唇倾往往造成严重的美学问题[91]。

解决美学问题包括对病因的综合评估：含三维位置、修复体、软硬组织支撑状态，并要破除过度清洁术区的不良习惯。软组织增量可以改善这些复杂的并发症。外科操作合并修改修复体与基台形态更为有利。有些病例，必须在移除种植体的同时行软硬组织

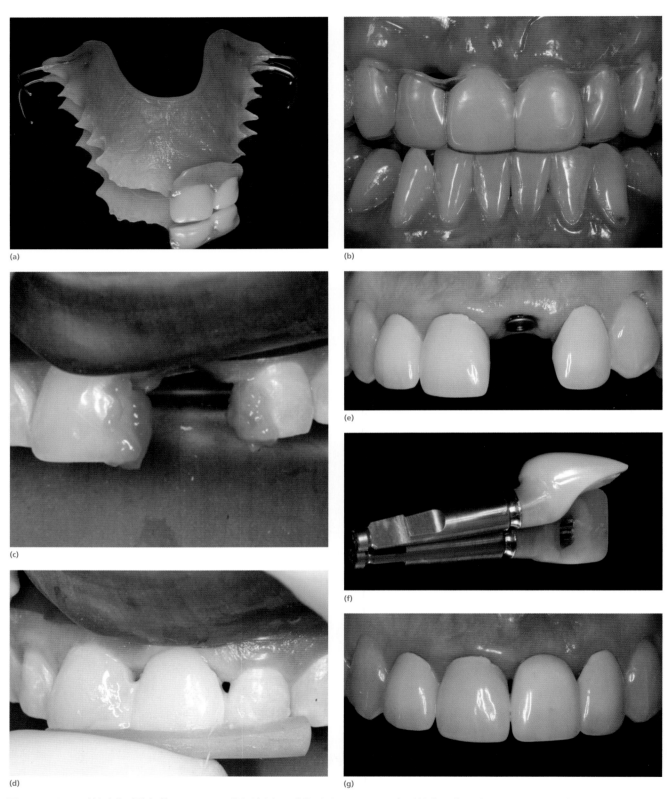

图10.9 （a）丙烯酸临时修复体。（b）双丙烯酸树脂压膜临时牙。（c，d）邻牙粘接固位的临时牙。（e~g）螺丝固位临时牙。

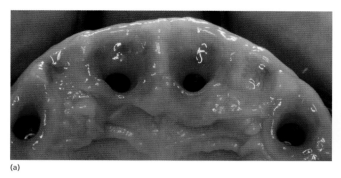

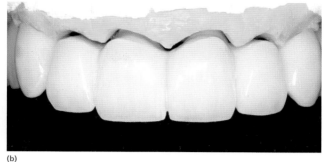

图10.10　（a）临时修复体诱导成型后牙龈轮廓殆面观。（b）复制软组织形态后制作最终修复体。

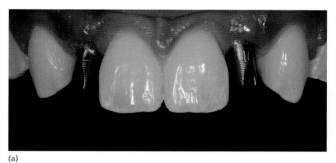

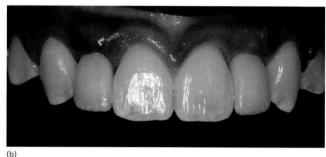

图10.11　（a）12与22牙位金色个性化基台唇面观。（b）12与22号牙位二硅酸锂（E-max press）修复体唇面观。

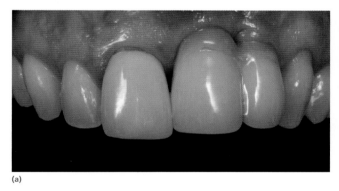

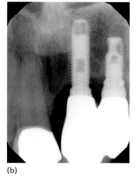

图10.12　（a）21与22种植牙位与天然牙切嵴偏差的唇面观（低咬合）。前牙美学区长期美学并发症。（b）21与22牙位种植联冠根尖片显示骨丧失。

增量术[59]。

总结

前牙种植的美学重塑是一个错综复杂的程序。全面的术前评估、位点分析、认真的术前规划是保证该项治疗成功的前提。必须制订基于临床检查与患者预期的以修复为导向的个性化的方案；必须术前与患者充分沟通讨论手术的局限性、并发症和复杂性以及拆除种植体的可能性，以免发生术后纠纷。

扫一扫即可浏览

参考文献

第11章

种植牙科陶瓷材料
Ceramic Materials in Implant Dentistry

Parag R. Kachalia

University of the Pacific Arthur A. Dugoni School of Dentistry, San Francisco, California, USA

简介

20世纪以来，口腔医学发生了巨大变革，如今只要患者全身健康并且注重维护口腔卫生，患者的牙齿就可以使用终生。如果患者单牙或多牙缺失，种植义齿可以恢复缺失牙。不过随着美学需求的提高和人类预期寿命的延长，制作逼真的长期行使功能的修复体是具有挑战性的。循证医学表明，自从骨内种植体应用以来已获得了极高的存活率。但是，最近研究重点正转向生物学、技术学和美学成功的评价。金属基底的修复体往往难以达到可预期的美学效果。全瓷材料的不断发展使得修复体在满足耐用性的同时可兼顾特殊色度、饱和度和光折射度需求。不过全瓷材料的选择和制作较金属烤瓷更有局限性。本章重点讨论全瓷修复体在种植中的应用策略。新型树脂和全瓷材料因其并发症低和易于修理也将同时讨论。

材料

20世纪口腔全瓷材料的持续发展使得全瓷材料不再仅限于前牙区应用。近期的研究重点为研制生物相容性好、耐用和美观的全瓷材料。受过良好训练的技师可以利用陶瓷材料的美学优势制作出媲美天然牙的修复体。以往的全瓷材料美观但强度差。陶瓷一般抗折裂性能低，所以传统长石陶瓷主要依靠融附于金属基底而在后牙行使功能[1]。白榴石与氧化铝基底材料，例如IPS Empress（Amherst, NY）与Procera氧化铝

（Zurich, Switzerland）已经面向市场，与长石陶瓷竞争；不过这两种材料的发展几近停滞，因此在口腔中的应用范围越来越窄。

口腔全瓷材料变革主要发生在两个领域，分别是二硅酸锂与氧化锆领域。主要原因是这两种材料既可以用作基底材料，也可以整体应用于修复体。这类材料可以整体使用的特点是较传统陶瓷材料抗折性能差而只能用做饰面材料的最大进步[2]。

二硅酸锂

该类陶瓷在加工过程中形成的主要晶相是二硅酸锂，它占据这种玻璃陶瓷体积的70%[3]。陶瓷中二硅酸锂随机形成交联的微观结构从而增强了陶瓷本身的抗折裂性能。事实上二硅酸锂的抗弯强度可以达到350～400MPa，而白榴石陶瓷仅有160MPa。且其具有白榴石陶瓷3倍的断裂韧性。这些特性使这种材料既可用作可饰瓷的基底材料，又可整体用作修复体。自从2009年义获嘉（Amherst, NY）的IPS e.max问世以来，二硅酸锂陶瓷整体用作修复体的前景越来越好。临床医生已经将这种陶瓷应用于前后牙单冠、贴面、嵌体、高嵌体、三单位固定桥并取得了成功，而不仅仅局限于单颗前牙或第一前磨牙。

商品化的材料有热压铸IPS e.max或IPS e.max瓷块（图11.1）。热压铸IPS e.max可以应用传统失蜡技术并且获得400MPa的抗弯强度。IPS e.max CAD 是部分结晶的预加工商品，初始抗弯强度为160MPa，颜色为紫色或淡蓝色。部分结晶状态便于加工研磨和口内

Evidence-based Implant Treatment Planning and Clinical Protocols, First Edition. Edited by Steven J. Sadowsky.
© 2017 John Wiley & Sons, Inc. Published 2017 by John Wiley & Sons, Inc.
Companion website: www.wiley.com/go/sadowsky/implant

调整时椅旁调整。再烧结后，陶瓷完全结晶并达到最终的美学效果和360MPa抗弯强度。热压铸IPS e.max与IPS e.max瓷块在晶相组成上是相同的，但晶体的长度和尺寸不同造成了它们具有不同的断裂强度和断裂韧性。热压铸IPS e.max在断裂强度上高于IPS e.max瓷块10%，断裂韧性上高于20%。

氧化锆

市面上有多种类型的氧化锆，但只有3%氧化钇稳定的氧化锆才是具有代表性的口腔修复体材料。氧化锆因其生物相容性好、物理性能佳、颜色表现优而应用于口腔修复。它的强度和美学特性完全可以代

替传统的牙科合金。近10年来，氧化锆已经被广泛应用于单冠和后牙固定桥。这些修复项目曾经是传统金属基底修复体的适应证，不过因氧化锆优异的强度和美观性使其完全可以代替。在元素周期表里，锆被归类为金属族，但在口腔医学中因其美观性被归类为陶瓷。为了与传统观念保持一致，减少氧化锆的概念混淆，本书中将氧化锆作为陶瓷讨论。氧化锆的强度明显高于长石质类玻璃陶瓷。它的抗弯强度可以达到1200MPa，断裂韧性达到$3.2MPam^{(1/2)}$的K_{IC}值[4,5]。氧化锆是最耐久的口腔陶瓷，它的特性归因于"转化增韧"现象。"转化增韧"现象发生于裂隙末端周围亚稳定的四方晶型结构向稳定的单斜晶型结构转化，这种转化限制了材料内部裂纹的延伸。这些良好的物理特性与媲美天然牙的颜色扩大了氧化锆在口腔中的适应证。

氧化锆于20世纪90年代后期在口腔市场出现，在最初的10年中，它仅仅被用作颜色媲美牙本质的基底材料，仍需在其上制作饰面瓷（图11.2）。以氧化锆为基底的早期修复体，经常出现崩瓷和饰面瓷脱落的现象。这种现象曾一度归因于长石类饰面陶瓷与氧化锆热膨胀系数的不一致，但后来的研究证实，出炉后修复体的快速冷却导致的残留应力才是崩瓷的主要原因[6-7]。在氧化锆基底饰瓷的初衷是它与PFM有着相同的特点和适应证并可以制作美观的修复体。氧化锆饰瓷后崩瓷和饰面瓷脱落现象近年来已少见。由于环形应力原因崩瓷主要发生于咬合面下方[8-9]。这提示我们注意降低轴壁高度，从而保证咬合面瓷层厚度，以减少咬合应力的重要性。

加工过程必须科学规范，氧化锆饰瓷修复体的优良性能不仅仅取决于缓慢降温，更要注意基底的解剖形态[10]，同时保证饰面瓷可直接在氧化锆基底上饰瓷。1000例氧化锆基底陶瓷熔附冠的7年研究证实，其存活率在第一磨牙和第一前磨牙位置没有差异[11]。氧化锆饰面瓷修复体与氧化锆全锆冠在单牙或固定义齿修复方面得到同步发展。

饰面瓷崩瓷（图11.3）使研究者和材料学家改变研究方向，开始研究是否氧化锆可整体应用而不用饰瓷。氧化锆具备高抗弯强度（800～1000N），此种单

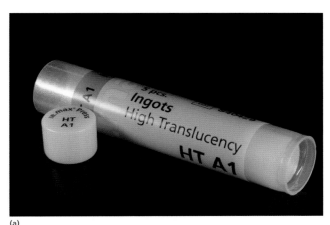

(a)

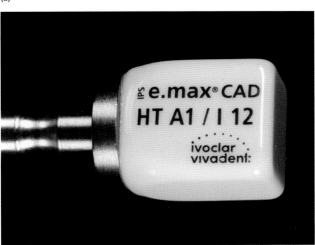

(b)

图11.1 （a）IPS e.max热压铸瓷块。（b）IPS e.max CAD/CAM瓷块。

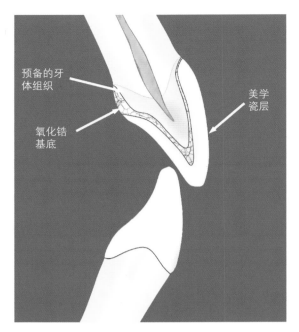

图11.2 氧化锆饰瓷冠的剖面，展示氧化锆基底与瓷层。资料来源：经Jeff Miles许可转载。

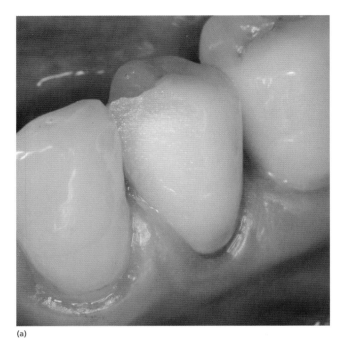

(a)

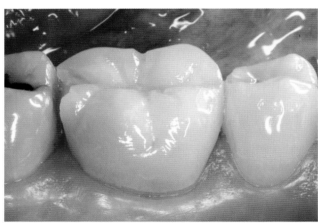

(b)

图11.3 （a）氧化锆饰瓷冠的饰瓷折裂。（b）氧化锆饰瓷冠的边缘嵴饰瓷折裂。

一材料制作的修复体可以承受最大咬合力[12]。氧化锆整体修复的首要顾虑是对颌牙的过度磨损和颜色的不透明，不能代替金属修复体应用于美学修复。为了解决对颌牙过度磨损的问题，研究者认为氧化锆应该上釉质瓷，不过经过研究，只要全锆修复体经抛光至光亮，便与牙釉质具有相近的磨损率[13]。考虑全锆修复体的美学性能，具备高通透性可应用于前牙修复的新型全锆材料已上市[14]。通过改变氧化钇稳定的氧化锆的晶粒大小和在加工过程中引入各种三价氧化物可以提高全锆材料的透明度[15–16]。

玻璃基底陶瓷与多晶相陶瓷的发展使得这些材料可以用于天然牙修复，同时也是传统金属基底烤瓷种植修复体的理想替代者。

基台

当使用全瓷修复体修复种植体时，基台必须具备良好的美学和物理特性以保证种植–修复复合体的性能。在过去的几年中，基台由成品化向CAD/CAM个

性化发展。这种改变使基台具备合适的个性化边缘设计，理想的固位和抗力型。数字化口腔工作流程利用扫描和研磨技术，已经大大降低了个性化基台的费用，使得这项技术可以广泛应用。纯钛和氧化钇增强的氧化锆被最先用来制作CAD/CAM基台。因为颜色的特殊性，美学区一般使用氧化锆基台，黄金镀层的纯钛基台也可考虑用在美学区，因为它在提供理想的美学效果的同时可以保证更好的机械性

能优点（图11.4）。

氧化锆基台

　　氧化锆基台已经应用于前牙区或前磨牙区并获得了高存活率，每年的失败率同金属基台相似[17]。氧化钇稳定的氧化锆相较纯钛基台在美学方面有明显优势。氧化锆基台可以进行染色从而保证软组织与冠修复体的美学（图11.5）。典型的薄龈生物型患者纯钛基台透青现象可以利用氧化锆基台解决（图11.6）。而且当微间隙相同时，氧化锆基台比传统钛基台有更少的细菌堆积[18-19]。

　　氧化锆基台可以是预加工或瓷块形态，或者是个性化形态。CAD/CAM氧化锆基台具有两种状态：第一种状态是切削的一体式氧化锆基台（图11.7），它直接就位于种植体并用纯钛螺丝固定，这种类型的基台通常叫作one-piece基台。第二种状态是通过混合加工完成的。氧化锆基台加工完成后粘接于钛基底（图11.8）。钛基底部分承载螺丝通道并直接与种植体平台相连。一体式氧化锆基台的优点是加工过程相对简

单，不过文献对这种基台与种植体平台的连接可靠度存疑。

　　金属的优点是可以精确加工复杂形状并且保证强度，而氧化锆显然不同[20]。氧化锆越薄越容易折裂（图11.9）。one-piece氧化锆基台直接与种植体相接

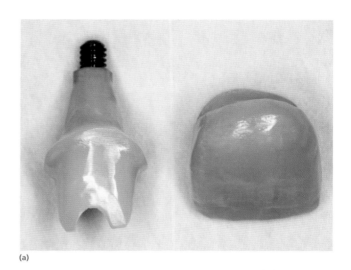

(a)

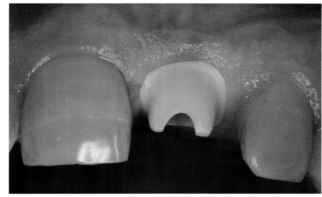

(b)

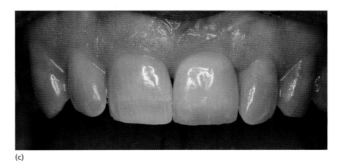

(c)

图11.5　（a）染色氧化锆基台。（b）氧化锆基台就位。（c）二硅酸锂冠就位。资料来源：经 Charles Goodacre 许可转载。

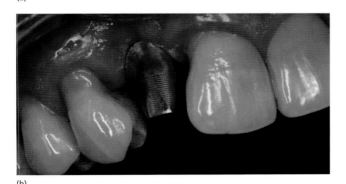

(a)

(b)

图11.4　（a）CAD/CAM 氧化锆基台。（b）镀金基台。

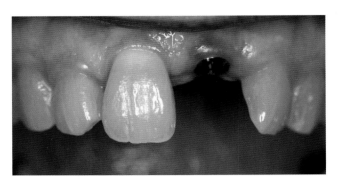

图11.6 纯钛愈合基台龈缘透灰。资料来源：经Charles Goodacre许可转载。

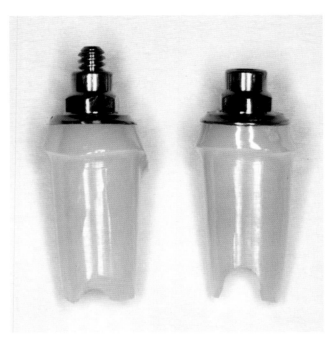

图11.8 two-piece钛基底氧化锆基台。资料来源：经Charles Goodacre许可转载。

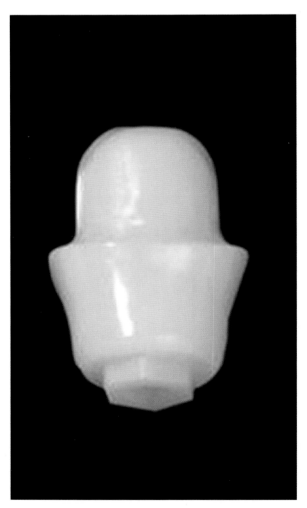

图11.7 一体式氧化锆基台。

触，氧化锆基台的阳性部分必须与种植体阴性部分完全对接，这使得氧化锆基台加工非常困难。基台就位不佳产生微动，从而导致种植体磨损[21]。这种磨损导致软组织被钛碎屑污染。另外，这种类型基台折断会产生严重后果[22]。万一基台种植体连接部位受力过大，基台必将碎裂。

two-piece氧化锆基台在美学方面与one-piece基台类似，不过在种植体钛磨损、微动或折断方面仍有不足。two-piece基台保证了钛-钛连接，并确保螺丝整体位于钛结构以内。当轴向力施加于基台时，力量主要集中于中央螺丝，所以该部位是最薄弱的[20]。

这个应力集中导致了相比one-piece基台更高的断裂应力。螺丝被包裹于钛沟槽中，相比于连接区更容易弯曲断裂。轴向咀嚼力一般不超过220N[12]，研究证实，two-piece氧化锆基台断裂负重为290N，而one-piece基台的负重为230～250N[20]。one-piece基台的断裂负重与正常咀嚼力相近，所以这种基台应该谨慎使

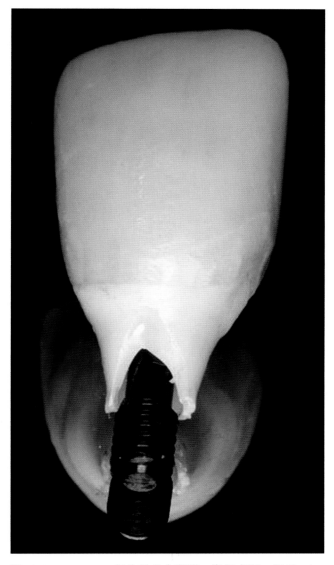

图11.9 one-piece氧化锆基台断裂。资料来源：经Charles Goodacre许可转载。

用。咬合力过大的患者，前牙最大力接近400N，而后牙可接近1000N[12]。这类患者使用钛基台是较好的选择，促进了美学延伸领域的发展。

金属色基台

钛基台的最大优点是其强大的抗折性能，因此可应用于口内任何牙位。当软组织厚度大于2mm时，软组织的颜色和光反射在钛基台和氧化锆基台间没有明显差别[23]。不过，在薄龈生物型患者钛基台灰色容易透过牙龈。钛基台的另一个弊端是导致最终全瓷冠颜色透灰。美学区折中的办法是使用陶瓷遮色的钛基台（图11.10）或使用氮化钛涂层。后者的氮化钛基台为金色，比传统的灰色基台使软组织看起来更自然，并且可以为全瓷冠提供暖色调基底。金属色基台与全瓷冠的组合可以用在尖牙与第一前磨牙。该区域承受合力较大，透光性较切牙弱，且不必为了美学而过于强调透光性。经过2年的观察，氧化锆基台与金属色钛基台对种植体周围软组织影响无差异[24]。

二硅酸锂基台

各大公司正在研发二硅酸锂基台，但是目前临床研究与体外实验都没有可靠数据。

单冠与固定义齿修复体

前牙修复体

上前牙区是决定笑容质量的关键区域，因此该部位必须选择合适的基台以使全瓷冠达到最佳美学效果。一般来讲，氧化锆基台可以为全瓷修复体提供合适的视觉效果。氧化锆基台的最大优点是可以染牙本质色。如果选择氧化锆修复体，饰瓷可以选择玻璃陶瓷或多晶陶瓷。尽管多种新材料面世带来新的选择，但是目前这两种类型的材料是提供合适美学和满足正常殆力下理想物理性能的修复体的理想选择。

玻璃陶瓷

目前，玻璃陶瓷已从长石系陶瓷和白榴石增强系陶瓷发展为二硅酸锂系陶瓷。在美学区二硅酸锂陶瓷可以真正意义上整体使用（图11.4a和图11.11）以提供足够的强度，回切再烧结以改善颜色和通透性。回切饰瓷再烧结的区域强度会变差从而更易折裂。一体的与饰瓷的二硅酸锂修复体都有较好的存活率，不过在一篇评价4年后15000个天然牙单冠修复体的报道中，饰瓷修复体失败率为1.83%，而一体化修复体失败率为0.91%[25]，研究中失败包括因为材料问题而导致必须重做的任何折裂。这些存活率说明，尽管两种设计的失败风险较低，但饰瓷的二硅酸锂修复体应仅用作高

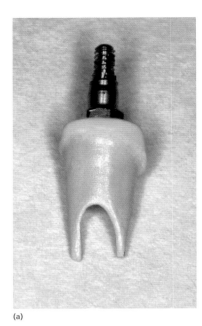

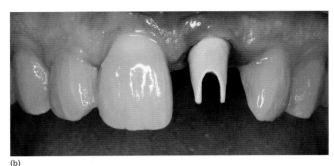

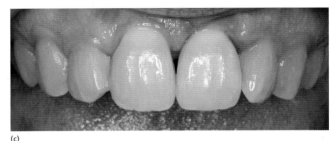

图11.10 （a）遮色后的钛基台。（b）遮色钛基台就位。（c）二硅酸锂冠就位。资料来源：经 Charles Goodacre许可转载。

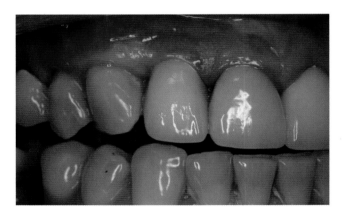

图11.11 氧化锆基台上部二硅酸锂冠 12 。

美学需求的患者。种植修复的存活率取决于全瓷冠修复体与基台。二硅酸锂全瓷冠与two-piece氧化锆基台联合应用时，基台轴面沟槽增大了失败的风险。氧化锆的普及扩大了其性能，因此制作全冠时必须注意在对基台没有不良影响的前提下保证美学与功能特征。前牙二硅酸锂冠的断裂负荷在氧化锆基台轴面预备0.5mm者要比预备0.9mm者高20%～25%[26]。

多晶陶瓷

另外一种可应用于前牙区的修复体是氧化锆饰瓷修复体。这种修复体的缺点是有饰面瓷崩瓷的可能性。不过这种修复体在种植修复中的最大优点是其优良的遮色性能。当使用传统纯钛基台或电镀金基台时（图11.4b 和图11.12），这种优良的遮色性能得以完美体现。这类修复体不是最美观的，却是容易被患者接受的。粘接于钛基台的氧化锆饰瓷修复体可以承受非常高的负荷而不发生折裂[27]。不过承受高负荷的代价是种植体颈部会发生畸变[28]。这种畸变理论上会导致种植体再植入的灾难性风险。不过现实中前牙区不会存在实验数据中如此高的负荷。这是实验与临床的本质区别。

后牙单冠修复体

后牙区𬌗力明显较大，因此美学与物理性能必须综合考量。前磨牙区应该参考前牙区的治疗方案，但磨牙区必须考虑全瓷修复体与基台的备选方案。一般来讲，后牙区美学是次要的，而且过大𬌗力容易导致氧化锆基台的损坏，因此钛基台在磨牙区是首选[12]。

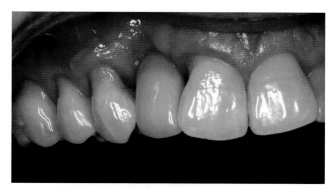

图11.12 金属色基台上部结构氧化锆冠（12牙位）。

全锆氧化锆修复体与钛基台的组合保证了物理性能与美学要求。

玻璃陶瓷

在玻璃陶瓷系列，二硅酸锂修复体可以作为一体化修复体使用。如前所述，这种修复体美学效果好，而且在后牙区可以达到理想美学效果而不用回切再烧结饰瓷。在患者美学需求高的前磨牙区，一体式二硅酸锂冠可以联合two-piece氧化锆基台使用（图11.13）。对后牙殆力较小患者，该材料可以联合镀金钛基台使用。如果选择遮色的二硅酸锂冠，可以选择传统钛基台。

多晶陶瓷

全锆氧化锆修复体具有高强度和相对美观的特征在后牙区作为首选。在全锆氧化锆应用的早期，这类修复体透明度较差，因而美学性能较差，不过仍是传统金属修复体的理想替代品。全锆氧化锆修复体应用已经非常普遍，因为，它与金属修复体相比具有强度高成本低的特点。黄金因生物相容性好经久耐用具有与天然牙釉质相似的磨损率而应用多年；不过2005—2011年，黄金价格增长了3倍，牙医不得不寻找替代材料。而且很多患者需要天然外观的修复体，因此金属修复体的接受度已慢慢降低。

全锆氧化锆修复体自进入市场之初在天然牙与种植体修复方面表现优异，并随着修复体的发展变得越来越美观（图11.14）。修复体因没有饰瓷用于咬合

功能区时不必过于担心折裂问题。事实上，实验室中加载于一体式氧化锆的负重远大于健康年轻人的咀嚼力，而修复体仍未折裂[12]。不过材料硬度太高不易调整，该缺点促进了纳米充填复合树脂领域的革新。

混合陶瓷/纳米陶瓷：未来方向？

椅旁系统越来越普及，很多厂家开发了可以高效研磨并保持理想强度、光泽、美观，且易于调整和修复的材料。这些材料的目的是联合陶瓷和树脂的特性，因此被称作"混合陶瓷"或"纳米陶瓷"。目前，这种材料被归类为改良的树脂颗粒充填复合体。产品包括3M公司的Lava Ultimate（St.Paul，MN），GC公司的Cerasmart（Alsip，IL）（图11.15），Vita公司的Vita Enamic（Yorba Linda，CA）。目前，仅有有限的关于这些材料临床成功率的体内研究。一篇研究评估聚合基底CAD/CAM研磨瓷块的机械性能，结果它们表现出较传统材料高的抗弯强度和平滑边缘。不过传统树脂基材料具有较低的抗磨损和低的抗弯强度。新型混合陶瓷和纳米陶瓷宣称具有较传统树脂基陶瓷更好的抗磨损率。最近的体外研究，将自粘接树脂粘接于钛基台的树脂纳米陶瓷冠（3M's Lava Ultimate）在5年的模拟咀嚼力加载下功能正常[29]。不过3M ESPE公司并不推荐将该材料用于全冠。需要大量研究使这种新型材料达到理想修复体的物理和美学目标并便于修理。

固定修复体

如果医生选择全瓷修复体应用于种植体支持的固定修复，目前有3种选择。二硅酸锂、全锆氧化锆或饰瓷氧化锆。使用何种材料取决于修复体在牙弓中的位置、美学需求、殆力评估。如前所述，最美观的结果需通过二硅酸锂修复体与氧化锆基台的组合实现。然而，二硅酸锂修复体作为固定义齿的首选材料应谨慎使用。二硅酸锂修复体可在三个单位的跨度内用于替换单个前牙或第一前磨牙，不应在较大跨度内使用或替换磨牙。制造商还声明禁止使用悬臂修复。此外，制造商建议桥体前部宽度应小于11mm，尖牙和前磨牙区域宽度应小于9mm。此外，

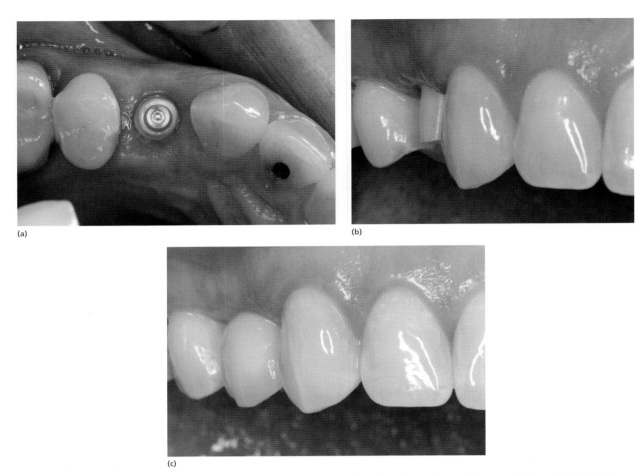

(a)　　　　　　(b)

(c)

图11.13　（a）14牙two‐piece氧化锆基台（殆向观）。（b）14牙氧化锆基台（颊侧观）。（c）14牙一体式二硅酸锂冠就位。

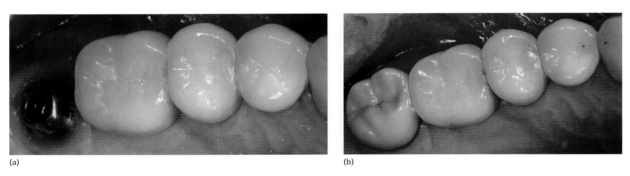

(a)　　　　　　(b)

图11.14　（a）17牙金色基台。（b）17牙位全锆冠就位。

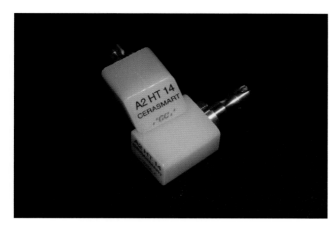

图11.15　Cerasmart切削瓷块。

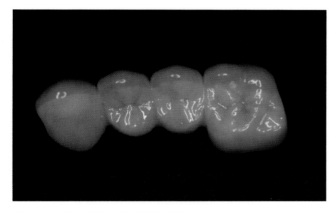

图11.16　部分饰瓷氧化锆固定修复。

建议连接体截面尺寸至少应为16mm^2，且该测量的垂直方向最为关键[30]。

如果要放置较大跨度或后牙区固定义齿，应考虑使用氧化锆。全氧化锆非常适合后牙区域以及全牙弓修复。在后牙区中，可以实现合理的美学效果，以与任何相邻的自然牙列紧密匹配，在全牙弓情况下，修复体可以适当染色和着色，以实现美学和谐。对于三单位修复体，部分饰面氧化锆修复体优于二硅酸锂修复体或金属–陶瓷悬臂修复体，也可为后牙区全氧化锆修复体提供更美观的替代方案。在这些情况下，从业者可以选择使用混合方法，以便在所有功能区域以及所有非美观区域使用全氧化锆，并且在更美观的区域将饰面陶瓷放置在氧化锆上部（图11.16）。

总结

过去的20年间，全瓷材料以几何式速度发展，并已发展到可预期应用于口腔中任何牙位。牙医必须理解所有的全瓷修复体都有不同点，它们必须与合适的基台组合才能获得长期成功。

扫一扫即可浏览
参考文献

第12章

粘接固位修复体：问题与对策
Cement–Retained Implant Restorations: Problems and Solutions

Chandur P.K. Wadhwani

Loma Linda University School of Dentistry, Loma Linda, California, USA

牙医对粘接式固位种植修复体情有独钟[1–3]，因为这种方式更像他们熟悉的传统牙支持式冠桥修复体。除了解决美学和咬合问题外，这种方式成本低、多牙修复的被动就位较好[4]，而且可以减少椅旁时间。尽管牙医热衷于粘接固位修复，但患者对这种方式没有明确偏好[5]。

尽管粘接固位有诸多优势，但存在诸如没有预留拆除和补救修复体的螺丝通路等弊端[6–7]。随着种植治疗的增长和粘接固位的普及，学者开始关注种植位点的健康问题。例如，开始研究种植修复体类型对种植体周围软组织的健康状况的影响。Weber等[5]对上颌前牙区152颗种植体实施了多中心前瞻性研究得出结论：螺丝固位种植体的周围软组织的表现优于粘接固位者。最近的系统性研究认为粘接固位重建较螺丝固位出现更多的技术和生物学并发症[8]。Pauletto等[9]在1999年进行了4例研究，报道骨整合后种植体周围因冠周多余粘接剂引起的并发症。Tomson等[10]与其他学者[11–16]用更多病例进行了补充研究，认为多余粘接剂与种植体周围疾病存在关联。

Wilson[17]评估了39例患者42颗有炎症表现（种植体周围黏膜炎或种植体周围炎）的种植体发现在多余粘接剂与种植体周围疾病间有明确正相关。这项研究发现81%的疾病位点与多余残留粘接剂有关。多数情况下，粘接剂被清理后炎症自愈；25%的病例需要进一步干预措施。令人震惊的是发生疾病的时间为从粘冠后4个月至9.5年不等。2013年1月，美国牙周病学会迫于种植体周围炎的压力制作了牙周病危险因子

表，残留多余粘接剂被作为病因学因子重点强调[18]。

种植体相关的粘接固位问题

牙医已经在天然牙上使用粘接固位修复体100余年[19]，极少出现问题。牙髓与牙周极大部分都是健康的。问题是"当我们在种植体上应用同样的技术、使用相同的粘接材料、粘接同一类型的冠修复体时，为什么会报道有出现可能使种植体脱落的副作用呢？"

天然牙与种植体生物学比较

与天然牙相比，种植体与骨和周围软组织的连接结构具有很大不同[20]。天然牙龈沟内有角化结合上皮，而种植体没有。结合上皮紧密附着于牙齿组织，渗透性差并且具有很强的再生能力。结合上皮附于结缔组织连接之上。健康牙齿的牙周因牙槽嵴顶下的胶原纤维束存在而比种植体周围具有更大优势。许多这种纤维直接插入牙齿根面的牙骨质（图12.1）。这种牢固的牙齿组织界面是数百万年进化的结果，是保护该区域的屏障，它可以高效抵抗细菌侵入和外伤损伤。牙周纤维束的排列形成环绕牙齿的保护层，从而限制了牙周疾病的发展。而种植体没有牙骨质，所以没有胶原纤维的插入。种植体周围多为环形纤维束，类似于"袖口"形的瘢痕同时保持软组织紧密贴合于种植体（图12.2）。这种排列仅形成环绕种植体360°的单层屏障。这就可以解释种植体周围炎反应较为广泛（图12.3）而不像天然牙较局限。几天内就可以愈

Evidence-based Implant Treatment Planning and Clinical Protocols, First Edition. Edited by Steven J. Sadowsky.

© 2017 John Wiley & Sons, Inc. Published 2017 by John Wiley & Sons, Inc.

Companion website: www.wiley.com/go/sadowsky/implant

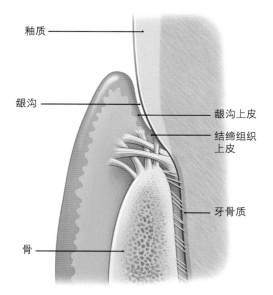

图12.1　天然牙的生物学附着结缔组织纤维插入牙根根面。 资料来源：© 2016, Chris Gralapp。

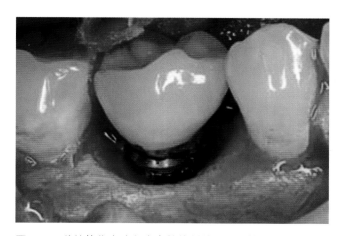

图12.3　种植体位点残留多余粘接剂并发种植体周围炎病例，注意因种植体生物学特性引起的广泛的"火山口"样骨缺损。资料来源：经牙周医生Ken Akimoto许可转载。

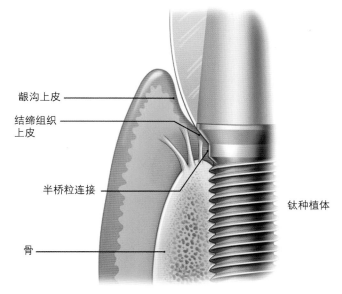

图12.2　牙种植体的生物学附着无结缔组织纤维插入种植体表面。资料来源：© 2016, Chris Gralapp。

合的种植体周围软组织连接是相当脆弱的，因为种植体与软组织的连接不过是半桥粒这种细胞连接。

因此，种植体上的结缔组织连接的机械抵抗力很差[21]，许多学者把这种黏膜称为"附着"[22]。

种植深度和粘接边缘深度

软组织与种植体连接比天然牙的连接位置更倾向于较深的水平。顶端平坦的种植体平台位置与唇侧软组织最高点相关，一般将其置于3mm深保证基台的穿龈轮廓和修复体美观。若牙龈乳头存在，种植体平台应在软组织最高点下5～7mm[23]。深于4mm时利用传统器械维护和清洁十分困难[24]，深部的生物群为革兰阴性菌，它们便是引起种植体周围疾病的菌群[25-26]。种植体深度与革兰阴性菌加速了疾病进程，当残留多余粘接剂时更是如此。

为了折中，天然牙牙体预备时颈缘线很少置于0.5mm下的健康龈沟位置[27-28]。颈缘线尽量向冠方的龈乳头位置和剩余龈上组织靠近[29-30]，并按照牙龈轮廓完成。

很难发现和去除种植冠就位时颈缘溢出的多余粘接剂。尽管无对照的研究推荐可接受的粘接深度为软组织下1～3mm[31-32]，但这仅仅是最近的评价。Linkevicius等[33]报道粘接边缘位置对不能发现的粘接剂的数量的影响。前瞻性临床研究中，他们对比了粘接边缘位置：平龈、龈下1mm、龈下2mm和龈下3mm之间的差别。发现所有位置都有粘接剂残留，平龈的

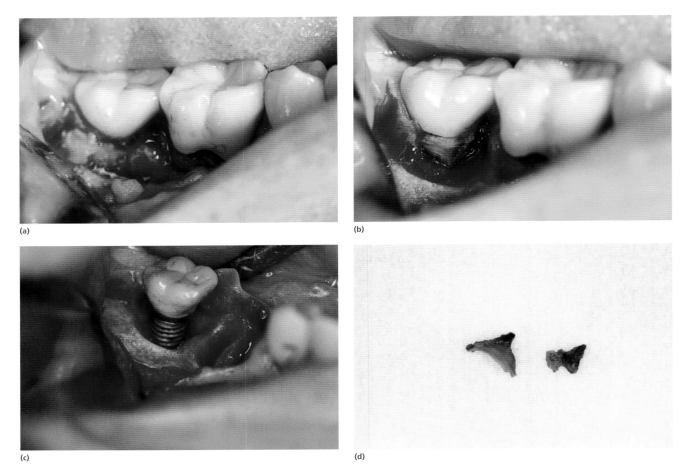

(a)

(b)

(c)

(d)

图12.4　与种植体残留多余粘接剂和粘接边缘过深相关的骨丧失的一系列图片。（**a**）软组织炎症。（**b**）全厚瓣翻开−颗粒组织和粘接剂。（**c**）清除种植体周软组织内粘接剂。（**d**）残留粘接剂。资料来源：经OMS的Franc Audia许可转载。

基台与冠上的溢出粘接剂是龈下1mm者的10倍。4组数据差异有统计学意义：边缘位置越深，残留粘接剂越多。研究结果表明，种植基台的冠边缘应处于口内粘接可见的位置。

　　残余粘接剂引起的疾病进程尚未可知。例如，是否存在一定的量预防粘接剂溢出，是否粘接剂流动特征是独立或辅助因素从而影响粘接剂溢出。粘接剂本身可能在同细菌的相互作用、异物反应、腐蚀和变态反应中发挥了病因学作用（图12.4和图12.5）。

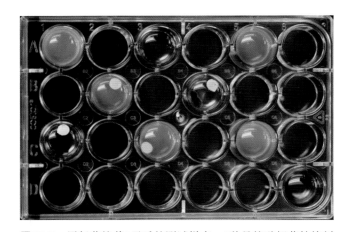

图12.5　厌氧菌培养2天后的测试样本，4种具核酸杆菌粘接剂样本。包括阳性阴性对照对照样本不含粘接剂，透明样本为无菌的阴性对照。资料来源：Ravel等，2015.40 经Wiley & Sons公司许可转载。

粘接剂反应：种植体的特殊问题

微生物生长

口腔修复体的粘接被认为是没有技术含量的工作所以经常被委托。口腔粘接剂已经发展到抗菌、氟化物释放、粘接等特性，但主要是针对天然牙防龋粘接等特性而发展的[34]。种植体没有牙本质和牙釉质结构，不会受到龋病影响，所以很多针对天然牙考虑的粘接剂特征对种植修复体而言是多余的，这些特征有时反而是弊端[35-36]。

许多研究开始评价粘接剂的抗菌效果，不过，主要针对粘接剂与链球菌、乳酸杆菌等致龋菌的反应进行研究[34,37-39]。但种植修复体周围基本没有致龋菌，导致种植体周围炎的细菌是完全不同的。

Raval和Wadhwani等[40]同华盛顿大学牙周病系研究种植修复粘接剂与导致种植体周围疾病的细菌的关系。5种粘接剂入组种植体周围疾病微生物群：

- 丁香油氧化锌粘接剂（TempBond Original, TB; Kerr, Orange, CA, USA）。
- 无丁香油氧化锌 （TempBond Non-Eugenol, TBNE; Kerr）。
- 磷酸锌 （Fleck's, FL; Keystone Industries, Cherry Hill, NJ, USA）。
- 甲基丙烯酸树脂［Premier Implant Cement（PIC; Premier, Plymouth Meeting, PA, USA）与Multilink Implant粘接剂（ML; Ivoclar Vivadent Inc., Amherst, NY）］。

为每种粘接剂制作表面光滑且相似的5mm直径碟形容器，控制环境避免污染。伴放线放线杆菌、血链球菌、牙龈卟啉单胞菌落样本分开放置并培养于改良TYK（大豆胰蛋白酶培养液、酵母菌提取物、维生素K）培养基。光谱仪测量测定确保每份样本的细菌浓度一致（与培养基混浊程度相关，培养基越混浊，微生物浓度越高）。结果显示，各粘接剂间差异有统计学意义，各菌组中丁香油氧化锌组与阴性对照间无差异（95%置信区间）。伴放线放线杆菌、血链球菌、牙龈卟啉单胞菌在这方面是一致的（图12.6）。

研究的第二部分为革兰阴性厌氧菌生物膜在粘接剂测试盘上的生长情况。粘接剂测试盘脱离TYK细菌环境，并用灭菌TYK溶液清洗震荡以清除多余的黏附细菌。测试盘溶液用琼脂包绕后厌氧环境下培养4天，记录细菌粘接剂的菌落形成单位（CFUs），该实验重复3次。生物膜测试以比较抑制细菌生长最强的与最弱的粘接剂。氧化锌丁香油组无CFU计数，Multi-Link组CFU计数较多（5000以上）（图12.7）。

这个简单的实验显示根据具体情况合理选择粘接剂的重要性。尤其是牙周病易感者，这类人群发生种植体周围疾病的风险较高[18]。据观测，多数种植体周围疾病病例与慢性牙周病病例的龈下菌群是一致的[25-26]。

已证实部分缺牙患者种植体较无牙颌患者种植体更具致病性（尤其是革兰阴性杆菌和螺旋病原体），提示牙周袋到种植体周围可能存在细菌传播机制[28]。本研究中最优异的粘接剂含有普遍元素——锌。众所周知，锌具有高效的抗菌效果，丁香油也因抗炎性、抗氧化性、抗菌药物特性而著称；这两种成分的组合可能是TempBond Original（氧化锌丁香油）优异的原因。

宿主应答：异物反应

失败种植体周围的软组织病理切片中发现粘接剂颗粒[41-42]。残余粘接剂成为急慢性炎症细胞中心，然后引发一系列自身免疫破坏进程。利用扫描电镜与能量色散X线光谱分析仪进一步决定异物材料的组成，鉴别软组织内粘接剂类型[43]。将商业粘接剂颗粒作为标准，活检标本中的颗粒与标准颗粒的比值为0.79～1。表12.1列出19例发现残留粘接剂的失败种植体软组织活检样本，粘接剂被辨别并量化。

研究总结人类植体周围病的软组织活检样本中发现的颗粒存在于一系列粘接剂中。软组织中没有发现量化单一粘接剂的数据，这可能是混杂因素。

粘接剂颗粒如何包被于组织中也是一种推测。可能修复体戴入时便引发了这个过程：在足够的压力下多余的流动粘接剂破坏脆弱的附着于种植体的半桥粒上皮。清除粘接剂时，半桥粒已遭到破坏并且粘接剂颗粒已经被压迫到组织中。

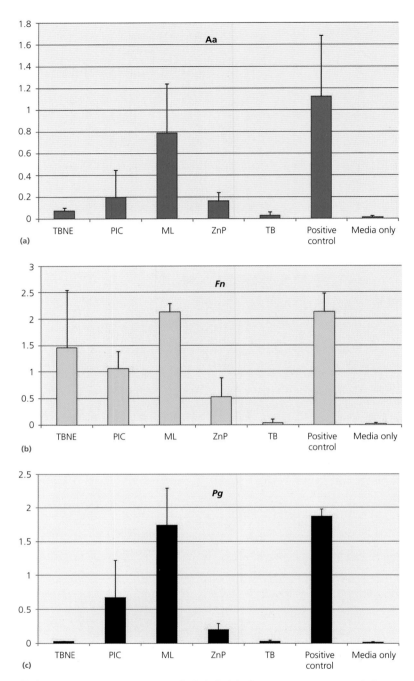

图12.6 测定不同粘接剂的菌落浑浊度（OD 600）。（a）伴放线放线杆菌（Aa）。（b）血链球菌（Fn）。（c）牙龈卟啉单胞菌（Pg）–FL, 磷酸锌水门汀；ML, 种植连冠；PIC, 种植临时水门汀；TBNE, 无丁香油氧化锌；TBO, 丁香油氧化锌. 阳性对照1（细菌无粘接剂）阴性对照（无菌对照）。

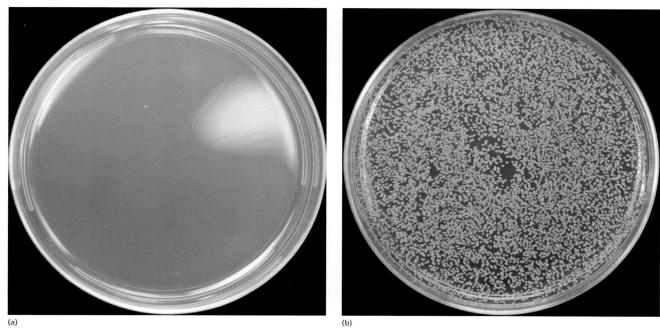

图12.7 伴放线放线杆菌粘接剂生物膜在琼脂盘的菌落形成单位。（a）无计数 （TempBond Original）。（b）菌落形成单位>5000（Multilink）。资料来源：Raval等，2015[40]。经John Wiley & Sons公司许可转载。

表12.1 19例失败并拔除种植体周围活检软组织样本中的粘接剂类型

粘接剂商标名称	生产厂家	例数 （19例活检样本）
Telio CS Cem Implant（Telio）	Ivoclar Vivadent（Amherst, NY）	7
TempBond clear with triclosan（TB）	Kerr Sybron Dental Specialties（Orange, CA）	1
Premier® Implant Cement（PIC）	Premier（Plymouth Meeting，PA）	4
RelyX™ Unicem 2 Self-Adhesive Resin Cement（Relyx1）	3M ESPE（St. Paul，MN）	4
Intermediate Restorative Material（IRM）	Dentsply（Waltham，MA）	3

宿主反应：过敏反应

牙科粘接剂厂商致力于开发具有强大固位力的粘接剂。如前所述，粘接剂一直是针对天然牙的牙釉质和牙本质开发的。树脂加强型玻璃离子（RGMI）因其与牙本质的化学粘接能力和氟释放潜能而广泛应用。据估算，2010年，73%的美国口腔院校依然把该种材料作为种植修复的永久粘接剂[44]，就如选择天然牙粘接剂一样（图12.8）。RGMI的成分之一是羟乙基甲基丙烯酸（HEMA）[45]，因该成分对组织具有强烈刺激性，材料安全数据表（MSDS）建议使用该材料时要使用手套、保护眼睛等黏膜组织。这在天然牙是可行

的，因为颈缘线位于龈上并且使用橡皮障隔离。但在种植牙位置，橡皮障隔离较难实现，脆弱的上皮结合渗透性强，更容易被残留的化学材料影响。

腐蚀

种植牙的成功很大程度上与所使用材料的低腐蚀性相关。钛在口腔的复杂环境下性能稳定。

不过，最近的报道发现广泛存在于牙科粘接剂的一种材料的副作用[35,46-47]。氟化物作为广泛存在的防龋成分在有些形式下会腐蚀钛[48]。研究发现包含氟化物的几种粘接剂在酸性条件下会导致钛表面腐蚀（图

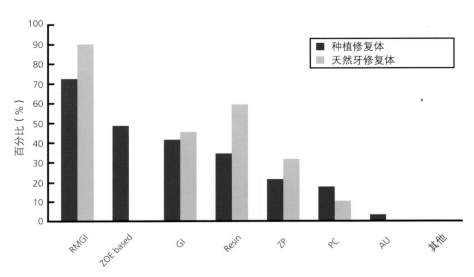

图12.8　美国口腔院校使用的种植和天然牙修复体粘接剂图表（RMGI，树脂增强型玻璃离子；Zoe based，氧化锌丁香油基；GI，玻璃离子；Resin，树脂；ZP，磷酸锌；PC，聚羧酸锌；AU，丙烯酸氨基甲酸酯）。资料来源：Tarica等，2010[44]。经Elsevier公司许可转载。

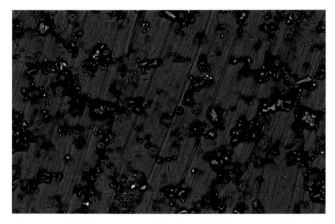

图12.9　腐蚀的钛合金表面的扫描电镜图像——机械线作为同心标志。使用Durelon粘接剂后表面腐蚀，表面改型的电化学反应加剧腐蚀。

12.9）[49]。腐蚀现象会改变表面结构，引起种植体周围炎的厌氧菌的黏附量增加[50]，并导致宿主反应生成不良氧化物[51]。炎症反应可能是导致种植体周围疾病的机制之一。导致腐蚀的粘接剂包括聚羧酸盐和许多玻璃离子类粘接剂[49-52]。Durelon（3M-ESPE）指导中也提及相关问题[49]，但仍有17%的美国口腔学院[44]允许该材料作为种植修复粘接剂。可见他们没有遵循指导操作或者根本没有阅读操作说明。

目前为止，没有理想的种植粘接剂，所有的粘接剂都存在引发并发症的可能。谨慎的牙医会仔细评估使用材料，提高粘接剂边缘以便于发现清理，对牙种植体生物学限制更好的理解。

粘接剂选择

理想的种植粘接剂特性包括多余粘接剂易于清理，但研究证实树脂粘接剂很难实现[53]。粘接剂与钛的粘接固位越好，越难清理。同样机械固位越好，也越难清理。表12.2列出了更合适的种植粘接剂特性并与天然牙理想粘接剂的特性做比较。上文已经讨论的必要特性比如无腐蚀性和抗菌性能，良好的阻射性能也是很有价值的衡量指标（图12.10）[13,54]。

许多种植修复粘接剂阻射性太差导致检测困难。修复医生必须选择高阻射性粘接剂以便于发现残留（图12.11）。目前，没有粘接剂阻射性的最小标准。通常建议粘接剂应该具有标准铝导板阻射值的3倍。尽早发现并清理多余粘接剂的重要性不言而喻，因为这样可以从源头上预防疾病发生并保证位点愈合[17,55]。粘接的术后X线片应该成为一种常规，医生必须具备识别粘接剂溢出的读片能力。掌握种植粘接剂选择标

表12.2　天然牙与种植体粘接剂选择的考虑因素[36]

	种植修复体	天然牙
基础结构	金属，陶瓷，丙烯酸树脂	牙本质，牙釉质
生物学组织	种植体周围组织	牙周组织，牙髓
主要疾病因素	种植体周围疾病	龋病，牙髓病，牙周病
修复体完成线	龈缘最高点以下1～2mm或更深	前牙美学区1mm以下，其余位置龈上
粘接边缘	不一定参照龈缘组织外形线	参照龈缘组织外形线预备
粘接剂封闭的必要性	有质疑	必须（预防龋病）
抗龋成分	可能有害	必须
腐蚀	钛腐蚀可能	不适用
阻射性	强阻射性	与牙本质类似
微生物挑战	种植体周围微生物存在	链球菌，乳酸杆菌（致龋菌）

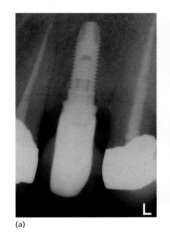
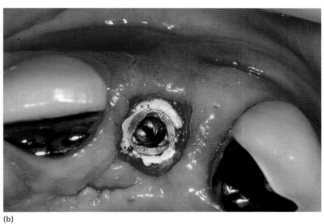

图12.10　（a）粘冠后的X线片提示多余残留粘接剂。（b）卸下修复体与基台，明显残留多余粘接剂。

准是重要的。医生必须理解基于例如粘接剂放置位置、合适量和种植基台设计等粘接剂流体力学。

　　粘冠是修复医生几乎每天进行的常规操作。尽管普遍存在，但很少有医生在意粘接剂的放置位置和数用量。这方面的欠缺导致需要去除粘接剂而且可能引发病理后遗症（图12.12）。400余名医生的调查说明了这个问题。Wadhwani等[56]发现当粘接种植冠时，医生在粘接剂的放置位置与合理数量上很少达成一致。

　　冠与基台的图片通过PPT展示给牙医们，并向他们提供聚碳酸酯冠、粘接剂胶囊、调拌和操作器械包括小毛刷、调板盘和探针。主题是参照临床将冠假设为最终修复体并调和粘接剂进行戴冠。未进行进一步操作指导。夹持置入粘接剂的冠待粘接剂固化后收集整理（图12.13）。

　　经评估操作技术，基本有3种类型：满载操作，冠内置满粘接剂；涂刷操作，刷击痕迹明显；选择性冠颈缘内涂布粘接剂（图12.14）。计算粘接剂的标准量，假设基台与冠之间缓冲间隙为40μm，这个数量为冠容积的3%。通过比较冠置入粘接剂前后的重量，计算粘接剂的数量并记录制图（图12.15）。试验证明大多数病例置入冠内的粘接剂是超量的。试验结论为针对最普通的操作技术，在没有统一标准的前提下个人操作差异明显。

种植修复体粘接：发展中的临床程序

　　在讨论粘接剂的选择和使用问题后，揭示了天然牙修复和种植修复操作的不同。戴牙过程中控制粘接

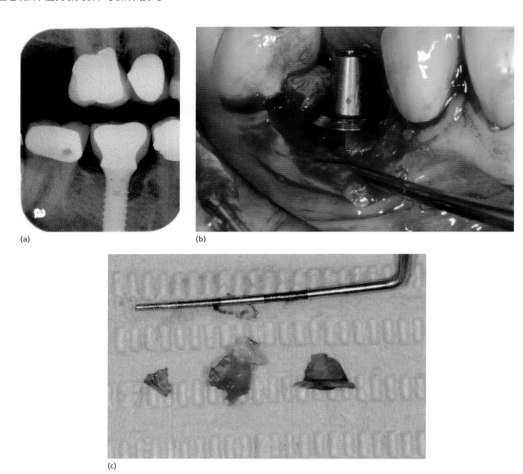

图12.11 （a）X线片显示火山口状骨缺损，未显示多余粘接剂。（b）外科翻瓣暴露残留多余粘接剂，低阻射粘接剂阻射值类似于空气。（c）牙周探针提示去除的残留粘接剂尺寸。

剂的流动性是预防残余粘接剂溢出的另一关键因素。

粘接剂流动性可以通过模型轻松展示[57]。作者利用具有相似的圆锥形平台和聚合度的透明塑料口杯作为模拟种植体标准基台（图12.16），洗发泡沫模拟粘接剂。如此可以提供一种通过粘接剂放置位置评价粘接剂流动方向的简单模型。

粘接剂如何流动受粘接剂放置的位置影响，若粘接剂放置于冠的内边缘，粘接剂首先向上方𬌗面流动，然后流向冠边缘（图12.17）。这与粘接剂放置于冠𬌗面后粘接剂受压影响就位情况是截然不同的（图12.18）。

口杯可以提供良好的可视效果，但不能很好地控制实验目的，所以作者寻求工业工程师（CD-adapco，Bellevue，WA）使用计算机流体动力学软件（Star-CCM+）的帮助[58-59]。该项目通过对比前述结果与真实情况以寻求验证。将扫描后的基台和冠（图12.19）的数据转化为三维虚拟工程模型（图12.20）。这些模型由活塞（基台）、阴腔（牙冠）、流体分散剂（粘接剂）组成完整系统并通过高效的超级计算机程序运行。粘接剂参数经科学计算保证其非牛顿流体特性。非牛顿流体在压力下变薄，但剪切力是可变量并受冠就位快慢、基台及冠的形状、缓冲间隙大小以及流体量影响。

研究者希望通过该系统活塞阴腔的模拟理解粘接剂真实状态，利用系统反求工程技术使其变得更高效的同时降低粘接剂溢出的可能性。通过这些模拟和

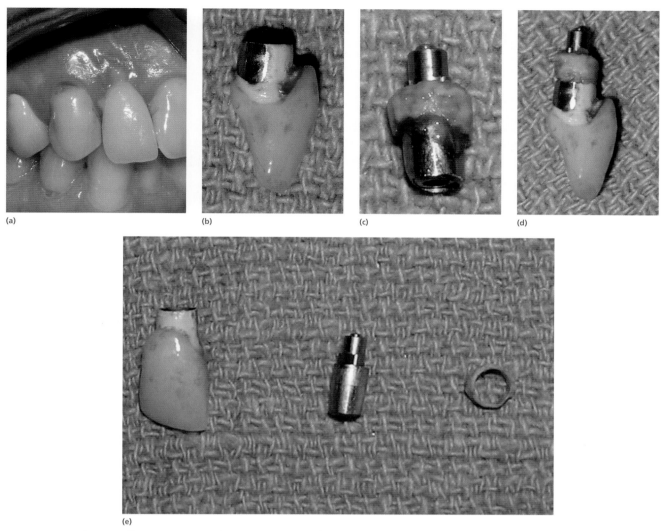

图12.12 （a）伴有种植体周围炎的冠修复体，已有脓液渗出。（b）去冠后发现糟糕的穿龈结。（c）去除基台后发现残留粘接剂。（d）粘接边缘较深且没有很好控制粘接剂。（e）冠、基台和残留粘接剂。资料来源：经Jaden Erwin许可转载。

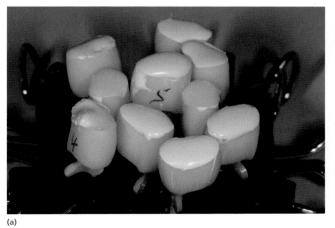

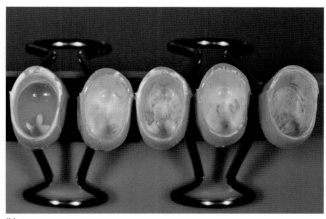

图12.13 粘接操作的真实案例。（a）超出冠颈缘的满载操作。（b）粘接剂剂量不足。

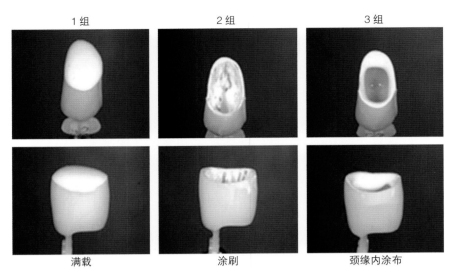

图12.14 放置粘接剂的示例：满载、涂刷、颈缘内涂布。

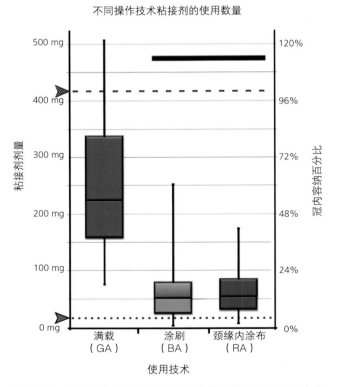

图12.15 不同操作技术的箱线图和粘接剂使用量。图示中位数、第25、75百分位数以及最高最低值。箱线图上方的水平线代表差异无统计学意义（$P>0.05$）。下方箭头及虚线代表40μm缓冲间隙所需的粘接剂真实数量。上方箭头及虚线代表冠内容纳粘接剂的最大量（对照）。

粘接剂与空气的交换，粘接剂的流动性可以通过二维框架展示评估。粘接剂放置的位置（图12.21）、放置的量、就位速度、优化基台形状等都显而易见（图

12.22）。该系统甚至可以对粘接剂的溢出速度进行评估，从而决定粘接剂的挤压是否会破坏软组织半桥粒附着（图12.23）。

通过粘接剂设计和粘接特性的进一步研究，不久的将来便会达成一致共识。种植体公司也会将这些共识应用于基台和冠的设计，从而改变沿用了50年以上的依赖于传统牙备体形状的设计方案。

防止粘接剂溢出的其他方案包括将基台颈缘线置于龈上，从而仔细控制粘接剂溢出。Linkevicius等[33]确认种植体基台的最安全位置是龈上。在美学区可以通过在氧化锆基台上压铸全瓷设计龈上边缘实现（图12.24a，b）[59]。这种改良基台设计还可以氢氟酸酸蚀、硅烷偶联操作从而实现基台与冠的树脂粘接（图12.24c）[60]。这种设计可以隐藏颈缘或使基台仿颈部，从而使修复体达到高度美观（图12.25）。龈上边缘还可以使用特氟龙（PTFE，聚四氟乙烯）保护软组织以免接触粘接剂和其他化学物质[61-62]。

用橡皮障打孔机在2cm长的无菌PTFE膜中心打1个小孔并将小孔位置置于基台上，注意将种植体基台连接区和基台颈缘充分暴露（图12.26a）。将基台就位并按照厂商推荐扭力给中央螺丝加力。屏障"bib"可以保护种植体周软组织但不能覆盖基台、冠边缘（图12.26b，c）。粘接过程中，软组织得到保护，并且防止种植体周围龈沟液污染影响冠就位（图12.26d）。

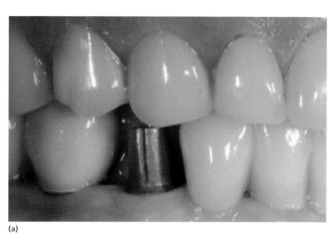

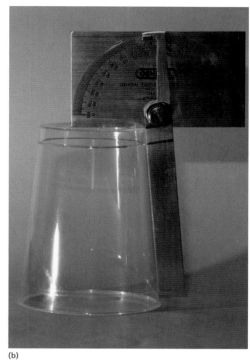

图12.16 种植基台。（a）具有与透明塑料口杯相似的殆向聚合度。（b）两只口杯叠套以模拟冠就位于基台。

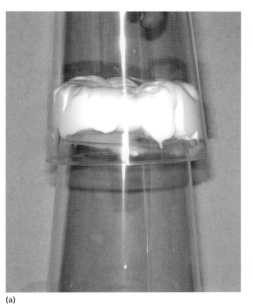

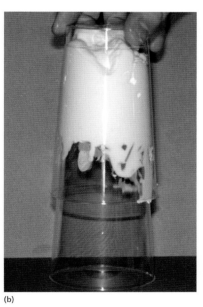

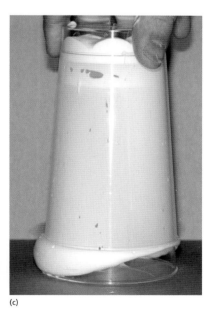

图12.17 （a）粘接剂（洗发泡沫）置于冠边缘。（b）粘接剂流向殆方冠，无阻力轻松就位。（c）冠就位后仅有少许粘接剂溢出，粘接空间完全充满粘接剂。

只要粘接剂凝固后，PTFE就可以轻易地将多余粘接剂带出（图12.26e）。

防止粘接剂溢出的另一种方法是应用预排溢装置，例如基台复制技术[63]。复制冠或修复体的阴模，然后首先将PTFE置入修复体组织面（图12.27a）。这样具有两项重要功能。首先，产生50μm间隙以容纳

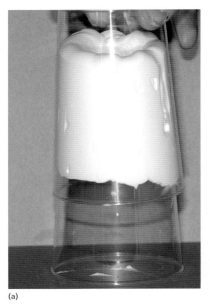

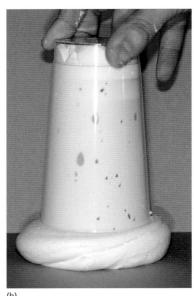

图12.18 （a）满载粘接剂。（b）大量粘接剂溢出。

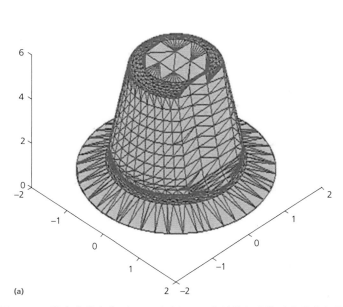

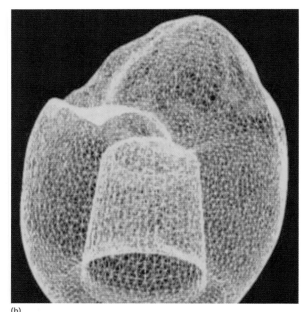

图12.19 数字化基台代型（a）与冠（b）的计算机流体动力学虚拟模型。

粘接剂的合适量。大部分种植修复体制作时会预留40～50μm的粘接间隙。其次，防止组织面被聚乙烯硅氧烷硅橡胶（PVS）材料污染。

为方便PTFE置入，首先在组织面内表面涂布凡士林，然后用毛刷仔细将PTFE密合嵌入冠内以保证与内表面的黏附（图12.27b, c）。使用挤压器将快凝型PVS硅橡胶（例如Blu-Mousse, Parkell）完全填入冠内（图12.27d）并尽可能包绕修复体颈缘线。继续用硅橡胶制作手柄（图12.27e）。待硅橡胶硬化后，去除修复体和PTFE膜（图12.27f）并仔细清理冠组织面的凡士林。硅橡胶的代型与冠组织面相似但略小（图12.27g）。

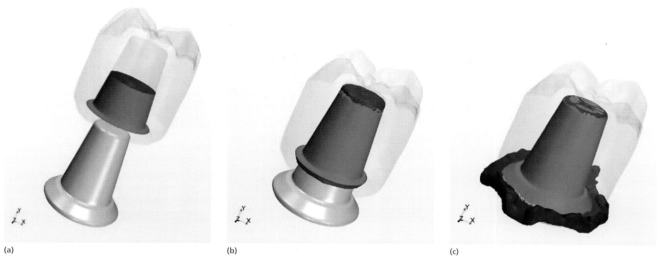

图12.20　一系列实时模拟图。（a）冠内边缘置入粘接剂后启动就位。（b）就位过程中的冠。（c）就位后粘接剂的状态。资料来源：经CD-adapco许可转载。

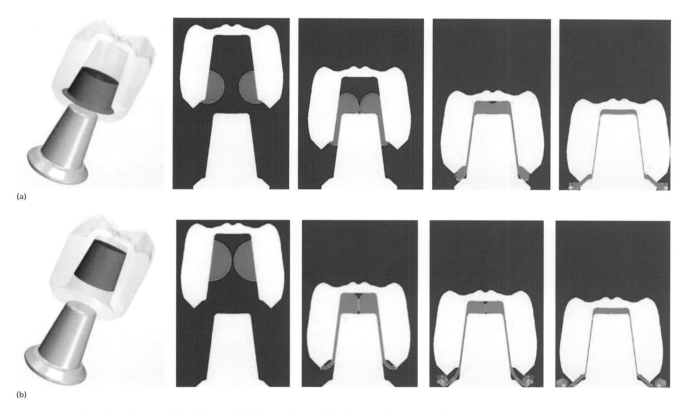

图12.21　粘接剂放置位置的计算机模拟。粘接剂（红色）置换空气（蓝色）。除了粘接剂放置位置，两种模拟的参数是一样的。（a）粘接剂置于冠内边缘。（b）粘接剂位置偏向殆方。注意冠就位前边缘充填的不同和粘接剂溢出形式。资料来源：经CD-adapco许可转载。

将基台利用常规方式和合适扭矩就位于种植体中，修复体待粘。将修复体内填满粘接剂并紧紧就位于硅橡胶代型以保证多余粘接剂溢出（图12.27h）。这种口外的清理方式保证了冠组织面形成均匀的50μm厚的粘接剂层。然后常规将冠粘接，控制颈缘就位，就位压力和就位速度即可以保证最少的粘接剂溢出（图

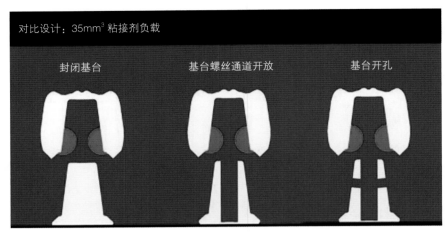

图12.22　不同基台设计的计算机模拟——封闭基台、基台螺丝通道开放和基台开孔。资料来源：经CD-adapco许可转载。

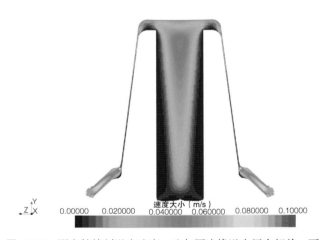

图12.23　测定粘接剂溢出速度。这与冠边缘溢出压力相关。可以通过粘接剂溢出速度判断是否会破坏半桥粒。不同的颜色代表不同的速度。资料来源：经CD-adapco许可转载。

12.27i）。这种技术同样适用于种植支持的多单位固定修复（图12.28）。

控制粘接剂流动的其他方式包括基台修整。这种理念是通过改变基台形状以增加粘接剂的容量，从而实现减少粘接剂溢出的目的。美国的口腔学院[44]和种植体配件厂商一直指导牙医完全封闭基台的螺丝通路。如果能够部分封闭（只封闭螺丝顶部）那么剩余的空间便可容纳修复体就位的多余粘接剂。

首次报道通过减法增加基台内粘接剂固位型，内

开口基台（IVA）修整对金属基台是适合的[64]。基台轴壁上设置2个180° 贯穿的洞。小团PTFE保护螺丝，粘接剂便被挤入螺丝通道。如果螺丝通道没有封闭，粘接剂便会占据通道。单纯使螺丝通道打开作为"开放型基台"（OA）或者在内开孔基台（IVA）（图12.29）相较于闭合基台（CA）（图12.30）可以明显减少粘接剂溢出。通过比较OA和IVA溢出的数量不同可以验证以上假说。当OA与IVA比较时，观察到流动性不同（图12.31）。OA基台经常不被填满而IVA完全填满粘接剂。说明IVA不仅减少粘接剂溢出，而且提高了粘接力。因此，流动性具有提高冠固位力的作用（图12.32）[65]。

IVA通过适合金属的减法改变粘接剂流动性；但仍有很多修复体是氧化锆基底材料。在这些材料上制作孔洞必然要降低强度，所以设计了一种不同的改良方式。

修改氧化锆种植基台的螺丝通道对粘接流动性及氧化锆修复体固位的影响通过基台内插入注射器针头来观测（图12.33）[66]。实验中，将注射器针头放到螺丝上但不超出螺丝通道。当注射器针头放入基台（IA）后便改变了粘接剂流动性，与封闭基台（CA）和开放基台（OA）相比增加了固位力（图12.34）。

取氧化锆冠时，可以评估粘接剂流动性，通过

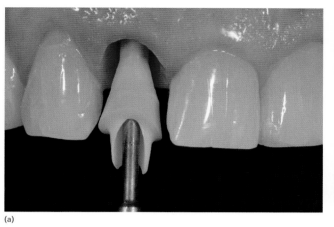
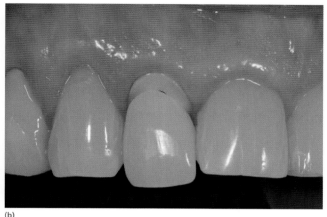

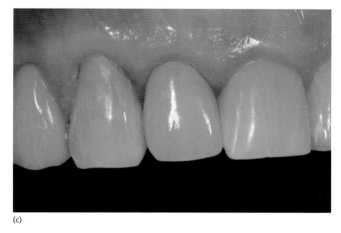

图12.24　（a）颈缘增加饰瓷后的CAD/CAM氧化锆基台。（b）龈上颈缘设计可以直接与冠边缘进行粘接。（c）冠与基台的颈缘粘接。

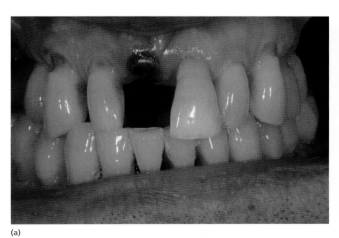
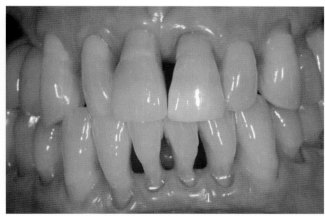

图12.25　种植位点。（a）基台颈缘饰瓷模拟修复体。（b）颈缘在龈缘以上数毫米并高度美观。

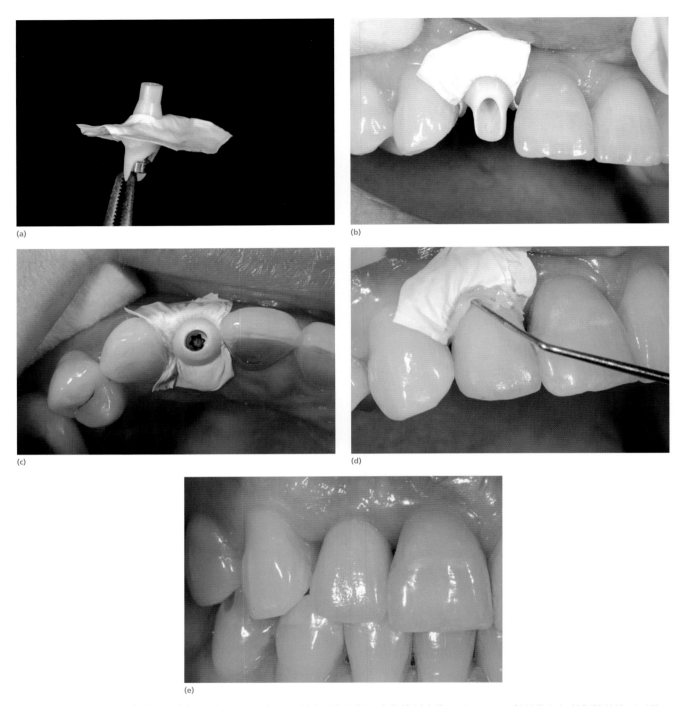

图12.26 （a）龈上边缘利于屏障保护（PTFE bib），必须让开中央螺丝和粘接剂边缘。（b, c）bib保护软组织并保持粘接区干燥。（d）bib与多余粘接剂轻松移除。（e）最终修复体。

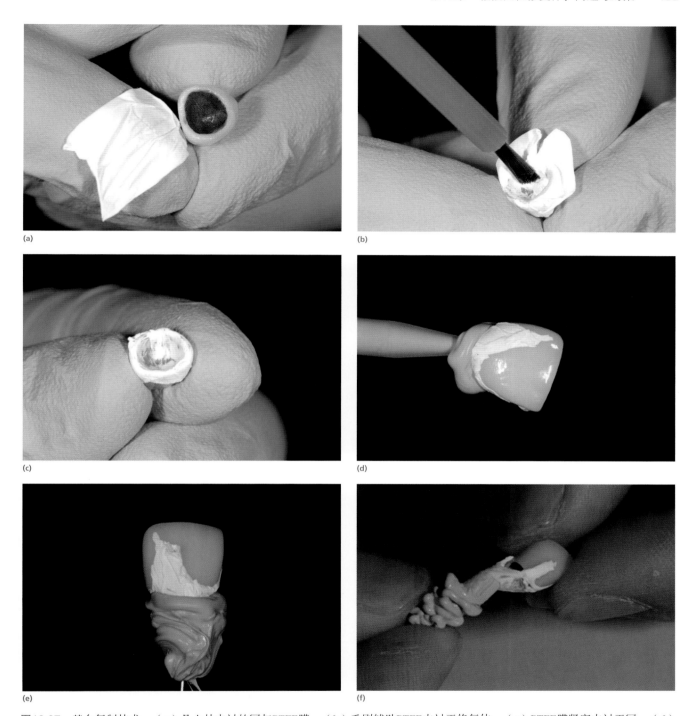

图12.27 基台复制技术。（a）凡士林内衬的冠与PTFE膜。（b）毛刷辅助PTFE内衬于修复体。（c）PTFE膜紧密内衬于冠。（d）PVS硅橡胶充填于PTFE内衬的冠。（e）延长手柄。（f）PVS基台与冠分离。（g）复制基台（比冠组织面三维方向各小50μm）与原始基台。（h）PVS复制基台与冠口外粘接并排溢粘接剂。（i）冠就位后清理较少的粘接剂（软组织发白）。

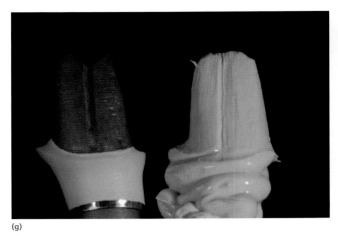

(g)

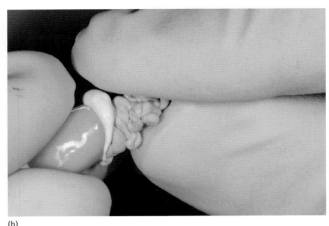

(h)

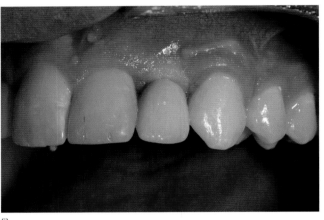

(i)

图12.27（续）

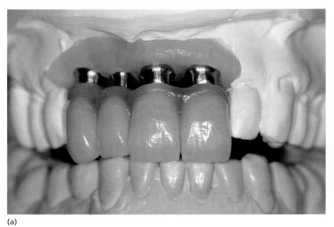

(a)

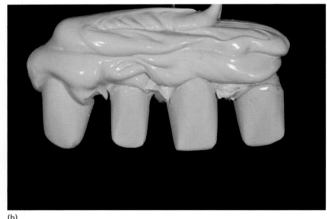

(b)

图12.28 （a）模型上的多单位粘接修复体。（b）粘接用的PVS复制基台。

粘接剂断裂的位置可以想象流动止点（螺丝通道中粘接剂的多少）对排溢的影响，并改善固位力（图12.35～图12.37）。理解这点有助于临床医生控制这两个变量。

以上研究表明通过改变基台形状可以改变粘接剂流动性从而控制粘接剂溢出和冠固位力。尽管需要进一步科学观测，但这些简单步骤已经可以有助于临床。

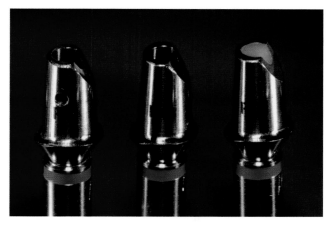

图12.29 从左至右：内开孔基台（IVA）、开放型基台（OA）、闭合基台（CA）。

另外，许多技术可以降低粘接剂溢出，临床医生可以决定哪种是最合适的。在外科设计和植入位点佳的情况下螺丝固位修复体应该作为首选。尽管临床医生认为螺丝固位的美学和咬合不佳，但经验丰富的技工利用目前的材料可以轻松解决这些问题[67]。

一种技术是用复合粘接螺丝固位冠。这通过将冠预粘于成品基台提供了一种相对低廉的解决方式（图12.38a）。冠在口外粘接于基台并清理溢出粘接剂（图12.38b）。通过在冠上预备或在冠上预制螺丝通道，螺丝可以通过螺丝通道让复合冠就位（图12.38c，

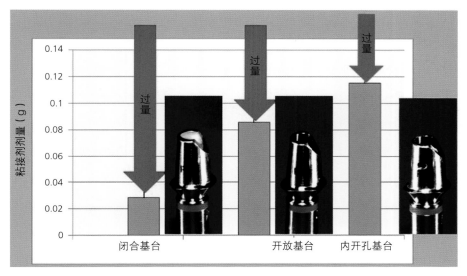

图12.30 不同基台粘接剂溢出量/基台容纳量比较。红色箭头代表溢出量，蓝色柱体代表冠基台复合体残留的粘接剂量。无内开孔会出现更多溢出。

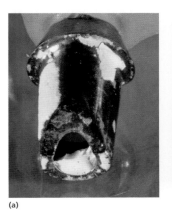 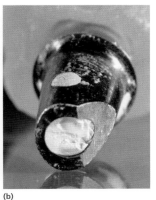

(a) (b)

图12.31 基台内粘接剂的流动形式。（a）OA气泡。（b）IVA填实。

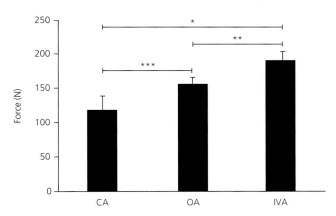

图12.32 不同基台设计粘接冠的固位力指示图（CA，封闭基台；OA，开放基台；IVA，内开孔基台）。数据分析，*$P<0.001$，**$P<0.01$，***$P<0.05$。

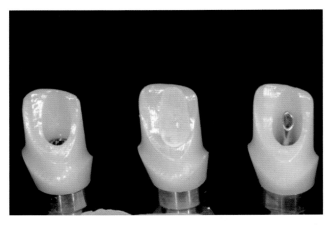

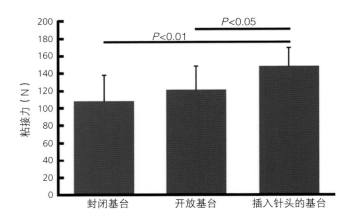

图12.33　研究中的改良氧化锆美学基台。左至右：开放型基台（OA），闭合基台（CA），插入针头的基台（IA）。

图12.34　图12.33中不同基台设计的氧化锆冠固位力。

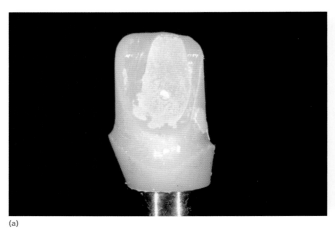

(a)

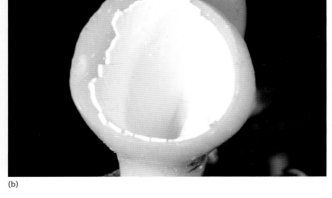

(b)

图12.35　去冠后粘接剂断裂类型。（a）CA很少的粘接剂残留。（b）粘接剂主要位于冠组织面。

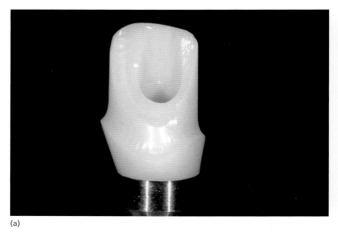

(a)

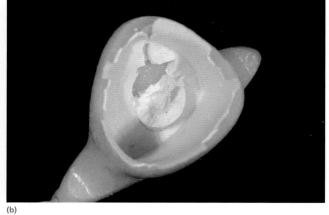

(b)

图12.36　开放氧化锆基台组粘接剂断裂类型。（a）基台上几乎没有粘接剂残留。（b）粘接剂没有完全充满螺丝通道，冠内气泡。

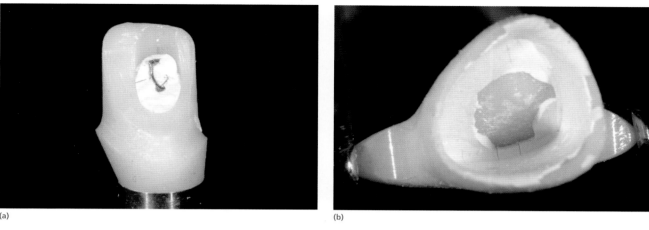

图12.37　插针组的粘接剂断裂类型。（a）粘接剂充满螺丝通道及针头内。（b）粘接剂断裂与另外两组完全不同（OA、CA）。

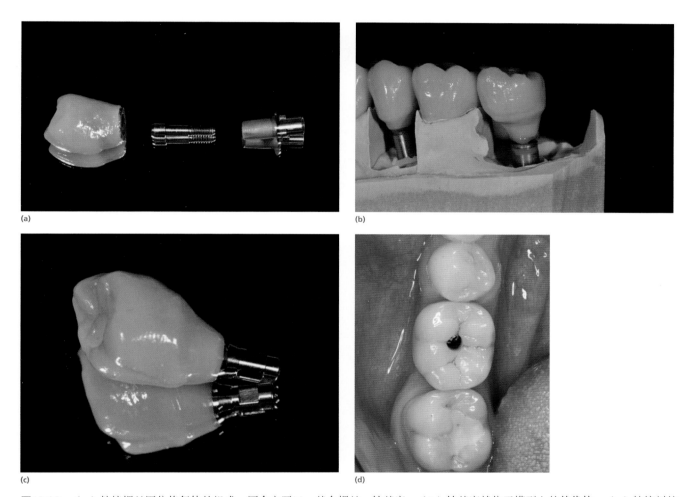

图12.38　（a）粘接螺丝固位修复体的组成：冠合方开口、基台螺丝、钛基底。（b）钛基底就位于模型上的替代体。（c）粘接剂的控制。（d）粘接螺丝固位修复体就位后。资料来源：Courtesy of Dr Tomas Linkevičius。

d）[68]。成品基台制作复合冠，瓷基台支持时要慎重考虑，更要考虑分体式（冠基台粘接）粘接层失败风险，除非基台高度、表面以及另外的固位抗力因素所需。

许多厂家已经注意到粘接剂残留及对种植体的影响。他们研发了变角度基台，当螺丝通路与美学相矛

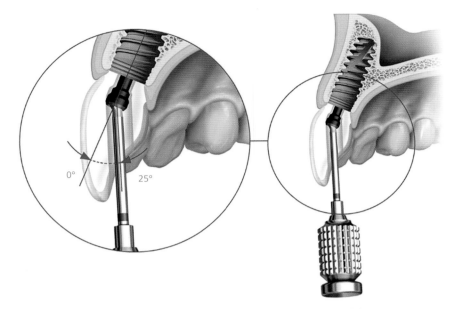

图12.39 变角度螺丝通道基台（NobelBiocare，瑞士）CAD/CAM 氧化锆基台：允许最大偏离 25°。

盾时仍能采用螺丝固位（图12.39）[69]。

总结

多余残留粘接剂引起种植体周围疾病的确切机制尚未完全阐明。理解粘接剂与种植体周围微环境生物学相互关系、异物反应的潜力、腐蚀效应、过敏反应比预想的更重要。天然牙对粘接剂选择和粘接技术不敏感，而种植修复体粘接需要整体考虑生物学和物理学等决定性因素。谨慎的种植体位点的监测非常重要，因为粘接剂溢出引起的炎症可能会潜伏数年或数十年。必须清楚如果种植体位点发现残留粘接剂修复医生必须负主要责任。可以用无粘接剂方式替代，但这种方式在术前设计和手术时就要考虑，而且必须通过团队－外科、修复、技工整体合作以给患者尽可能好的治疗。

扫一扫即可浏览
参考文献

第13章

生长发育期的种植修复
Implant Restoration of the Growing Patient

Clark M. Stanford

University of Illinois at Chicago College of Dentistry, Chicago, Illinois, USA

手术、肿瘤、外伤、先天畸形等原因可以造成生长发育期患者的牙齿缺失。新生儿口腔颌面部先天性畸形的发生率为2%～3%，与环境，遗传等多个因素有关[1]。颅面畸形的症状多种多样，我们将以治疗外胚层发育不良为例，说明怎么处理这类复杂的疾病。外胚层发育异常不是一种普通的颌面畸形，而是已知210多个基因型异常的复杂疾病[2]。最常见外胚层发育异常疾病是少汗性外胚层发育不良（hypohidrotic ectodermal dysplasia，HED），其发生率在1/10000～1/5000[3]。这类患者常牙列缺损/缺失，颅颌面骨性异常，需要为这类的儿童和年轻的成年人提供全面的、适宜年龄的面部护理。

先天性异常是最常见的影响牙列的因素，其次是癌症、创伤因素。说到先天性异常，外胚层发育异常被定义为一种影响外胚层和中胚层联系的基因突变综合征。通常，这些类患者存在多个器官异常（包括头发、牙齿、汗腺）。在这些条件下，易造成结构发育不良或外形改变，例如圆锥形或微型牙齿[4]。最初，Frieire-Maia和Pinheiro将这种最常见的外胚层发育不良综合征称为X连锁少汗型外胚层发育不良或HED（请注意，目前正在使用分子分类来修改该系统）[5]。X连锁少汗型外胚层发育不良症患者有很多特征，包括牙列缺损（缺牙少于6颗）、多个牙缺失（缺牙多于6颗）（图13.1a，b）或牙先天性缺失（很少发生）。同时，这些类患者头发干枯稀少、汗腺减少、皮肤干燥少汗、某些角蛋白钉（onychodyplasia）发生改变。

关于牙齿畸形，问题通常是美观性、自我感觉和对照未受影响同龄人的意识、感知功能丧失、牙槽嵴发育缺失、牙弓发育不良、牙齿矿化不良。后者可以使患者的患龋风险增高（图13.1c）。各种组织为牙齿治疗制定经验指南，确定是否使用口腔种植体，主要针对骨骼未成熟的成年人[6-11]。因为数据结果不完善，从循证角度出发，临床医生应非常仔细地进行治疗。一个主要的原则是患者达到合适年龄，全面尊重患者的意愿，在治疗的过程中向患者介绍每种方法的优缺点，并告知患者治疗的程序（图13.1d～f）[12-14]。请注意，在医患讨论过程中，通常最好使用医疗术语"护理计划"而不是"治疗计划"，因为后者暗示有额外的治疗需要（但可能有些治疗并不在这个时候进行），并告诉患者长远利益和其整体护理效果（以家庭和患者为中心的护理）比任何临床护理更重要[13-19]。

在幼儿（0～6岁）中，大约3岁开始考虑活动义齿修复。通常儿牙医生主导治疗，且应该从1岁左右开始观察患者。但涉及多个牙齿，最好让口腔修复医生一起参与。这样一来，患者会对整个团体建立起一个信任关系，加强医疗小组之间的交流，也有利于患者进入成人期后医疗的转移。在幼儿中，可以考虑使用活动义齿或儿科固定修复体[9]。而修复体或义齿在形状和尺寸上与患者的年龄匹配（图13.2）[20-21]。

儿童义齿因为更换频繁、家庭条件、患者及家属的依从性等因素，其义齿修复步骤相对于成年人的全口或部分活动义齿步骤要更简单。当儿童由于

Evidence-based Implant Treatment Planning and Clinical Protocols, First Edition. Edited by Steven J. Sadowsky.
© 2017 John Wiley & Sons, Inc. Published 2017 by John Wiley & Sons, Inc.
Companion website: www.wiley.com/go/sadowsky/implant

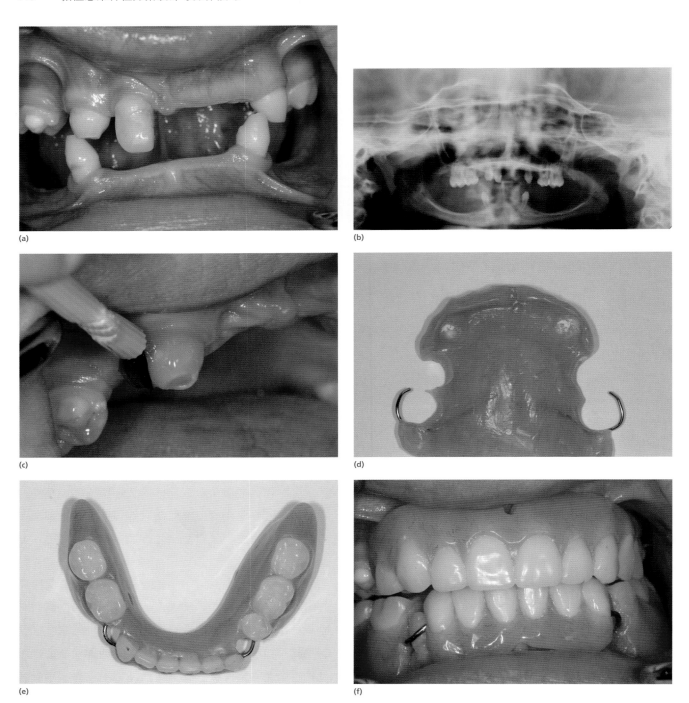

(a)

(b)

(c)

(d)

(e)

(f)

图13.1 X连锁少汗型（hypohidriotic）外胚层发育不良。（**a**）口内典型的牙齿先天性缺失、锥形牙齿和乳牙滞留。 在这类人群中，Ⅲ类错𬌗也是很明显的。（**b**）先天性牙齿缺失影像。（**c**）由于唾液腺与汗腺形成的方式相同，所以在这类人群中，口干症是常见的。 建议经常使用5％NaF。（**d**）上颌可摘局部活动义齿。（**e**）下颌可摘局部活动义齿。（**f**）修复体恢复患者的垂直高度和颌间距离。

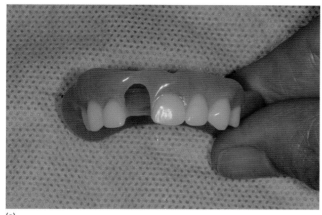

(a)

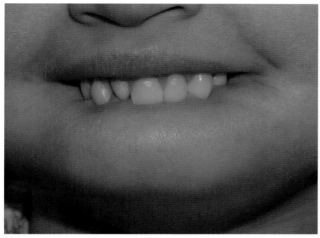

(b)

图13.2 （a，b）上颌可摘局部活动义齿。适合5岁患者牙齿形状的上颌可摘局部活动义齿。

多个乳牙或恒牙缺失时，通常使用适当的托盘和快速固定的印模材料制取终印模。在复诊的过程中，通过获取患者的息止殆位关系来确定垂直距离。构建上颌后牙区前庭到唇连合（口轮匝肌节点）约2mm的颌间距离，大概在前/后牙（尖牙和第一前磨牙、第二前磨牙）垂直距离处。儿童颧骨颌突到殆平面的距离约7mm，有时与口角重合。这需要在技工室设置好儿童的义齿（乳牙，日清牙科产品，日本，www.kilgoreinternational.com）。如果使用这种方法，复诊时的检查和调整就非常重要。牙槽骨生长非常重要，因为牙槽骨高度占垂直距离中部和下部的2/3[22]。在全牙列缺失的情况下，第二乳磨牙区的下颌骨完成基底

生长，5岁左右小孩的髁突生长板和下颌支的远端持续生长（使下颌支变得更加直立生长和下颌体向前）。因此，在先天性无牙颌中，大约在5岁以后，可以考虑使用口腔种植体。注意，如果牙弓中有埋伏乳牙或恒牙，应在骨骼成熟后才可以在口腔植入种植体。女性通常至少18岁，男性至少20岁。如下文所述，小孩口腔种植体最大的风险是造成正常牙齿萌出的中断和牙齿位置变化。如果采用这种治疗，不是要根据父母的意见，而是根据患者预期的功能、美观性、语音、或情感/社会等角度制订方案。因为全身麻醉的风险，医生必须了解患者对功能提高的要求和期望。对于这个年龄的患者，可以使用1颗或2颗窄径种植体（3mm直径）或覆盖义齿。显然，对于牙列缺损的生长期儿童，种植体不应该被使用，因为当周围牙萌出时，种植体会被覆盖，或者种植体会影响相邻牙的萌出路径（所谓的光圈效应）。根据乳牙位置和对相邻牙萌出的影响，乳牙可以作为覆盖义齿基牙，作为修复体固位的一种解决方案。

当孩子达到学龄（7~12岁），乳牙期就转变到恒牙期。考虑到语音、咀嚼功能和社会/同龄人意识等，修复体的使用非常重要[20,23-24]。通常，生长期孩子一般使用活动义齿修复的方法（图13.1）。这时通常考虑正畸评估，尤其是恒牙都萌出的时候。保留滞留乳牙，可以在不用修复体的情况下保留保存牙槽骨。强直性脊柱炎需要对乳牙进行评估，尤其是在恒牙两侧、常用的尖牙和第一磨牙。医生一般需要判断滞留乳牙是否保留，特别是乳牙两侧都是恒牙（尖牙和第一磨牙）。滞留乳牙是否保留最重要一方面是：它是否影响相邻恒牙萌出。如果影响恒牙萌出，滞留乳牙就需要拔除。如果不影响恒牙萌出，滞留乳牙至少可以保留到骨成熟。

如果青少年（13岁到骨骼成熟）牙齿在牙弓上，牙弓空间也有，则可以考虑正畸治疗。此类患者的护理工作最好有儿牙医生、修复医生和正畸科医生的共同指导。正畸可以采用传统矫正装置或暂时性支抗装置（TADs或种植支抗）协助治疗（图13.3）。如果有过小牙，通常采用可摘局部义齿、正畸保持器或单臂粘接桥作为美学临时义齿。粘接桥一般是用氧化锆核+

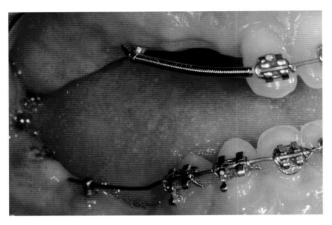

图13.3 使用TADs来帮助患者正畸移动4颗前磨牙。

饰瓷表面（例如EMaxPress，Ivoclar Vivadent，Amherst NY），然后用贴面粘接系统（例如RelyX Veneer，3M ESPE，St. Paul，MN）将粘接桥粘接在尖牙近中面[25]。过渡性义齿的目标是获得稳定固位、美观、有咀嚼功能、保持乳牙缺失后间隙以便维持牙槽嵴骨量。最重要的是在这段时间内完成颅面最大潜能的发育。

如果义齿固位不足，从患者的感知性考虑，此时可以采用口腔种植治疗。在开始种植规划时，就要考虑好最终的修复设计，以便选择好种植体植入位置。在这个年龄段，我们要尽量避免进行广泛的骨移植。

对于骨骼发育成熟的成年人，口腔修复基于患者全身健康和口腔健康，以患者修复效果、意愿和价值观为导向。对于这些患者，建立一个多学科医疗团队也非常重要，因为患者一般还需要正畸和口外手术（如LeFort面中部正颌手术）[26]。患者的修复效果必须由口腔修复医生详细制定，尽量保留乳牙（有时候是恒牙），采用根管治疗，用可摘局部义齿修复缺失牙，必要时先植骨再进行口腔种植治疗（图13.4）。我们还需让患者明白，修复治疗不是一劳永逸的，需要经常进行维护[15]。

不管什么原因造成的牙齿缺失，都应该仔细地系统地评估风险因素。仔细评估角化黏膜组织的厚度和宽度，在适当的地方，可以考虑结缔组织移植

（异体或自体）。在20世纪80年代，美国国立卫生研究院（NIH）的Stanford等[20]对98名外胚叶发育不良（ED）中的20名患者进行了口腔种植治疗[20]，结果发现ED患者的种植体并发症的发生率相对比较高。73%种植体植入在患者的下颌，有52%的患者发生了种植体并发症，例如种植体感染、种植体脱落，义齿松动，或多个并发症。所有的口腔种植体都是一种类型（Brånemark系统，NobelBiocare）。Bergendal等[27]在1985—2005年北欧地区的ED儿童口腔种植进行了一项回顾性研究。因发育不全或创伤，21名孩子种植了33颗种植体。其中，有5名5~12岁大的ED患者植入了14颗种植体。据报道，14颗种植体中的9颗在编入队列研究之前就脱落了。在荷兰，一项回顾性研究了荷兰国家卫生保健系统内的129名患者，他们大都牙齿先天发育不全。观察时间为3~79个月（平均46个月）。36%的患者有严重正畸牙根吸收，12%的患者有显著的骨丢失（大于5mm），57%的患者的种植体基周围黏膜变色[28]。观察表明黏膜厚度待评估，需长期后期维护。

随着ED患者成年，修复治疗方案非常多样化、因人而异。虽然目前对什么时候发育完成尚有争论，但人们普遍认为在18~20岁评估牙间隙对种植是有意义的。临床评估是必要的，特别是正畸后的固位力、牙齿松动度和咬合稳定性。与以往一样，知情同意过程是告知所提议的每一个程序的优点和挑战（用患者和护理人员能理解的健康知识认知和语言表达）。健康知识是这个过程的一个重要方面，一方面让护士和患者明白所提议的内容；另一方面反馈临床团队谈话的细节内容[29-30]。书面、网络、视频等相关支持材料对知情同意是有帮助的，但不能代替谨慎的、健康的、适当的谈话。方案所提出的治疗计划（包括风险、好处和替代方案）以及预期结果都应该被讨论[31]。

当治疗计划实施时，全面的诊断和详细的设计能让种植既好看又好用（图13.5a，b）。评估患者的医疗与牙科史才能确定植入系统和设备，以满足患者的治疗及审美要求。外科手术必须进行风险评估，尤其是一些特殊患者，例如先天性畸形影响伤口愈合[32]。

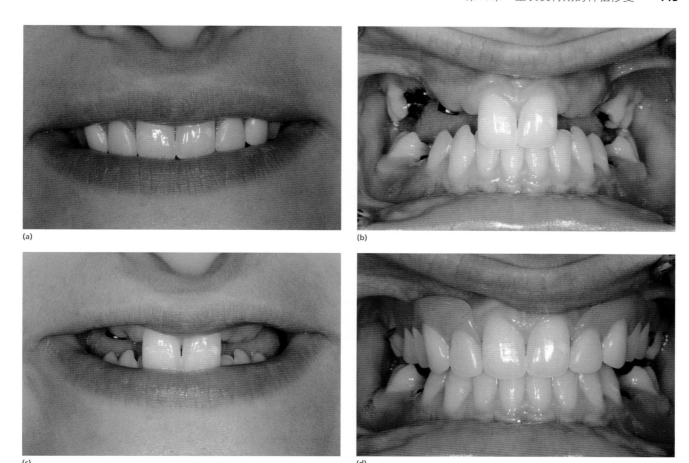

图13.4　（a～d）对于成长中的孩子，临时义齿可即刻提高患者的美观和语音。患者口内有金属植入物。因此，在愈合期间使用临时义齿修复部分缺失牙。

年轻成年患者重建应考虑的步骤

为了制订一个可预期的治疗计划，修复医生在诊断阶段就应该设计好修复方案。对于以种植为基础的修复，应该规划好种植体的数量、尺寸、直径、位置和角度（图13.5c～f）[33-34]。基于诊断信息，医生在种植前或种植时就可以规划好了种植体植入的位置、角度和需要的硬组织或软组织填充。在临床检查中，临床医生应评估牙槽嵴外形。不管最终怎么修复，为了支持患者的实际期望，应仔细评估患者软组织和硬组织变化的风险因素。

术前规划有助于确保以修复为导向的种植体三维位置实现审美目标。在某些情况下，与可摘局部活动义齿RPD相比，种植固定义齿IFPD修复的长跨度压裂缺损效果更好。但是，RPD更便宜，风险更小。在知情同意过程中，应告知患者不同修复（包括传统固定义齿FPD、粘接修复如马里兰桥、种植体和/或RPD）的优缺点。

机械方面的考虑

诊断阶段应确定骨内植入物的数量。当用种植体更换多颗相邻的牙时，用2颗种植体修复3颗牙的方式非常具有临床意义，还可以利用桥体调整轮廓适应最终种植体植入位置。这种方法对上颌多颗前牙缺失

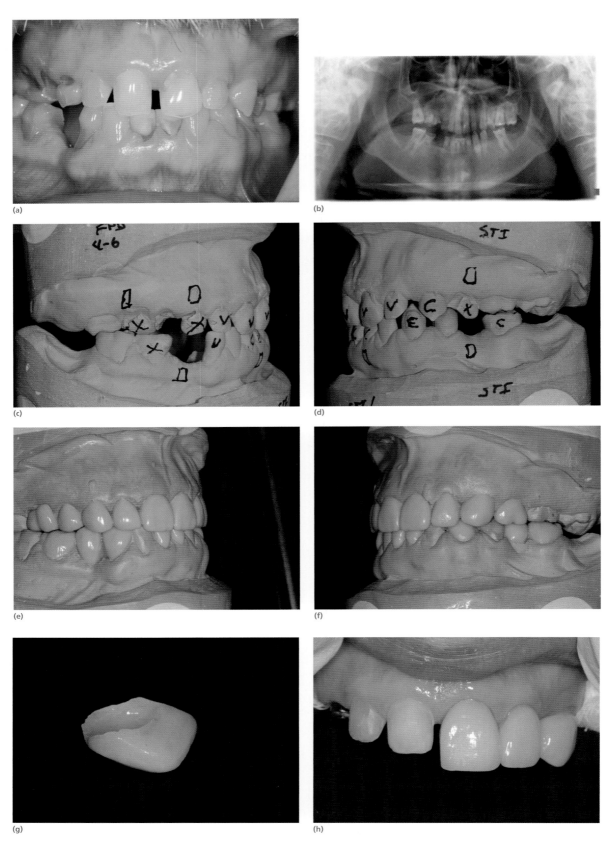

图13.5 一名患有Witkop综合征35岁男性患者，存在畸形牙和乳牙滞留。（a）上颌滞留乳牙保存了牙槽骨和牙龈，下颌右侧前磨牙区牙槽嵴明显萎缩。（b）全景片。（c）右侧种植和贴面修复标示。（d）左侧种植和贴面修复标示。（e，f）诊断蜡型。

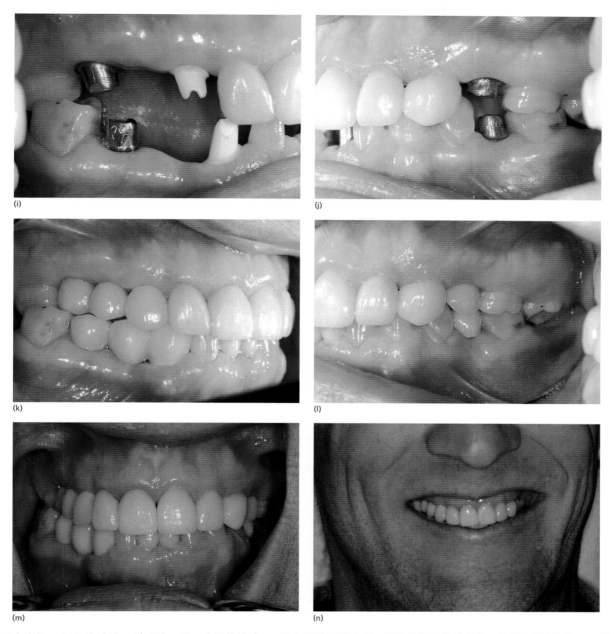

图13.5（续） （g）瓷贴面。请注意，是一个环绕设计。（h）瓷贴面戴入后，切牙长轴和外形变化。修复方案有两种：一种是瓷贴面和种植体冠部同时修复；另一种是先植入种植体，然后瓷贴面修复，再修复种植体冠部。（i，j）基台就位。（k，l）冠就位。（m，n）完成修复后效果。

特别有用，在中切牙和尖牙区植入种植体的同时通过桥体修复上颌最小牙（侧切牙）。此外，用瓷贴面恢复天然牙形态和美观性也是非常有用的（图13.5g，h）。

当一颗或多颗前牙缺失时，义齿就更趋向于牙槽嵴中轴，导致骨组织相对于牙更扁平。当牙缺失时，上颌骨牙槽嵴近心端和颚侧会有不同程度的骨吸收（平均3~4mm）[35-40]。骨/颊板的位置和稳定性应作为骨质丢失的证据，这种情况有时发生在外伤性骨折或潜在的正畸治疗中。在下颌骨、牙槽骨吸收模式不均匀，造成骨质薄的地方骨吸收速度增加，使肌肉附着更高。为了使义齿兼具功能和美学，常在有软硬组织的基托上制作诊断蜡型。这可用作拍CBCT的放射导板。新的低电离辐射CBCT机允许对年轻患者进行微创诊断工作。这种诊断装置的真空形成的基质，还可以帮助外科医生确定延期种植中种植体植入的位置和位点体积（硬组织和软组织移植）[22]。在正中关系或最大牙尖交错位规划时，种植尽量是延垂直向牙长轴植入[41-42]。当有较大侧向𬌗干扰时，会增加侧向力，造成早接触，使冠或种植上部结构断裂，前牙向近中移动而远离后牙种植体，或接触点开放[43-45]。此外，应非常注意𬌗关系，特别是上前牙区。如果是单颗的上前牙种植体，邻牙的𬌗关系检查非常重要。至关重要的是，正畸阶段或修复医生都会有明确的咬合停止。这是用来减少持续被动萌出时间导致的天然牙切缘变化造成的对口腔种植体风险。

在部分牙列缺损或单牙缺失的情况下，仔细地口腔种植体植入对于达到预期的美学效果是至关重要的[46]。初步评估主要考虑骨与软组织量是否充足。此外，口腔修复医生应该与患者和种植团队成员讨论这些风险因素。当评估软硬组织的三维情况时，牙医应该依靠临床观察、诊断模型以及诊断蜡型。软组织轮廓的形状、数量、质地和颜色的评估应该包括诊断蜡型的参数，以便放射扫描和外科手术规划。与薄龈生物型相比，厚龈生物型患者的牙龈更不容易退缩，尤其是在面中部。不管有没有种植，面骨骨丧失都长期存在，尤其是薄龈生物型患者。很多评估工作非常重要，例如评估牙乳头大小、形状、颜色和游离龈曲线，相对根的形状和大小（即基台的过渡轮廓和剖面），附着牙龈和面部根突出的宽度（图13.5i~n）[47-50]。对于薄龈生物型患者，应该增加软组织厚度。在牙龈退缩风险高的情况下，应考虑螺丝固位修复体，而不是用粘接固位修复体。这种方法允许对牙轮廓进行修改，特

别是𬌗关系发生变化时。

我们严格分析种植牙最不舒服的方面。在传统的牙齿咬合讨论中，常常强调咬合的静态自然牙齿咬合（例如三脚架式接触），这意味着这种方法将保护患者免受长期并发症的影响[51]。自20世纪80年代，种植牙最先出现在美国，利用常见的骨内种植体的设计。随着患者年龄的增长，我们正在观察一些旧的和新的并发症，这是值得讨论的。由于口腔种植体作为骨的刚性支抗，它们的位置可以为颅面生长提供精确的标记[52]。对于"骨骼发育成熟"的人，采用口腔种植修复，通常观察两个主要方面。其中主要是对于某些面部高度短的患者，随着时间的增加，口腔种植体看起来会"漂移"，实际上不是因为种植移动而是由于面中部增长所造成的现象[53]。植入物因此变得更加靠近腭侧，特别是那些在上颌后牙区的种植体。

对于某些面部高度长的患者，随着时间的增加，面中部的垂直高度呈增长趋势。在这种情况下，在某些个体中，一生都有控制被动萌出的咬合风险（在每一个患者中都很常见）。这部分内容在超过20年的面中部测量结果的正畸文献时已探讨过。问题根本是人类多样性的反应。咬合本身是动态的，植入物的使用提供了极好的例子。最重要的问题是向患者提供目前最好的证据。

结论

为缺牙而提供的修复治疗对患者的生理、情感和生理支持起着重要的作用。理解和传达治疗计划的优缺点是健康知识的一个重要部分。口腔保健需要从生命的第一年开始。所有口腔健康专业都需要跨学科的治疗，因为口腔疾病会从童年开始，到青春期，再到成年。治疗的一个重要基本特征是不过分医疗，并允许患者有尽可能多的选择。

扫一扫即可浏览

参考文献

第14章

殆：在种植修复中的作用
Occlusion: The Role in Implant Prosthodontics

Avinash S. Bidra, Thomas D. Taylor
University of Connecticut School of Dental Medicine, Farmington, Connecticut, USA

简介

众所周知，殆是种植修复中最具争议的方面之一[1]。这是因为在种植修复中的咬合关系调整是通过结合教科书、专家意见、体外研究、动物研究和适用于天然牙齿的观点外推中逐步形成的。然而，在殆学领域中存在极少的科学证据证明一个概念优于另一个。在对咬合的大量综述中，Taylor等[1]得出结论，存在极少的科学证据来支持咬合因素和骨整合种植体的不良生物学结果之间存在直接因果关系。本章的目的在于检查种植义齿修复中的各种咬合考量因素和忽略因素，仔细研究现有的、适当的科学证据，从而向读者阐明此主题。关于选择咬合方案的建议也提供给读者，以简化和辅助临床实践。

种植义齿修复中的咬合因素

冠-种植体比率

冠-种植体比率的概念直接来自天然牙描述中的冠根比的概念。在天然牙中，冠根比被认为是诊断、治疗计划和预测治疗预后的重要影响因素[2]。有利的冠根比为1：1.5，可接受的最小比为1：1。虽然这种方法的科学价值对于天然牙齿是有争议的，但重要的是要明白，种植体不具有与天然牙相同的特征，也不能在种植体中运用相同的原则和规则[3]。之前的作者认为较大的冠-种植体比率是不利的[4]。然而，最近的一项系统综述评价了冠-种植体比率对种植体的成

功率和边缘骨丧失的影响，表明越高的冠-种植体比率，种植体周围边缘骨丧失越少[5]。两个变量之间存在显著的负相关，表明较高的冠-种植体比率对种植体具有有利的影响。在种植义齿修复中，冠-种植体比率仅仅是理论上的，因为冠的高度是由美学及种植体平台到咬合面的距离决定（图14.1）。种植体的长度主要取决于获得初期稳定性的能力和解剖条件的限制（图14.2）。众多系统综述显示短种植体与常规长度的种植体具有相当的高存活率和边缘骨丧失情况[5-7]。因此，一旦发生骨整合，短种植体与长种植体一样有效，并且在殆学的范围内就保护与种植体相邻的骨组织而言，临床医生可以简单地忽略关于冠-种植体比率的概念。然而，增加的冠-种植体比率可能增加与种植体本身相关的机械并发症的风险。在这种情况下减少机械并发症的一种方法是使用内连接基台设计的种植体，其修复体由种植体本身支持。该概念类似用于通过榫钉和树脂核修复体修复经牙髓治疗后的牙齿的肩领效应概念。

渐进负荷

渐进负荷（Progressive loading）的定义是"通过修改修复体的设计和材料以逐步增加新整合的种植体的功能负荷量"[8]。Misch[3,9]已经描述了递增负荷可以通过在6个月内增加咬合负荷的实践获得，从而为逐渐增强负荷提供了骨适应负荷所需的时间。遵循这一理念的原则包括在"骨适应"期间长时间使用丙烯酸树脂临时修复体，以保持种植体义齿修复无咬合，并在

Evidence-based Implant Treatment Planning and Clinical Protocols, First Edition. Edited by Steven J. Sadowsky.
© 2017 John Wiley & Sons, Inc. Published 2017 by John Wiley & Sons, Inc.
Companion website: www.wiley.com/go/sadowsky/implant

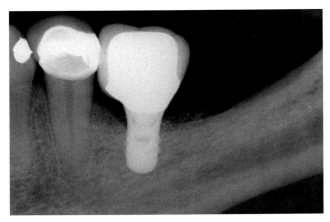

图14.1　根尖片显示短种植体支持的高冠-种植体比率的单冠修复长期成功结果。注意在𬌗面的饰面瓷在下方金属内冠支持下保持良好的完整性。

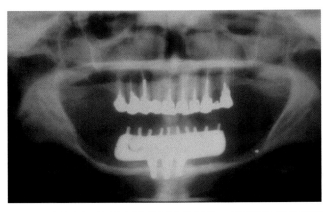

图14.2　图示为下颌金属铸瓷固定修复体，采用了过度的悬臂设计。这种设计不利于修复部件，但对骨整合界面无不良影响。

最终修复体中使用较浅的尖牙和较窄的咬合平面。虽然这些原则中的一些有利于风险管理且易于调整，可能对患有磨牙症或即刻负重的患者有益，但在骨整合种植体中渐进负荷的科学依据是可疑的。

Stegaroiu等[10]研究指出在静态和无压力动态负荷下，试验了3种不同类型的上层结构材料（高填充复合树脂、丙烯酸树脂和金合金），对传递给单个种植体周围的骨模拟物的应变具有相同的影响。其他作者也显示出类似的结果，这意味着仅仅为了渐进负荷而对患者进行临时修复是一个错误的理念[11]。物理学表明，人们不能通过改变施加力的材料来简单地消除机械能。换句话说，应用于种植义齿修复体的咬合面的力通过种植体转移到周围的骨组织上，与其制成材料

无关。而关于使用较浅的牙尖和减小咬合面的宽度，Morneburg等[12]研究表明，尖牙高度对减少植入物的负荷无作用。咬合面宽度降低高达30%（临床操作中由于美学及功能的要求而不可能做到）确实可减少弯曲力。这再次对渐进负荷理论提出质疑。最后，由于对颌的天然牙可能过度萌出接触临时修复体并破坏咬合平面，所以在最大牙尖交错𬌗保持临时修复体无咬合（或"逐步轻咬合"）是不可取的。此外，天然牙咀嚼时，食物本身作为力的"放大器"，并不能达到"逐步轻咬合"的效果。因此，在𬌗学的范围内，临床医生可以忽略骨整合种植体中渐进负荷的概念。

咬合过载

咬合过载的定义为"通过功能性或机能紊乱以施加超过修复体、种植体组分或骨整合界面能够承受的咬合负荷，但不引起结构或生物学损伤"[8]。为了阐明咬合过载的含义，重要的是先了解沃尔夫定律（Wolff's Law）。沃尔夫定律是指"理解骨愈合和/或骨改建的原理，在于明白骨改建是对物理应力的反应性改变，在应力增加的部位发生骨沉积，在无压力或压力很小的部位将发生骨吸收"[8]。这个定律由德国解剖学家Julius Wolff给出了首次解释，并以其姓氏而命名（Dr Julius Wolff）。人们普遍认为，咬合过载会引起骨整合失败而导致种植失败，但这一观点缺乏科学证据。多个动物实验证明，发生骨整合的种植体能够承受极度的咬合过载[13-17]。

相反地，已有研究显示咬合过载可促进发生骨整合的种植体周围新的致密骨形成[17-18]。没有临床研究表明咬合过载与骨整合丧失之间存在因果关系。Isidor等[15]对猴子进行的一项动物研究显示，当种植体受到异常极端的负荷环境时，种植体发生脱落，但这远超出了临床相关性的范畴。在Chang等[19]最近进行的一项系统综述中，作者得出结论，没有科学证据证明当施加的负荷超过生物可接受的极限时，咬合过载是否可能导致边缘骨丧失或骨整合完全失败。作者还指出，这种生物学极限目前是未知的。因此，现有的科学证据并不能证明咬合力是种植体义齿修复生物学方面的重大风险因素。然而，重要的是要考虑到咬合

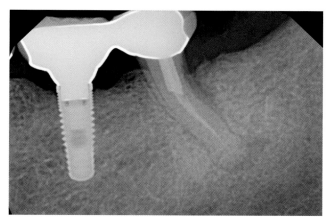

图14.3 根尖片显示种植体与天然牙的联冠修复。患者自觉天然牙疼痛及不适。资料来源: 经 Dr. Marie Falcone, DMD 许可转载。

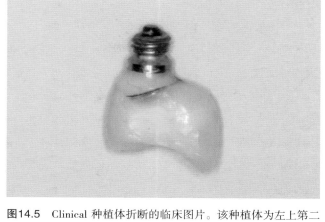

图14.5 Clinical 种植体折断的临床图片。该种植体为左上第二前磨牙区的单冠修复, 患者有磨牙症。

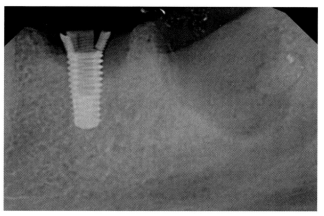

图14.4 图14.3中患者拆除修复体并拔除天然牙后根尖片显示种植体的折裂。这是内连接种植体在环向应力作用下发生折裂的典型表现。资料来源: 经 Dr. Marie Falcone, DMD 许可转载。

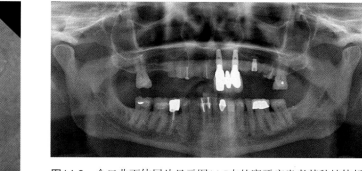

图14.6 全口曲面体层片显示图14.5中的磨牙症患者其种植体折断的程度。并且显示多颗牙的折断、修复体的折断、多颗牙缺失, 以及锐的下颌角。

非轴向负荷

非轴向负荷是指"加载在种植体非长轴方向的负荷"[8], 而轴向负荷是指"通过咬合力沿着种植体或牙长轴方向施加的负荷"[8]。要认识到轴向负荷纯粹是理论上的概念, 这一点非常重要, 因为在现实中人牙列所受的咬合力是非轴向的。因此, 所有种植义齿修复都是非轴向负荷。倾斜种植体, 通常称为All-on-4®, 是当代基于非轴向负荷的具有高成功率的种植义齿修复治疗方案, 这证明了非轴向负荷并没有负面影响。另一例包括成功使用颧骨种植体和翼板种植体进行上颌修复(图14.7)。在天然牙中, 咬合力通过牙周膜的拉伸负荷传播到周围的牙槽骨。在种植体中, 负荷通过骨粘连连接从种植体直接转移到周围的牙槽骨。前期的动物研究显示, 非轴向载荷对种植体周围骨组织没有不利影响[20-21]。与此同时, 需要认识

过载对种植义齿修复机械方面的不利影响。这些不利影响的结果可能包括种植体断裂、基台折断、殆向螺丝折断, 更常见的是贴面的树脂或瓷崩裂。其中, 种植体的断裂显然是最具灾难性的并发症(图14.3和图14.4)。临床医生往往难以诊断(开始治疗之前)哪名患者可能具有较高的咬合负荷, 哪些患者可能有不良习惯(图14.5和图14.6)。临床医生应该认识到骨整合界面非常强大, 能够在组件结构完整性的限度内承受咬合过载, 并且是骨内种植修复核心中最强的连接。

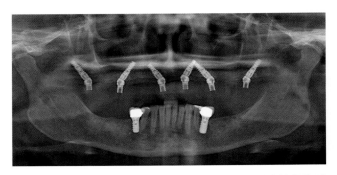

图14.7　Panoramic全口曲面体层片显示上颌6颗种植体均呈30°～45°倾斜植入以克服解剖因素的限制，并且获得成功的种植体即刻负重。

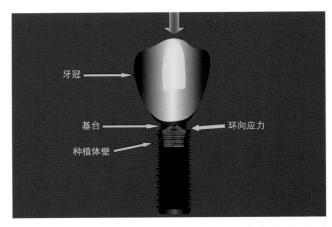

图14.8　模式图显示内连接种植体易受到环向应力作用，故需要种植体相对较薄的壁能够承受朝向外（离心）压力负荷。

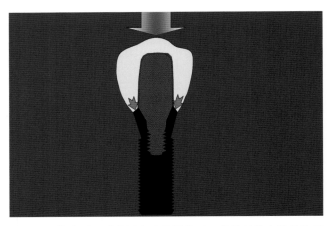

图14.9　模式图显示使用内连接结构时，其修复体由种植体肩领支持的优点。这种种植体设计，种植体承受的是一个向内（向心）的压力。

到当非轴向负荷超过一定限度时，会使种植体基台连接部位产生张力以及各组分之间发生相对微动，最终导致修复组分的弯曲、折裂，以及最终的失败。在跨牙弓夹板治疗中可能不是这样，如同种植支持的全牙弓固定修复。

种植–基台连接的性质

种植–基台连接的方式可分为外连接（通常为外六角结构）（usually external hex）或内连接（多种设计和形状）。在殆学范畴里，必须指出外连接的负荷传导本质上是向心的，而内连接的负荷传导通常本质上是离心的（特指"环向应力"）[22]。环向应力（hoop stress）是指力作用于圆柱状物体时，在垂直于纵轴的平面受到的圆周向力[22]。由于在外六角连接中需要更高的夹紧力（预加载）以确保基台的稳固，外连接更易发生螺丝松动，尤其是在单冠修复中。近期的一项关于在前牙区（咬合力较小）使用专门的种植基台所获得临床效果的系统综述，其结果显示螺丝松动仅出现在外六角连接种植体中，而在内连接种植体中完全没出现[23]。然而，近期另一项Chae等[24]比较2651颗种植体负重后并发症的研究，结果显示，内连接的种植体更易发生技术性并发症，例如基台或螺丝的松动或折裂，而外链接更易发生生物学并发症，例如牙周袋的加深、螺纹暴露，以及软组织并发症。这项大样本量的研究结果是否与特定的种植系统相关，仍需要后续的临床研究证实。

内连接种植体可提供良好的抗旋转力，减少夹紧力的依赖，并且非轴向负荷耐受良好。然而，由于种植体为了适应内连接结构而设计成上部中空状，故更易受到环向应力作用，这要求种植体相对较薄的壁能够承受负荷（图14.8）。目前报道的相关种植体折裂发生率非常低（1%）[25]。然而，种植体本身的材料疲劳而造成的失败是长期疗效中急需解决的。使用内连接种植体并缓解此类问题的办法之一是采用基台部分为内连接结构，修复体由种植体肩领支持的种植体设计（例如士卓曼软组织水平种植体）。因此，现今的内连接种植体受到的负荷力是通过内部直接的压缩力而不是外部的环向应力（图14.9）。这个设计概念与根管治疗后牙冠修复中肩台效应的观点类似。

被动就位

被动就位（passive fit）是指"两个部件不受作用力时的就位结合"[8]。在种植修复中获得成功的被动就位修复是可行的。普遍认为适配不良的修复体比咬合的传导应力更易发生骨整合界面的损伤，这是关于被动就位的误解[3]。另外，普遍认为非被动就位会造成2颗或多颗种植体间永久的、不可免除的应力作用。然而，科学证据（大部分来源于动物实验）显示未被动就位的种植体部件对种植体周围骨组织中并无不良影响[26-31]。Jemt等[27]的一项纳入14名患者的临床试验认为，当未能达到被动就位时，种植体周围的边缘骨丧失的量是在正常范围内。因此，可以得出结论，非被动就位不是影响骨整合界面健康的主要风险因素[32]。

临床医生需要认识到一定程度的被动就位对于修复体部件的成功及存留非常重要，包括避免崩瓷[32]。同样需要意识到一定程度的失配在所有修复部件中是存在的。而修复体在失败前能承受这一不匹配性的能力仍未明确。使用计算机辅助设计和计算机辅助制作（CAD/CAM）以及激光焊接技术较传统铸造和焊接技术能够显著改善部件的被动就位。目前临床医生及实验室技师核实种植体的修复部件是否被动就位的方法有以下几种：①普通的直观检查；②利用媒介以帮助直观检查（图14.10和图14.11）；③通过触诊感受；④通过叩击螺丝感受；⑤通过探针感受；⑥通过螺丝夹持力的触感反馈；⑦影像学检查。显然，这些方法没有一个是有科学依据或者能够精确测量并可重复的。而且，对于内连接设计的种植体，采用上述方法检查基台与种植体之间的被动就位更困难，并且临床医生对于用这些方法检查被动也是缺乏信心。最后，需要认识到，与螺丝固位相比较，粘接固位修复体的被动就位有利于减少种植体间的应力[33-34]。这可能是因为粘接剂可作为"溢出因素（slop factor）"或类似于衬垫的作用，从而缓解由于基台螺丝或殆向螺丝预负重造成的不利影响。

桥体式连接

桥体式连接种植体的提出是为了减少骨整合种植体周围力的放大，但这一观点仍存在争议。桥体

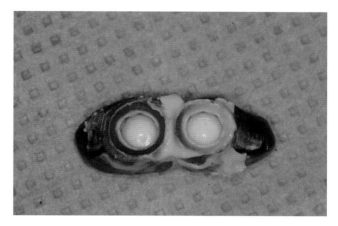

图14.10 图示采用硅橡胶介质初步获得桥体式连接种植体完整的被动就位道。

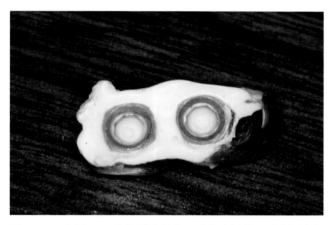

图14.11 为图14.10中相同修复体，硅橡胶轻体显示在调改内部及接触面后获得一个完整的就位。

式连接对骨整合界面是否有利仍缺乏科学证据支持。Vigolo等[35]近期一项纳入44名患者，随访10年的随机对照试验（RCT）报道显示，是否为夹板式设计对牙槽嵴顶骨丧失情况无显著差异。正如在咬合过载小节中讨论的一样，一旦获得骨整合，咬合过载仅有可能导致机械并发症并不会导致骨整合失败。对相邻2~3颗种植体采用桥体式连接的优势主要是在临床决策上，能够在戴入修复体时减少需要调整的邻面接触点数目。但是，这个方法同样存在劣势，包括不利于依从性较差的患者口腔卫生的维持，以及崩瓷后需要整个修复体重新制作。在近中或远中为悬臂设计时，多个修复体的桥体式连接是必要。夹板横跨牙弓时（通常称之为牙弓夹板），例如全弓固定式种植体支持修复体（complete arch fixed implant supported prostheses），有利于简化修复体设计并且避免在未来某一个种植体

失败时需要重新制作修复体。然而，跨牙弓式夹板不利于患者口腔卫生的维护及修复体的修理。因此，在此类情况下螺丝固位修复体是最佳的选择。

应避免选择种植体与天然牙之间的桥体式连接，因为这样的设计会对天然牙造成损伤，易发生继发龋或牙周疾病从而导致最终修复失败。并且，获得与种植基台充分密合及与天然牙有密合边缘的修复体是充满挑战的。最近的一项系统综述显示，采用种植体与天然牙桥体式连接设计的固定修复，5%的病例发生基牙的干扰（intrusion of abutment teeth）（全部采用非刚性连接体），10%的天然牙在10年后脱落。10年后种植体脱落或折裂率为15.6%，导致种植体和天然牙桥体式支持修复体10年存活率为77.8%[36]。另一项系统综述显示天然牙与种植体连接的固定修复存活率为77.7%[37]。这些数据充分提示临床医生应避免使用种植体与天然牙的桥体式连接。

悬臂设计

自骨整合理论发展以来在无牙颌患者采用种植体支持式固定修复中就开始采用悬臂设计[38]。在无牙颌牙弓中采用全牙弓种植体支持式固定修复具有长期成功使用的随访记录[39]。这可能归功于牙弓夹板及分散负荷的原理（图14.12）。然而，这些数据大部分局限于下颌无牙颌，上颌无牙颌的数据仍较少。基于前–后距（AP spread）原理模型，体外实验及临床经验提示，全球范围的临床医生在下颌采用悬臂长度为AP距1.5倍的设计[40]。这样的模型并不适用于上颌，由于运动中的下颌对上颌会产生咬合力，基于生物力学的考量，通常上颌会减小悬臂的长度。正如咬合过载部分所述，科学证据显示悬臂设计对种植体周围骨组织无不良影响[41]。Shakleton等[42]的一项临床回顾性研究，纳入28例固定修复的无牙颌牙弓（24例下颌和4例上颌），对比悬臂长度<15mm与>15mm的患者之间的情况。同时对左侧或右侧悬臂设计进行亚分类。结果显示，≤15mm悬臂设计修复体比>15mm的修复体具有显著较高的修复体存活率（并较少的机械并发症）。15mm是2颗前磨牙的平均宽度，表示在无牙颌中前牙区放置种植体，后牙可采用悬臂设计。然而，对颌牙

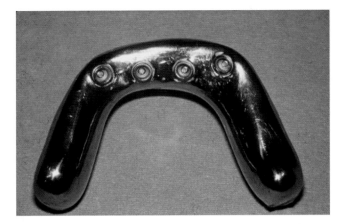

图14.12 图示为下颌金属铸瓷固定修复体，采用了过度的悬臂设计。这种设计不利于修复部件，但对骨整合界面无不良影响。

的修复类型，修复体生物材料的性质，以及修复空间都需谨慎考虑。Gallucci等[43]的研究结果显示，在45例无牙列下颌患者中采用平均15mm的悬臂设计，修复体有较高的机械并发症，但种植体有100%的存活率。

部分无牙颌患者中在上颌或下颌广泛使用悬臂设计，主要是为了克服解剖结构的限制[44-46]。基于悬臂设计FDP的短期及中期研究清晰显示，是否具有悬臂设计的局部FDP周围边缘骨水平并无差异。然而，悬臂设计的修复体更常发生机械并发症[46]。在制订治疗计划时，应仔细考虑其中利弊，悬臂设计修复体不应作为第一选择。Aglietta等[47]的一项系统综述指出悬臂设计修复体涉及多种机械并发症，但近中或远中悬臂对于机械并发症的影响仍缺乏证据。然而，在后牙区所受殆力更大，因此在局部FDP中近中悬臂比远中设计更合适。在殆学范畴中，当临床医生选择悬臂设计时应做好应对未来发生技术并发症的准备。选择悬臂设计修复体，或是修复前再植入1颗种植体，再或是采用短牙弓以避免悬臂，其中的花费及长期患者满意度的区别仍需要进一步研究。

磨牙症

磨牙症在修复学词汇表中的定义为"一种口腔习惯，指牙无意识状态下有节律的或痉挛性非功能性咬牙，发出刺耳声音，或是紧咬牙，而不是下颌的咀嚼运动，会导致咬合创伤"[48]。在口腔颌面外科学词汇

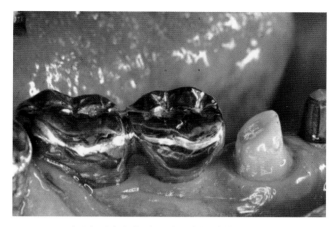

图14.13 严重磨牙症患者采用种植支持的铸金修复体。

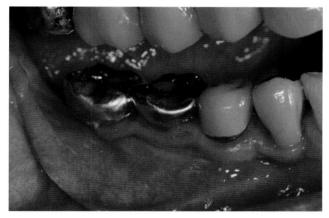

图14.14 图14.13中患者，10年随访显示磨损以及软组织改变，但无修复体失败。

表中的定义为"无意识发出刺耳声音、紧咬或咬牙切齿。[8]"这种功能异常的表现可出现在白天活动时和/或夜间，通常会导致过度的殆面磨耗、牙周创伤、疼痛，以及神经肌肉问题。这是一个复杂问题，涉及多因子、并未充分解释的病理学改变，与中枢神经系统紊乱相关[49]。不考虑病理学改变的情况下，治疗磨牙症患者时应对患者进行宣教、风险管理、临床预防以及终生的口腔专业维护。近期研究显示有天然牙列的患者，磨牙症并不会导致本身的牙周损伤[50]。至于种植修复，多个系统综述显示磨牙症对骨整合界面无影响[51-52]。

然而，磨牙症确实会提高修复体相关的机械并发症发生的风险。因此，对于磨牙症患者必须对咬合关系进行预防性处理。一些建议包括：①采用尖牙保护殆（mutually protected articulation scheme with canine disclusion）；②采用整块修复材料，咬合情况至少为殆面的长期记录的use of monolithic restorative materials with a long track record on at least the occlusal surface（图14.13和图14.14）；③限制或避免悬臂设计；④选择合适的种植体设计以减少或消除环向应力；⑤选用固定修复设计，利于可能的、必要的维修和维护；⑥制作保护性咬合装置；⑦患者宣教及终生专业维护机制。接受种植治疗的磨牙症患者是否需要咬合装置，最近一篇系统综述对这一观点提出了质疑。文章中显示目前尚无科学证据支持咬合装置的使用[53]。然而，风险收益率及制作咬合装置的创伤非常低，因此推荐使用以保护这些患者的昂贵修复体。根据作者的经验提出一些建议，为了成功处理在全牙弓固定式种植体支持式修复体中反复的修复体折裂，应改其为种植支持式覆盖义齿。这可允许简化经济的维修或重新制作修复体，允许患者获得具有功能的备用修复体，并且允许患者在睡觉时摘下修复体（以防夜间的磨牙症）。为患者提供两副覆盖义齿非常有帮助，当发生修复折裂/并发症需要维修时时，患者能够佩戴第二幅覆盖义齿。

本体感觉缺乏

本体感觉是指感知运动及身体或身体某一部位空间方向[54]。被定义为"接收身体组织上感觉神经末梢的刺激、传达身体运动及方位的信息，受本体感受器调控"[48]。已有明确的科学证据指出牙周韧带的缺失会影响感官知觉，且种植体不像天然牙一样能够感受[55-58]。然而，种植修复体的感官知觉差异可能并无临床意义，因为本体感觉神经末梢分布于黏膜、骨膜、咀嚼肌，以及颞下颌关节和关节腔。Jacobs和van Steenberghe[54]曾描述"骨感知"是一种特殊的感官知觉，种植患者在接受种植体植入后数月会形成。外周反馈通路将建立，从而使得种植体形成生理性整合，获得更接近天然牙的功能。世界各地接受种植治疗的患者一贯的高满意度证明了这些观点的有效性。

种植体较天然牙有较高的被动触觉灵敏度阈值[53,55]。Jacobs和van Steenberghe[59]指出当避免敲击时（否则可能激发邻近感受器），种植体的阈值比天然

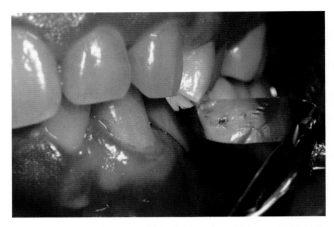

图14.15 在种植体支持的修复体戴入时，采用8μm厚的铁片以确认修复体与对颌天然牙之间的咬合接触。

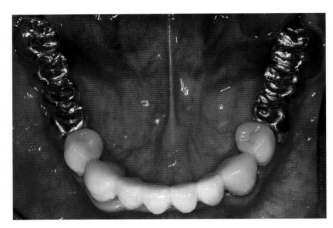

图14.16 严重磨牙症患者修复后𬌗面观，在第二前磨牙及后牙区采用铸造金修复体（这些区域咬合力极大），而在其余天然牙采用金-瓷冠修复。

牙高出50倍。Hämmerle等[57]获得类似的结果，种植体的平均阈值比天然牙高出8.75倍。被动触觉灵敏度阈值的差异是否是临床使用的结果还不得而知。一个可能的临床优势是，这有利于临床医生在戴入种植体支持的修复体时，准确确认咬合接触是否协调，特别是在存留的天然牙周围（图14.15）。经常错误地将种植体支持式修复体发生的机械并发症（包括崩瓷或其他修复部件折裂）归因于缺乏本体感觉。发生这些并发症的原因是之前讨论的多种因素共同作用的，包括修复体瓷层缺乏支持等简单的技工室误差。然而，当无牙颌患者上下颌均采用固定种植体支持式修复时，这类患者可能更易发生机械并发症，由于他们受到了更大的本体感受的挑战[60-61]。

咬合面材料

　　种植修复中涉及大量的生物学材料，这些材料极少有或完全没有长期的科学证据。目前，最常用于种植学咬合材料包括：①树脂（丙烯酸树脂、复合树脂）；②金属合金（高贵金属、贵金属、贱金属、磨碎的钛）；③陶瓷材料（金属基底支撑的长石、二硅酸锂、氧化锆）。使用这些材料时，有些需要整体形式，有些需要混合后采用双层形式。历史上，Brånemark曾推荐种植体使用树脂𬌗面以获得"缓冲作用"，来补偿牙周膜的弹性，以及使得种植体支持的修复体的𬌗面成为最薄弱的环节[38]。随着对骨整合界面的逐步理解，以及在部分无牙颌患者中采用种植治疗恢复单牙及多牙缺失的应用逐步增加，使用金属合金及陶瓷材料恢复咬合面逐渐增加。目前，尚无明确的科学证据证实不同的咬合面材料会破坏骨整合。另外，不同的咬合面材料传导应力至牙槽骨上无差别[10]。

　　尽管如此，𬌗面材料的折裂是文献报道中最常见的并发症[25,46]。以往，假牙的设计是用于完整牙列，临床医生及技师也习惯于在种植支持式修复中应用这些设计，这样可降低成本。然而，极少的证据证实这些假牙设计能够长期承受固定种植支持修复中逐渐增加的咀嚼负荷。在全牙弓固定种植体支持式修复中，树脂的明显磨耗和折裂现在已被广泛认为是修复治疗的结果（而非并发症）。Purcell等[62]提出下颌金-瓷固定修复患者在超过5年时需要替换后牙修复体的概率是修复不足2年时的52.5倍。同时，在SCs和FDP中报道的崩瓷率高达20.3%[63]。这显然是临床医生和患者都不愿见到的，也使得种植治疗的最终评估指标（患者满意度）大打折扣。为了缓解崩瓷问题（尤其是磨牙症患者），推荐使用具有长期随访记录的咬合面材料。完全覆盖的金材料（铸造或研磨）是能够接受的具有长期随访记录的简单单层修复材料，尤其是磨牙症患者（图14.16）。如果患者反对金材料的颜色，那么传统的金-瓷修复体，采用咬合面金属材料，颊面瓷层设计能够满足两者（图14.17）。但是应告知患者根据身高不同，在讲话或大笑时有可能漏出金属咬合面。拒

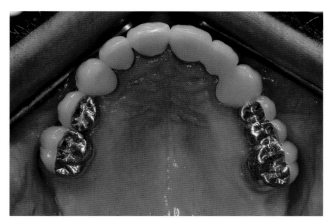

图14.17 严重磨牙症患者最终修复骀面观，患者拒绝铸金修复。金属咬合面能够避免崩瓷，这是种植体咬合面常见的并发症。整体氧化锆或二硅酸锂也可作为金属咬合面的替代选择。

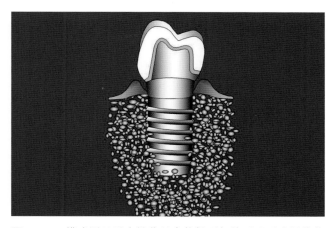

图14.19 模式图显示个性化基台能够更加接近地反映最终修复体的形态，并且减少崩瓷的风险。资料来源：图片经Dr. Reza Kazemi, DDS许可转载。

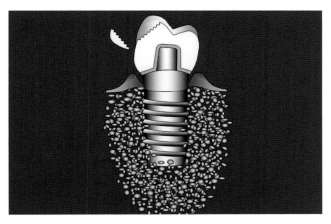

图14.18 种植体支持式修复中崩瓷的常见原因。内部金属/顶部瓷层缺乏正常牙齿预备的轮廓，最终修复体表面堆积了过多的饰瓷，有较高的折裂风险。资料来源：图片经Dr. Reza Kazemi, DDS许可转载。

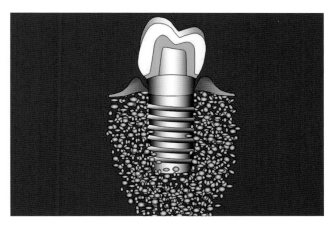

图14.20 通过要求技师先制作具有完整轮廓最终修复体的完整蜡型，再手工切割1.5～2mm或更厚，以提供饰瓷所需空间，这样可以减少崩瓷的风险。资料来源：图片由Dr. Reza Kazemi, DDS所赠。

绝金属暴露的磨牙症患者，应提供给他整体瓷材料的选择，但应告知整体的氧化锆和二硅酸锂修复体缺乏长期的随访数据，尤其是种植体支持式修复。

崩瓷的原因通常归结于之前讨论的因素，包括咬合过载、本体感受缺失等。然而，另一个重要因素可能在于技工室中种植体支持式修复体的设计和结构。因金-瓷修复具有长期随访记录、强度以及可接受的美学设计，目前仍然是广泛应用于种植体支持的单冠（SC）和固定义齿（FDP）。天然牙情况下，冠修复的牙体预备过程中相对均匀地减小正常牙轮廓来扩大修复的空间。而在制作种植体支持式修复体时，通常

是在厂商提供的预成基底上制作。这些基台缺乏正常牙齿预备后的轮廓，从而导致最终的修复体表面堆积了过多的饰瓷。这些无支持的瓷层更易发生折裂（图14.18）。这一问题的解决方法之一是选用个性化基台（手工或数字化制作），这样可保证基底及瓷层的厚度均匀一致（图14.19）。第二种方法是制作一个基底（手工或数字化）尽可能反映预期的种植体支持式修复的最终轮廓（图14.20）。这可通过（手工或数字化）上蜡来获得完全的轮廓，之后在金属铸造前手工回切1.5～2mm的厚度，以保证获得1.5～2mm厚度均一的饰瓷空间。全世界很多牙医及技师选用贱金属合金（通常为钴铬合金），相比贵及高贵金属合金而言，能减少成本。对于传统的固定修复而言，贱金属合金

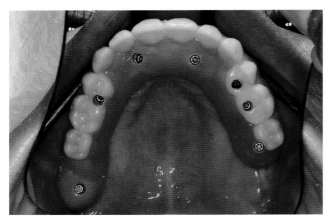

图14.21 完成上颌全牙弓种植体支持式固定修复后的𬌗面观，采用整块二氧化锆制作，仅在牙龈区域采用极少的饰瓷。整块二氧化锆是一种新兴材料，较树脂有较高的美学效果，且能降低𬌗面材料的机械并发症。

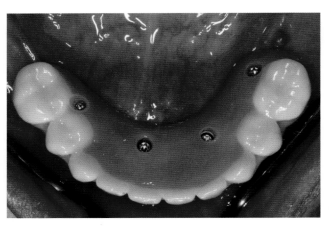

图14.22 完成下颌全牙弓种植体支持固定修复后的𬌗面观，与图14.21为同一患者。采用整块二氧化锆制作，仅在牙龈区域采用极少的饰瓷。

会形成不利于瓷粘接的、更厚的氧化层[64-65]。高贵合金（含有金）是铸造的理想合金且减少了崩瓷的风险，但其高昂的成本阻碍了临床医生的使用。建议使用贵金属合金，不仅具有相似优点且能降低成本。临床医生应要求每个种植修复体提供合金的证明书，并且作为患者治疗记录中的永久部分进行保存。

全瓷修复体在种植修复中广泛使用，主要由于改善美学，有相对较低的成本，以及制造商的保修。然而，氧化锆和二硅酸锂（整块或双层形式）这类材料在种植修复中仍然缺乏临床结果的长期随访数据，同样在天然牙修复中也缺乏[66-67]。因此，临床医生应该遵循同样的原则，避免无支持的饰面瓷。另外，考虑到金-瓷材料几十年来的长期成功随访记录，建议在种植支持的FDP中使用这一类材料。目前，在FDP，尤其是后牙区使用流行的全瓷材料，例如二硅酸锂，仍缺乏充分证据，在临床设计时应谨慎使用[66]。

随着数字化口腔和全瓷材料的交合，在种植体支持式冠修复和FDP中使用整体的𬌗面材料，如氧化锆和二硅酸锂等，已成为一种新兴的趋势，尤其是在磨牙症以及其他不良口腔习惯的患者中使用。这些材料中公认的不利因素之一是调𬌗及调𬌗后抛光困难，这会导致对颌的磨耗加剧。另外，会增加少量的邻面接触困难，且对颌为整块设计的修复体时，常缺乏𬌗面接触。然而，对于反感𬌗面金色或金属颜色的患者来说，这些材料具有显著优势。对于全牙弓固定种植支

持式修复，整块二氧化锆是一种新兴材料，无论是着色或少量的牙龈饰瓷（图14.21和图14.22）。这种修复体减少了𬌗面材料的折裂可能（这在树脂或瓷材料中很常见），并获得优秀的美学效果和高强度。此外，这类修复体相对便宜且有制造厂商或技工室的5~7年保修支持。在获得更长远的科学证据之前，建议临床医生应监控这些新兴材料的效果，并且在广泛使用这些现代材料前，充分了解制造厂商的保证及其技工室服务保障。

修复体螺丝固位 vs. 粘接固位

螺丝固位修复和粘接固位修复两种固位方式的争论至少持续了20年，生成了多个临床研究和多个系统综述，但这些研究最终获得极少的确凿证据[68-73]。很明显，这两种固位方式有各自优缺点。然而，文献不能清晰阐明螺丝固位与外连接种植体或内连接种植体之间比较的结果。另外，在种植体水平（使用较长的基台螺丝）与在基台水平（使用较短的𬌗向/修复体螺丝）比较，螺丝固位的效果仍未被阐明或比较。对于临床医生应避免笼统地将各类修复方式按优缺点分组这一点至关重要，而应在口腔内各个区域（前牙区 vs. 后牙区 vs. 全牙弓）仔细检查修复体及修复类型（SC、FDP或全牙弓固定式种植体支持式修复体）。

在全牙弓固定式种植体支持式修复中，螺丝固位是显而易见的选择，因为更易于拆卸及后续调改。在

前牙区，其咀嚼力及机械并发症发生率较低，在SCs和FDP中最好是使用螺丝固位，原因有以下几点生物学及修复优势：①改善软组织效果[74]；②由于种植体的腭侧向植入位置，可增加颊侧骨壁厚度和牙龈美学；③由于为技师提供了充足的颊侧修复空间，可提高修复体瓷层美学；④易于拆卸并调整以适应邻牙长期生长、颜色、轮廓的改变；⑤避免因可能的粘接剂残留导致的灾难性生物学及美学失败。最近的系统综述显示，在上颌前牙区螺丝松动率极低（1%），并且仅发生在外连接种植体上，表示内连接种植体基台螺丝松动几乎不可能发生[23]。与此同时，临床医生需认识到由于颊舌侧骨厚度降低相关的解剖因素，成角种植体无法使用螺丝固位时，采用粘接固位可能较额外的骨移植术或软组织移植术等替代方案更好。有更新的解决办法可以缓解这样的问题，使螺丝固位修复体的制作成为可能。现在，有些制造商通过使用螺丝及特殊尖端的螺丝起子来提供达25°的角度校正。然而，现在并无临床研究来确定这一方法短期及长期的疗效。

在后牙区，咀嚼力更大，螺丝或粘接固位的选择应从两个方面考虑。第一是修复的种类（SC或FDP），第二是减少机械并发症的需要。对于后牙单冠修复，螺丝固位或粘接固位都是可接受的，但螺丝固位仍更推荐，因为利于拆卸和后续的调改，或是允许在将来治疗方案改变时，利于种植体作为FDP。在牙种植殆学领域中，作者建议所有后牙FDP采用粘接固位，除对颌有相似修复体时。这是因为在无牙颌患者上下颌均采用种植体支持式固定修复恢复咬合时，有更高的崩瓷或其他机型并发症风险[60-61]。在所有其他情况中，后牙区选择粘接固位的优势有以下几点：①由于无螺丝孔道，可以获得理想的咬合面接触区；②降低对种植体植入位置的要求；③由于没有螺丝孔道，可以减少崩瓷的可能；④更易获得基部（substructure）的被动就位，并且有一定补偿能力；⑤较螺丝固位方案更易获得并矫正种植体平行度；⑥由于制作相对简单而费用便宜。

在修复体戴入前进行几个额外的步骤可以减轻在这些情况中使用粘接固位相关的缺点。第一步是作者

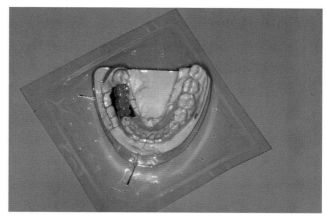

图14.23　为粘接固位种植修复体制作一个薄的清晰真空下形成的模型（螺丝孔道模型）。这样的真空下形成的模型制作时应包绕石膏模型上所有余留牙。

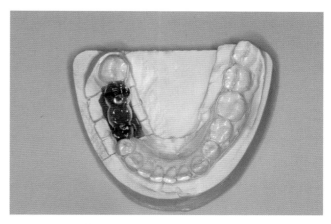

图14.24　从石膏模型上卸下种植修复体并戴入螺丝孔道模型，并钻出螺丝孔位置，在模型的颊舌侧画出黑线，用来提示螺丝孔的方向。

提倡使用不能改变的（"永久"）粘接剂而不是临时粘接。这是为了保证获得对患者口内修复体的充足控制，并减轻对修复体不利的松动。第二步是保证今后修复体更易拆卸。这一步是指在口内粘接固位前，压膜获得清晰真空的模型（matrix）［定义为"螺丝孔道模型"（screw access matrix）］，制作修复体时，应将这一步作为常规步骤（图14.23）。清晰的模型制作完成后，在模型上钻出螺丝孔部位并在颊舌侧用不可抹去的标记笔画出黑线，用来提示螺丝孔道的方向（图14.24）。这样的模型应保存在诊所作为患者治疗记录的永久部分。一旦，今后发生种植体咬合并发症，例如崩瓷、螺丝松动或螺丝折裂，这样清晰的模

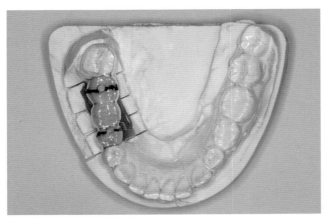

图14.25　将带有螺丝孔道标记的螺丝孔道模型戴入后的殆面观。这个模型应保存在口腔诊所，作为患者治疗记录中的永久部分。

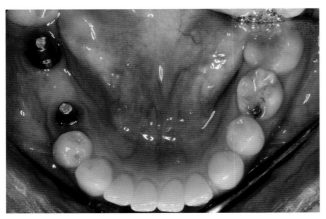

图14.26　采用非白色的聚四氟乙烯（PTFE）带填充螺丝孔道。当在修复体上钻出螺丝孔道位置时，使用有颜色的条带可以清楚地看到螺丝孔。

型可以简便地放在患者口中，螺丝孔道的准确位置能够钻出，以便快速、容易地取下修复体（图14.25）。粘接的基台-冠复合体可以回收到技工室，随后基台可以放置在陶瓷熔炉中并通过适当的加热和冷却程序回收[75]。建议使用非白色的聚四氟乙烯带（特氟龙）来充填螺丝孔道以保护基台螺丝，这样保证了当钻出螺丝孔道位置时可以容易看到（图14.26）。第三步，在口内粘接修复体前，立即使用预粘接技术（trial cementation technique）。预粘接可以通过将修复体粘接在一个种植体模拟物或从硅橡胶材料中翻制出来的基台模型上来完成（图14.27）。这样可以在口外挤出多余的粘接剂并且保证能容易地去除少量的残余粘接剂。

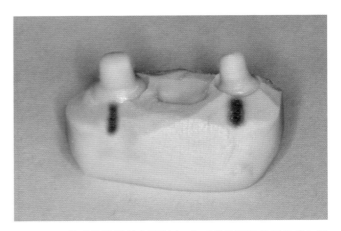

图14.27　从硅橡胶材料中翻制出1个三单位固定修复的基台复制模型。这样的基台复制模型可以帮助预粘接并清除从修复体边缘挤出的多余粘接剂，这样可在口内更简单地清除多余粘接剂，保留最少的粘接剂。

综上所述，考虑到显示哪一种修复体固位方式从咬合和未来的机械并发症角度来看更好的证据较弱。临床医生可使用螺丝固位和粘接固位两种修复方式，来利用各个方式特有的优势。

咬合方案

由于缺乏科学证据，很难证明某个咬合方案优于另外一个[1]。然而，由于种植体不是天然牙，也不同于天然牙，选择一个最简单的可行的咬合方案至关重要。这样一来可以降低机械并发症，提供患者更长期耐用的修复体。对于所有的单冠和固定修复体，作者建议恢复患者已有的咬合方案，避免种植修复体自身的非工作殆干扰（nonworking interferences）。建议所有其他种植支持式修复体（包括全牙弓固定种植支持式修复体和种植支持式覆盖义齿）尽可能应使用尖牙引导的互相保护关节的咬合方案（尖牙保护殆）。当患者临床情况不允许使用尖牙引导时，前磨牙应用于引导。这样做的原因是最大可能地利用后牙区前方的牙齿，尽可能远离颞下颌关节，以减小分散力。当不能使用单独1颗第一前磨牙作为引导时，建议使用2颗前磨牙作为引导的部分组牙功能殆[76]。除了前磨牙以外还使用1颗或2颗磨牙作为引导的完全组牙功能殆并不建议使用，这是因为这样的方案远端部位将受到更高的咬合力，可能对咬合材料以及修复体部件产生不利因素，有更高的发生机械并发症的风险。

总结

　　种植体不是，也不像天然牙。因此，很多适用于天然牙的理论对于种植体既无效也无临床意义。目前的科学证据表明，骨整合界面非常坚固，能够在各组分结构完整的情况下承受咬合力，并且似乎是种植体义齿修复中最强的连接。因此，有必要在种植修复中采用简单方法进行咬合调整，并且在治疗中每一步骤都必须谨慎。

扫一扫即可浏览
参考文献

第15章

种植修复学技术进展
Evolving Technologies in Implant Prosthodontics

David G. Gratton

University of Iowa College of Dentistry, Iowa City, Iowa, USA

伴随着修复学的发展，每项治疗方式进展的重要"十字路口"，都有大量的新的技术手段涌现。这些技术广泛应用于诊断和治疗计划的制订、口腔和牙的准备工作、临时修复体、印模、颌位记录、修复体制作和交付，以及患者的维护等。然而，这些新技术相较于传统治疗手段是否提供了更好的患者体验或者治疗预后，临床医生也不能对此下定论。如果一名医生没有拥护这些新近发展的技术，是不是就意味着他的牙科实践技术就逊人一筹？换个方式问，就是我一直习以为常的操作方式，是否有问题？有很多外在的因素，例如产业趋势以及患者预期。与此同时，也有很多内在因素，例如临床效率以及临床精准度。这些因素都是我们决定是否推广这些新近发展的技术用于日常临床实践所必须考虑的。对于这些不同技术手段的评估，可以帮助临床医生做出取舍，是否要打破现有的常规流程去加入以及整合这些新的技术手段。

数字化种植修复中患者的数据流程（数字化修复学的语言）

谈及种植修复的虚拟化，必然涉及数字化流程的3个基本阶段：数据获取、数据加工与处理、计算机辅助的修复假体制作。从每个阶段数据的良好整合，可预见到成功的数字化工作流程（图15.1）。整个过程会涉及多种"语言"，在每一项必须经过语言间翻译的案例中，都可能导致数据真实性和精准度的丢失。数字化牙科系统，分为开放性的结构和闭合性的结构，也有某些系统兼具两者。在闭合性结构里面，数据自有的文档扩展应用是被锁死的。临床医生被限制于仅能在这3个阶段之间传递数据，并且需要使用厂家提供的特定硬件和软件。这种方式限制了临床医生在临床实践上的应用，但是可以一定程度上保证工作流程的稳健性。相反的，一个开放性的结构系统，可以给予临床医生获得数据的全部权限，因此也提供了将数据在工作流程的3个阶段中不受限制传递的可能性。从这一点来看，它帮助实现了最大的临床适用性，提供了面向不同设计以及制作平台的全球权限。然而，正如之前提及的数据语言标准化的欠缺，我们必须要设置校验的步骤，来保证临床预期的成果——这些是临床医生必须慎重的。

在数据获取环节，数字化的影像资料通过DICOM来标准化。DICOM是一个由美国放射学会和美国国家电子制造商协会所制定的标准，用于医疗图像信息的获取、储存、印刷和传递。然而，在口腔CAD/CAM系统里面的，却没有相应的标准。行业内被迫使用STL文件格式作为约定俗成的标准。STL是由3D系统（3D Systems，Rock Hill）于20世纪70年代创造的文件格式，今天它也被叫作"标准三角语言"或"标准曲面语言"，这两个都是误称，因为这并不是一个真正意义上的标准。使用这个文件格式，三维物体的表面是通过一系列三角形来确定的。这个格式在牙科的局限性在于它无法表示颜色或者纹理质地。曲面体表示的准确性取决于三角的大小和密度（图15.2）。在意识到这些局限性之后，相关人士也在研发一些其他的标

Evidence-based Implant Treatment Planning and Clinical Protocols, First Edition. Edited by Steven J. Sadowsky.
© 2017 John Wiley & Sons, Inc. Published 2017 by John Wiley & Sons, Inc.
Companion website: www.wiley.com/go/sadowsky/implant

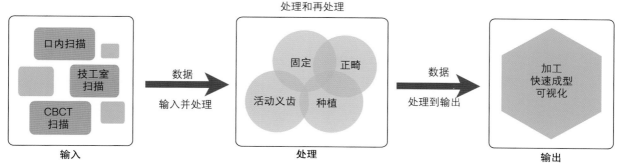

图15.1　口腔数字化工作流程。

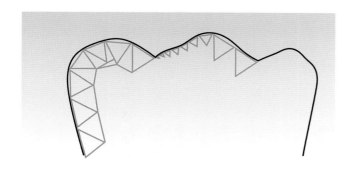

图15.2　立体光刻（STL）文件描述的三维表面几何结构。黑线为原始牙齿轮廓，蓝线为STL模型。请注意三角形的大小和密度将如何影响模型对原始解剖学的真实性。

准化格式，但是到现在为止并没有被采纳。一个这样的例子就是增材制造文件格式（additive manufacturing file format，AMF）。这个开放源代码的ISO/ASTM标准52915:2013支持颜色、材料、晶格以及构成。

用于种植诊断和治疗计划的技术

任何一个修复计划的成功都可以从它正确的诊断和合理的治疗计划中预见到。影像学检查以及以此为基础的诊断构成了基础。种植修复的数字化工作流程最重要的是数字化影像的使用，包括平片或者三维重建影像（图15.3）。数字影像可以在相同的诊断正确率以及节省影像分析时间的情况下[1-3]，减少患者放射时间和剂量[4-5]。CBCT支持线性测量，可用于潜在种植位点的3D分析以及邻近关键性解剖结构的测量（图15.4）。最后，CBCT可以指导制作种植手术导板[6-9]，但是计划位点和实际种植位点的偏差是老生常谈的话题，提醒我们临床使用需谨慎小心[6]。

口内扫描仪是否可以替代藻酸盐和石膏的使用？口内扫描仪获得的数据，既可以通过切削形成，也可以用叠加性的3D打印来获得模型（图15.5）。Cadent iTero 扫描仪（Align Technology，Inc., San Jose, CA）通过切削来获得模型。对60块干头骨的近远中向、颊舌向、殆龈向的长度测量发现，数字化模型测得的结果和用卡尺测量的结果，几乎完美贴合（组内相关系数0.91～0.99）[10-11]。

从轴向牙齿形态上来看，数字化蜡型可以和通过传统堆蜡方法获得的处理前诊断性蜡型相媲美（图15.6）[12]。

第三方诊断性数据的获得方法还没有完全在种植修复上实现，它是一种口外3D扫描方法（图15.7）。这些设备不仅仅可以抓拍静态的图片，还可以用来获取四维影像——实时面部表情和特征的变化[13-15]。这些4D数据集的应用，在复杂种植患者的诊断性计划中起到不少作用，可以虚拟测量修复体/义齿戴入后垂直殆高度以及面部美学的变化。然而到目前为止，并没有一款软件可供临床医生用来整合容积性的影像资料、口内扫描数据和口外扫描4D数据。

种植体植入技术

尽管手术机器人在医学领域的使用越来越常见，却还没出现这样一个方案将手术机器人作为口腔种植体植入的常规使用。在口腔领域的相关工作明显处于起步阶段，但是起始的研究已经开始着手于系统的批准以及种植体的实际植入[16-17]。

更通用的方法是使用种植计划软件，例如

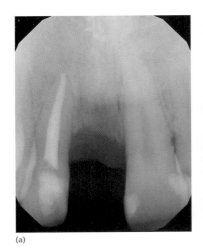 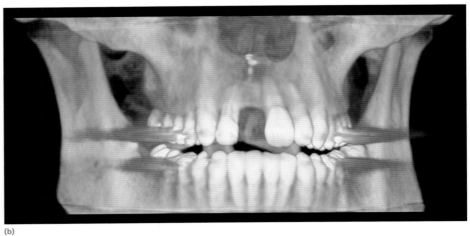

图15.3 （a）潜在植入部位的数字化根尖周片。（b）三维重建的CBCT图像。

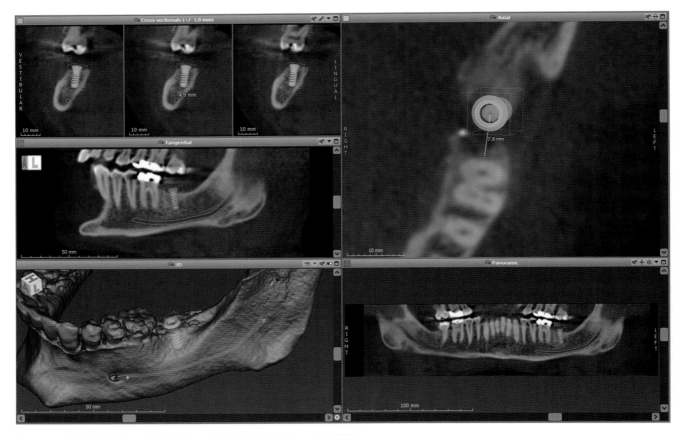

图15.4 种植设计软件显示线性测量、毗邻的重要结构和3D表面形貌。

NobelClinician、Simplant、coDiagnostiX和Implant Studio™。这些软件平台支持CBCT数据、口内扫描数据以及最终修复体数字化诊断计划的叠加，来帮助规划种植体的植入以及手术导板的制作[18-21]。这些导板可以通过减法处理工序，例如切削来制作完成（图15.8）[22]；也可以通过加法处理工序，例如立体光固化快速成型技术或者选择性激光烧结技术[23-24]。已有工作流程可供椅旁牙科CAD/CAM系统室内切削制作手术导板[25-27]。体外研究表明，通过椅旁切削制作的CAD/CAM手术导板在石膏模型上行定位钻预备，会有0.17 ~ 1.3 mm的误差[28]。

手术导板的使用远比自由手植入种植精准[29-30]，

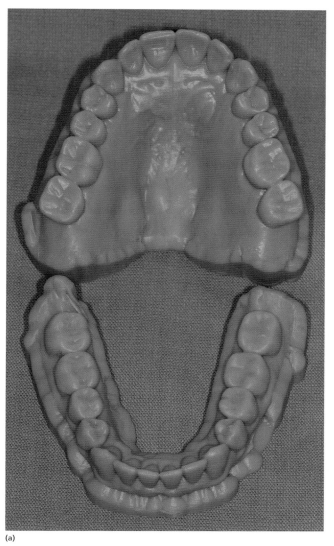

(a)

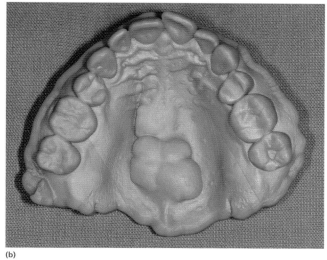

(b)

图15.5　（a）三维打印模型示例。（b）3D打印上颌模型。

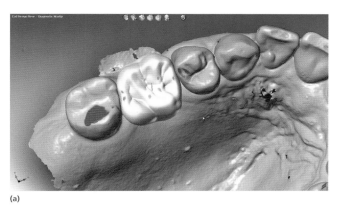

(a)

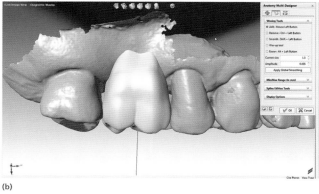

(b)

图15.6　（a）上颌第一磨牙的数字诊断蜡型（咬合图）。（b）右上颌第一磨牙的数字诊断蜡型（颊面观）。

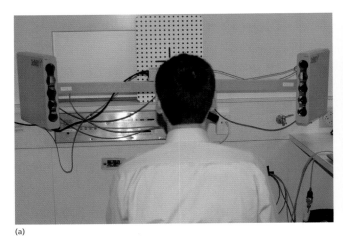

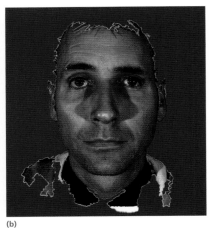

(a) **(b)**

图15.7 （**a**）口外三维摄像机设置。（**b**）口外三维面部图像。

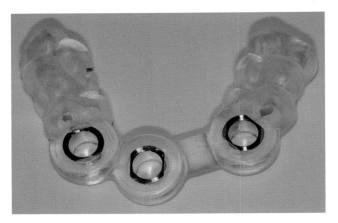

图15.8 指导种植体植入手术方案的外科打印导板。

同时使用CAD/CAM手术导板进行种植体植入，相较传统手术导板，放置位置更精准，误差更稳定[31]。比较术前CT扫描基础上的计划植入位点和实际植入位点，可以发现一种趋势：牙支持式导板较黏膜支持式导板更为准确，误差更小[29,32-34]。通过对24名患者的111颗种植体的体内分析比较发现，同样采用立体光固化快速成型技术制作导板、牙支持式和黏膜支持式的导板误差如下所示：平均角度误差1.72°±1.67°和2.71°±2.58°，种植体颈部位置平均误差为（0.27±0.24）mm和（0.69±0.66）mm，种植体尖端位置平均误差为（0.37±0.35）mm和（0.94±0.75）mm，植入深度平均误差为（0.32±0.32）mm和（0.51±0.48）mm（$P<0.05$）[32]。对于黏膜支持式的导板，研究发现证实：最大化支持面积和使用坚强内固定可以改善种植体植入的准确性。无吸烟史患者黏膜更薄，种植体冠根位置误差也较吸烟患者更小。骨密度小可能会对准确性起到负面影响[35-36]。

在一个比较不同数据来源制作的传统丙烯酸树脂导板精准度的研究中，口内光学扫描组较CBCT组显然更胜一筹[37]。考虑到金属修复体带来的人造伪影，这个结论在意料之中。但是它提示我们在口内扫描数据叠加到CBCT数据上的过程中，是会有产生误差的可能性。如果这样的一个失准发生，那原计划的植入位点就不能很好地体现在口内，因为此时导板已经放置在了一个跟软件中设定位置有所偏差的位置。临床医生依旧需要通过试戴影像学检查确认种植体位置和角度来酌情考虑导板的价值，或者最起码在种植手术开始前做X线检查（图15.9）。利用计算机设计导板引导下植入的种植体一年平均存活率为97.3%（$n=1941$），这个存活率是可以媲美于传统种植流程下植入的种植体的[38]。

种植过渡义齿技术

种植患者的恢复常常需要一段时间，这段时间往往需要过渡义齿。过渡义齿的使用，非常具有价值，它可以用于验证诊断设计[39-41]、咬合功能[41]、美学[39-42]、轮廓[39-44]，以及患者发音等情况[41]。这些最终都将翻制到最终修复体上面[45-47]。过渡义齿也可用于观察牙龈组织的反应，以及塑造合适的穿龈轮廓[44-46,48]。在确认骨整合的前提下[51]，可以用于引导牙龈组织生长到最终

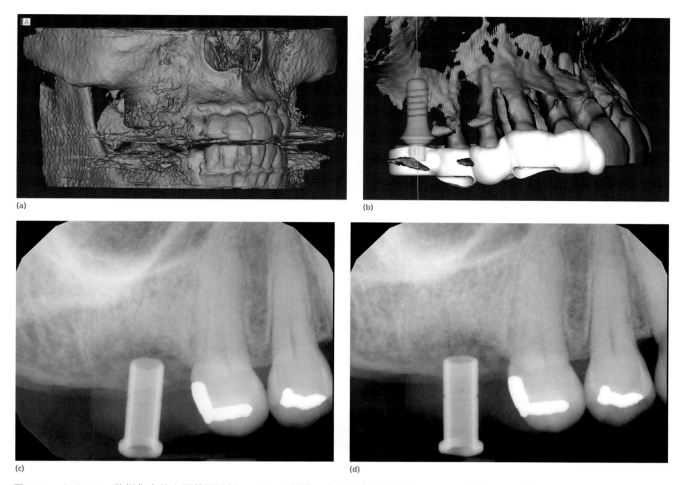

图15.9 （a）CBCT数据集中的金属伪影示例。（b）上颌第一磨牙部位的种植位置。（c）数字化种植体平面图中种植手术导航的射线检测，显示与原平面图的角度偏差。这很可能是由于金属伪影导致CBCT数据集和口腔内扫描数据集的不准确。（d）人工矫正手术导航后种植体的位置和角度。

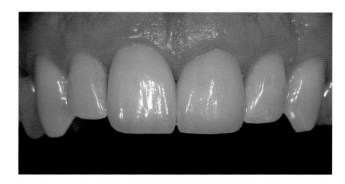

图15.10 修复时交付的中切牙种植体CAD/CAM临时冠。手工完成表面特征和染色。

修复体设计要到的位置[42,49-51]。这段过渡治疗阶段，可能非常短，也可能非常长，揭示了修复材料性能的重要性（图15.10）[52]。

　　一项用于前磨牙单牙临时义齿修复的义齿材料体外实验表明：通过CAD/CAM铣削聚甲基丙烯酸甲酯材料（Cercon Base PMMA blocks，DENTSPLY York，PA）制作的临时冠，展现出更强的颜色稳定性，更高的机械性能，以及相较于自动聚合的聚甲基丙烯酸甲酯（通过混合含双丙烯醛基的组分，形成热塑性的具有良好透明度的高分子共聚丙烯醛基树脂）有更好的贴合度[53]。涉及磨牙冠的研究报道了类似的发现，无论热循环前后，两种CAD/CAM材料Vita Cad - Temp（VITA North America，Yorba Linda，CA）和Telio CAD（Ivoclar Vivadent，Inc.，Amherst，NY）；较两种直接合成的材料，ProTemp 4（3MESPE，St. Paul，MN）和Structure 2 SC/QM（VOCO GmbH，Cuxhaven，Germany），平均边缘间隙均明显更小[54]。作者利用这4种材料制作了25mm×2mm×2mm大小的棒，并在热循环和未经热循环的情况下，均进行了三点弯曲实验。热循环处理之后，所有组别的挠曲强度均显著性降低，而Telio CAD拥有最高的挠曲强度。作者总结，经CAD/CAM制作的临时义齿应该在应用于长期大跨度的临床情况。一项关于临时固定义齿的研究发现，经Telio CAD切削制作的三单元固定义齿，可以获得和轻度聚合玻璃纤维（GrandTEC，VOCO GmbH，Cuxhaven，Germany），强化后的树脂所制作的临时义齿相当的挠曲强度。而后者的强度显著大于不含增强纤维的普通义齿[55]。

数字化种植流程可以允许在种植手术前制作好临时基台和修复体[56]。CAD/CAM技术的使用，可以将粘接剂边缘合适地放置于沟槽内，从而减少软组织并发症，维持长期的种植体周围健康[57-58]。冠轮廓的作用，也就是常常说的冠过突，可以导致菌膜堆积，限制了患者自己和专业口腔卫生护理的介入。它已经被认为是种植体周围黏膜炎症和种植体周围炎潜在的病因之一[59]。作者进一步建议，3D计算机技术在种植义齿的计划和设计中的合理应用，以及种植团队成员间的加强交流，尤其是技工，也许可以降低种植体周围疾病的发生率[59]。

最终印模的技术

尽管本章的重点是种植修复的技术进展，但是涉及口内扫描在种植领域的应用，很多的基础数据属于对天然牙进行口内扫描得来的。简短地回顾天然牙数据，还是很有建设性意义的。天然牙的扫描数据已经建立了一套精准度的基线，我们可以将扫描适应证扩展到包括种植的扫描。然而，口内扫描在种植领域，仍有独特的限制，尤其在大跨距的缺牙区。

口内扫描用于单牙适应证

在一个应用3种口内扫描仪和1种试验阶段的扫描仪测量已有复制工艺制造出来的边缘间隙的独立研究中[60-65]，作者测量得到以下边缘间隙的数据：$88\mu m$（$68\sim136\mu m$）（均值/四分位距）来自 True Definition（3M ESPE，St. Paul，MN）、$112\mu m$（$94\sim149\mu m$）来自 Heraeus Cara TRIOS（3Shape A/S, Copenhagen，Denmark）、$113\mu m$（$81\sim157\mu m$）来自实验室扫描仪

（3Shape D700, 3Shape A/S, Copenhagen, Denmark），以及$149\mu m$（$114\sim218\mu m$）来自 CEREC AC OmniCam（Sirona Dental, Inc., Charlotte, NC）。OmniCam组和其余组（$P<0.05$）均有显著差异。作者总结，除了那个组别，其余扫描组别应用氧化锆修复单牙均获得类似的边缘密合[66]。

总而言之，口内扫描可用于制造单单位或多单位义齿乃至种植修复体，与模拟技术比起来，它获得了同等甚至更好的精准度。

口内扫描用于全牙弓适应证

单牙口内扫描已经获得相当水平的有效性后，临床的适应证可以适当放宽。只有在涉及更加复杂的临床病例的时候，软硬件的差异才体现出来。在一项扫描十四单位的模型牙弓以测量4种口内扫描仪的精准度的体外研究中，the Lava COS（3M ESPE, St. Paul, MN）获得最精准的结果［准确度（38.0 ± 14.3）μm；精密度（37.9 ± 19.1）μm］，相反CEREC AC Bluecam（Sirona Dental, Inc., Charlotte, NC）精准性最差［准确度（332.9 ± 64.8）μm；精密度（99.1 ± 37.4）μm］。结论是3种测试系统Lava COS，iTero和ZfxIntraScan（ZfxGmbH, Dachau, Germany）获得类似的结果[67]。iTero的数据集转换为3Shape（3Shape A/S, Copenhagen, Denmark）和Dental Wings（Dental Wings, Inc., Montreal, Canada）STL文件。两个软件平台的正确度和精密度未发现差异（图15.11）[67]。

口内扫描应用于种植适应证

应用口内扫描仪来采集种植体水平的印模，就必须要有记录种植体空间3D位置和转动角度的替代方式。通常使用两种基本的方法。第一种是在种植手术同期使用特殊的愈合基台。第二种是卸下愈合基台后在种植体接口处连上一个扫描杆。

BellaTek® Encode® 系统（Zimmer Biomet，Warsaw, IN），在2007年[68]以传统印模技术起家，就是这样的一种系统。它使用愈合基台咬合面独特的花纹来指示种植体植入深度、转动角度、平台直径、内

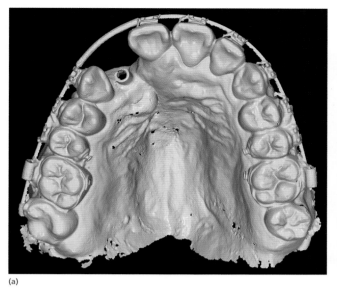

(a)

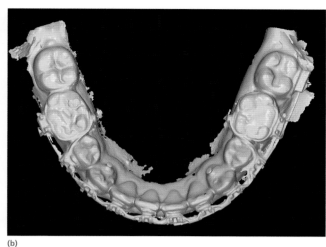

(b)

图15.11　（**a**）口腔内扫描仪扫描的上颌全牙弓数字诊断印模。（**b**）口腔内扫描仪扫描的下颌全牙弓数字诊断印模。

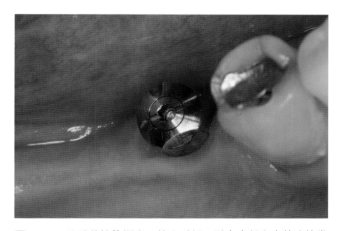

图15.12　显示种植体深度、植入时间、平台直径和内外连接类型的特殊愈合基台。资料来源：经DMD Abraham Stein博士允许复制。

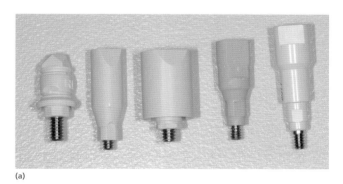

(a)

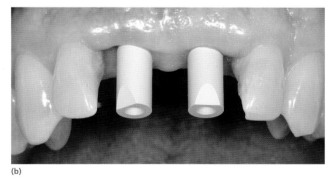

(b)

图15.13　（**a**）不同制造商的各种扫描杆。（**b**）用于数字印模系统的口腔内种植体的扫描杆。注意切口斜面必须朝向面部，以便正确进行CAD软件识别。

外连接方式等（图15.12）[69]。愈合期间没有牙龈过度生长盖过去的话，这不失为一种简化的临床方法。它不需要卸愈合基台也不需要放置特别的扫描杆[70-72]。然而，似乎使用这种自带编码的愈合基台来生成的种植最终铸件不如使用传统开闭口托盘法取模制造的准[73-75]。最近，编码愈合基台配合口内扫描的使用，颇受推崇[76-77]。然后，并没有体内、体外实验数据报道。

　　另外一种用于口内扫描的更加常见且推广更快的方法，就是使用独特的扫描杆（图15.13）。这些扫描杆可以由种植体加工厂家或者第三方制造方制作。通

过数字化工作流程的使用，模拟模型可以通过铣削或者打印制作（图15.14）。iTero口内扫描仪得到的数据，通过铣削制作出来的模型，可堪比应用传统印模材料翻制出来的石膏模型[78]。值得注意的是，凹槽和窝这些第二解剖特征尤其容易出现误差，而石膏模型

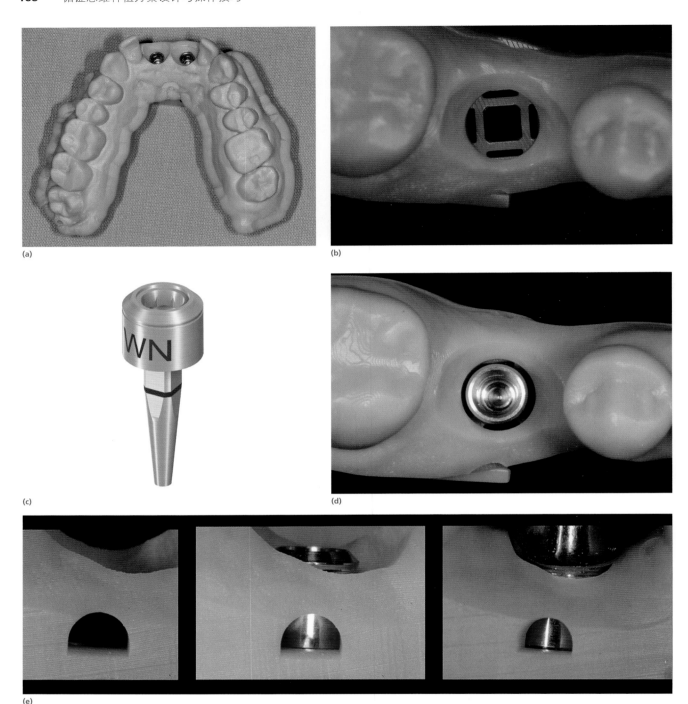

图15.14　（**a**）三维打印种植体终模型。（**b**）袖口打印的细节，以接收种植体代型。（**c**）用于研磨或印刷铸件的种植体代型。（**d**）种植体代型打印模型。（**e**）确认种植体代型和/或基牙的颈部位置。

能展示更多更好的解剖细节。不过有一点需要说明，无论是石膏模型还是铣削得到的模型，与主模型相比，在种植体长轴方向上均存在显著（$P=0.02$）的差别。石膏模型在尖端位置上有（-0.088 ± 0.044）mm的偏差，口内扫描数据铣削得到的模型在殆位置存在（0.093 ± 0.061）mm的偏差[78]。通过这个研究，给我

们一个临床提示：无论是通过哪种模型制造的冠，咬合都会不准。临床上石膏模型制造的冠存在高咬合，而打印模型制作则存在低咬合的情况。而一旦冠低咬合，就需要实验室的操作来达到咬合协调。口内扫描种植印模的准确性，取决于软硬件也取决于临床状况。有研究通过对一个在下颌第一磨牙和右中切牙分

别放置扫描杆的全牙弓模型进行扫描，发现3种扫描仪在平均距离和角度误差上存在差异。 拥有视频捕捉技术以及高精度扫描协议的扫描仪较2种点击式扫描仪，平均距离误差上更小也更一致。

使用口腔内扫描仪产生的种植体印模的准确性可能取决于硬件/软件，也可能取决于临床适应证。对一个牙齿模型进行全弓扫描的研究发现，3个参考扫描体位于下颌第一磨牙位置和右中切牙位置，3个扫描仪之间的平均距离和角度误差存在差异。使用视频捕获技术和高精度扫描协议的扫描仪在平均距离误差方面，与2种点击式扫描仪相比，具有更小且更一致的误差[79]。

口内扫描应用于无牙颌适应证

罕有无牙颌口内扫描的数据。有一项比较4种口内扫描仪（iTero, Lava COS, CEREC AC Bluecam和ZfxIntraScan）的体外研究，通过将上下颌无牙颌参考模型数字化的过程，发现存在平均准确度跨度为（44.1～591.8）μm和平均精度（21.6～698.0）μm。叠加数据集时最大的可视化偏差发生在上颌牙弓，腭部区域数据不匹配[80]。尽管Lava COS扫描仪在研究中有最高准确率，但作者总结道，由于研究中发现的高度不准确，唾液和移动的口内软组织可能都会使准确度降低。在临床推广这些扫描仪用于无牙颌之前，必须有更进一步的增强技术[80]。虽然有新的软硬件推出，制造商宣称全额扫描软组织，还有待实验重复验证。

一个独特的体内研究中，纳入了25位之前做过下颌覆盖义齿的患者。第一次的最终模型被数字化，并作为iTero扫描仪的参考比较[81]。作者发现距离误差和角度误差大到已经不能够制作贴合的2颗种植体上部结构。事实上，25例患者中的4例，压根没有取到临床认可的扫描。这个作为扫描技术和硬件的局限性，广受讨论。口外扫描仪最大能捕捉的区域是14mm×18mm[82]。在种植体距离太大和缺乏明确黏膜标记点作为参考的情况下，整合图像是不可能的[81]。有一些种植体间距很大的患者，之所以可以扫描成功，是因为存在足够多变组织高度的固定黏膜；它们

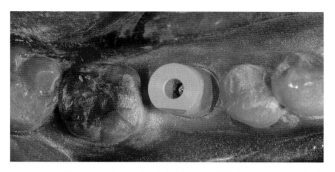

图15.15 种植体扫描体口腔内扫描的适当隔离、现场控制和造影剂应用。

为软件计算提供了合适的参考[81]。作者展示了21名患者当中10名存在整合误差，4名存在扫描基台的变形，1名患者两者皆有。5名扫描视觉上表现正确，但仅有1名误差在可接受范围内（距离误差和角度误差分别为60μm和0.342°）[81]。正如这些结果是可能令人沮丧的，在研究的时候必须考虑到，这种特殊的扫描仪没有显示出该类型的临床情况；此后，它经历了多种软件更新，最近又经历了硬件更新。强调种植修复相关技术在不停发展这个观点，在评估相对精度新进展的影响时是非常重要的。

口内扫描系统根据被扫描物品上面是否需要覆盖媒介而区别开来。粉末或者其他造影剂常被用于不同的用途，一般是针对口内扫描遇到的难题[83-85]，且证实对辅助无牙颌扫描有帮助。扫描对象表面的光学特性，例如半透明度和反光性，在牙釉质、牙本质、修复材料、牙龈、黏膜之间差异很大，会影响扫描的准确度。目标表面的表面形貌、锐利的线角、龈上边缘的有无和口腔的水汽及潮湿环境，都是口内扫描仪面对的挑战。随意的相对运动可产生伪影。扫描喷洒技术在发展，使我们拥有更细的涂层、获得增强的图像，以及相较传统粉末技术在铣削修复体边缘精度的改善。最初的CEREC Redcam和Bluecam（Sirona Dental，Inc.，Charlotte，NC）要求一个完成的涂层表面，只有这样投射过来的条纹状光纹才能通过组织表面反射而被光学感受器采集到。被捕捉到的不同表面上的粉末会形成独特的宏观特征，而3M ESPE Lava COS以及最近的True Definition扫描仪正是通过识别特征校准图片从而产生3D照片（图15.15）。这些造影剂最有代表性的是二氧化钛、二氧化锆、硬脂酸锌的混

合物。这些粉末用于反射光并且减少目标表面的光散射。这些混合物常常可见于食用色素和燃料。正如已经被指出的，无论光学特性、组分还是不同造影剂中钛和氧化铝的形式，均对由试验扫描仪扫描制作的二氧化锆冠的边缘间隙无影响[86]。类似的结果在红外线激光扫描，例如CEREC 3/RedCam和LED CEREC AC/BlueCam（Sirona Dental，Inc.，Charlotte，NC）中得到验证。不同的粉末技术，在内适应和边缘微间隙精确度上未发现显著差异[87-88]。

造影剂使用的稳定性，证实和操作者也有关系。一项体外研究发现，资深的牙医可以完成更稳定（$P<0.001$）更薄（$P<0.007$）的扫描喷层[89]。研究中，有经验的小组由3名超过10年修复从业经验的医生组成，他们日常操作CAD/CAM系统。而没有经验组由刚毕业没有CAD/CAM临床经验的牙医组成。有经验组全冠涂层厚度为（43.1 ± 14.09）μm，而后者为（70.19 ± 31.26）μm[89]。不均匀的表面涂层会导致修复体边缘密合度较差[84]。这对于种植修复的借鉴意义在于表面涂层的不均匀会导致手术导板的不密合，以及后续口内扫描时扫描杆位置的不准确（有的甚至不能显示）。不过，多位点无粉扫描仪的坊间临床经验显示，使用造影剂的时候，扫描过程会更加有效率。

Pressure Indicator Paste（Mizzy，Inc.，Cherry Hill，NJ）配合牙刷使用，可以作为扫描喷雾的替代方法，有助于减少铸件修复体的放射和避免微颗粒吸入的不良后果[90]。

临床对于一款扫描仪的预期，不应该太过着重于是否使用造影剂。不需要使用造影剂的设备看起来似乎值得推荐给新手，因为更易于操作。不过，口内扫描的基本原则就是隔湿和隔离的工作区。合理的说法是，通过使用造影剂的额外作用，可以更好地排退无关组织和实现更好的湿度控制，从而实现稳定准确地扫描。对于市面上口内扫描仪的一项非正式研究表明，一般来说，需要造影剂的口内扫描仪更便宜，整合有简单甚至可能更稳健的技术，和不需要对照剂的扫描仪相比，一样准确甚至更准确。在选择一种口内扫描仪的时候，还需要考虑一些别的因素：临床适应证、种植体制造商现临床使用的种植数字化工作流程、公司信誉、产品生命周期（第一代或者后续更选）、前期费用、持续费用例如业务联系以及数据计划、开放架构还是闭合架构、与当地或者外地牙科实验室的交流方便与否、大小、重量、扫描仪的平衡、操作者界面、患者数据的本地存储量或者云存储（短期和长期）、数据加密、与健康保险流通与责任法案兼容、临床流程的速度和效率。

咬合关系记录的技术

研究表明，数字化治疗前诊断蜡型同治疗前模型相比，可以增加接触点数目（$P=0$）。不过在传统蜡型和数字化蜡型之间，接触点数目未发现显著差异（$P=0.07$）。接触区域也类似（$P=0.11$），不同之处在于，传统蜡型拥有更大的接触区域（$P=0.01$）。治疗前模型咬合准确度比两种蜡型高。传统蜡型和数字化蜡型，接触准确度相近（$P=0.07$）[91]。作者认为，数字化蜡型可以堪比传统蜡型，但是两者来源的物理铸件需要更深入研究。在一个评估传统蜡型和数字化蜡型的侧方咬合设计的研究中，散在接触点的数量和模式只发现有很小的差异。这表明，尽管数字化方法发展较晚，可还是可以作为一种有临床意义的侧方咬合设计手段[92]。

通过"三点对齐"方法，可以在虚拟𬤊架上面准确再现咬合接触[93]。这个方法的局限性包括缺乏最大牙尖交错位的确认方法，以及建咬合对最初石膏模型的依赖性[94]。对这个方法论的扩展，刚性的移动引擎复合无手移动工具进行对齐，可以避免上下颌模型的事实上的侵入。另外，引导移动工具可以让操作者根据理想化初始位置来知道最终咬合。在三个位置都选择好之后，会分配一个弹性连接。一旦作用在弹簧上的力量和刚性运动引擎所定下来的咬合反应力量相等，一个稳定的咬合位置就确定了[95]。关于该方法的一项效度研究表明，由于手动方式和虚拟确定的咬合之间变化较小，这个系统可以临床实用[95]。同样的，没有物理模型，很难将上下颌骨模型相应的点数字化[94]。为此，一种自动将数字化牙模型接合到最大牙尖交错位的方法应运而生，并被证实可以产生正确且有效的

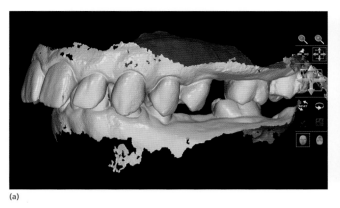

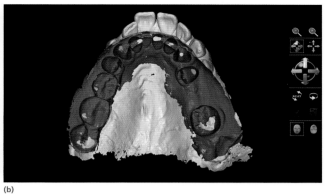

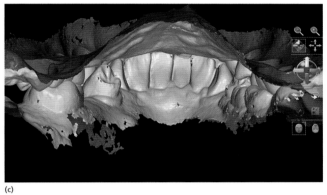

图15.16　（a）用口腔内扫描仪获得的最大相互作用位置。指导患者在两侧均压咬合有助于获得准确的识别。（b）从下颌验证的咬合识别。即使是白色"咬穿"的分布也表明了适当的咬合识别。使用殆垫验证关键咬合停止是一个好的做法。（c）咬合的舌面观。

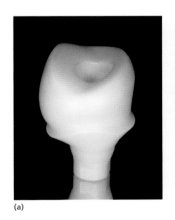

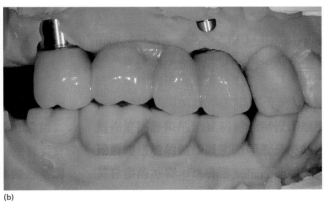

图15.17　（a）来自制造商坯料的定制研磨氧化锆基牙，具有预加工种植体界面。（b）定制的整体式氧化锆螺钉固定种植体固定义齿。

接合。这个方法根据牙弓曲线和点匹配算法实现预初对齐，最终的最大牙尖交错位通过反复的表面最小距离绘图算法，包括碰撞约束来实现[94]。数字化推断咬合有一条学习曲线，运用模拟算法，人可以感受到模型交错插入的过程；而通过数字化，人仅仅可以在屏幕上看到最终的咬合（图 15.16）[95]。

修复义齿制作的技术

义齿加工单位已经着手数字化技术来制作任意

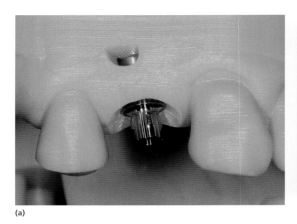 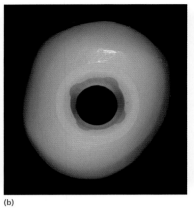 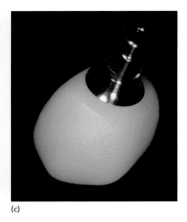

(a)　　　　　　　　　　　　　　　　(b)　　　　　　　　　　　　　　　　(c)

图15.18　（**a**）混合基台的钛基底。（**b**）定制磨光氧化锆牙冠。注意凹面表面的铣削防旋转特征。（**c**）混合基台构件和牙冠粘接在一起。

类型的牙科修复体。对于种植修复而言，典型的就是通过铣削减法步骤来得到患者个性化的基台，定制的种植杆卡、下部支架以及最终修复体上部结构[96-98]。氧化锆作为定制种植基台以及种植修复体框架的材料（图15.17），广受关注。个性化铣削的氧化锆基台强度等于甚至大于预制的定制基台，但是种植体–基台界面贴合度欠佳[99]。类似研究报道，复刻切割制作的氧化锆基台比起预制的钛基台，准确度更差，但是这个并没有弱化它承载现实预负荷扭矩的功能[100]。多种植体基台界面结构的研究发现，在交界面有1.52～94.00μm的微动度。利用CAD/CAM制作的不同材料基台，氧化锆的微动度比钛小。如果微动度可以作为种植体–基台界面密合度的替代测量指标，这就提示了CAD/CAM氧化锆基台更高的密合度。

长期临床意义尚不得知。CAD/CAM基台界面在自有和竞品种植系统上表现出不同水平的微动度。在复制的基台和种植系统上，界面微动度表现出显著的变化[101]。考虑到种植体–基台界面微动度的程度，对于界面耐久度，例如预负荷的丧失、组件折断以及最终钛颗粒释放的担忧不由得上升[102]。临床发现伴钛花纹的氧化锆基台已有报道且应被视为高美学需求区使用氧化锆基台临床可能的并发症之一[103]，而这恰恰是氧化锆定制基台使用的最初适应证。

最新加入的混合基台通过其钛基连接种植体和定制的CAD/CAM氧化锆中央或者外层结构，在日常使用中越来越常见。这个系统的优势在于种植体–基台界

面类似材料的匹配，对美学区和软组织的好处在于氧化锆放置于龈沟内（图15.18）。但是，钛基底和氧化锆结构之间的接合交界面的耐久让人担忧。一项体外研究评估接合界面的完整性得出结论，在30μm的封泥沟隙，经过空气喷磨，明显比60μm能够保留更多[104]。在接合之前，对钛和氧化锆都经过空气喷磨和酒精清洗，可以有更稳定的固位[105-106]，近来，使用含磷酸基的处理剂可以进一步加强固位，因而受到推荐[106]。粘接固位的氧化锆基台与钛基底承载能力比钛–氧化锆螺丝固位的基台高，当然也比全氧化锆基台高[107]。基于有限的阳性的体外研究发现，需要更进一步的体内探索去确认混合基台的临床接受度。椅旁CAD/CAM已经拥有室内切割定制氧化锆基台的工作流程，并可以将这个氧化锆基台连接到相应的钛基底上去。

由CAD/CAM钛基和瓷贴面制成的短跨度（五单元）和长跨度（十单元）的螺丝固位FDP密合精度已经展示出了相应临床可接受的价值，五单元的FDP相对十单元的FDP统计学上精度更高。长跨度组总中位垂直微间隙为23μm（2～38μm），短跨度组为7μm（4～24μm）[108]。烤瓷加工并未显示对10单位的CAD/CAM的钛FDP的精度有影响[109]。一项研究评估了三单元的种植体支持螺丝固位的CAD/CAM制造的氧化锆与钴铬支架的精准度，比起钴铬铸造支架和预制的基台铸件或者可铸造的基台，前者密合度更佳。CAD/CAM制造的氧化锆的平均垂直不密合值为（5.9±3.6）μm，CAD/CAM制造的钴铬支架为（1.2±2.2）μm，

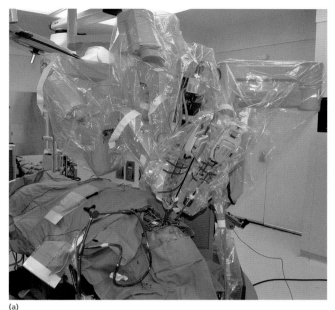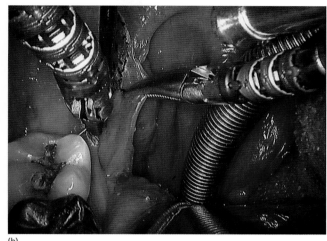

图15.19 （a）经口辅助扁桃体切除术的达芬奇手术机器人（Intuitive Surgical, Inc., Sunnyvale, CA）。（b）T1期扁桃体癌根治术的术中观察。资料来源：经Dr. Rodrigo Bayon许可转载。

传统制作的钴铬支架和预制的基台为（11.8 ± 9.8）μm，传统制作支架和铸造基台（12.9 ± 11.0）μm[110]。

加法加工工艺的进一步发展，例如选择性激光烧结和选择性激光熔化技术，也许可以允许加法交工技术帮助快速制作复杂形貌的高精度部件，从而取代现在主流的减法铣削工艺[111]。

种植修复体戴牙技术

使用一个人形机器人在牙科工作室辅助戴牙，听起来非常振奋人心，不过这样的事情现在还不存在。但是，随着人造臂逐渐发展到可以为截肢患者提供感觉回馈[112]，以及堪比人类手指的触感[113]，人形机器人也指日可待。我们的外科同事已经采用手术机器人来进行头颈肿瘤的治疗[114-117]。经口腔路径的机器人手术（TORS）已经在以下解剖位点得到推广，口咽、咽喉、咽旁间隙和颅底（图15.19）[115,117]。经口腔机器人手术显示能够减少气管切开的数目，促进更快的吞咽恢复，同时减少住院时间[115]。随着这些技术继续发展，其应用于种植手术过程和技工/修复步骤，距离实现也更近了。过渡期，临床医生可以应用已有的数字化技术来减少涉及的步骤、改善临床产出，同时增强

患者和医生的体验。

时间效率

一项体外研究比较模拟和数字印模用于3种不同情况的时间和效率，分别为右上颌第一磨牙单冠基台、右上颌第二磨牙和2颗前磨牙共同组成的双基台三单位FDP，14颗已备好牙组成的完整牙弓[118]。扫描仪由CEREC ACwith Bluecam, Lava COS, 和 iTero组成。结果如下，3种情况中，数字印模分别快23分、22分、13分[118]。作者认为电脑辅助印模创造了一个时效更高的工作流程，可以完成传统印模技术的工作。比较传统印模和数字化印模工作流程，唯一被数字化工作所减少的是印模的消毒和灌制[118]。

另外，一项研究测试了单单位种植修复体类似的时间效率。传统印模平均总时间为24分12秒，而数字化印模仅12分29秒，超过具有显著差异的12min（P<0.001）[119]。值得着重说明的是，这项研究涉及新医生、二年级口腔医学生，时间包括了重新取模或者扫描[119]。最近，一项涉及50名患者的研究中，同时包含传统和数字化全牙弓取模用于前磨牙单牙位种植修复。两者平均时间分别为12分13秒和6分39秒，具有显著差异（P<0.001）和大值2.7的效应量（d）[120]。

一项比较藻酸盐和Lava COS口内扫描用于正畸全牙弓取模，椅旁时间分别为7分35秒和20分27秒，差异具有显著意义（$P< 0.05$）[121]。然而，当步骤处理时间也计入内的话，时间没有差异。两者分别为22分12秒和20分 47秒[121]。作者进一步讨论一个工作室只有一台扫描仪的运行情况，8小时工作时间内只能进行16～20次扫描取模。相反，藻酸盐可以同一时间段同时由多人操作。这个提示我们，考虑到时间要求和同时多处进行，传统印模更具有可操作性[121]。临床医生需要批判性地评估诊室和患者流，作为是否在日常牙科工作中整合数字技术的考量。

患者偏好

患者对于印模过程中对周围的体验非常重要。有记录表明，患者更愿意选择数字化印模[120,122-123]。理由如下：更方便、憋气较短、害怕重复印模，有一些甚至在过程中感觉到无助[120]，准备工作、口味效应[122]、减少恶心感和开口时间、TMJ不适、气味、热量以及整体的不适[123]。在一项研究中，患者感知口内扫描的时间对比模拟印模减少[122]，而另一项独立研究认为数字化印模的整体时间患者感知是正面的，这两者结果相矛盾[123]。市场上的口内扫描仪有不同的大小和形状。对于一种口内扫描仪，重要的不仅仅是整体大小和重量，特殊组件的大小和形貌也很重要。这对于是否能够到达口腔不同区域和患者整体的舒适度，都有重要影响（图15.20）。正如人们所料，受到正规的训练和积累更多的经验后，医生对于使用口内扫描仪的观点会朝着正面的方向改变[124]。

种植修复体患者维护的技术

伴随口内、口外扫描技术的持续发展，数据获取以及准确率无疑会改善，同时也必然会产生新的诊断和检测方法。连续的局部或者全牙弓口内扫描3D数据的叠印，可以用来检测软硬组织的体积改变[125-127]，修复的材料、3D牙齿位置变化，以及不同时间点的颌位改变（图15.21）。诊断和相关的治疗可以随时间的变化来分析[128-129]。这个最终将促进更多稳健的循询证医

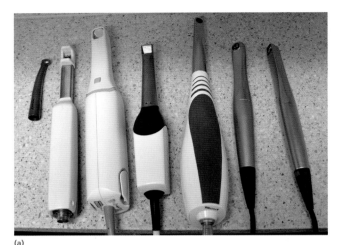

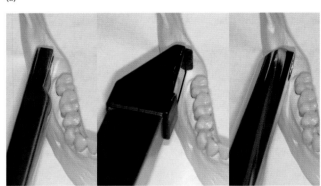

图15.20 （a）口腔内扫描仪各种尺寸和形状的示例。（b）口腔内扫描仪的物理几何形状对口腔检查的影响。

学支持的治疗手段。

我们可以领会到在成年患者一生中的颜面部变化（生长或者萎缩），这些都可以导致牙列缺损种植修复体相对邻牙的位置发生变化（图15.22）[130-135]。多位点种植体支持式全口义齿的颜面部变化还未知。另外，一些装置，例如Tekscan（Tekscan，Inc.，South Boston，MA）有助于建立戴牙前的咬合记录基准线。这可以同将来复诊时的动态咬合变化进行比较，来分析咬合接触的位置、时机，以及力的大小[136-138]。通过CBCT和3D分析，种植位点增量术后以及种植体植入术后的软硬组织改变都可以监测到，分光光度法可以用来分析种植体周围牙龈和天然牙的颜色、电离模式，例如磁共振成像和超声波检查法有望在将来用于软硬组织缺损的评估，同时光学扫描仪和光学相干断层成像术也许可以帮助评估种植修复体是否密合[127]。

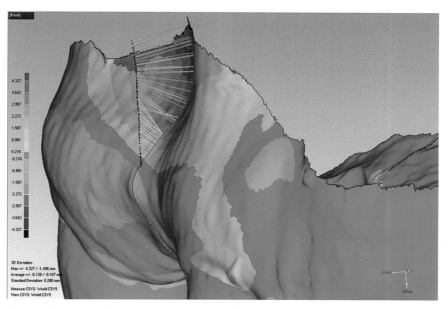

图15.21　监测拟植入部位骨移植种植体体积变化的口腔内全覆盖扫描。

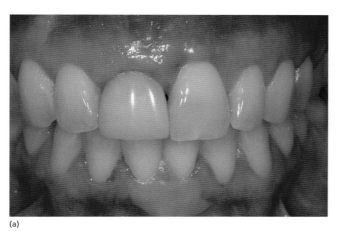

(a)

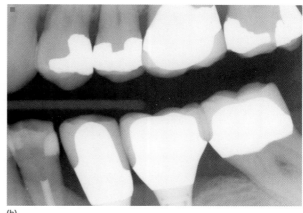

(b)

图15.22　（a）天然牙相对于右中切牙种植体的切牙边缘位置变化。（b）种植体冠与天然牙近中接触的分离。

种植技术进展：颅面部修复

对于复杂颅面部患者的治疗，口腔种植在恢复形态和功能可以达到最佳的效果。颅面部修复治疗的实现得益于以上提及的完全数字化流程的大量应用[139-140]。诊断性检查基于主要手术位点和供区位点的医学计算机断层扫描（CT）检查。这些医疗CT，通过复杂的软件（VSP，Medical Modeling，Boulder，CO）生成虚拟的手术计划：将肿瘤完整切除，取移植物去重建缺损，在移植物上植入种植体，最终修复体设计

不仅能恢复形貌，也恢复咬合功能。一旦手术和修复计划被治疗小组证明可行，虚拟的计划就会转变成一系列模型、切割导板、种植体植入导板，以及术中使用的重建钢板。需要的话，手术和重建可以通过这些物理模型来练习（图15.23）。这个技术的使用可以减少手术时间，提升重建比例[141]，在某些情况下一次手术就完全恢复[142-143]。一项关于10名接受VSP方案的患者的体内回顾性研究中，腓骨的术前方案和术后CT扫描一致。相较术前计划，下颌骨的前部和后部分别有12.4°和-12.5°的差异。髁突的距离和倾斜角分别有

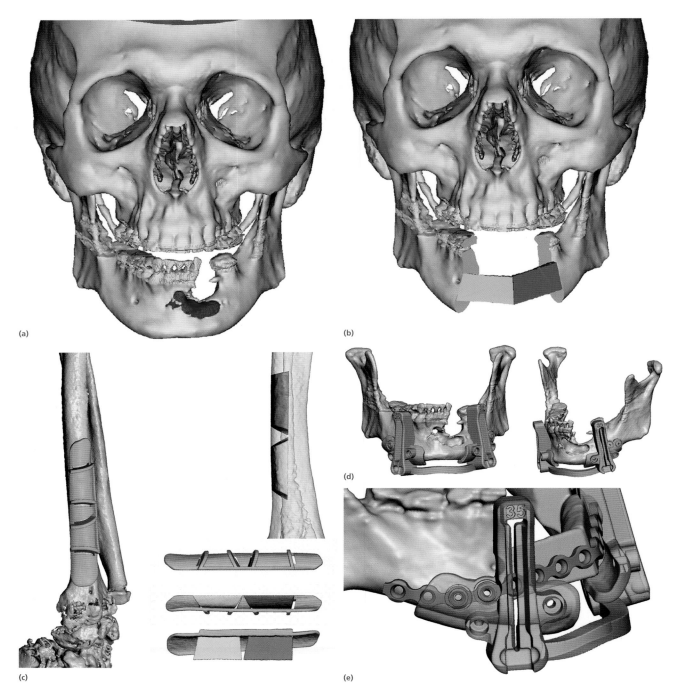

图15.23 （a）肿瘤的三维重建。（b）前臂桡侧游离皮瓣修复下颌骨缺损。（c）斜接切割半径上的切割导轨。（d）下颌骨精确切除的切割指南。（e）下颌骨上导轨的特写，指示导轨和重建板的共用孔，以及右下颌骨切割导轨。

1.7mm和4.6° 的差异。作者总结，这个虚拟手术方案用于下颌骨的腓骨游离皮瓣修复术有可重复的精准度，尤其是在重建过程需要多段腓骨截骨术的情况下[144]。

种植修复学未来趋势

现阶段关于种植修复体粘接固位和螺丝固位的争论就像钟摆一样[145-150]，可能慢慢地摆向占主导的螺丝固位修复体。数字化工作流程的应用从诊断，种植治疗计划，外科导板制作，到种植手术，对确定螺丝开口在合适的临床位点，以及整合制作带角度螺丝通道的基台（ASC,NobelBiocare，Yorba Linda，CA）至关重要。

伴随附加制造业的领域扩展并进入到医学和口腔行业，新的健康技术，例如设备、材料、药物或者医疗保健专业人员使用的规程，以及他们使用的系统，将会一一实现。一个例子就是抗菌药物和3D打印高分子聚合物的整合，能够使种植修复材料也许可以有效对抗种植体周围黏膜炎和种植体周围炎。最近，研究表明添加带正电荷的季胺基到可固化的二甲基丙烯酸乙二醇酯/甘油二甲基丙烯酸树脂等成分，作为立体光刻流程的一部分，生产出来的复合树脂通过接触实现抗菌性能，并不会损失机械学性能[151]。

患者个性化生物打印的生物学结构和组织方面的发展，有很多发现[152]。具有骨引导性能的磷酸钙支架，已经可以通过推荐的合成骨移植材料低温喷墨打印制作而成[153]，就像已有的由透钙磷石和三斜磷钙石制成的具有骨诱导性的可吸收材料一样[154]。有一项研究，比较单块的三斜磷钙石和自体骨移植块在兔子模型进行垂直onlay植骨的效果，发现自体移植物中骨组织占60%的体积，然而在三斜磷钙石中发现43%体积的新骨形成[155]。进一步研究发现，在兔子模型采用3D打印单块的微孔隙可吸收onlay移植块用于种植位点骨增量，后续种植体植入后取得了很成功的骨整合[156]。进一步加强合成打印支架的生物学活性，可以将细胞负荷细胞外基质应用到支架上去，通过促进细胞上调成骨相关基因（RUNX2、alkaline phosphatase、osteocalcin, osteopontin），增加钙沉积，向成骨方向分化[157]。打印方法学还需要更多的努力，不仅可以生产定制的支架、有助于细胞黏附增殖和迁移，而且可以整合生长因子、药物以及活细胞[152,158]。有一项涉及10人的前瞻性研究中，将多孔羟磷灰石块切割成患者个性化的支架用于上颌骨嵴的骨增量术。在为期一年的跟踪随访后，作者总结这些支架在大小、形状、表现上都可以被临床接受，而且他们很匹配残余缺损[159]。这个有助于减少手术时间，使缺损区域更好的愈合。对于合成移植材料用于伴颌骨目标种植位点骨缺损的种植患者，最明显的好处就是避免开辟新的术区以及相关的不健全，同时也避免了偏离轴向的种植体植入。未来这些患者个性化的合成骨移植替代材料也许可以应用于修复牙周缺损[160]，或者最终用于修复更复杂的先天或者后天获得的颅面部缺损[158]。

总结

伴随骨整合牙科种植体的来临，我们恢复口颌形态和功能的能力大大增强了。一个主要曾是模拟的程序现在"屈服"于数字化时代。种植修复患者治疗的每个阶段都有很多已有且在不停发展的技术。正如其他的医疗技术一样，从引入到接受，总是有滞后，部分因为技术的快速发展，同时也因为受限的临床批文。然而，随着这类文献继续成熟，附加的、增强的、经过验证的数字化治疗算法也会发展，使我们种植患者的修复可以更高效、更有效的实现。

扫一扫即可浏览
参考文献

第16章

口腔种植学：无牙颌患者治疗的挑战
Implant Dentistry: Challenges in the Treatment of the Edentulous Patient

Steven J. Sadowsky[1], Howard M. Landesman[2], W. Peter Hansen[1]

[1] University of the Pacific Arthur A. Dugoni School of Dentistry, San Francisco, California, USA
[2] Encino, California, USA

当我们评价一种创新治疗手段的效果时，必须注意到一个现象，即对于创新治疗手段的研究报道中只有约1/1000涉及其不良后果，这一比例从20世纪60年代至今都是如此，2009年汉肯商学院曾报道过这一现象。这一现象可以用"创新偏差"或"趋向创新的基本价值观"来解释。这一普遍存在的现象可能会限制决策者及机构对不可预见的治疗结果的预期及反应。也许，为无牙颌患者带来了福音的牙科种植技术也可能存在这样的情况。而以患者为中心的诊疗正有赖于这一治疗技术。因此，医生和学者们必须辨识这一现象或趋势。

自1982年骨整合概念正式引入北美地区以来，许多预期之外的研究发现已经改变了无牙颌患者的种植治疗模式。CBCT这种价格适中、低辐射剂量的三维影像技术及配套软件的出现，使得从种植手术到修复设计全程虚拟治疗规划成为可能[1]。随着技术的进一步发展，出现了全程数字化种植技术，包括种植导板的设计制作[2-3]、种植术前制作完成临时基台和临时修复体[4]、口内扫描获取全牙列数字印模[5]以及通过CAD/CAM技术制作完成最终正式修复体[6,7]。对种植体表面形貌的改进使得成骨细胞在钛种植体表面的增殖能力不断增强[8-10]。数据显示，在前成骨细胞与中等粗化种植体表面接触的早期阶段，其调控成骨向分化的相关基因表达即已上调[11-12]。这些研究成果已经改变了之前种植修复指南中规定的种植体植入与修复体负重的时间间隔[13-15]。对临床研究的系统性综述发现在无牙颌中倾斜植入的种植体取得了与直立植入的种植体相

似的成功率[16-17]，使得"All-on-4"这一概念在种植修复领域广为接受，其避免了由于上颌窦过度气化、靠近下牙槽神经以及自体骨量不足等解剖因素导致的植骨手术，而通常这些植骨手术都会给患者带来较大的创伤且价格不菲。在治疗严重萎缩的上颌无牙颌时植入4颗颧种植体以取代传统的骨增量手术，顺应了减少手术次数、价格以及手术失败率的需求[18-19]。考虑到对患者口腔健康相关生活质量的影响以及尽量减少手术创伤的需求，采用不植骨的方式进行无牙颌种植修复已逐渐成了更为主流的治疗方式。值得注意的是，患者对于倾斜植入种植体的平均满意度是94%，对不翻瓣植入种植体的满意度是91%，对减数植入种植体的满意度是90%，对短种植体的满意度为89%，对小直径种植体的满意度是87%，而对颧种植体的满意度为83%[20]。另一个"化繁为简"的例子是在对某些下颌无牙颌患者进行种植修复时，从最初Brånemark设计的采用6颗种植体修复下颌无牙颌的方式发展成采用2颗种植体固位的覆盖义齿修复[21-23]。

上述这些无牙颌种植修复的进展将有利于提高诊断的准确性、缩短疗程、避开复杂昂贵的植骨手术以及为患者带来更高效费比的治疗效果。据此，人们可能会以为种植修复将沿着基于更少创伤的个性化诊疗的"康庄大道"一路前行。但是，现实却是种植体正在扮演着无牙颌患者救星的角色而被普遍使用，无论患者对于治疗效果的要求是高还是低。这一现象反而降低了我们对于无牙颌患者进行保守治疗的能力，增加种植修复失败的可能性。

Evidence-based Implant Treatment Planning and Clinical Protocols, First Edition. Edited by Steven J. Sadowsky.
© 2017 John Wiley & Sons, Inc. Published 2017 by John Wiley & Sons, Inc.

Companion website: www.wiley.com/go/sadowsky/implant

教育

如今在牙科学院的课程中，全口义齿修复的教学已经被忽视和边缘化了。

在牙科学院课时紧张的当下，由于技术的发展[24]、种植修复的兴起[25]以及牙列缺失患病率的下降[26]，全口义齿修复的理论、实验课时以及临床培训内容不断被削减[27-28]。如今的牙科毕业生在全口义齿修复方面的知识和技能已远不如20世纪90年代的毕业生了[29]。牙科学院对本科生在全口义齿制作和戴入方面的培训效果期望值不高，而知名教师也报道牙科学院的课程并不能满足学生毕业后开展临床工作的需要[30-31]。尽管63%的毕业生认为全口义齿修复是牙科中非常重要的组成部分，但仅有5%的毕业生表示具备开展活动义齿修复的信心[32]。对于全口义齿修复的基本理论，包括义齿佩戴效果不佳的处理对策、无牙颌的诊断标准、咬合垂直距离（VDO）、协调的咬合以及牙齿的美学排列等理论教学及临床实践的弱化，不管是对传统义齿还是

对种植义齿修复的开展都造成了不良影响。

义齿佩戴效果不佳的处理对策

以一个典型的上颌全口义齿固位不佳的病例为例。对于这个病例未经评估其边缘封闭、基托伸展范围、对肌肉附着处的缓冲、义齿组织面的适合性以及咬合的协调，而推荐直接重衬。而当重衬也不能解决问题时，转而寻求种植义齿修复。如果义齿基托末端达到了颤动线（软腭可动区与不可动区交界的区域）后方8mm（图16.1），颧突后口腔前庭区域义齿基托与黏膜转折处存在空隙（图16.2），简单的重衬而不是先解决这些问题的做法注定失败。而重衬失败将进一步加深患者对黏膜支持的全口义齿修复体固位和稳定性不佳的印象。反之，如果调磨过长的义齿末端基托、通过功能性边缘整塑形成封闭性良好的基托边缘、在缓冲后的义齿组织面衬一层稀薄的重衬材料（图16.3）[33]并仔细调整咬合，则医生和患者都将发现传统的全口义齿修复也能达到良好的效果。当然，

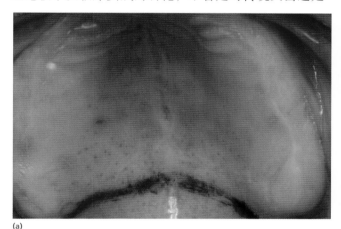
(a)

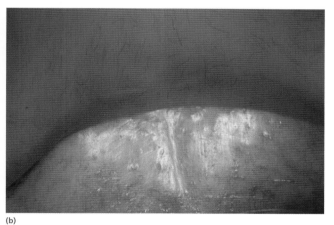
(b)

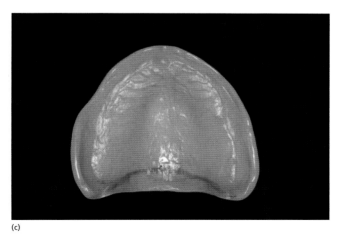
(c)

图16.1 （a）用记号笔标记颤动线。（b）义齿就位，其末端基托盖过了颤动线之后的软腭可动区。（c）义齿组织面可见转印上的颤动线。

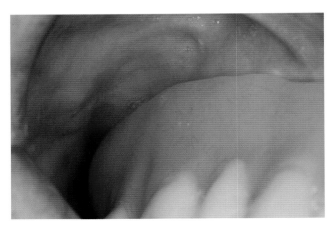

图16.2 颧突后区域的义齿基托过短，缺少边缘封闭作用。

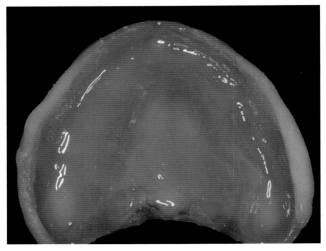

图16.3 通过调整粉液比调拌得到较高黏稠度的重衬材料整塑义齿基托边缘，然后在义齿组织面衬一层稀薄的重衬材料。

下颌无牙颌患者佩戴黏膜支持的全口义齿效果通常不佳，尤其是患者存在系统性疾病[34-35]、局部因素[36-37]以及心理因素[38-40]影响时。然而，在下颌无牙颌的修复治疗中引入种植义齿反而进一步弱化了传统全口义齿修复的教学。

无牙颌的诊断标准

2002年，McGill共识提出下颌无牙颌修复的最低标准是2颗种植体支持固位的全口覆盖义齿[41]。这一共识说明并未考虑不同种类无牙颌间的区别、患者对全口义齿的预后以及患者在接受种植手术方面的条件限制。在回答无牙颌患者提出的"我需要种植体吗？"的问题时，大家通常关注的是下颌无牙颌的治疗。McGarry等[42]提出了一个在全口义齿修复前对无牙颌患者进行评估的分类系统，因此得出无牙颌的诊断标准（表16.1）。在这一

根据修复治疗预后指数划分的类别中，其中两类（Ⅲ类和Ⅳ类）患者需要进行种植/手术治疗，包括剩余牙槽嵴吸收、肌肉附着过高影响固位（图16.4a）、感觉异常/感觉迟钝病史、不配合、舌后缩（图16.4b）、咽反射明显的患者，以及最重要的、适应性差的患者。据统计10%~15%佩戴新的、制作良好的义齿、25%~35%佩戴旧义齿的患者由于适应性差而对义齿治疗效果不满意[43]，Friedman等提出了一个分类，帮助医生识别出生理及心理上适应性差的无牙颌患者[44]。在不考虑种植治疗时，对于那些生理上、解剖条件上以及心理条件都不错的患者，尤其是经济条件不佳的患者，传统的黏膜支持全口义齿也是一个可行的治疗选项。另外，人们设想种植体不仅能克服患者解剖条件的不足，也能帮助患者克服适应性不佳的问题。在此需要注意到接受种植义齿修复的患者对治疗效果的预期要远高于接受传统义齿修复的患者[45]。M.M. House在60多年前描述了影响全口义齿治疗预后的4种人格形象（冷静型、严厉型、歇斯底里型、冷漠型）。他的分类方式在今天仍有助于医生做出选择传统义齿修复还是种植义齿修复的决策。落实到治疗手段上，我们虽然有了种植义齿这种治疗手段，但并不应该忽视传统黏膜支持义齿对某些患者的有效性，也不应该低估社会心理因素对种植义齿修复的影响。

咬合垂直距离

不管是对于无牙颌患者，还是丧失了咬合支持的有牙颌患者，牙医都应具备确定适宜的咬合垂直距离（vertical dimension of occlusion，VDO）的能力，而这对于获取可预期的修复治疗效果是至关重要的。传统牙医学教育中在全口义齿修复方面的培训赋予了学生较多的机会来练习测量咬合垂直距离。在恢复咬合垂直距离中的常见错误为垂直距离恢复过高导致讲话时上下颌牙齿碰撞，或者是垂直距离恢复过低而呈现无牙颌面容。种植全口义齿修复要求医生具备高超的确定咬合垂直距离的技能，而随着近年来传统全口义齿教育日渐式微，种植全口义齿修复也面临着由于咬合垂直距离恢复不当导致失败的风险，而这种失败通常会带来不可逆的严重后果。各种修复形式，例如种植覆盖义齿（固位系统及尺寸大小各不相同），种植固

表16.1　全口义齿预后分类目录。资料来源：美国口腔修复学会（American College of Prosthodontists）

	Ⅰ分类	Ⅱ分类	Ⅲ分类	Ⅳ分类
骨高度–下颌				
大于等于21mm				
16～20mm				
11～15mm				
小于等于10mm				
压槽嵴形态–上颌				
A型–抗垂直和水平运动，有翼上颌切迹，无腭隆突				
B型–无颊侧前庭沟，糟糕的翼上颌切迹，无腭隆突				
C型–无唇侧前庭沟，很小的支持，松软牙槽嵴				
D型– 无唇颊沟，有腭隆突，多余组织				
肌肉附着–下颌				
A型–充分的附着龈				
B型–无颊侧附着龈（22～27mm），＋精神病				
C型–无前颊和舌前庭（22～27mm）+颏舌肌和精神病				
D型–仅后部附着龈				
E型–无附着龈，脸颊/嘴唇移动舌头				
上下颌关系				
Ⅰ型				
Ⅱ型				
Ⅲ型				
外科预处理的先决条件				
小软组织手术				
小硬组织手术				
简单种植				
复杂植骨手术＋种植				
牙面畸形矫正术				
硬组织增量				
大面积软组织修整				
口内垂直高度限制				
18～20mm				
按要求进行外科修整				
舌解剖				
大（正中𬌗位口内空间）				
舌活跃–伴后退位				
可变因素				
系统性疾病的口腔表现				
轻度				
中度				
重度				
心理社会方面				
中度				
重度				
颞下颌关节紊乱症状				
感觉异常史				
颌面缺损				
共济失调				
难治型患者				
ICD–9–CM 诊断指数	525.41	525.42	525.43	525.44

工作表使用指南
1. 任何一个更复杂的分类标准都会把患者放在更复杂的分类中
2. 初始术前治疗和/或辅助治疗可改变初始分类水平
3. 在患者表现为上颌无牙颌与下颌牙列缺损的情况下，每个牙弓分别被诊断为适当分类

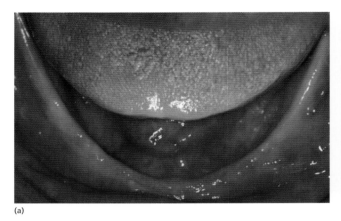
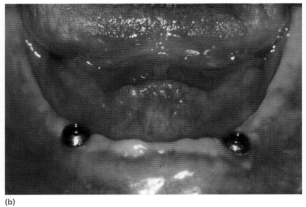

图16.4 （a）肌肉附着过高影响全口义齿修复效果。（b）由于舌后缩影响全口义齿修复效果，对患者采用了种植治疗。

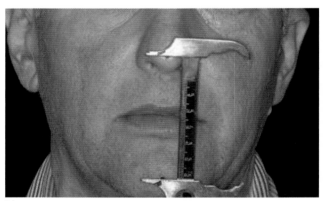

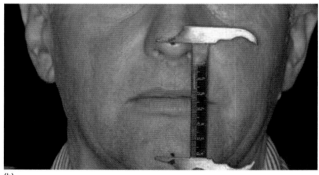

图16.5 （a）使用垂直距离尺测得的息止殆位垂直距离（VDR）。（b）息止殆位垂直距离（VDR）与咬合垂直距离（VDO）的差值小于1mm。对于这样1名安氏Ⅰ类咬合的患者来说，其息止殆间隙是不足的。

定全口义齿，以及金属烤瓷类型的种植固定义齿，都需要一定的颌间距离[46-47]。对此的详细指导见第17章和第18章。错误的咬合垂直距离测量结果不仅会妨碍牙槽外科治疗计划的精确实施，更严重的会导致种植体植入后无法进行后续的修复治疗。而修复空间不足常导致修复体材料的疲劳和/或断裂[48]。

测定咬合垂直距离的方法很多，包括息止殆位法、吞咽法、发音法、面容观察法以及面部比例测量法等。对于学生来说，不经过专门强化训练，要掌握上述方法是有难度的。综合应用上述多种方法有利于正确恢复咬合垂直距离[49-51]。常用的一种方法是息止殆位垂直距离（vertical dimension of rest，VDR）测定法[52-53]，息止殆位即头部摆正[54]、相关肌群尤其是升颌肌群和降颌肌群肌张力处于平衡状态、髁突处于关节窝正中并且不受压时下颌的位置。息止殆间隙（interocclusal distance，IOD）是息止颌位垂直距离（VDR）与咬合垂直距离（VDO）之间的差值（图16.5）。有研究报道发"S"音时的间隙与息止殆间隙之间存在着一定的相关性[55]。对于安氏Ⅰ类咬合关系的患者，息止殆间隙约为3mm，安氏Ⅱ类患者大于3mm，而安氏Ⅲ类患者小于3mm[56]。一项为期15年的纵向追踪临床研究中，在测定患者息止殆位垂直距离（VDR）后，通过头颅侧位片记录其咬合垂直距离（VDO），发现在所有测试对象中，通过发"m"音[57]以及吞咽法[58]测得的垂直距离数据在整个随访期中都保持稳定[59]。面容观察法以及面部比例测量法也可以用于确定咬合垂直距离[60-62]。

协调的咬合

没有什么比全口义齿更适合用来学习咬合概念和调殆了（图16.6）。通过平衡殆排牙，可以方便的学习殆平面、Spee曲线、Wilson曲面、髁道斜度、切道斜度等概念之间的相互关系。协调的咬合能够增进黏膜支持式义齿的稳定性和舒适性[63-64]，这是毋庸置疑的。临床试牙后二次上殆架，能够更加准确地记录正中关

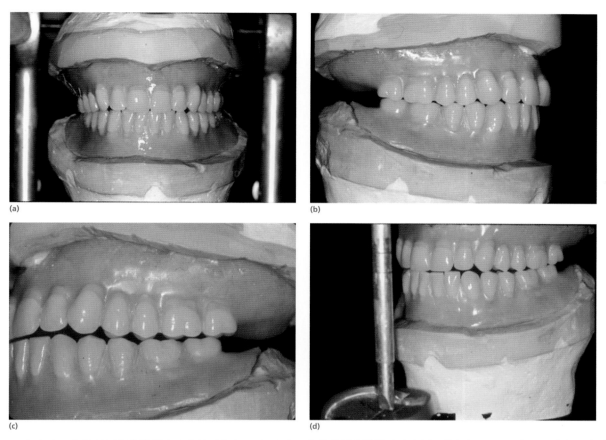

图16.6 （a）全口义齿的平衡殆排牙（正中关系位）。（b）全口义齿的平衡殆排牙（右侧工作侧）。（c）全口义齿的平衡殆排牙（左侧平衡侧）。（d）全口义齿的平衡殆排牙（前伸殆）。

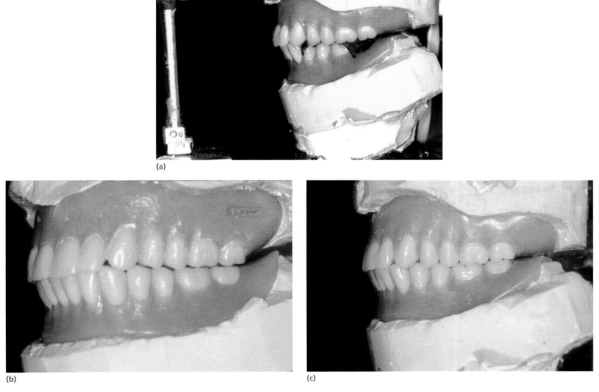

图16.7 （a）使用咬合记录二次上殆架。（b）殆架上显示双侧后牙咬合接触不足，而这在口内却难以发现，这是基托下方黏膜的弹性使然。（c）调整后的人工牙排列。

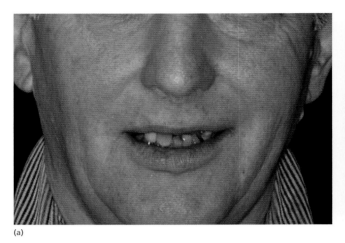

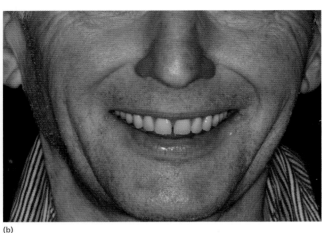

(a)

(b)

图16.8 （a）患者口内剩余牙齿情况非常糟糕，形态、排列异常。（b）参考患者面部比例和特征制作的全口义齿恢复了患者正常的面容。

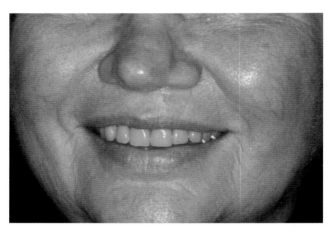

图16.9 笑线可确定上颌切牙切缘的位置。

系位，验证咬合记录，并能发现咬合干扰（图16.7）。然而，如今牙科学院课程中全口义齿咬合的教学已经被边缘化了[56]。尽管对于种植义齿的最适𬌗型尚存在争议（尖牙保护𬌗、组牙功能𬌗、平衡𬌗），最终的目标都是消除正中𬌗和非正中𬌗时的异常咬合接触，分散𬌗力，保证咀嚼效能。由于种植体周围缺少本体感受器，尤其是在上下颌均为种植义齿修复时，𬌗干扰会导致种植义齿机械并发症的发生[65-66]。而且，种植固定义齿受力过大引起的材料折裂问题会对患者带来比活动义齿更高的时间成本和经济负担。

美学排牙

随着婴儿潮一代迈入老年，他们希望延缓衰老、减轻老年化的感觉，越来越多的人经历着美学时代思潮的洗礼[67]。人们尝试了采用包括临床医学、药物以及牙科治疗等手段来"重获"青春活力和容颜。鉴于此，对于如今的患者，在其丧失了牙列正常解剖形态和排列时，为其提供排列真实的、自然的人工前牙显得尤其重要（图16.8）。艺术和生物计量学的发展为全口义齿美学创立了若干原则。这些原则包括面中线左右平分面部[68]，上颌切牙切缘连线与下唇线协调一致（图16.9）[56]，男性白人上中切牙的平均宽度和高度（分别为9mm、10.5mm）[69]，通过发音确定上颌切牙的切缘位置（图16.10a）[70-71]，通过唇齿位置关系和齿擦音确定前牙唇面的位置（图16.10b）[57]等。个性化美学概念的提出使得牙医可以参考患者的年龄、性别和个性，为患者提供不完全对称但是均衡、和谐排列的人工牙，体面和个性化地恢复无牙颌患者的失牙（图16.11a～d）[72]。调整人工牙轴向倾斜度，增大切外展隙，以加强对比，可以使义齿看上去更加生动（图16.11e）。在患者口内进行人工前牙的试戴，对于上述理念的临床应用是非常重要的。但具有讽刺意味的是，接受种植义齿修复治疗的患者对美学的要求仅次于功能[73]，而现有的全口义齿理论教学课时却被显著削减了[29,74-75]。

经济负担

如今的牙科毕业生面临比前人更沉重的经济负担。美国不断攀升的高等教育费用使得学生贷款升至贷款排行榜的第二位，仅次于房贷[76]。学生完成牙科

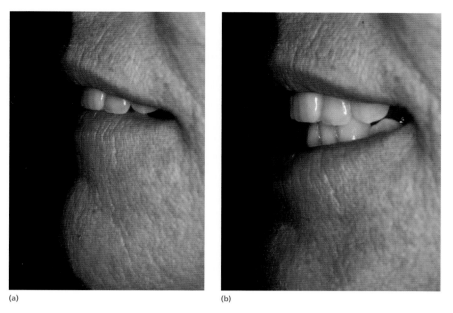

图16.10 （a）发"f"音时上颌中切牙的切缘应轻轻接触下唇唇红干湿分界线，这有助于确定上颌中切牙的切缘位置。（b）发"s"音时上下切牙之间有约1mm的间隙，这有助于确定上下前牙的水平位置。

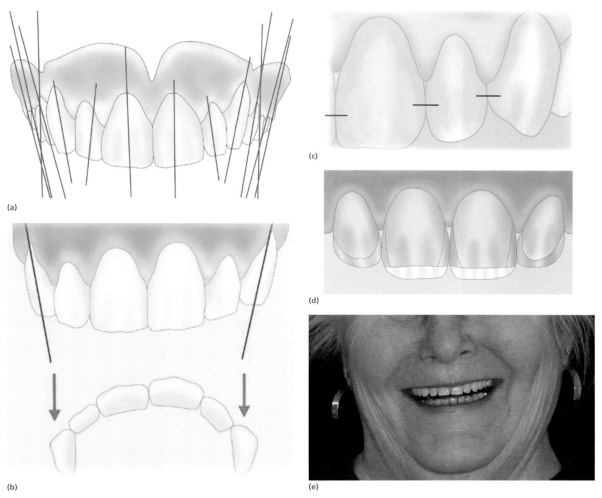

图16.11 （a）人工牙在倾斜度上轻微的不对称并不会影响义齿人工牙排列的和谐外观。（b）咬合面观可见左上中切牙整体偏唇侧排列。从正面观并无明显的不对称，但牙齿的光影效果显得更加自然、不死板。（c）接触点的位置排列自然，防止出现死板的"义齿面容"，切外展隙明显。（d）模拟牙齿的增龄性磨耗特点，有选择地选磨人工前牙切缘，可以获得更加自然的牙齿外观。图（a～d）来源：引自Jeff Miles。（e）患者佩戴依据上述原则制作的全口义齿的外观。

教育的直接开销在过去10年中翻了1倍。据报道，临床新技术的高额费用和校园的税收已成为学费不断攀升的主要原因[77]。美国各州政府对公立学校投入以及民间对各类学校捐助的减少也是一个重要因素[78]。2014年，牙科毕业生的平均贷款额已经增长到了247097美元（基于美国牙科教育协会对各牙科学院2014年毕业生的调查数据）。这一增长趋势以及2000年以来实际收入水平的持续下降，一道对投资回报率（ROI）带来了负面影响。牙科保险报销率下降的预期，牙科医疗机构市场占有率的饱和，以及不断攀升的利率都会影响牙科从业机构的财务状况。新的牙科院校不断出现，现有学校的扩张，以及不断增加的毕业生人数都进一步增大了投资回报下行的压力[76]。这些相关经济因素将可能对治疗计划的制订产生微妙的影响，从而产生潜在的利益冲突。Brennan和Spencer[79]发现了一些会影响牙科医疗服务的商家因素，包括对利润的追求、对治疗手段的偏好以及从业者的个性特征等。债务压力可能促使牙科从业者寻求进行更加广泛的、超出需求的种植修复治疗。值得注意的是，单颌或全口牙列缺失患者相对于牙列完整或采用固定义齿修复的人群来说，对种植治疗的意愿更低[80]。

新技术

新技术的出现使得人们确信数字化能使得种植修复治疗更具可预测性、更容易。

新技术的出现使得从外科手术到修复的过程都更加准确、高效，似乎即便经验不足的医生也可以借助这些技术很好地开展种植治疗。然而，种植手术导板设计和手术医生经验对种植体植入位置准确性的评估显示，医生经验仍会影响种植体植入的精度。在一项体外研究中，4名操作者在20个光固化树脂下颌无牙颌模型上，借助CBCT制作的手术导板植入100颗种植体。无经验组的平均角度误差是3.96°±1.64°，而有经验组的平均角度误差是2.60°±1.25°。类似的，数字化技术制作义齿的出现也为我们节约了大量的时间，义齿制作全过程中患者就诊次数从传统的5次减少到2次。15名牙科学生各自制作2副全口义齿，1副采用数字化技术制作，1副采用传统方法制作。牙科学生和患者均偏好数字化技术

制作的全口义齿，其固位力更佳[81]。然而，这项研究也显示指导老师的帮助对于结果非常重要，而学生们也由于缺少临床经验而在义齿数字化制作中对临床因素更加关切。例如，精确的功能印模、测定垂直和水平颌位关系、个性化美学排牙、确定𬌗平面以及咬合调整等操作，由于就诊次数和复核机会的减少，对医生提出了更加严格的要求。这就可以解释为什么新技术的学习曲线更加具有挑战性，牙科治疗团队必须在掌握传统技能的基础上才能展现出新技术的优势[82]。

市场营销

种植义齿已成为市场广告的主流，促使患者寻求种植修复治疗。

患者通常会在网络上了解种植牙的知识和信息。然而网络上有关种植治疗的信息质量总体不高，而且对于治疗的长期效果和并发症忽略不谈[83]。各式各样媒体上登载的牙科种植治疗广告，例如All-on-4®，1天完成全部治疗，吸引了大量患者。然而，这一治疗方式并不是一码通吃的治疗模式。Parel和Phillips[84]指出了在上颌无牙颌上种植4颗种植体进行即刻负重的风险因素，并建议患者重视那些可能导致种植治疗失败的因素，例如对颌为天然牙列（通常无法获得良好的𬌗曲线）、骨密度低、磨牙症等，如果存在这些因素，都应该考虑延期负重或者增加种植体数目。然而，媒体的主流声音却是All-on-4®这种治疗成功率高、可以广泛应用，使得患者对其趋之若鹜。在为患者制定治疗计划时，我们不应该低估选择某种治疗手段时的个人认知[85]。医生经常被患者的期望所左右，而忽略患者自身、医生以及操作本身的局限性。

误区

医生中存在着一个误区，认为种植体支持的固定修复体更受无牙颌患者欢迎，其较之活动修复体存活率/成功率更高、所需要的维护更少。

大多数牙医相信种植固定修复是无牙颌患者的最佳治疗方式[86]。然而大量的研究结果并不支持这一观

点。例如，在一个病例自身交叉对照研究中，无牙颌患者下颌采用杆卡式覆盖义齿和种植固定全口义齿修复（IFCD），上颌采用全口义齿修复，评价其功能和心理测量结果[87]，虽然患者认为固定修复体在咀嚼硬物方面效果更佳，但两种义齿总体满意度并无差别。在另一个类似的交叉研究中，无牙颌患者上颌采用种植固定全口义齿和种植体支持的覆盖义齿修复，下颌采用种植体支持的覆盖义齿修复，比较二者的效果[88]，倾向于选择杆卡式覆盖义齿的患者多于选择固定全口义齿的患者（>2∶1），因为前者更有利于发音和修复体的清洁。在另一项研究中，20名患者均分为2组，分别接受种植固定义齿和种植活动义齿修复，佩戴义齿6个月后接受问卷调查[89]，虽然种植固定义齿治疗费用远高于种植活动义齿，但视觉模拟评分（visual analog scale）结果显示患者对二者在种植治疗效果或者患者幸福感上并无区别。最后，在一个交叉对照的调查研究中，一组患者佩戴带腭板的杆卡式上颌覆盖义齿，另一组患者佩戴不带腭板的杆卡式上颌覆盖义齿，两组下颌均为种植固定义齿，两组患者满意度并无差别，但更引人注目的发现是上颌种植义齿的评分并未显著高于上颌传统全口义齿。这一发现强调了在考虑为患者现有义齿更换为种植义齿前，应该尽力改善义齿的舒适性、固位、稳定以及美观度，而这就要求医生具备高超的全口义齿修复技能。那些因为解剖结构的缺陷影响固位、对腭板存在心理不适或者顽固性干呕的无牙颌患者才是真正需要上颌全口种植义齿修复的人[90]。

大量研究者比较了至少5年随访期的下颌种植固定义齿和种植活动义齿的种植成功率[91-93]。报道显示上下颌种植固定义齿和种植活动义齿总体种植成功率相近[94]，而且两者在行使功能1年后牙槽嵴边缘骨吸收水平也相近。Zitzmann和Marinello[95]研究了上颌无牙颌种植固定义齿和种植活动义齿在修复体维护、修理方面的表现，发现两者在2年的随访期中并未表现出区别。其他关于种植修复体的成功率的报道由于修复体形式各异而各不相同，许多研究中也存在着显著的异质性。在比较种植固定义齿和种植活动义齿稳定性时，活动义齿选用的附着体系统就是一个显著的混杂因素。研究显示切削杆较之弹性的附着体所需要的修复体维护更

少[96-97]。基于循证医学的证据，有理由认为所有的种植体支持的无牙颌修复体都需要定期的维护、修理。种植固定义齿通常涉及更多的种植体数目、更多的机械并发症以及更高的修理维护费用，因此在医患沟通中应该强调其在使用中产生的因为修复体维护修理而产生的经济负担[89,98-99]。临床因素中如果有骨或软组织的缺损，则不应采用种植固定义齿。如果存在组织吸收导致的面部塌陷、发音不良、下颌前突，或者存在着由于软组织/修复体交界位置的暴露导致的美学问题，则更宜采用种植活动义齿[89]。与患者相关的因素中，对于固定修复体清洁卫生方面存在的困难是最需要关注的因素，这种情况在老年人中较为突出。

牙周问题

当剩余牙列存在牙周问题时，最终诊断常常受到种植修复较高存活率的影响，而忽略了一个事实，即在患者配合的情况下这些存在牙周问题的牙齿常可以得到保留。

对于中度、广泛性的牙周附着丧失，牙医常考虑在更严重的附着丧失发生前，拔除余留牙后进行种植修复，以保留牙槽骨。然而，Rasperini等[100]对120名患者进行的纵向研究，通过在种植体植入当时以及10年后拍摄的标准X线片评价牙周患牙和种植体的存活率及成功率，结果显示天然牙较之种植体在存活率以及边缘骨吸收方面表现更好。在进行充分的牙周治疗及维护的情况下，应谨慎考虑拔除中度牙周附着丧失的牙齿进行种植修复的做法。

对于侵袭性牙周炎患者的治疗最具挑战性，这种患者疾病发生迅速、起病早、无并发的系统性疾病。Graetz等[101]对34名患者进行了一项配对研究，一组患者为慢性牙周炎，另一组为侵袭性牙周炎，比较了两组患者在进行了15年定期的牙周支持治疗后，有问题的牙齿（50%～70%骨吸收）以及无治疗希望的牙齿（≥70%骨吸收）存活率以及边缘骨吸收的情况，发现两组患者相应指标并无区别，237颗有问题牙齿中的88.2%，以及37颗无治疗希望牙齿中的59.5%仍然存留。当然在持续性的牙周支持治疗下，仍然还有牙齿

需要拔除。6mm深的牙周袋、至少30%复诊期存在着探诊出血以及多颗牙发生Ⅱ~Ⅲ类根分叉病变时，通常需要拔除患牙[102-103]。

对于挽救牙周炎患者的牙列而言，坚持进行牙周治疗和维护对于天然牙列的长期存留是至关重要的[104-105]。而全牙弓种植义齿也需要进行精心的维护护理，并不是说患者在戴牙后就不需要进行定期维护了。文献显示32%的全牙弓种植义齿发生生物学并发症，而这一比例在种植体数量是5颗以上时更高[106]。而且这类患者中义齿机械并发症的发生率是生物学并发症的3.8倍[48]。另外，双颌种植修复患者义齿的机械并发症更高[65]。因此，接受种植义齿修复的患者也必须定期进行复诊、维护，最起码5~6个月1次[107]。

未来趋势

全口义齿理论和实践教学时数的减少，熟练掌握活动修复知识技能的教师的缺乏，以及到牙科院校就诊的无牙颌患者数量的减少，都给牙科院校相关学科的发展带来了巨大的挑战。美国太平洋大学亚瑟杜戈尼牙科学院的Landesman、Hansen和LaBarre医生提出并实践的"义齿团组（denture block）教学法"是一个尝试。这一方法将院校外开业的口腔修复医生吸纳到牙科院校中，对学生制作传统全口义齿的操作进行5~6期的指导，这就将师生比提高到了1∶4。这也促进了口腔修复专科教师与学院全科教师之间的交流，提高了全科教师对全口义齿的知识水平。缺乏患者的问题则通过联系美国相关社会服务项目（如"流浪者救助计划"）得以解决，提供教学所需要的患者。外部提供的捐助则弥补了学校的开支，提供了零基预算。学生和患者均对于这一尝试反响良好。

美国太平洋大学的另一项尝试是进行多学科交叉的核心课程教学。例如，在固定修复教学中教授了调𬌗方法，继而在复制义齿制作中，临床上𬌗架的教学中进一步强化此内容。类似的，对无牙颌排前牙的教学中进一步强化了口腔修复中美学原则的教学内容。下一步的教学重点则是使用三维口外扫描仪和虚拟排牙设备等先进技术将面部分析与牙齿排列相结合。Abduo等[108]的研究显示数字化虚拟排牙在牙齿轴向形态排列方面已经取得了堪比实际模型排牙的结果。这些高级技能将培养学生在传统及种植活动义齿修复中以患者为中心的理念。

牙科院校应探寻新的收益途径，以解决不断高涨的学费和学生债务问题。牙科教育体系需要变革以维持活力[109]。对基建项目、教育奖学金、讲座教授以及研究基金的捐助将更为常见，主要是提供收入，以抵消转嫁到学生身上不断上涨的成本[110]。引入行之有效的商业–管理方法也能解决临床操作费用上涨的问题。采用民营医疗模式提高高年级牙科学生的产出，可以增加63%的收益[111]。另一个降低临床操作费用的应对措施是将社区轮转模式引入到高年级牙科教学中[112]，这一举措据预测可以为每个学校节约270万美元，约等于学校总支出的8.1%[113]。曾经被拒而远之的私人企业也能够逐渐成为互惠互利的伙伴。商业公司将设备用优惠的价格卖给牙科院校，并为其临床应用教学提供支持，对于学生和教师都是非常实际的帮助。另一项创新举措是私人企业对牙科院校提供支持，换取对其服务的推广。例如，奈良银行与UCLA牙科学院开展合作，银行为低收入人群提供牙科治疗贷款计划，为毕业生在医疗条件欠佳地区实习增加信贷额度[114]。此外，还有很多应对不断上涨的牙科教育费用的措施。新墨西哥州为在州外牙科院校就读的学生提供了完全免除学业贷款债务的优惠，前提是学生毕业后返回新墨西哥州服务一定年限。美国卫生与公众服务部为在城市和乡村医疗条件欠佳地区工作和教学的毕业生提供还款援助计划。多个州也采取了与之类似的计划，为在医疗条件欠佳地区工作的毕业生提供还款援助。

最后，科学界对种植治疗的兴奋依然剧烈且还在持续。但是，目前钟摆正在开始回归。种植体的存活率不再是最重要的评价指标了。随着时间的推移，种植治疗的生物学和机械方面的完好率已经逐渐成为衡量种植治疗成功与否的指标。对于遵循医嘱的患者来说，即便是牙周病患牙，其远期预后也优于种植体。种植体周围炎的发生率和治疗难度也远超之前的认识。种植体周围炎的发病过程不同于牙周炎症，对其病因的研究无疑将发现一些新的风险因素，指导今后对易感患者的筛查。今后的重点将从治疗转变为诊断，正如萧伯纳所言，"最常见的疾病是诊断本身"。

总结

在过去的50年中，Per-Ingvar Brånemark教授提出的骨整合概念使牙科治疗-计划原则发生了天翻地覆的变化，其重要性超过任何其他发现。这一发现的广阔影响仍待发掘。骨整合连带产生了种植治疗外科和修复流程中的一系列创新和变革，也为理解种植体的生物力学和生物学提供了一个非牙科的模型。但可能更加重要的是，例如牙科院校课程设置的局限、不断上涨的学业贷款债务、不切实际的种植治疗宣传以及种种偏差等难题，将成为下一轮创新的敲门砖。

扫一扫即可浏览
参考文献

第17章

上颌无牙颌种植修复
Implant Restoration of the Maxillary Edentulous Patient

Nicola U. Zitzmann

School of Dental Medicine, University of Basel, Switzerland

由于患者期望值高、诊断复杂、牙槽嵴条件差、以及手术和修复操作复杂等原因，上颌无牙颌种植修复，已成为牙科学中最具挑战性的治疗之一。本章将从系统诊断方法的视角，审查当前对于上颌无牙固定和活动种植修复的患者选择及风险因素相关知识。对于种植修复的特殊设计考量，将给出相应的指导方针。虽然种植治疗的长期成功很难达成，但是对患者报告评估结果的讨论将会有助于临床医生对预后的评估，这也是全面知情同意的内容之一。

上颌无牙颌的形态学

上颌牙的缺失一般早于下颌牙，这可能与上前牙列容易遭受外伤，以及上颌牙更容易罹患牙周疾病有关，尤其是发生在上颌第一前磨牙和磨牙的根分叉病变。而且，由于上颌磨牙的根管解剖形态复杂，牙周和牙髓治疗难度大，这就使得治疗和保存上颌患牙的难度增大。在65岁及65岁以上的老年人中，上颌无牙颌的发病率较高，可达40%，而下颌无牙颌的发病率为27%，且其中绝大多数为全口无牙颌[1-2]。

由于上颌骨唇颊侧皮质骨骨板较薄，上颌牙槽嵴尤其是上颌前牙区牙槽嵴，在缺牙后容易发生严重的牙槽嵴吸收。而在后牙区，由于上颌窦腔体增大，也导致后牙区牙槽骨剩余骨量减少（图17.1a）。由于正常情况下，上颌牙冠部向唇颊侧倾斜，因此上颌牙列周径大于其牙槽骨周径，与下颌牙列形成正常的覆盖。上前牙唇舌向倾斜角度，即牙体长轴与水平面垂直线之间的夹角，在中切牙为28°，侧切牙为26°，尖牙为16°[3]。上颌牙列尤其是上颌前牙的这一倾斜角度，决定了上颌无牙颌牙槽骨的吸收方式为向上、向内，从而导致上颌无牙颌牙槽骨周径的缩小（图17.2）[4-5]。上颌无牙颌牙槽骨的高度和宽度对于种植修复来说通常是不足的，其骨质位置相比理想的牙冠位置更偏根方、偏腭侧。由于上述牙槽骨吸收特点，除非在唇颊侧植骨，否则在上颌无牙颌进行种植修复后通常会形成较宽的、不平行的、呈扇形分布的种植体位置。由于上颌牙缺失后的牙槽骨形态变化，以及上颌缺牙区种植的难度较大，医生必须在术前对理想的修复体牙位和下方的软硬组织之间的三维（3D）位置关系进行充分的了解。若患者有较高的美学要求，且为高笑线时，医生的诊疗必须不差分毫。根据表17.1中的诊断顺序，对影响治疗方案选择的口外和口内因素进行系统评估，才能为患者提供合理的治疗方案并说服患者。

诊断阶段

无牙颌患者原有的全口总义齿（complete denture，CD）可用于种植修复的辅助诊疗，原全口义齿唇颊侧基托的厚度可以提示医生在种植修复中是否需要为患者提供必要的唇颊部支撑（图17.1b，c）[6-7]。患者佩戴原有的全口义齿，取模，并使用弹性材料灌制模型，并在合适的咬合垂直距离下上𬪩架[8]。随后，用硅橡胶材料复制前牙列并制作模板，能显示修复时可用的颌

Evidence-based Implant Treatment Planning and Clinical Protocols, First Edition. Edited by Steven J. Sadowsky.
© 2017 John Wiley & Sons, Inc. Published 2017 by John Wiley & Sons, Inc.
Companion website: www.wiley.com/go/sadowsky/implant

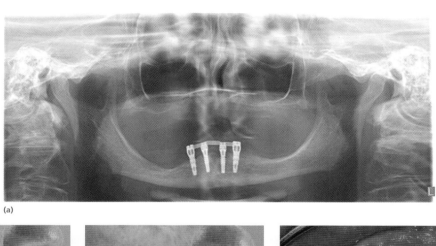

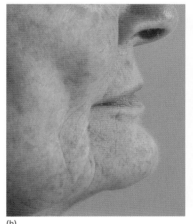
(b)

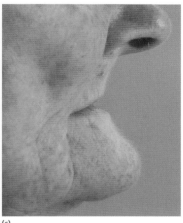
(c)

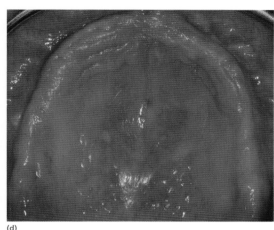
(d)

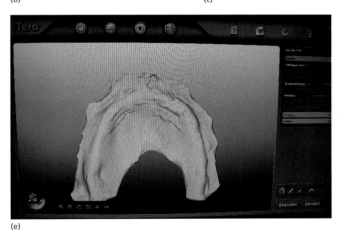
(e)

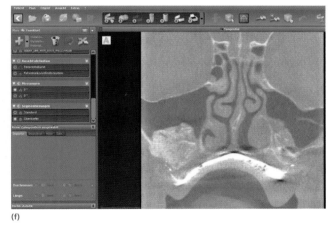
(f)

图17.1 （a）X线全景片显示上下颌骨严重的骨吸收，上颌窦气化明显，上颌前牙区牙槽嵴明显吸收。（b，c）患者戴与不戴全口义齿时的侧貌相，明显显示基托提供唇部支撑的必要性。（d）患者口内照，显示双侧上颌窦气化引起的明显骨吸收。（e）黏膜组织口内扫描（iTero，圣何塞，加利福尼亚）。（f）在义齿组织面放置碘仿糊剂后戴入口内，然后进行CBCT扫描得到黏膜形态。（g）使用coDiagnostiX软件将CBCT影像与iTero口内黏膜扫描影像（黑线标示）以及义齿（Projektor MPT，Breuckmann GmbH，梅尔斯堡，德国）扫描影像（红线标示）叠加后得到的影像。（h）修复引导的种植治疗计划：使用杆卡固位的种植覆盖义齿（黑线显示黏膜轮廓，红线标示修复体外部轮廓）。（i）计划植入6颗种植体。（j）根据确定的种植体位置设计的数字化手术导板，其上设置了种植套管。（k）将iTero软件设计的数字化导板文件以stl格式输出到3D打印机（Objet Eden，Stratasys），打印出种植手术导板。（l）采用手术导板引导种植体植入术后拍摄的X线全景片。（m）预成的圆形截面的Dolder杆（金合金焊接）。（n）安装了支架和固位卡的种植覆盖义齿（Galak，Cendres & Métaux）（技师：Clemens Gessner，巴塞尔）。图片来源：经Sebastian Kühl医生授权使用。

间距离以及修复体唇颊侧基托厚度，从而明确是否需要为患者提供必要的唇颊部支撑，并帮助医生在种植固定修复和种植活动修复之间做出更适合的选择（图17.3a～c）。

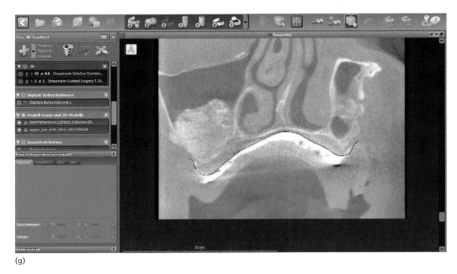

(g)

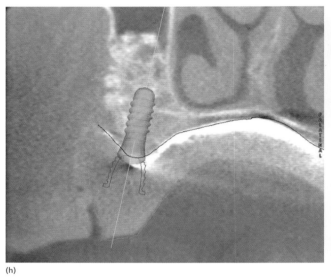

(h)

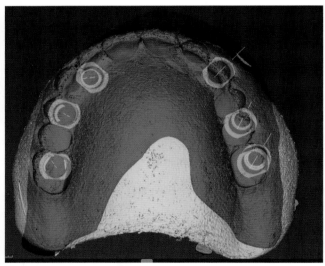

(i)

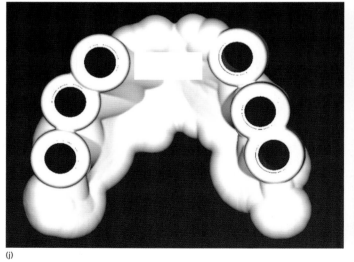

(j)

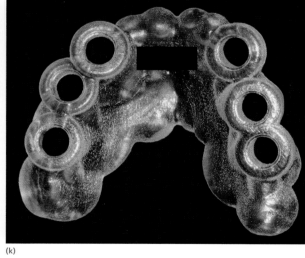

(k)

图17.1（续）

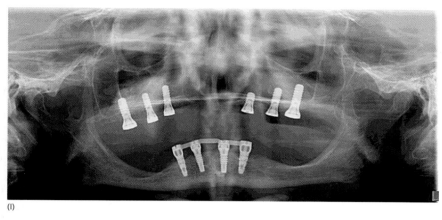

(l)

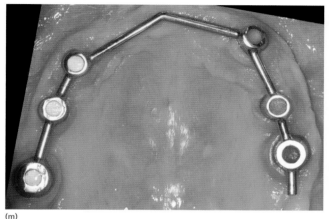

(m)

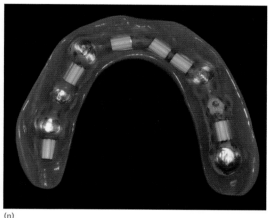

(n)

图17.1（续）

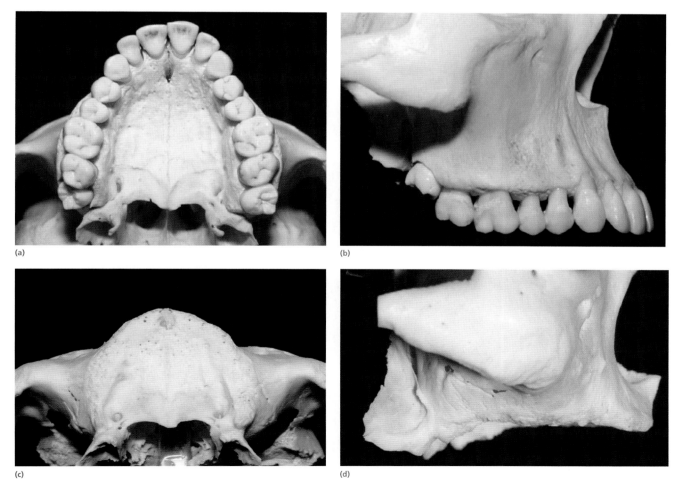

(a)

(b)

(c)

(d)

图17.2　上颌有牙颌（a，b）和上颌无牙颌（c，d）（咬合面颌侧面观）。

表17.1 上颌无牙颌诊断表（勾选相应方框，显示推荐的修复体设计）

（a）患者因素。种植治疗和骨增量的一般风险因素：吸烟、有侵袭性牙周病史、植入时探诊牙周袋深度≥5mm

患者需求	固定义齿□		活动义齿□	
			无腭部覆盖□	接受腭部覆盖□
需求原因	心理障碍的原因□		CD稳定性差、存留性差（不能改善CD）□	
经济情况	可以承受□		可以承受□	经济有限□
口腔卫生维护	优□	优□	良□	有限□

（b）口外因素

笑线水平	低□		一般□	高□
嘴唇和面部支持	不需要□			需要□
颌间关系/骨性分类	Ⅰ类（一致性）□			Ⅲ类（前突）、小上颌牙弓曲线
	Ⅱ类（下颌后缩）□			和/或凹面轮廓□

（c）口内因素

牙槽嵴吸收程度	中度□		晚期□	晚期至重度□
牙槽嵴缺损	无□		仅垂直□	水平或组合□
颌间间隙（上颌切端牙龈到下颌切端牙龈）	8~10mm□ PFM设计		≥12mm□ IFCD设计	≥12mm□ 杆卡设计	≥8mm □单个附着体

（d）建议种植修复

描述	种植体支持的固定义齿（金-瓷，PFM）□	种植体支持的固定全口□	种植体覆盖义齿（IOD）□		
方式	最好为螺钉固位固定修复□		固定杆□		单附着体/单独锚具□
植入物数量	6~8颗 □	4~6颗□	4~6颗□		4颗□
种植体的位置和角度	根据临床牙冠位置确定□	接近临床牙冠位置□	补偿种植角度□ 通过杆固位转换种植位置□	预制杆每间隔两个牙位（约8mm）放置卡夹□	种植角度补偿受限□

如果原有的天然牙列及修复体的咬合垂直距离不佳，或偏离理想的牙齿位置，就需要重新试排牙（类似全口义齿的排牙、试牙），建立有正确的上前牙切缘位置的咬合平面并评价微笑时的牙齿显露量[9-10]。在排牙时，无须制作唇颊侧蜡基托，从而方便在试蜡牙时评估是否需对患者唇颊部提供支撑，尤其是当患者期望进行种植固定修复时（图17.3d）。正确排列人工前牙并重建𬌗平面的过程必须遵循全口义齿的排牙原则，这一内容将详述如下[10-11]。

- 上颌中切牙切缘的位置应盖过下颌中切牙切缘2mm（在正常覆𬌗下），且在发"F"音时与下唇唇红缘相接触。不同个体的上唇长度不同，但大多数人在休息状态下，上颌中切牙切缘平均可露出上唇1~2mm，在微笑时露唇量会更多。上颌中切牙的平均牙冠高度为10.5mm[3]，但在老年人中，由于牙龈退缩等原因其临床牙冠可能会更长。

- 从鼻小柱的底部（即鼻下点）至唇珠的距离为上唇长度，与静息状态下上前牙列露唇量有关，同时也影响上前牙切缘位置和𬌗平面的确定（图17.4a，b）[12]。

- 在发音或微笑时，口颌及面部肌肉收缩使上唇抬起，所形成的曲线即为笑线（表17.1b）[13]。Tjan等描述平均笑线为，微笑时上切牙显露75%~100%的牙冠长度，同时有牙龈乳头的显露。而对于高笑线的人群，微笑时在上切牙显露的基础上，显露出更多的牙龈，而低笑线的人群，微笑时上前牙显露量少于75%[14]。对于将进行上颌种植修复的患者，确定笑线高度时不能佩戴义齿。对于微笑时显露牙槽嵴的高笑线患者，应采用种植活动义齿修复，从而利用唇颊侧基托来避免修复体与牙槽嵴组织之间交界处发生暴露而带来的美学问题[15]。或者在骨量充足的情况下，也可以考虑去除部分牙槽嵴来解决这类美学问题[16]。

- 咬合垂直距离：对于诊断性排牙来说，面下部的高

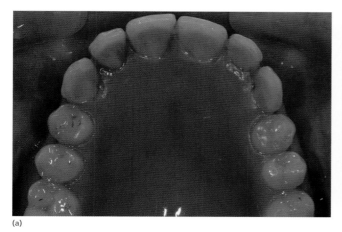
(a)

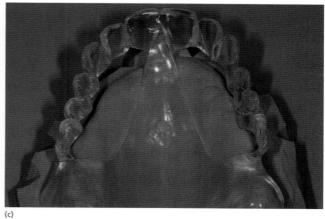
(c)

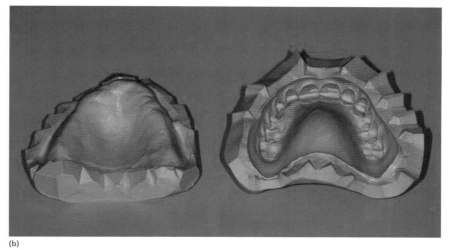
(b)

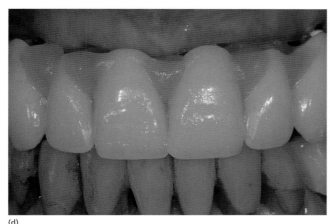
(d)

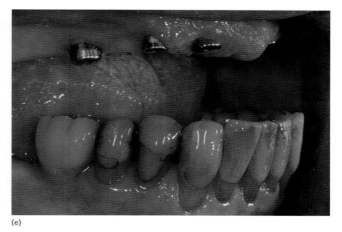
(e)

图17.3　（a）患者佩戴原有正常排列人工牙全口义齿的口内照片。（b）使用原义齿灌制弹性材料模型，可以显示理想位置的牙齿与下方组织之间的位置关系。（c）使用模型制作手术导板。（d）排列好的人工牙，此时不放置唇托，可以清晰地显示必须通过种植覆盖义齿来支撑唇部。（e）6颗种植体植入患者口内后的临床照片。（f）采用按扣式附着体基台（Locator附着体）以及前牙区的杆卡式附着体（Bredent Vario Soft）的种植覆盖义齿。（g，h）义齿戴入患者口内的照片，腭板覆盖面积以及唇颊侧基托伸展范围明显缩小（技师：Alwin Schönenberger，Vision Dental Chiasso）。

度应为整个面部高度的1/3，且颌间距充足，以利正常发音。

- 确定了人工牙切缘位置、牙冠高度、牙体长轴倾斜

度后，接下来就是评估其下方的软硬组织，制订种植治疗方案（图17.3c）。当上颌有牙时，上唇的支持主要依赖牙槽嵴和上颌切牙牙冠颈部的外形，

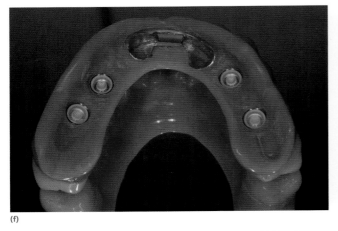

(f)

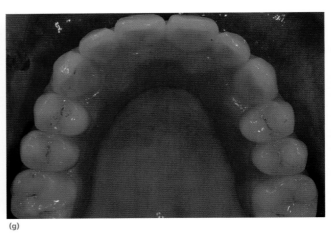

(g)

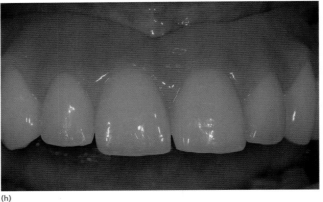

(h)

图17.3（续）

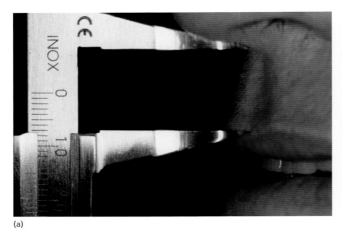

(a)

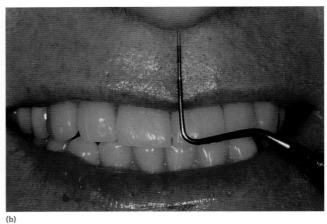

(b)

图17.4 （a，b）患者佩戴原有义齿或诊断蜡牙时，上唇长度较短（静息状态下从鼻下点到唇珠的距离为15mm）。将牙周探针尖端置于患者鼻下点，探针工作尖的全长可作为上颌中切牙平均长度的参考（23.5mm），可以帮助确定上前牙切缘位置。

而当上颌无牙颌时，牙槽嵴通常位于原上颌切牙靠内、靠上的位置。对于采用烤瓷熔附金属修复形式（porcelain-fused-to-metal，PFM）的种植固定桥（fixed dental prosthesis，FDP）来说，人工牙临床牙冠颈缘的理想位置应位于牙槽嵴顶的软组织上（表17.1c，d）。这种情况下，只有骨质吸收很少，

颌间距不太大，且能获得理想的唇部支撑时才能呈现。如果排列与理想位置的人工牙与其下方组织之间存在较大的垂直向空隙，那说明上颌牙槽嵴发生了中度至重度的骨质吸收（表17.1c）。根据这种垂直向空隙大小的不同，医生需要评估到底是采用在种植固定桥上的龈端使用龈瓷的方式，还是采用

可拆卸式种植固定全口义齿（implant fixed complete denture，IFCD）的修复形式更好，才不会影响口腔卫生的维持。如果这两种修复方式都无法满足上述要求，那么就应选用带有基托的种植覆盖义齿（implant overdenture，IOD），种植覆盖义齿可以通过形成个性化的腭侧基托形态，以利于患者舌尖与修复体腭侧充分接触，辅助"T"音和"D"音的发音，避免干扰发音，以及"S"音的发音障碍（例如"S"音发音困难、说话时咬舌等）。这一点在上颌后缩的凹面型患者或下颌前突的患者中尤其重要（表17.1b、d和图17.3e～h）[10]。

影像学诊断和治疗计划

曲面断层全景X线片可清晰地展现颌面部解剖结构的二维（2D）影像，并显示垂直方向上的可用骨量（图17.1a）。然而，由于上颌骨在失牙后向上、向内吸收的特征，为了能够按照设计的修复体位置准确地植入种植体，通常需要患者颌面部的三维影像资料（例如锥形束计算机断层扫描，CBCT），来进行全面的诊断。在获取三维影像资料时，还可以通过扫描诊断蜡牙（或患者现有的义齿）获取牙齿的位置，然后根据临床牙冠的位置制定数字化种植设计，随后将设计转化为手术导板（图17.1d～g）[17]。在过去，常用X线阻射标记物（例如钛钉），在模型观测台上按照螺丝固位的固定全口义齿中种植体的理想位置和角度，平行置入放射导板中（图17.5a），标记（图17.5b）。计算机断层扫描的水平片层垂直于这些钛钉，扫描后重建获得垂直方向上的横截面图像，用于制订详细的种植方案并确定是否需要进行骨增量操作（图17.5c）[10]。如今，可以在专用软件上选择适当长度和直径的种植体按照正确的种植位点和角度虚拟植入，据此设计打印出黏膜支持或骨支持式的手术导板（图17.1h～l）[18]。

通过在3D影像资料中截取适当的横截面图进行分析，确定上颌骨种植位点是否有充足的骨量允许种植体以理想的角度植入[19]。对于烤瓷种植固定桥修复形式而言，必须按照修复体的设计精确地控制种植体的植入位置和角度（图17.6a～n）。如果在上颌前

牙区存在唇颊侧骨板的凹陷，即便做了植骨，种植体也可能必须采用一定角度植入，这就意味着不可避免地要使用角度基台或个性化基台。如果无法获得理想的种植位点，就不应使用烤瓷种植固定桥的修复方式，此时可以考虑采用可拆卸式种植固定全口义齿（IFCD）的修复形式，而如果临床诊断显示需要义齿为唇部提供一定的支撑时，则宜选择种植覆盖义齿（IOD）的修复形式。如果患者上颌骨骨质吸收严重，且垂直距离较大，但无须为唇部提供支撑时，那么应考虑带人工牙龈的螺丝固位可拆卸式种植固定全口义齿（IFCD）进行修复，该种修复方式种植体植入位置较灵活，无须严格位于临床牙冠的位置（图17.7a～e）。即使在临时修复体颊侧有螺丝孔暴露，也可用复合树脂封闭。当采用种植覆盖义齿（IOD）修复时，在设计种植体植入位置和角度时，必须考虑保证充足的空间以容纳固位系统（杆卡或附着体）（图17.5d～k），尤其是切削杆这种设计，要求种植体上方必须有充足的纵向空间（表17.1d）。

修复设计类型与种植体数目

种植固定全口义齿

在早期上颌种植修复报道中，多使用与下颌无牙颌种植相同的常规修复方式进行上颌无牙颌种植修复[20-21]。即采用螺丝固位、游离端的种植固定义齿修复，而未考虑上颌牙槽骨的吸收程度[21]。对于牙槽骨重度吸收的患者，其颌间距较大，需要使用较长的标准基台（即"吊脚楼设计"），但修复体龈端与黏膜离开一定距离，影响美观和功能。为了避免使用这类"吊脚楼设计"或者避免增加临床牙冠长度，可在修复体上使用牙龈色的修复材料（烤瓷、氧化锆或树脂等材料）与牙槽嵴相接触，从而弥补垂直向的空隙[9]。在设计这类种植固定全口义齿时，义齿组织面应设计成凸面，从而能够更好地清洁基台，维护口腔卫生（表17.1d和图17.7a～e）。

烤瓷熔附金属种植固定义齿

根据文献报道，在轻度或中度牙槽嵴吸收且临

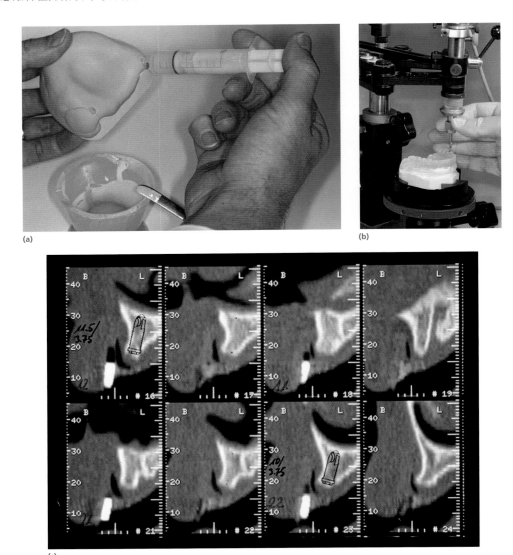

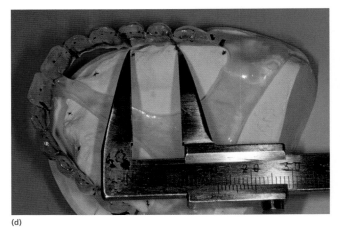

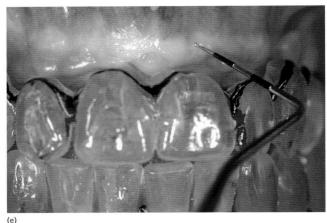

图17.5 （a）复制诊断蜡牙，制作透明放射导板。（b）放射导板在模型观测台上确定共同就位道，钻洞、放置钛钉标记物。（c）佩戴放射导板后进行CT扫描，显示理想的牙冠位置（如钛钉标记物所示）和下方的上颌骨位置有很大的偏差。（d）将放射导板修改后用于种植手术。（e）在口内试戴导板，显示牙槽嵴与诊断排牙的位置在水平方向上的距离。（f）种植覆盖义齿由附带Bredent公司软套部件（Bredent Vario soft）的铸造金合金杆提供固位。（g）种植覆盖义齿就位。（h）带有基托的义齿正面观。（i）更换金属支架内放置的垫片。（j）正面观。（k）侧面观。（j）和（k）显示义齿基托对唇部软组织支撑良好（技师：Fernando Pasamontes，Zug）。

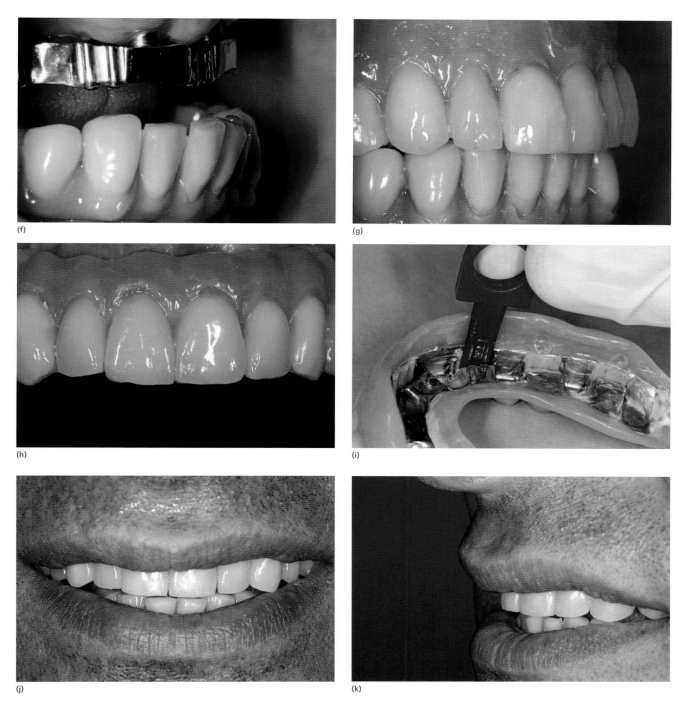

(f)

(g)

(h)

(i)

(j)

(k)

图17.5（续）

床牙冠的长度为平均值（例如在前牙区平均长度为
10~11mm时[31]）的病例中，可采用烤瓷熔附金属修
复体进行修复（又称"金-瓷修复体""种植固定
桥"，表17.1c和图17.6），类似牙列缺损修复中的烤
瓷桥的修复方式[15, 22-25]。为了评估并获得修复体最佳
的美学性能、生物相容性和功能，需要在前期诊断阶
段试戴3~6个月的固定临时修复体。这一固定临时修

复体对缺牙区组织具有塑形作用，并可根据发音和清
洁需求调整种植体间距，之后再将理想的外形轮廓复
制到最终修复体上（图17.6e~g）。种植体支持固定修
复体又可根据下列参数进一步细分（表17.1d）[9, 25]：

• 种植固定修复体的固位形式分为：螺丝固位和粘接
　固位。这两种固位形式均可利用预成或个性化设计
　制作的角度基台提供一定的角度补偿。对出现术后

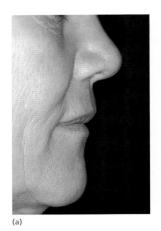

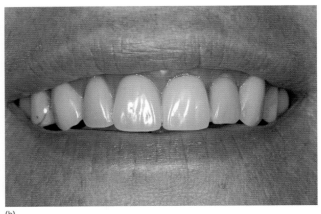

(a)   (b)

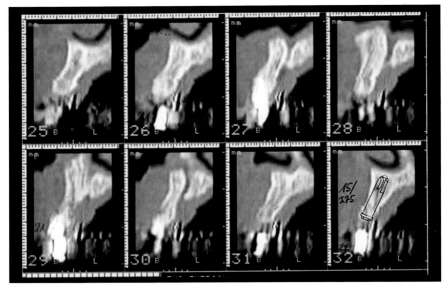

(c)

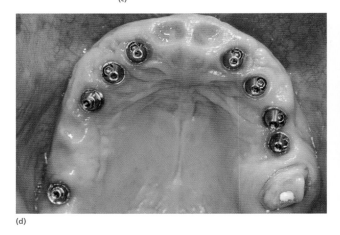

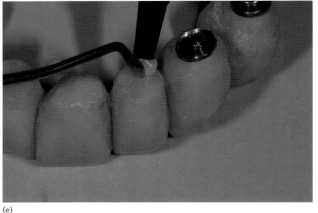

(d)   (e)

图17.6 （**a**）患者佩戴现有可摘义齿的侧貌显示唇部支撑过多。（**b**）正面观。（**c**）佩戴放射导板进行CT扫描显示理想牙冠位置（例如钛钉标记物所示）和下方骨吸收轻微的上颌骨之间距离很近。（**d**）植入8颗种植体，进行螺丝固位的种植固定义齿修复。（**e**）在临时义齿桥体龈端添加复合树脂材料，对软组织塑形。（**f**）通过上𬌗架转移的临时修复体理想位置。（**g**）临时修复体安装回工作模型上，并用硅橡胶复制修复体位置。（**h**）通过技工室制作的位置指示器，试戴支架，并检查咬合。（**i**）烤瓷熔附金属（金-瓷）种植固定桥。（**j**）中切牙桥体龈端呈凸面型。（**k**）依次使用小棉球、白色牙胶以及复合树脂封闭螺丝通道后的口内照片。（**l，m**）正面观。（**n**）X线根尖片（技师：Anna Sutter，苏黎世）。

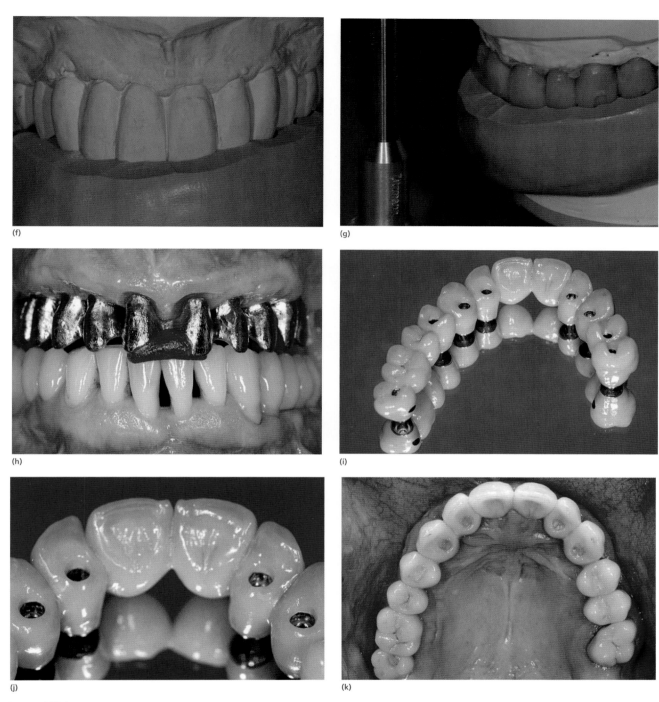

图17.6（续）

并发症或需要更换修复体的病例，使用螺丝固定便于取下并调整修复体。粘接固位的种植固定修复体对种植治疗富有挑战性，因其存在龈下残留粘接剂的风险，粘接剂固化后其粗糙表面易于附着细菌生物膜。粘接固位的形式常发生粘接剂残留，导致种植体周围疾病[26-28]。为了彻底去除后牙区多余的粘接剂，常使用个性化基台来确保冠边缘位于龈缘[29]。

- 种植固定桥可设计为一体式或分段式，两种设计形式都具有较好的远期疗效[30]。铸造一体式全牙弓固定修复体要达到修复体完全就位，技术难度相当高，而将切削技术和冠粘接技术结合起来固定至支架上更容易达到被动就位。分段式设计易于铸造和修理，但是对术前种植体位点的设计要求高，来满足预期的分段式固定桥设计要求（例如在双侧侧切

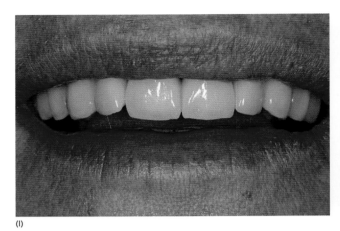
(l)

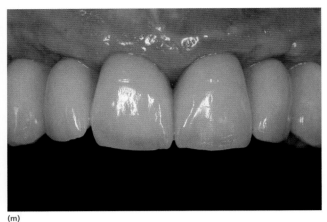
(m)

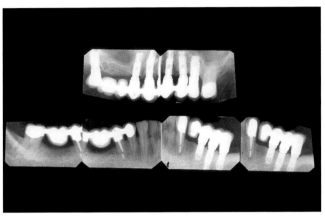
(n)

图17.6（续）

牙区植入种植体形成前牙区固定桥，而在尖牙、第二前磨牙和/或磨牙区植入种植体后分别形成左右2个后牙区固定桥）。

- 多种修复体材料（金属、氧化锆、烤瓷、丙烯酸树脂、复合树脂等）混合的整体设计，或在支架上进行饰面的设计。
- 牙龈色修复材料（包括牙龈色瓷和牙龈色复合树脂）的使用。

根据最新达成的共识，在绝大多数情况下，使用6颗或6颗以上的种植体即可为一体式或分段式上颌无牙颌种植固定义齿提供足够的支持和固位，还强调，上颌无牙颌种植固定修复必须以修复为导向制订手术方案。对于使用牙龈色修复材料的种植固定全口义齿（IFCD），最少4颗种植体即可支持整个修复体，这些种植体可以平均分布于前牙区和后牙区，也可以在后牙区使用较长游离端的修复体[31-32]。对于上颌骨广泛性骨质疏松的病例，或者对功能要求更高、负荷不均的病例（例如磨牙症患者、对颌为天然牙等情况），和/或分段式设计固定义齿，以及出于降低修复失败风险的考虑，常使用更多数量的种植体[33]。在自体骨中植入10mm长的粗糙表面种植体，其长期成功率是不错的[34-35]，但当进行了上颌窦提升（经上颌窦侧壁的开窗术）或使用自体骨移植进行垂直向骨增量后，种植成功率明显下降（3年种植成功率为90%）[36]。此外，上颌窦提升术的不良反应，例如上颌窦黏膜穿孔、移植物感染和上颌窦炎以及移植物流失等，可导致该区域无法植入种植体[36-37]。根据患者的需求，以及考虑到通过自体骨移植进行骨增量手术对患者带来的额外负担，尤其是那些全身健康状况不佳的患者，可以使用短种植体来避免进行牙槽嵴骨增量和/或侧壁开窗上颌窦提升术。根据一篇综述的报道，中等粗糙度表面、6mm长的种植体，其在上颌骨种植治疗中的累计存活率达94.7%（在下颌骨中，在1～8年观察期中的累计存活率达98.6%，），失败大多发生于种植

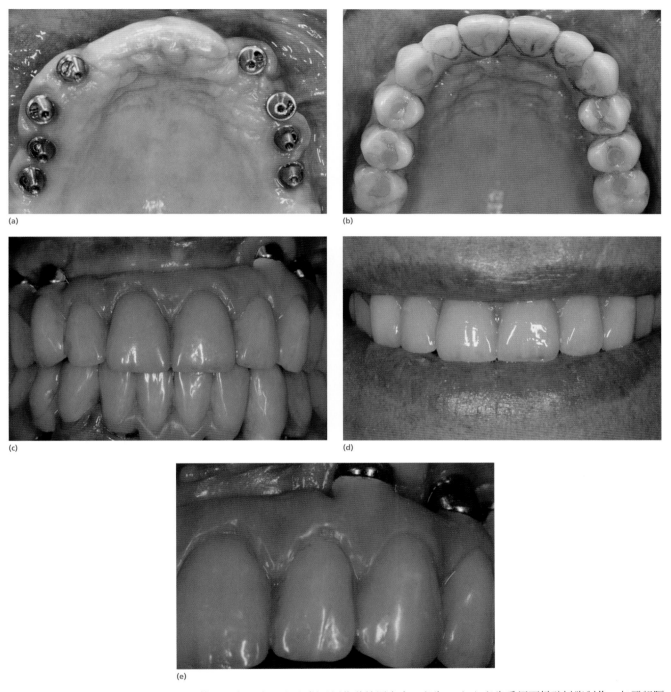

图17.7 （**a**）植入8颗带角度基台种植体的口内照片。（**b**）螺丝固位种植固定全口义齿。（**c**）义齿采用丙烯酸树脂制作，与牙龈隔开一定间隙。（**d**）正面观。（**e**）2年后复诊时的细节观。

体植入后、上部结构修复前的愈合期[38]。进而又有医生通过在颧骨区植入种植体，或沿上颌窦前壁以与前牙区种植体方向成30°～75°的倾斜角度植入种植体，避开上颌窦区并避免使用过长的远中悬臂。这种在远中使用2颗倾斜种植体、近中使用2颗轴向种植体的种植方式（也被称之为"All-on-4"技术）已被用于上

颌即刻负重种植修复中。文献报道这种治疗方式的短期（4～33个月）种植体存活率达97%，失败种植体主要为远中倾斜种植体（占总失败种植体数的78%）[33]。一篇Meta分析显示倾斜种植体在上下颌固定修复中其边缘骨吸收以及生物力学并发症的发生率并不比直立种植体高[39]。然而，当种植固定义齿中使用倾斜种植

体时，其并发症确实更常见，其中，37%的患者发生美学问题，42%的患者出现发音干扰，47%的患者由于维持口腔卫生困难而出现口腔黏膜炎[40]。此外，医生必须意识到，对修复体体积较大、远中倾斜植入种植体和/或在颧骨或翼状区植入种植体的种植治疗，进行修复操作难度很大，而且患者口腔卫生维护也存在一定困难[41]。

种植覆盖义齿

将种植体应用到活动修复的初衷是为了提高义齿的稳定性，或者作为原有种植体失败后，由于种植体数目有限而无法进行种植固定修复时的一种补救措施[15,22,42]。因此，在早期的研究中，对牙槽骨严重吸收的病例通常选择上颌种植覆盖义齿这种修复方式，这样即便是较短的光滑表面种植体在主要为松质骨内的情况下，也能够获得最小的初期稳定性[7,15]。由于上颌种植覆盖义齿通常并非在治疗之初进行的设计，而往往是在种植体失败后不得已的选择，因此，其存在诸多潜在的风险因素，导致较高的种植失败率和修复并发症。例如，颌间距离有限，以及种植体之间的距离、角度考虑不周，这些都会最终导致修复材料应力疲劳和杆卡长度不足（表17.1c）[43]。为了降低费用，也可以使用球帽式附着体，将金属阳性部件连接到种植体上，将塑料阴性部件固定于现有的全口义齿组织面[7]。如今，种植支持的覆盖义齿修复已经成为上颌骨萎缩患者的标准治疗选择之一[41,44]。可摘式的种植覆盖义齿可以根据以下参数进一步分类：

- 按附着体分类：单个独立的附着体或杆卡式附着体（当种植体位置局限于前牙区，尤其是在二类颌位关系时，杆卡式附着体可向种植体远中延伸形成游离臂，表17.1d）。

- 按修复体的支持类型分类：根据种植体数量及分布，骨隆突以及硬腭（全部或部分硬腭覆盖）可以用于为修复体提供附加的黏膜支持。

- 按基托的伸展范围分类：颊侧基托的伸展范围需在试排牙时，根据笑线和唇部支撑的需求来确定；修复体腭板外形和覆盖范围可根据发音的需求来确定。

- 按修复体设计和材料分类：大多数附着体系统都需要

至少10mm的颌间距，建议使用金属网加固以防修复体折裂；当咬合距离很小时，可在影响发音的区域使用钴铬合金背板来遮盖不规则的腭皱襞突起[45]。

据最近的一篇综述报道，上颌无牙颌种植覆盖义齿修复使用4~6颗种植体即可取得成功，推荐植入至少4颗种植体，且保持较大的前后种植体间距（AP距）[43]。一篇对随访1年以上临床研究进行的Meta分析显示，植入6颗种植体并采用杆卡式附着体连接时，种植覆盖义齿的年存活率为98.2%，植入4颗种植体并采用杆卡式附着体连接时能获得96.3%的年存活率，而植入4颗种植体并采用球帽式附着体时能获得95.2%的年存活率[46]。值得注意的是，当采用4颗或更少的种植体，且各种植体之间未采用杆连接时，会增加种植体脱落的风险[47]。若只植入2颗种植体，形成支点线式的覆盖义齿设计，种植体失败率可能更高[41,44]。例如Sanna等报道，对于全腭板覆盖的种植全口覆盖义齿，使用2颗种植体及球帽式附着体固位在16年间的累计存活率为74%，而使用2颗种植体和杆卡式附着体则获得了100%的存活率[48]。

预成或个性化设计的杆卡设计能纠正种植体间存在的夹角，将种植体相互连接，并形成简单且足够的修复体就位道，也便于患者自主摘戴。容纳杆卡附着体的修复体上部结构应使用金属支架加强，由于加工制作复杂，价格通常较贵。采用预成具有圆形截面的dolder杆结构（Cendres & Métaux，比尔，瑞士）时，可以通过调整金属卡或者更换金属底座中的塑料卡（Galak，Cendres & Métaux）来进行维护（图17.1m，n）。报道显示杆卡下方的黏膜组织易发生炎症[43]，因此杆卡设计要便于基台周围的清洁。对于杆卡固位的覆盖义齿，使用预成的杆卡附着体系统（例如：Dolder；Hader，Lifecore Biomedical Inc.，查斯卡，明尼苏达或Vario Soft，Bredent，森登，德国）要求相邻的种植体之间中心间距为10~14mm，且相邻2颗种植体的位置要确保能正确放置杆卡附着体的卡子（表17.1）。然而，当由于严重的骨吸收以及邻近牙位作为种植位点的原因，导致种植体必须放置于特定的区域时，则应使用个性化制作的切削杆（有2°的聚合度）（图17.8a~d）。在这样的病例中，种植

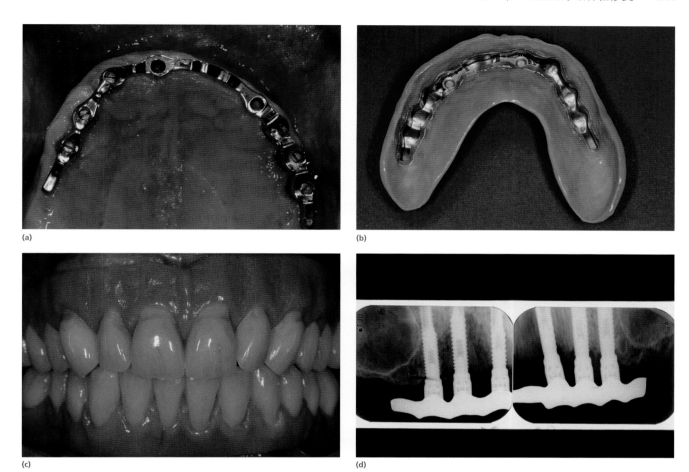

(a)　　　　　　　　　　　　　　　　　(b)

(c)　　　　　　　　　　　　　　　　　(d)

图17.8　（**a**）个性化加工的带2°聚合度的切削杆口内照片。（**b**）带金合金杆盖的种植覆盖义齿。（**c**）正面观。（**d**）X线根尖片（技师：Densart Urs Rohner，Wil，圣加仑）。

体间距和角度要求没有那么严格，因为义齿固位力来源于义齿与种植体支持的切削杆结构之间的摩擦力。为了确保得到更佳的固位力，可以在切削杆上设置固位钉或附着体（例如CEKA，安特卫普，比利时），或在种植覆盖义齿上设置旋转锁扣结构[25]。单个独立设计的附着体（例如球帽附着体、Locator附着体）可以在一定程度上补偿种植体间的不平行度，但易有因为患者摘取义齿时一侧用力过大而为种植体带来剪切力的风险，而且单个设计的附着体可能会出现更多的维护问题[41-43]。套筒冠固位体也能提供类似的义齿就位方式，但是这种个性化的基台结构相比于杆卡式和Locator附着体的制作费用和维护工作量会更高[41,49]。

固定、活动修复体的维护

　　为了预防种植体和修复体的并发症及失败，应该每年都做一次临床检查，包括通过牙周探诊深度、探诊出血指数等指标检测种植体周围软组织，以及检查上部结构等，而专业的支持性维护则应根据患者的个性化需要来提供（例如3个月、6个月或12个月的复诊间隔）[29]。修复体戴入2周左右，患者适应了语音及咀嚼功能，且种植体周围软组织也得到了恢复，这时应记录患者的基线数据。除了上述临床指标的检查，基线检查还应包括X线影像学检查，以便提供参考数据。对固定或活动修复体上部结构的检查通常包括对义齿固位、稳定、咬合、功能（以及对咬合早接触点的调磨）等方面的评估。固定修复体的固位可触诊检查，种植覆盖义齿则应从患者口内取出检查，必要时更换或调整附着体的阴性部件。此外，饰面材料的磨耗、崩瓷、支架或种植体部件的折裂等，都应记录下来，并做调整或者修理。种植活动义齿还应当仔细检查承托区的黏膜组织，消除压痛点或防止食物嵌塞。

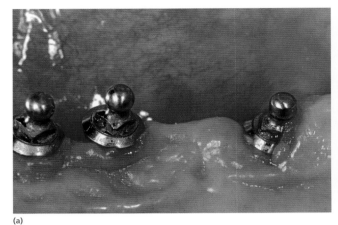
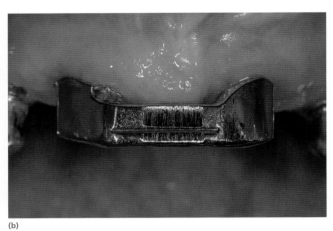
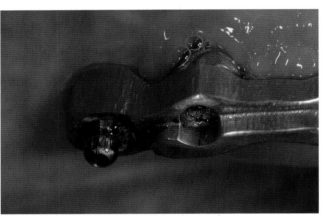

图17.9 （**a**）安装在不平行的种植体上的球帽式附着体，显示出球帽基台的磨损，后方软组织水平种植体周围牙龈有增生。（**b**）带有Bredent固位部件的个性化加工切削杆发生磨损。（**c**）附加有Ceka附着体的个性化加工切削杆发生磨损。

种植固定修复体最常见的并发症是基台螺丝或者固位螺丝（螺丝固位修复体）的松动或者折断、修复体脱粘（粘接固位修复体）、螺丝孔封闭物脱落（螺丝固位修复体），以及饰面瓷崩瓷或折裂（烤瓷熔附金属设计），而基台或支架结构的折断较为少见。对于采用金属–树脂材料制作的种植全口义齿来说，人工牙的磨耗是常见的并发症（除了螺丝和基台的折断外），通常发生于使用多年之后（平均14年），并且通常需要患者就诊至少2次才能处理妥当[50]。两篇综述比较了螺丝固位和粘接固位修复体远期并发症的发生率，发现在上颌全牙弓种植修复中，大多数为螺丝固位设计[27,51]。尽管螺丝固位种植固定桥总体来说（包括牙列缺损和牙列缺失患者）发生崩瓷的风险更高，但在全牙弓种植固定桥中并无这种趋势，而螺丝固位种植固定桥的总体修复体并发症发生率较粘接固位种植固定桥更低[27,51]。而在生物学并发症中，粘接固位

修复体发生瘘管/脓肿以及种植体周围骨吸收（种植体周围炎的表现）的概率显著高于螺丝固位修复体，这可能与粘接剂残留有关[27,51]。螺丝固位修复体具有能够取下修复体来处理生物学并发症和修复体并发症的优势，推荐使用，尤其是在全牙弓固定种植修复中[31]。

种植覆盖义齿最常见的修复体并发症是修复体固位力丧失，它与覆盖义齿中附着体垫片或固位部件的磨损有关（例如球、杆的磨损；图17.9）。在修复体初戴时的首次检查中，医生应检查义齿基托伸展范围并在必要时予以调磨，并且处理由于基托与组织接触不均匀或者咬合干扰带来的压痛点。后期维护中，基台螺丝或固位螺丝的松动、折断，义齿人工牙或义齿材料的折裂等并发症较少发生。采用切削杆设计的修复体所需后期维护少[52]，而单个独立形式的附着体后期维护及边缘骨吸收量通常更高，特别是当种植体相互间不平行时[43,53–54]。义齿基托与缺牙区牙槽嵴紧密贴

合，对于减小义齿固位部分的应力也是非常必要的[41]。比较上颌种植固定和种植活动义齿修复的患者发现，维护工作量相似，二者从修复完成到再次就诊的平均时间分别是23个月（固定）和20个月（活动）。大多数修复体并发症都可以在复诊时椅旁操作完成，无须再次就诊[55]。

患者因素以及患者对治疗效果的评价

在下颌，义齿固位和功能不佳是促使患者要求种植修复治疗的主要原因[56]，但是在上颌，缺少自信是众多患者不愿意接受活动义齿的主要原因，患者担心其他人看出自己缺牙（表17.1a）[57]。采用种植修复的适应证还包括患者由于解剖形态不佳导致传统全口义齿固位和稳定不佳，包括唾液过少、不能耐受腭板覆盖上腭、顽固性的干呕等[11,58]。然而，必须注意的是，大部分无牙颌患者都能通过传统上颌全口义齿进行修复，当全口义齿固位不足时，我们应当首先改善传统全口义齿的固位来达到患者的期望[59-60]。

在最近的一篇综述中，纳入了20篇文献报道，比较了分别由患者和医生对上颌种植治疗效果的评价结果[43]。在研究患者对种植治疗效果评价的报道中，患者对种植固定义齿或种植活动义齿的评价均明显高于之前的传统活动义齿，尤其是在重塑患者自信方面[43,57,61-63]。有研究比较了受试者内设计交叉试验[64]、患者自我选择试验[57]以及医生选择试验[48,62]中固定和活动种植修复体的效果，发现牙槽嵴重度吸收的患者，采用种植固定修复后的语言和口腔清洁能力不佳，因此更倾向于选择种植覆盖义齿修复。患者对种植固定修复的固位、适应性的评价高于种植活动修复，但二者均存在食物嵌塞的问题[48]。患者对于采用不同固位系统（杆卡式或球帽式附着体）的上颌种植覆盖义齿的满意程度基本无区别，但是杆卡式固位系统更难清洁[54,61]。比较全腭板或部分腭板设计的上颌种植覆盖义齿，患者倾向于选择部分腭板的设计，这种设计患者味觉更好[61,65-67]。

种植治疗费用与种植体数量以及上部结构的材料选择有关，烤瓷种植固定桥的费用最高，而将普通全口义齿修改成种植覆盖义齿修复所需费用最低[55]。

与患者相关的可能限制种植体植入的因素包括额外的手术操作（例如骨增量手术），这会增加手术风险、术后护理工作量、治疗时间以及并发症发生率（表17.1a）。根据最近的一项在有种植意愿的患者中开展的调查问卷结果，只有61%的患者会接受自体骨移植（主要倾向于从磨牙后区取骨），而只有23%的患者愿意接受从髂嵴取骨进行移植。大部分患者（88%）不愿意为缩短治疗周期而增加种植体失败风险[68]。总而言之，美学和发音的要求，以及对患者个人口腔清洁维护能力的考虑，可能会影响种植治疗设计。虽然大部分患者最初均要求种植固定修复治疗[57]，但医生有义务通过全面的诊断为患者提供最佳的种植修复治疗方案。对一些患者来说，上颌种植覆盖义齿修复是最佳选择。因为这种设计能改善患者面型、遮盖修复体与牙龈组织的交界处，尤其是那些笑线较高的患者，并且这种设计还有助于纠正上下颌牙槽嵴关系的不协调，通过改变腭部形态来改善发音[69-70]。

总结

为了使上颌无牙颌的种植修复体能达到应有的功能和美学要求，医生应当遵循临床决策，系统分析口腔内外部的各种影响因素。首先，要对现有的全口义齿或重新排牙进行全面评估，应用3D影像检查前牙与下方软硬组织间的位置关系。关键因素在于根据骨和/或软组织的缺损情况、面部及唇部支撑的需求、是否影响发音、美学问题以及患者是否愿意接受额外的手术步骤等，来确定采用固定还是活动的种植修复设计。如果骨及软组织缺损无法修补，可摘的种植覆盖义齿则是最佳的选择，它能够通过基托的伸展来对面部提供支撑，并且能遮盖修复体与组织间的交界位置，还可通过调整腭板对腭部的覆盖情况来改善发音。除了客观的临床适应证外，操作者还应该为那些无法适应上颌全口义齿（心理上或生理上），希望并且能够获得更好的义齿稳定性，但又无法负担种植固定修复昂贵费用的患者，提供上颌种植覆盖义齿修复方案。根据文献报道，4~6颗种植体即可进行种植覆盖义齿修复，推荐至少植入4颗种植体，并保持较大的前后方种植体间距（AP距）。若只植入2颗种植体，形成支点线式的覆盖义齿设计，可能面临较高的种植体失败率。

单个独立形式的附着体价格更低、容易清洁。但预成或者个性化加工制作的杆卡式设计能纠正种植体间存在的夹角，将种植体相互连接，并形成简单且足够的修复体就位道，也便于患者自主摘戴。

如果患者牙槽骨吸收轻微，且颌间距离适中，就可以在适当的位点准确植入6~8颗种植体，采用烤瓷种植固定义齿修复。修复体可以使用粘接固位或螺丝固位，后者因可以拆下而在发生并发症后更容易处理。而粘接固位修复体存在粘接剂残留的风险，对种植治疗富有挑战性，推荐将冠边缘位置设计在平齐龈缘的位置，以确保能去尽多余的粘接剂。对于那些牙槽骨吸收较多，颌间距离增大的患者，可以考虑种植固定全口义齿结合牙龈色材料进行修复，最少可以使用4颗种植体，相互连接在一起。对于那些无法适应活动义齿（心理上或生理上）、希望并且更适合种植固定修复且能负担种植固定修复费用的患者，当符合种植固定修复适应证时，医生可考虑为其进行烤瓷种植固定义齿或者种植固定全口义齿修复治疗，并且提供修复体寿命周期内的维护修理工作。

要确定上颌无牙颌的修复方式，到底是采用种植固定修复还是种植活动义齿修复，应该是由种植外科医生、修复医生以及知情的患者共同做出的决策，患者知晓上颌无牙颌种植治疗中的困难及局限性也是非常重要的。

扫一扫即可浏览
参考文献

第18章

下颌无牙颌种植修复
Implant Restoration of the Maxillary Edentulous Patient

Steven J. Sadowsky

University of the Pacific Arthur A. Dugoni School of Dentistry, San Francisco, California, USA

2009年，英国口腔修复研究会在英国约克举行了会议，延续2002年"麦吉尔共识"的话题，就下颌无牙颌的最佳修复方式进行讨论[1-2]。约克声明总结认为，大量严谨的、以患者为中心的研究结果证明2颗种植体支持的覆盖义齿，虽然不是种植治疗的"金标准"，但可作为对下颌无牙颌最简便的修复方式推荐给这类患者。这一声明连同Fitzpatrick关于下颌无牙颌标准治疗方法的论文[3]，强调了目前对下颌无牙颌并无单一、通用的最佳治疗方法。事实上，患者对某个种植治疗设计的接受度取决于多种因素，例如教育背景、文化/区域影响、年龄和社会经济影响。因此，对于这些并不少见的下颌无牙颌患者，是采用种植覆盖义齿（implant overdenture，IOD）、种植固定全口义齿（implant fixed complete denture，IFCD）还是种植固定桥（fixed dental prosthesis，FDP），需要对患者相关因素进行深入分析，并且不能忽视患者全身和局部的健康状况。

无牙颌发生率以及患者对种植治疗接受程度的统计数据

在过去的50年中，美国人无牙颌患病率从20世纪50年代中期的18.9%下降到2010年的4.9%（约1220万患者），预计到2050年将为2.6%（约680万患者）[4]。鉴于无牙颌发病率与收入状况成反比，在贫困州市发病率最高，而在高收入州市较少见。因此，那些受无牙颌影响最大的人群可能是最不能承担种植体治疗费用

的人群。虽然种植义齿初始费用高于常规义齿，但其成本效益可予以弥补，尤其是考虑到使用周期更长[5]。越来越多的种植体厂商提供了更低定价的产品，全行业从业人员对种植修复治疗的不断推广，种植治疗有望在今后更加普及[6]。然而，种植治疗面临的问题不仅仅是经济方面的障碍，还包括老年人群缺乏对种植治疗的了解。以种植治疗宣教为重点的口腔健康推广，应强调种植治疗对患者的适用性、发病率和生活质量方面的改善[7]。如果身体健康、生活独立，牙科种植治疗能使患者持续获益，无论患者年龄如何[8]。

全身因素

无牙颌的发病率与年龄增长明确相关[9]。有不少关于种植治疗对老年人群影响的研究[10-12]。Engfors等[13]比较了79岁以上与79岁以下患者进行下颌种植固定全口义齿（IFCD）治疗，发现5年后种植体的存活率，两组均在99%以上。尽管这一结果令人满意，但仍有10%的79岁以上的患者存在对于种植义齿不适应和肌肉控制的问题[14]。虽然高龄并不是禁忌证，但是65岁以上的患者由于存在潜在的医疗并发症风险和心理社会因素，对其进行种植治疗前应先进行深入评估。种植治疗的绝对禁忌证包括近期心肌梗死、近期脑血管意外、未控制的糖尿病、静脉注射双膦酸盐类药物、严重的免疫功能低下、不可逆性骨髓抑制反应、酒精/药物成瘾以及严重的精神障碍或过高的预期等[15-16]。尽管患者存在个别相对禁忌证时仍可进行种植治疗，

Evidence-based Implant Treatment Planning and Clinical Protocols, First Edition. Edited by Steven J. Sadowsky.

© 2017 John Wiley & Sons, Inc. Published 2017 by John Wiley & Sons, Inc.

Companion website: www.wiley.com/go/sadowsky/implant

但是研究显示同时患有多种慢性疾病更容易发生种植体失败[17-18]。最近的一篇系统综述报告了罹患多重病症与人群、年龄及较低的社会经济状况之间存在正相关关系[19]。许多疾病都是到老年才发病的。

16%的女性和4%的男性在50岁以后会发生股骨颈或腰椎的骨质疏松症[20]。没有明确证据显示骨质疏松症患者种植治疗失败率更高[21]。而且，下颌骨未见有与年龄相关的骨量减少症[22]。在最近的一篇多中心的前瞻性研究报道中，评估了骨质疏松症患者口服双膦酸盐药物（阿仑膦酸钠）对牙种植体存活率的影响，研究对象中包括无牙颌患者[23]。停药6个月后，在术前预防性使用抗生素，愈合期4个月，未发生种植体失败。

绝经与骨吸收增加有关。虽然未采用雌激素替代治疗的绝经后妇女在上颌种植体存活率（13.6%）较低，但下颌种植体存活率并无显著差异[24]。

其他不一定与人口老龄化有关的相对禁忌证，包括吸烟、使用抗抑郁药或类固醇药物、受控糖尿病以及放疗等，需要结合完整的全身和牙科治疗情况来评估[16,18,25-26]。

局部因素

仅有一小部分患者由于全身系统疾病因素不能进行种植治疗，因此医生和患者的相关考量成为种植预后成功，而不仅仅是种植体存活的主要门槛。医生必须对下颌无牙颌患者的软硬组织情况、牙弓形态、颌位关系、咬合力大小、对颌牙列以及颌间距离进行评估，从而决定种植体数量、植入位置、固位系统以及修复体上部结构设计和材料。

低辐射、低费用的锥形束计算机断层扫描（cone-beam computed tomography，CBCT）和分析软件的出现使种植团队能够对种植区的骨质进行三维的评估。CBCT提供的横截面视图可以显示其他方式无法检测到的沙漏状骨形态（图18.1a）（3.89%的发生率）[27]和/或后牙区舌侧骨质倒凹（图18.1b）（舌侧骨板穿孔概率为1.1%～1.2%）[28]，这些问题会增加手术并发症的风险。

在对U形牙弓进行覆盖义齿修复时，采用2颗种植体支持的义齿设计有在矢状面上发生旋转运动的可能（图18.2a），而采用3颗种植体构成三角形平面支持则可对抗这种旋转运动（图18.2b）。种植固定全口义齿（IFCD）中的悬臂设计一直以来受到前后种植体间距（AP距）的限制，在倾斜植入种植体出现前，如果使用这种方式来修复方形牙弓，咬合面会被缩短（图18.3）。

Ⅱ类颌位关系的患者进行覆盖义齿修复时最好使用包括一个远中游离端固位单元的锚固系统设计，以承受后牙区的咬合负重（图18.4）。但是应谨慎使用远中游离悬臂未与义齿支架坚固连接的设计，因为这

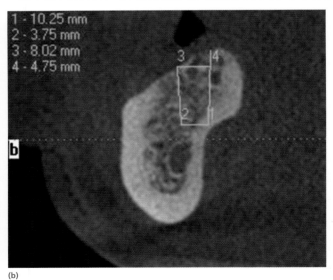

图18.1 （a）CBCT检查发现下颌前牙区骨质呈沙漏状形态。（b）CBCT检查发现的下颌舌侧骨质倒凹。

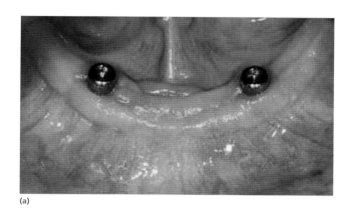

(a)

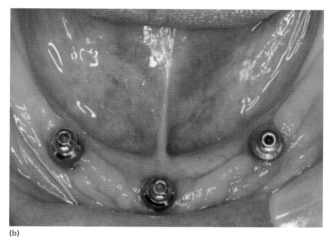

(b)

图18.2 （a）U形牙弓植入2个锚点，切牙咬合时会前后转动。（b）V形牙弓植入3个锚点，会抵抗前杠杆臂。

种设计方式据报道容易发生折断[29]。

　　功能紊乱和/或对颌为天然牙列时，需植入更多的种植体以应对增加的咬合应力（图18.5a）[30-32]。磨牙症患者最大咬合力可达常人的4~7倍[33]。当对颌为天然牙列时，常难以达到正常的𬌗曲线，从而不利于咬合力的传递（图18.5b，c）[34]。

　　修复体所需颌间距离随修复体设计不同而变化[35-36]。采用Locator®基台（Zest Anchors LLC，埃斯孔迪多，加利福尼亚州）（图18.6a）、弹性Dolder杆（图18.6b）或火花蚀刻切削杆（图18.6c，d）固位的覆盖义齿从牙槽嵴黏膜到咬合面的空间分别需要8~9mm、12mm和12~15mm。种植固定全口义齿（IFCD）（图18.6e）需要12~15mm牙弓间隙，而下颌种植固定桥（IFDP）（图18.6f，g）则需要7mm牙弓间隙[37]。如果患者已有下颌全口义齿，则可以将弹性模型上𬌗架，目测评估可用的牙弓间隙。其中，咬

合垂直距离应通过从息止𬌗位垂直距离减去3mm（颌位关系为Ⅰ类时），同时确保有足够空间不影响发音和美学评估来验证确认。在无牙颌患者中，上颌义齿经面弓或面部分析器（Kois Dento-Facial Analyzer，Panadent Corporation，Colton，加利福尼亚州）转移后（图18.7a），组织面灌注硅橡胶油泥，并用回形针加强后安装到𬌗架上（Splash Putty，DenMat，隆波克，加利福尼亚）（图18.7b）。下颌义齿采用类似的方式在组织面灌注硅橡胶油泥后与上颌义齿咬合在一起，并用胶棒固定后安装到𬌗架上。上完𬌗架，将义齿从弹性模型上取下，即可分析垂直距离（图18.7c~e）。如果现有的下颌义齿咬合垂直距离、咬合以及美观都令人满意，且适合性好，则可参考其制作放射导板。否则需重新排牙制作蜡型。这两种情况均可使用义齿复制套件（Lang Dental Mfg Co Inc.，Wheeling，伊利诺伊州）来制作放射/手术导板。放射导板的人工牙需要将硫酸钡（Barium Sulfate，Henry Schein，旧金山）按1：4的比例混合到透明正畸树脂（Caulk Orthodontic Resin，Dentsply，York，宾夕法尼亚州）中制作（图18.7f~h）。

　　有时也需要复制不带唇基托的义齿来评估是否需要模仿患者的面部外形（图18.7i）。患者佩戴义齿后的侧貌照（图18.7j）。鼻唇角和颏唇角过锐，提示唇部支撑过度。患者佩戴不带唇基托的复制义齿时，恢复了自然的面部形态（图18.7k）。因此，种植固定全口义齿（IFCD）不会影响患者面部的美观度。一旦分析完成，即可着手确定可用骨量、是否需要行牙槽骨修整以及种植体植入位置，满足医生和患者相关的因素（图18.7l~n）。

　　当患者剩余牙列状况很差（终末牙列）时（图18.8a），可以使用数字化软件设计种植体的植入位置并制作3D打印的一系列手术导板（图18.8b~e）。剩余的牙列可辅助定位导板销钉的位置，可固定后续导板的三维位置（图18.8f）。第二个导板在拔除剩余牙齿后放置到位，用于引导牙槽骨修整术（图18.8g）。第三个导板用于引导种植体的植入（图18.8h）。通过这种方式可以实施即刻或延期负重的种植治疗（图18.8i，j）。

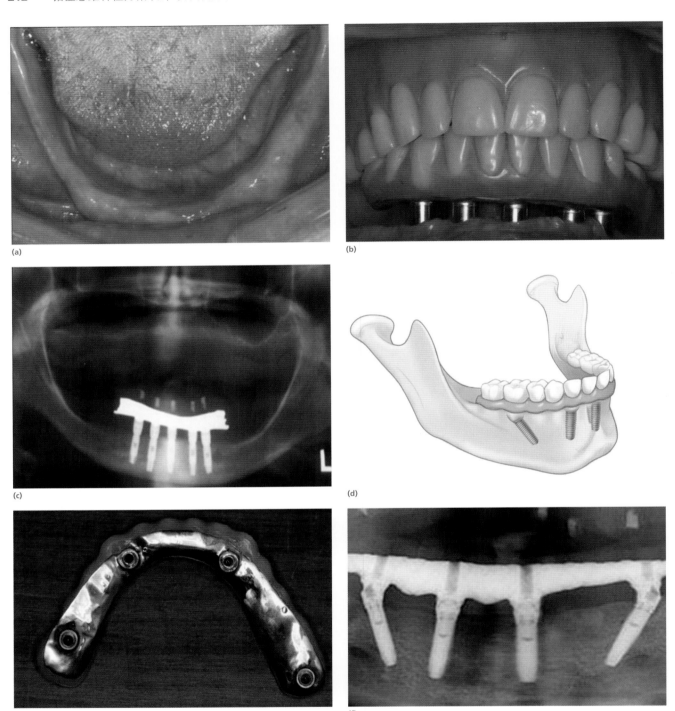

图18.3 （a）竖直植入种植体时，方形牙弓AP距较小。（b）由于竖直植入种植体时较小的AP距，根据公式计算得到的种植固定全口义齿悬臂长度有限（悬臂长度=1.5倍AP距）。（c）X线片显示缩短了悬臂长度的种植固定全口义齿。（d）示意图显示倾斜植入种植体时，种植体AP距增大，悬臂得以缩短。（e）方形牙弓倾斜植入种植体的义齿照片。（f）图（e）中的All-on-4修复体在X线片上的显示。图片来源：© 2016, Chris Gralapp。

患者相关因素

　　在最终的治疗方案分析中患者的意愿可能会决定治疗方式，当然这些种植治疗都必须符合正确的修复原则。这些与患者相关的因素包括治疗费用、治疗周期、维护注意事项以及采用固定还是活动的设计[38]。种植覆盖义齿（implant overdentures，IOD）包括种植体支持式覆盖义齿（implant retained overdenture，

IROD）或种植体固位黏膜辅助支持式覆盖义齿
（implant supported overdenture，ISOD）两种设计。对
比2颗种植体设计的种植体固位黏膜辅助支持式覆盖

义齿（IROD）和4颗种植体支持的覆盖义齿（ISOD）
与传统全口义齿的平均增量成本[39]。种植体支持式覆
盖义齿（ISOD）的初始费用是种植体固位黏膜辅助支
持式覆盖义齿（IROD）的3倍，但其咀嚼效能改善更
佳。对于种植体支持式覆盖义齿（ISOD）和种植固定
全口义齿（IFCD）的长期比较显示，种植固定全口义
齿（IFCD）的初始费用、维护量、临床治疗时间等明
显更高[40-41]。目前，尚缺少对下颌无牙颌金属烤瓷种
植固定桥类似的长期费用分析文献报道。交叉研究以
及心理测量分析显示患者对可摘（种植体固位或支持
式）覆盖义齿与种植固定全口义齿（IFCD）的满意度
并无明显区别，这与人们的传统认知相反[42-43]。年龄
在50岁以上、有使用可摘义齿经验以及对义齿清洁能
力存在较高需求的患者更倾向于种植可摘义齿。

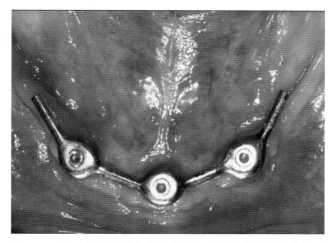

图18.4　Ⅱ类颌位关系患者覆盖义齿远中悬臂设计附着体系
统，提高固位力或/和保护覆盖在颏孔区的敏感的黏膜组织。

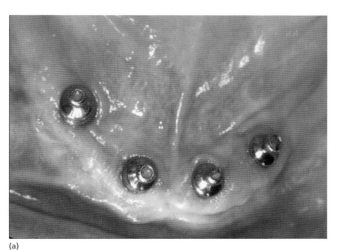

(a)

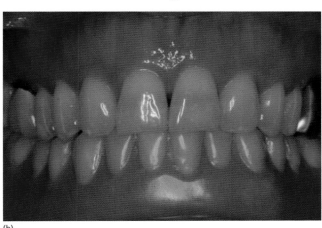

(b)

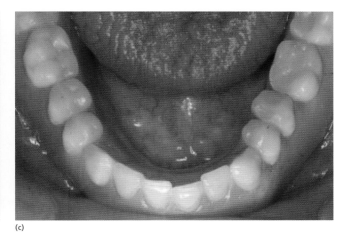

(c)

图18.5　（a）下颌无牙颌植入了多颗种植体，而对颌为天然牙列。（b）下颌种植覆盖义齿与对颌天然牙列咬合时的正面观。（c）
对颌为天然牙列的下颌种植覆盖义齿的咬合面观。

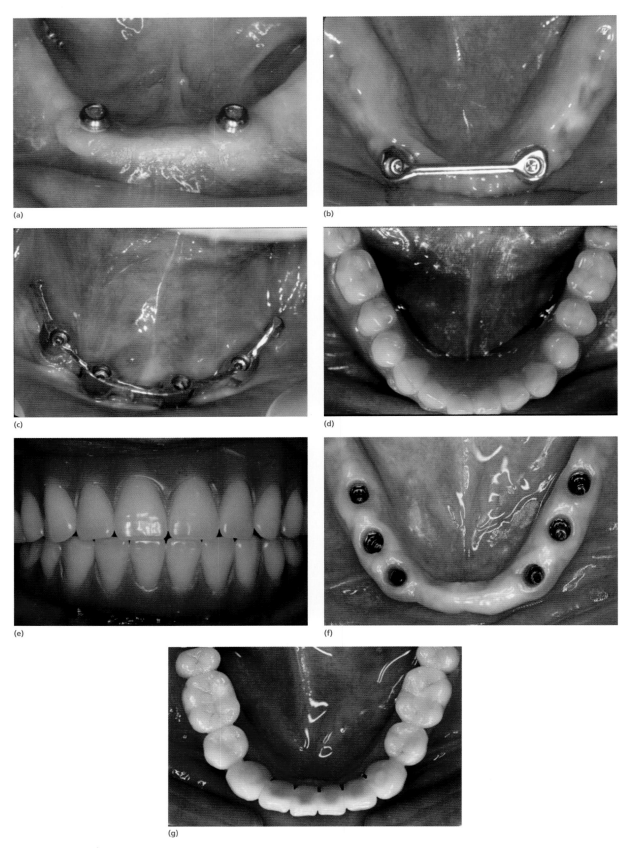

图18.6　（a）Locator®附着体系统需要至少8mm的咬合空间（从牙槽嵴黏膜到咬合面）。（b）Dolder杆卡附着体系统需要12mm的咬合空间。（c）火花蚀刻切削杆（2°聚合度）系统需要至少12mm咬合空间。（d）切削杆固位覆盖义齿上部修复结构俯视图。（e）种植固定全口义齿需要至少12mm咬合空间。（f）牙槽嵴吸收轻微，可以使用烤瓷熔附金属修复体形式（种植固定桥），需要根据修复体的设计精确植入种植体。（g）烤瓷熔附金属种植固定桥需要8~10mm的咬合空间。图片来源：经Charles Goodacre授权使用。

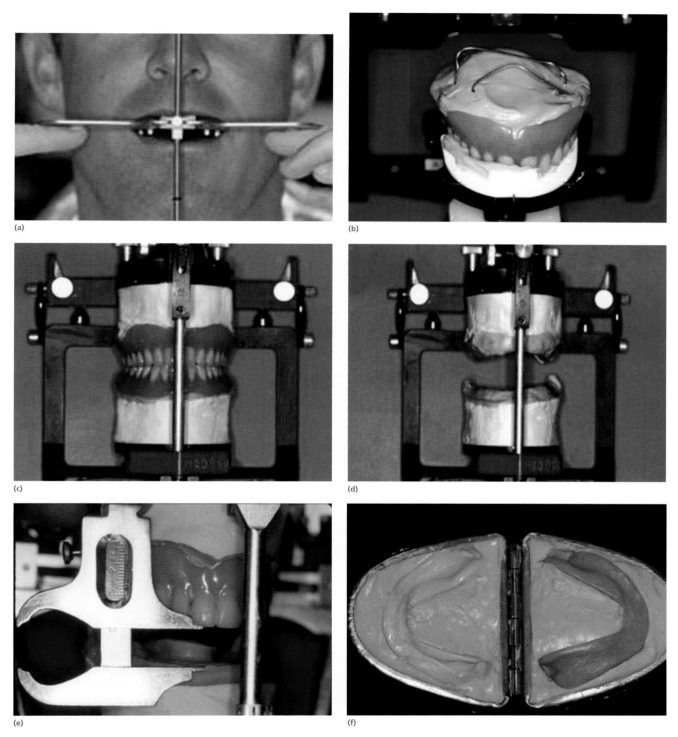

(a)

(b)

(c)

(d)

(e)

(f)

图18.7　（**a**）安装Kois面部分析器，将上颌全口义齿的三维位置关系转移到𬴃架上。（**b**）上颌义齿通过咬合记录材料就位于模型支撑台上。义齿组织面灌注了硅橡胶油泥，并放置了回形针来为上方的𬴃架石膏提供机械固位。（**c**）上颌义齿安装于𬴃架上后，如果义齿垂直及水平颌位关系正确，则下颌义齿根据与上颌义齿的咬合关系安装到𬴃架上。下颌义齿组织面也灌注硅橡胶油泥并放置回形针以便安装于𬴃架上。（**d**）义齿从弹性模型上取下。（**e**）测量从上颌义齿咬合面到下颌牙槽嵴之间的咬合空间。（**f**）采用Lang义齿复制套件通过藻酸盐复制现有的义齿或理想的蜡牙，制作放射/手术导板。（**g**）放射/手术导板。（**h**）患者佩戴放射导板后进行CBCT扫描，并在软件上计划植入2颗种植体，进行种植覆盖义齿修复。（**i**）复制的义齿，去除了唇基托。（**j**）患者佩戴全口义齿的侧貌照，显示唇基托对唇部支撑过度。（**k**）患者佩戴去除了唇基托的复制义齿的侧貌照，唇部外形更加自然。（**l**）术前拍摄X线全景片评估种植手术可用骨量。对弹性模型的测量显示需要进行牙槽骨修整术。（**m**）牙槽骨修整后植入种植体。（**n**）最终完成的种植固定全口义齿就位于患者口内的照片。

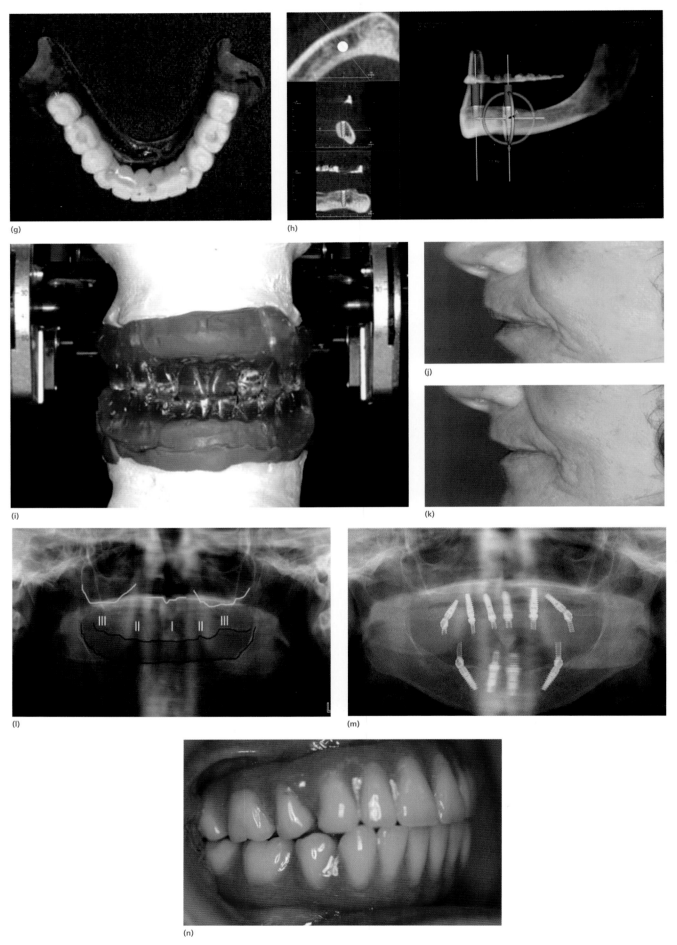

(g)　　　　(h)

(i)　　　　(j)

　　　　(k)

(l)　　　　(m)

(n)

图18.7（续）

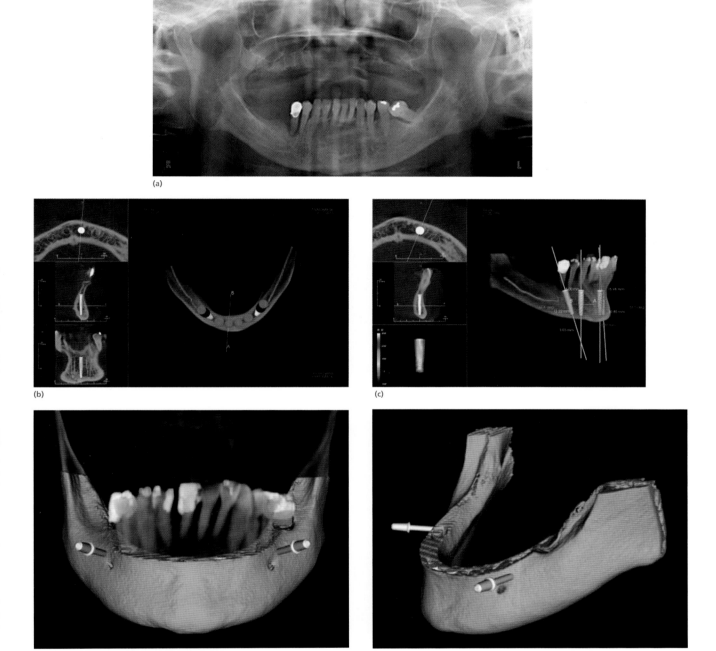

(a)

(b)　　(c)

(d)　　(e)

图18.8　（a）术前X线全景片显示上颌无牙颌、下颌余留牙列无法保留。（b）CBCT扫描后在软件上规划种植位点。（c）CBCT图像上显示的计划植入的种植体，包括前牙区3颗竖直种植体以及远中的2颗倾斜种植体。（d）术前下颌骨的3D渲染图，放置2枚销钉用于固定手术导板。（e）在软件上进行虚拟牙槽骨修整术。（f）使用现有牙列设计第一个导板，用于引导植入固位销钉。（g）第二个导板在用固位销钉固定后，引导牙槽骨修整术。（h）第三个导板在用固位销钉固定后，引导种植体的植入。（i）种植体植入后即刻安装临时修复体后的X线全景片。（j）最终完成的修复体。图片来源：经Fawas Alzoubi授权使用。

种植覆盖义齿与常规全口义齿的比较

当比较下颌无牙颌种植修复前、修复后患者满意度和口腔健康相关生活质量（quality-of-life，QOL）调查结果时，大量长达10年随访期的研究显示，种植体固位黏膜辅助支持式覆盖义齿（IROD）在咀嚼能力、义齿稳定性和舒适性方面均优于传统全口义齿（complete denture，CD），不考虑下颌牙槽骨高度[44-48]。此外，

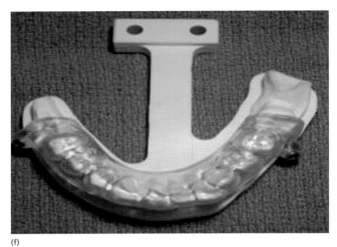

(f)

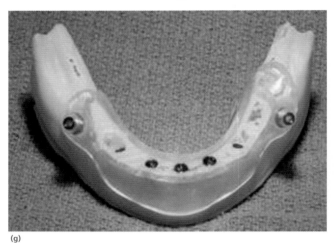

(g)

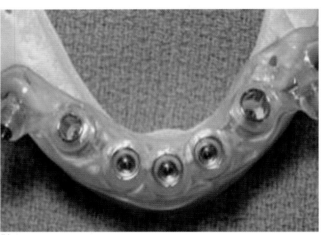

(h)

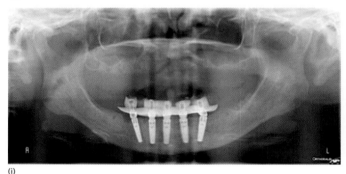

(i)

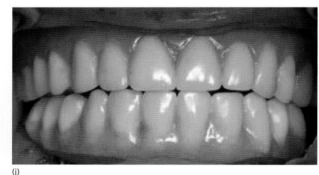

(j)

图18.8（续）

与戴全口义齿相比，患者佩戴种植体固位黏膜辅助支持式覆盖义齿（IROD）在社交中具有更佳的自信和满意度[49]。51%患者报告佩戴义齿时咀嚼的不适感相当影响饮食[50]，然而，佩戴种植体固位黏膜辅助支持式覆盖义齿（IROD）并未改善患者营养状况、体重指数或血清白蛋白含量[51]。

鉴于无牙颌患者年均下颌骨吸收量为0.4mm[52]，值得注意的是，采用种植体固位覆盖义齿修复，12年后仅观察到平均1.7mm的种植体周围骨吸收[53]。对于采用2颗种植体的覆盖义齿，无论采用种植体间连接、不连接的附着体系统或不同的负重方式，都显示了类似的长期种植体周围骨吸收量结果[54-56]。但并未发现2颗种植体固位的覆盖义齿对后牙区的牙槽骨量具有保存作用[57]。事实上，使用种植体固位黏膜辅助支持式覆盖义齿（IROD）2年后骨吸收量是使用传统全口义齿的2~3倍[58]。考虑到患者的偏好，当患者下颌骨后牙区牙

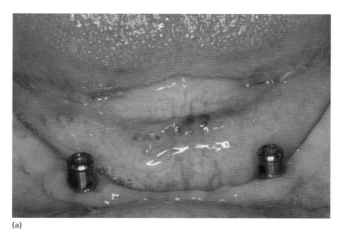

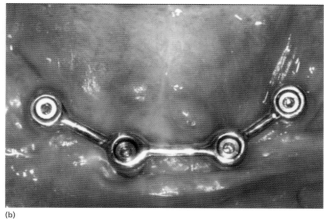

(a)

(b)

图18.9　（a）覆盖义齿中采用2颗种植体、各自独立的附着体系统（Locator®）的设计。（b）覆盖义齿中采用4颗种植体、相互连接的杆卡式设计。

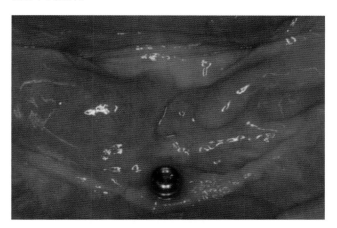

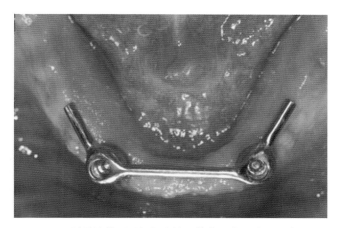

图18.10　覆盖义齿采用在正中联合处单颗种植体、附着体系统（Locator®）的设计。

图18.11　2颗种植体通过杆相连接、带有远中悬臂的设计。

槽骨严重萎缩和/或患者年龄较轻时，种植固定全口义齿（IFCD）较之种植体固位黏膜辅助支持式覆盖义齿（IROD）更适合[59]。

种植覆盖义齿种植体数量、固位系统和维护

种植体数量

比较随访5年以上、采用2颗和4颗种植体设计的种植覆盖义齿时，患者满意度或种植体周围组织健康不受种植体数量或所使用固位系统类型的影响（图18.9a，b）[31,60-62]。然而，是否采用2颗以上的种植体，以及采用何种固位系统，仍应依据医生和患者相关考虑因素来决定。例如，对于上颌为天然牙列、颌弓尖而窄、肌肉附着位置较高以及下颌舌骨嵴尖锐的患者，推荐使用2颗

以上的种植体以利于义齿稳定性[38,63]。最近一篇5年随机对照临床试验也显示采用单颗或2颗种植体设计的下颌种植覆盖义齿修复，在患者满意度、种植体存活率及维护方面并无统计学差异（图18.10）[64]。这种采用单颗种植体的修复方式似乎更适用于那些手术风险大、对费用敏感的70岁以上老年患者。然而，这种设计建议采用金属支架加固义齿以防折裂。

固位系统

是使用连接杆还是各自独立的固位体设计取决于局部因素和患者因素。对于颏孔区域浅表上方覆盖黏膜敏感的患者，推荐使用具有远中悬臂的杆卡式设计[38]。远中悬臂设计提供了额外的固位力，增强了义齿稳定性，而这对于那些患有顽固性干呕症的患者非常重要。当使用2颗种植体来固定带远中悬臂的杆时，远端

杆延伸不应超出第一前磨牙位置，并且其杆长不应超过正中杆的长度（图18.11）[63]。另外，对于那些缺乏角化龈、颌间距离小、口腔清洁能力差或经济承受力不佳的患者，则应优先选择独立的附着体设计。

维护

据报道，球帽式附着体较之杆卡式附着体其牙龈

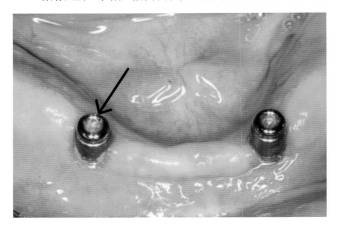

图18.12　Locator®基台咬合面固位孔中发生食物嵌塞。

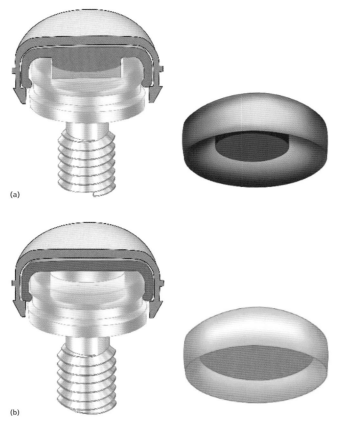

图18.13　（a）Locator®附着体金属壳内的尼龙固位附件进入到基台的固位孔中。（b）金属壳内更换后的尼龙固位附件，不带深入到基台固位孔内部的固位圈。图片来源：由Jeff Miles提供。

增生发生率较低，但是机械并发症更多，增加了球帽式附着体种植覆盖义齿最终的整体费用[65-68]。另外，当比较杆卡、套筒冠和Locator®附着体（Zest Anchors LLC）3者在维护方面的性能时，Locator®附着体在3年观察期内表现最优[69]。再加上无须调整基台，Locator®系统基台/外壳的整体高度较低（3.2mm），因此该系统得到了大量的应用，尽管在一项交叉研究中并未发现患者更倾向于采用Locator®附着体[70]。采用2颗Locator®附着体的种植覆盖义齿使用3年以上时，只有不到20％的患者需要对义齿进行重衬，还有2组配套的固位垫圈供更换，保持义齿固位力。但Locator®附着体也存在一个问题，使用7年后有47％患者的基台咬合面固位孔中发生食物嵌塞（图18.12）[71]。一个简单的解决办法是将尼龙固位附件更换为没有内部固位圈的固位附件（图18.13）。根据一篇文献综述的报道，种植体固位黏膜辅助支持式覆盖义齿（IROD）和种植体支持式覆盖义齿（ISOP）需要重衬的比率很广，为8％～40％[72-73]。采用功能性蜡重衬技术[74]，即将Adaptol蜡棒（Kaye Research Laboratories，Ashaway，罗得岛州）加热到123℉（50.5℃）融化，加入10滴植物油混合后，可以准确获取附着体和基部下方覆盖组织的准确形态（图18.14a，b），这一方法可以减少义齿重衬的频率。这种方法对采用其他类型附着体的覆盖义齿也有效（图18.14c）。对分别采用2颗、3颗、4颗种植体设计的杆卡式覆盖义齿的维护量进行的前瞻性研究显示，采用2颗种植体设计（单根圆杆）的固位夹调整量是3颗种植体设计（2根圆杆）或4颗种植体设计（3根圆杆）的1.5倍[73]。但3颗种植体设计或4颗种植体设计的固位夹断裂发生率是2颗种植体设计的2倍。为了应对4颗种植体设计中频繁出现的维护问题，采用刚性切削杆通过旋转锁扣紧密支撑金属上部修复结构的设计[75]（图18.15），相比弹性杆卡设计，例如Dolder或Hader杆卡系统（图18.16），其5年内的维护量降低2/3以上[76-77]。与弹性杆卡系统相比，刚性切削杆设计微动减少，可能是其所需维护量少的原因。当选择多颗种植体设计时，尽管带锁的刚性切削杆系统初始费用高，但是它比弹性杆卡的效费比更高，而且固位更佳。

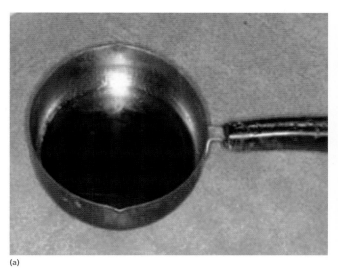
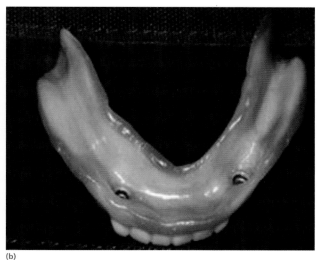

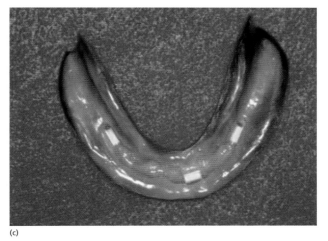

图18.14 （a）Adaptol®蜡棒在金属锅中加热到123℉（50.5℃）融化（每根蜡条加入10滴植物油混合）。（b）将融化后的蜡用12蜡勺放到种植覆盖义齿组织面，置于水浴中调整温度到120℉（48.8℃），然后戴入患者口内。在局部去除、添加蜡，使义齿均匀就位于承托区黏膜和附着体上。嘱患者做功能运动并咀嚼小泡沫块。如果有较多的蜡存留，显示基托伸展不足，而基托组织面上没有蜡覆盖的区域则说明基托伸展过度。待修复体组织面加蜡完毕后，嘱患者用冰水漱口，然后取出义齿并置于冰水中交与技术室进行重衬。（c）对采用Hader杆卡附着体设计的覆盖义齿进行功能性蜡重衬。

即刻负重方案

对剩余牙列状况差、无法保留余留牙的患者，采用种植覆盖义齿修复时，在植入种植体后的骨整合期间采用黏膜支持的临时修复体修复，在功能和心理上都经常为人所诟病。而即刻负重的种植修复体能为患者提供稳定、固位力强的更好方式，而不受牙槽嵴吸收、软组织解剖形态不良、舌后缩、肌肉附着位置过高、口干症、不明原因干呕以及口底动度大等情况的影响[78]。

下颌种植覆盖义齿即刻负重模式的合理性已经被一系列有关种植体存活率和患者评价结果的研究所证实[79-82]。一篇系统综述显示，下颌无牙颌植入2～4颗种植体（相互连接或相互独立）进行即刻负重（1～2天），在长达13年的随访期中种植体存活率均高于96%（图18.17）[83]。然而，研究也显示即刻负重组比延期负重组在修复后第1年内的修复体维护量更高，例如需重新制作覆盖义齿，74%的患者需要对义齿重衬改善杆卡附近的义齿封闭性[84]。采用相互独立附着体设计的覆盖义齿最常见的修复体并发症包括更换附着体固位件、基台松动、附着体外壳移位、重衬、人工牙折裂以及覆盖义齿基托折裂等[85]。在义齿中使用金属支架增强可以防止义齿折裂并增加修复体的刚性。Marzola等[86]强调在外科手术前应保证义齿精确适合、手术1周内不取出义齿以及尽量减小翻瓣的范围。为了减少修

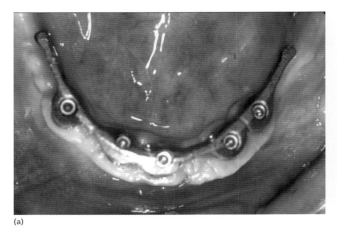

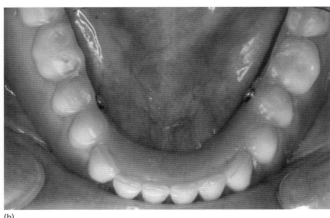

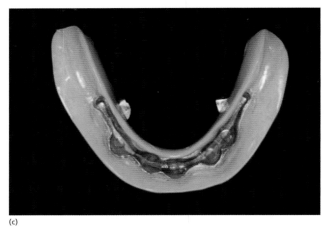

图18.15 （a）火花蚀刻切削杆固位系统。（b）切削杆固位覆盖义齿上部修复结构。（c）切削杆固位覆盖义齿上部修复结构的组织面观，显示义齿中的金属杆盖和加强结构。

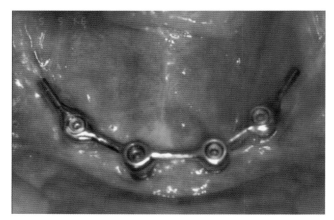

图18.16 带悬臂的弹性Dolder杆卡固位系统。

复体机械并发症，研究者对即刻加载独立基台设计修复体还提出了其他一些解决办法，如在植入种植体时将修复体与基台连接，在附着体金属外壳内使用柔性聚醚材料衬垫3个月，或者在高度较高的愈合基台周围使用组织调节剂等[87-88]。Liddelow等[89]对平均年龄为68岁、佩戴由正中联合区植入的单颗独立种植体固位的

即刻负重覆盖义齿的患者进行了3年的随访。发现所有25颗获得了初期稳定性的种植体存活率达100%，但对此仍需要设计更多严谨的实验研究来证实。

患者选择

患者全身系统性疾病影响伤口愈合或种植体稳定性不佳，不宜采用即刻负重方案。影响即刻负重预后的全身系统性因素包括：糖尿病、甲状腺功能亢进、酒精/药物滥用、大量吸烟（超过20支烟/天）、放疗或目前正在接受化疗或激素治疗等[78,90]。其他因素，例如严重的磨牙症[91-92]、口腔卫生不佳[60]、喜食硬物、无法定期复诊等也与即刻负重种植体失败有关。除了这些因素外，患者自身骨的质与量也决定了种植体的初期稳定性，而初期稳定性良好是即刻种植的必要条件。虽然有些学者建议10mm长的中等粗糙表面种植体植入扭矩需达到35 ~ 60Ncm[93]（超声共振频

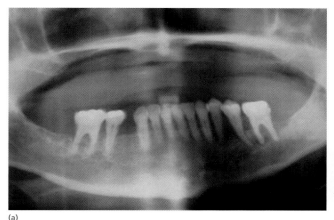

(a)

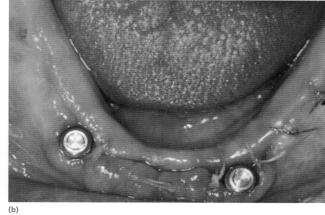

(b)

图18.17 （a）X线全景片显示患者剩余牙列状况差、无法保留。（b）拔牙后即刻植入2颗种植体并即刻负重。

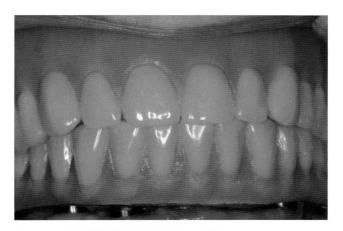

图18.18 金属树脂联合种植固定全口义齿。

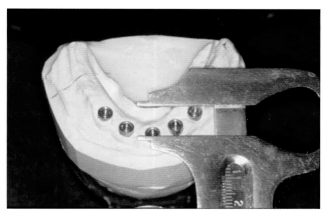

图18.19 测量前后种植体间距（AP距），通过公式：悬臂长度（CL）= 1.5倍AP距计算得到悬臂长度。

率分析读数值>54[94]）才能进行即刻负重，但也有学者认为20~25Ncm的植入扭矩就能满足即刻负重的要求了[86,95]。由于下颌骨前牙区骨质的愈合能力不佳，那些通过修改手术方式来提高种植体的初期稳定性的办法，例如采用级差备洞技术、骨劈开技术、利用双侧皮质骨稳定、备洞时避免颈部成形和/或敲击等，并未显示出能起重要的作用[96]。当然，手术经验对于即刻种植治疗的成功是相关的[97]。

种植固定全口义齿

对于合并其他疾病[98]，颞下颌功能紊乱[99]、后牙区牙槽嵴明显吸收[100]的患者，假定患者接受牙齿和面部美观度、口腔清洁卫生维护和费用等，金属树脂联合种植固定全口义齿（metal-resin implant fixed complete denture，MRIFCD）比种植覆盖义齿（IROD

或ISOD）更适合（图18.18）。与之类似的Brånemark原型或者现在称为"金属树脂联合种植固定全口义齿（MRIFCD）"的在50年前已经出现了，并且相较于其他任何种植修复模式具有最长期的随访观察资料。30年随访观察结果显示种植体存活率为100%，最终的平均边缘骨吸收量为2.6±0.5mm[101]。这些数据与其他大样本量的长期研究结果一致[102-103]。为明确成功率（需首次干预前的时长），Dhima等[104]报道了对超过200例下颌金属树脂联合种植固定全口义齿修复患者随访29年结果的分析。在平均13年的随访期中，他们发现修复体（机械）并发症发生较晚，发生率几乎是生物学并发症（主要是牙龈增生）的4倍。只有15%的义齿未发生机械并发症，8.6%的患者需要重新制作义齿。其他研究者报道种植全口义齿最主要的机械并发症是饰面材料和/或人工牙的破损、人工牙磨损、上颌义齿重衬和中央螺丝松动/折断[105-107]。对无牙颌患者

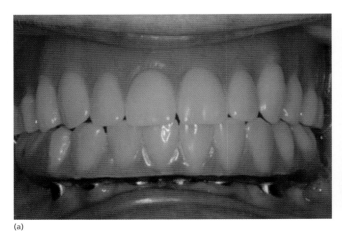

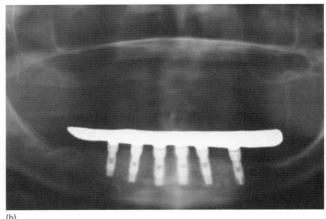

(a)

(b)

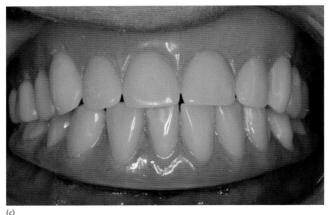

(c)

图18.20 （a）使用标准基台，采用"吊脚楼"式设计的种植固定全口义齿。（b）图（a）中患者拍摄的全景片。（c）"解剖式"修复体设计形式将基托下方的空隙减至最小。

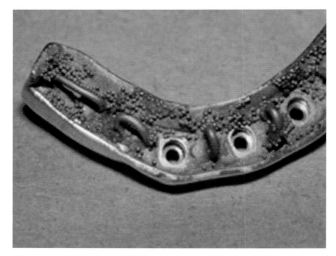

图18.21 采用L形梁结构设计的种植固定全口义齿金属支架。

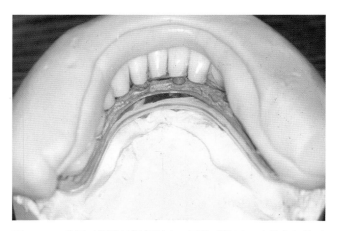

图18.22 采用硅橡胶油泥复制人工牙排列位置，确认支架能对人工牙提供足够的支撑。

进行金属树脂联合种植固定全口义齿修复前应向其告知这种修复方式存在较高的后期维护成本[107]。

种植固定全口义齿（IFCD）的治疗计划和制作原则已得到改进，目的是减少后期维护成本。前牙区从

牙槽嵴顶软组织至上颌切牙切缘距离至少为15mm，而后牙区从牙槽嵴顶软组织至上颌𬌗平面的距离至少为12mm[108]。根据经验公式，悬臂长度（cantilever，CL）= 1.5倍AP距（anterior-posterior span），悬臂长

度最大可为15mm（图18.19）[109]。以前，方形颌弓采用种植固定全口义齿修复时只能制作较短的悬臂，在不能获得良好的功能或美观时，通常只能选择覆盖义齿设计。如今随着末端倾斜植入种植体的出现，增大了种植体间距，延伸了咬合支持平面[110-112]。系统综述比较了竖直植入和倾斜植入种植体周围的边缘骨吸收量，发现二者在5年观察期内没有显著差异[113-114]。

如今金属树脂联合种植固定全口义齿设计与30年前相比已经有了很大变化[115]。最初，义齿支架蜡型制作完成后采用贵金属合金铸造，使用修复体螺丝通过金合金柱与标准的中间基台相连接。"吊脚楼"式的义齿设计形式（图18.20a，b）已被"解剖式"修复体设计所替代，后者直接连接到种植体上或多基基台上，多基基台允许义齿边缘稍位于龈上（图18.20c）。生物力学原理的应用推动了义齿支架设计和材料的发展。建议采用具有固位结构并经粘接处理后的、截面高度至少4mm的I型或L型梁结构设计（根据T. Salinas未发表的研究数据，具备耐受900N力的抗弯强度）（图18.21）[116]。排蜡牙可确定支架的三维位置，为义齿人工牙提供足够的支撑（图18.22）。使用银钯合金（含50%～60%钯）制作的支架在刚性、耐腐蚀性、降低成本以及使用5年后的临床效果方面均优于金合金制作的支架[117]。CAD／CAM或数控切削的钛支架也已经流行起来，因其便于在软件中进行虚拟设计和检查，并可以为每颗人工牙设计制作指状突起（增加人工牙的抗折性能），并且精度高于失蜡法铸造的支架（图18.23a～g）[118-120]。虽然100μm的加工误差可能会引起螺丝等并发症的发生，但并未发现这一误差与边缘骨吸收之间存在必然的联系[121-122]。尽管CAD／CAM加工制作的支架与铸造支架在精度上的差别并无临床意义，业界仍然在努力提高印模技术的精度，例如连接印模柱时尽量减小连接材料的变形（图18.23h～l）[123]，采用聚合物制作的扫描柱进行数字化印模[124]以及采用立体摄影测量法获取数字化印模[125-126]等。后两种技术避免了传统印模操作的不便，并且更高效。

另一项重要的技术进步是在切削钛支架上固定全瓷冠（图18.24a，b），这一技术已经进行了随访期长达10年的临床评估，并显示了良好的效果[127]。全瓷冠的折裂并不常见，而且由于其采用的设计方式和CAD／CAM技术的应用，折裂后也更容易替换。尽管有了这些技术上的进步，对颌为种植义齿和/或咀嚼力过大（磨牙症）的患者更容易发生修复体机械并发症或严重的磨损（图18.25a～c）[128]。人工牙覆盖过小可能导致前牙折裂。义齿初戴一段时间以后发生的前牙折裂通常由于后牙磨损影响前牙的咬合而导致。推荐使用纳米填料复合树脂牙齿充填材料对人工牙进行修理（图18.25d），或者在后牙磨损严重的情况下，取数字化印模后切削得到全解剖形态的二硅酸锂高嵌体并粘接到预备后的人工牙上（图18.25e～g）。

氧化锆陶瓷材料最近开始成为新兴的制作种植固定全口义齿材料，用以应对饰面材料/人工牙折裂和磨损的问题（图18.26a～c）。除了优异的物理性质和生物相容性之外，氧化锆修复体还可以通过CAD／CAM技术加工制作[129]。这一特性允许医生在软件中评估虚拟设计的修复体，还可以使用聚甲基丙烯酸甲酯制作修复体原型来确认和调整口内适合性、发音、咬合和美观（图18.26d）[130]。评估义齿复制品对于完善最终修复体的咬合功能、发音和美学参数都至关重要。对氧化锆修复体进行研磨等表面处理时，所产生的应力将引发氧化锆从四方相向单斜相转变，这可能影响修复体强度而导致更多的机械并发症[131]。对氧化锆种植固定全口义齿生物学、修复体以及患者评价的短期研究结果已见诸报道。Limmer等[132]报道了17例下颌全解剖式氧化锆义齿的1年期随访结果，发现种植体和修复体的存活率分别达99%和88%，引人关注的是并发症发生率达59%。技术并发症比生物学并发症的发生率更高，最明显的是对颌义齿人工牙崩裂、基台折断和1例氧化锆支架的断裂（CL：AP=1.7：1，咬合距离为9mm，远低于平均13.2mm的咬合距离）。支架断裂的原因可能包括氧化锆毛坯瓷块中的孔隙、烧结后的损伤（调磨支架）、悬臂长度超过了AP距的1.5倍或咬合距离小于10mm等因素。尽管存在这些并发症，患者的总体满意度评分也显示氧化锆种植固定全口义齿的治疗效果优于传统全口义齿，这已被随访4年的临床研究证实[130]。综上，氧化锆种植固定全口义齿有望成为一

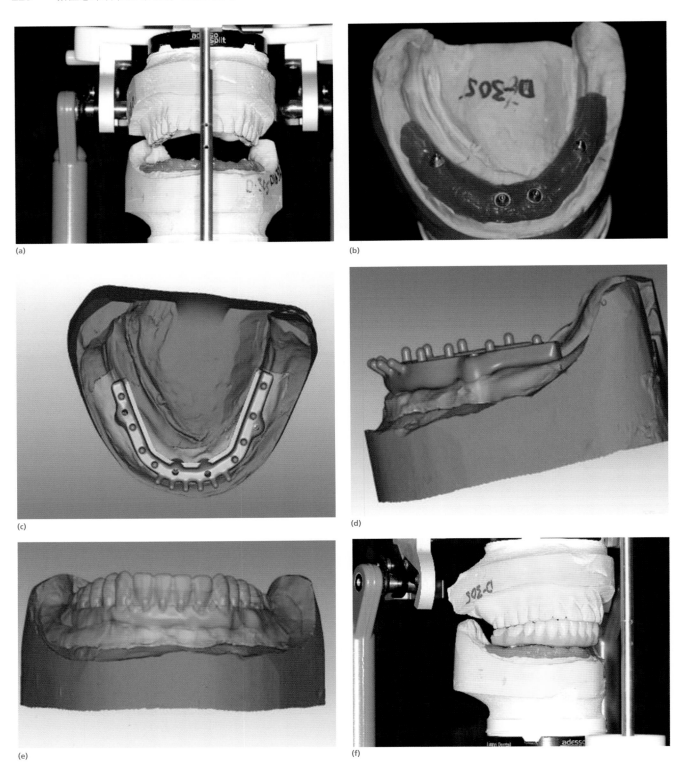

(a)

(b)

(c)

(d)

(e)

(f)

图18.23 （a）采用All-on-4 种植固定全口义齿设计，带有人工牙龈的工作模型固定𬌗架上。（b）带有人工牙龈、安装了多基基台替代体的工作模型（末端基台为角度基台）。（c）带有人工牙指状支撑突起的数控切削支架设计图咬合面观。（d）数控切削支架设计图的失状面观。（e）义齿叠加到支架上的正面观。（f）充胶后的种植固定全口义齿位于𬌗架上。（g）种植固定全口义齿戴入口内后的照片。（h）采用开窗式印模柱制取藻酸盐印模。（i）将GC造型树脂（GC America，阿尔西普，伊利诺伊州）连同加强钉一起放入藻酸盐印模中，灌注人造石模型。（j）使用Triad可见光固化树脂片（Dentsply Int，约克，宾夕法尼亚州）制作个别托盘，并用同样的材料围绕印模柱制作树脂连接杆，连接杆与印模柱间有很小的间隙，以便使用最少量的粘接材料在口内将印模柱连接起来。（k）Triad连接杆在口内就位后，使用GC造型树脂将其与所有印模柱连接起来。（l）聚醚橡胶终印模。图（h～l）来源：Bergin等[126]，2013。经《The Journal of Prosthetic Dentistry》杂志授权使用。

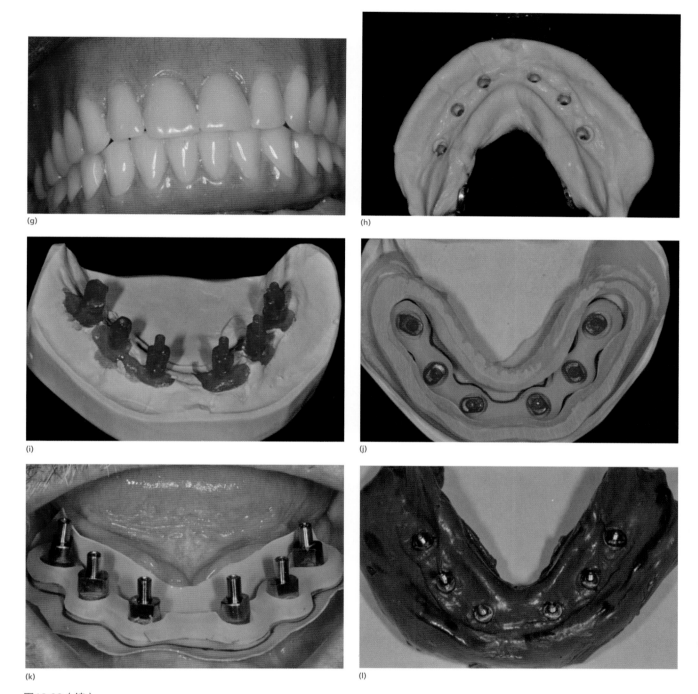

图18.23（续）

种免维护的修复体。此外，切削制作一副备用义齿以替代损坏义齿的前景也颇有吸引力。然而，对于这种修复体的设计和制造规范仍缺乏长期的研究，在这之前仍应保持谨慎。

即刻负重

　　下颌无牙颌All-on-4种植修复概念利用了良好的种植基础（初始旋入扭矩>30Ncm）以及通过末端倾斜植入种植体增加AP间距（图18.27）。其10年纵向观察结果令人满意[133-135]。种植体的10年存活率达99.2%，5年的平均边缘骨吸收（marginal bone loss，MBL）为1.81mm。吸烟可能造成2.8mm以上的边缘骨吸收。All-on-4修复在初期临时修复阶段使用全丙烯酸树脂过渡义齿时的机械并发症较常见[136]。下颌的All-on-4修复由

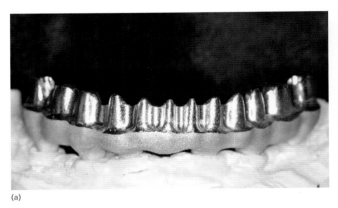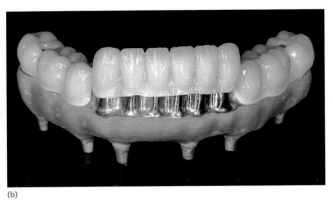

图18.24　（a）种植固定全口义齿的支架采用各自独立的基底冠设计形式，为外冠提供支持。（b）全解剖式全瓷联冠粘接固定在切削的钛支架上。图片来源：经加利福尼亚州奥兰治市IDOC牙科技工加工所授权使用。

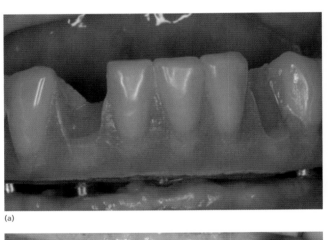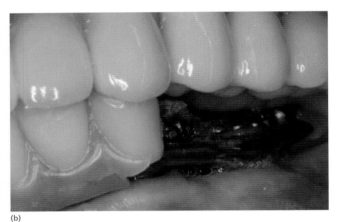

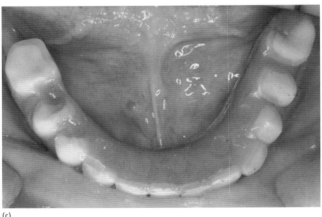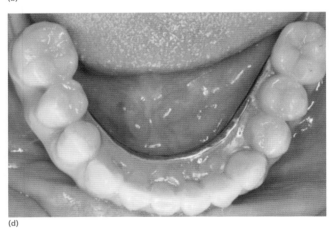

图18.25　（a）折裂的人工前牙，很可能是由于前牙区的早接触、前伸咬合时的殆干扰和/或咬硬物所致。如果是充胶、热处理操作不当造成的问题应该是人工牙从树脂基托上整体脱落。（b）树脂饰面材料发生折裂，最可能是由于金属支架对人工牙支撑不足造成的。（c）种植固定全口义齿使用6年后人工牙发生严重的磨损。（d）使用纳米填料复合树脂牙齿充填材料替换原有的人工牙。（e）义齿使用5年后发生在后牙区人工牙的磨损。对后牙区人工牙进行牙体预备，进行光学扫描为数控切削高嵌体获取数字化印模。（f）二硅酸锂嵌体联冠修复体。（g）后牙重新修复后的种植固定全口义齿。

于所需骨整合时间较短，机械并发症并不常见，但如果发生则可能会由于局部受载而损伤种植体。在植入种植体时制作一个带有种植体替代体的模型有助于在口外修理修复体。此外，在临时义齿中使用石英纤维

（RTD Dental，路易斯维尔，肯塔基州）或金属网可以防止修复体折裂。最近的报道显示，采用数字化设计和加工的下颌义齿（使用钛杆加强）有助于提高制作效率并减少义齿折裂的发生率[137]。Malo等[128]比较了单

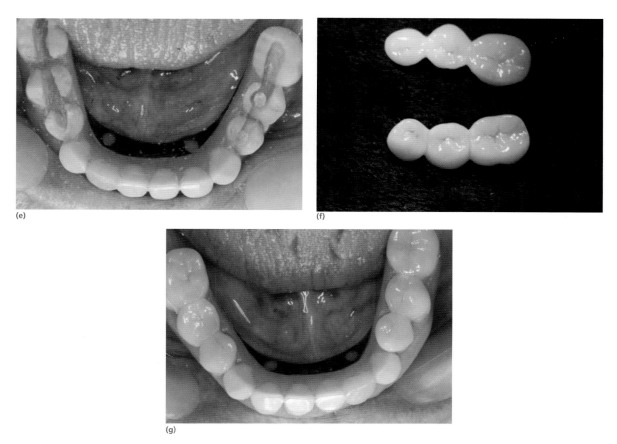

(e)

(f)

(g)

图18.25（续）

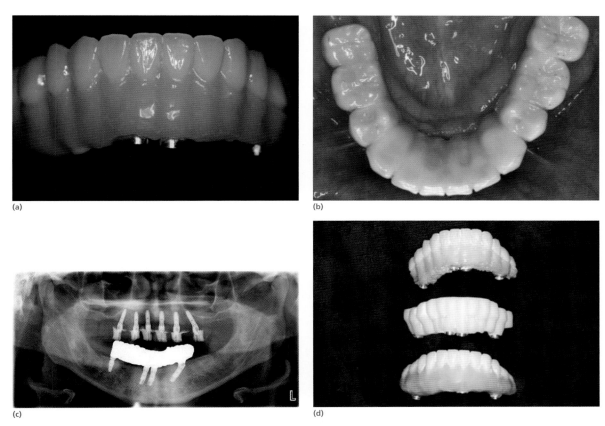

(a)

(b)

(c)

(d)

图18.26　（**a**）氧化锆种植固定全口义齿正面观。（**b**）氧化锆种植固定全口义齿在口内的咬合面观。（**c**）X线全景片显示下颌为氧化锆种植固定全口义齿、上颌为种植固定即刻临时全口义齿。（**d**）氧化锆种植固定全口义齿的修复体原型。最下方的为修复体蜡型，中间的为聚甲基丙烯酸甲酯原型，最上方的为染牙龈色后的聚甲基丙烯酸甲酯原型，并且用低黏度硅橡胶印模材料获取了软组织形态供技工室扫描用。

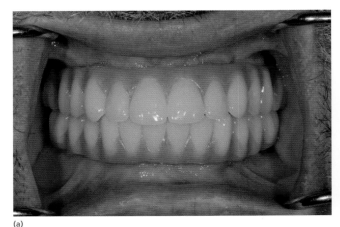

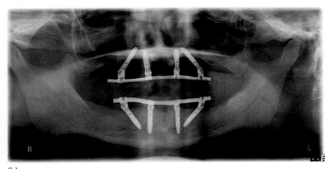

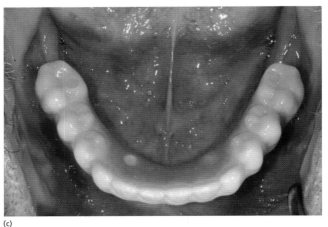

图18.27 （a）上下颌All-on-4即刻修复体。（b）All-on-4义齿X线全景片。（c）最终完成的种植固定全口义齿。图片来源：经Daniel Galindo授权使用。

颌和双颌All-on-4修复体5年以上的临床使用情况，发现临时义齿机械并发症主要发生在双颌均为All-on-4临时义齿修复期间。总体而言，包括修复体折裂和基台螺丝松动等在内的机械并发症，在双颌、单颌All-on-4修复体的发生率分别为16%和13%，其中37.5%发生在疑似重度磨牙症患者中。推荐多次复诊调𬌗并佩戴软𬌗垫。双颌、单颌All-on-4修复体的生物学并发症发生率没有显著区别，均为5%~6%。

有对即刻拔牙即刻全牙弓种植修复的3年回顾研究[138]显示，除非备洞时采用了颈部成形操作，即刻种植修复与延期种植修复在种植体存活率及牙槽嵴边缘骨水平方面并无显著差异。Strub等[97]强调了患者/术者选择（如本章节前面所述）、种植体初期稳定性、跨牙弓稳定性以及采用至少10mm长种植体等因素对于获得可预期的长期成功的重要性。患者对于即刻种植修复在例如舒适度、咀嚼功能、发音、社会形象、社会抑制、心理不适以及总体满意度等方面的主观评价结果显示，回答了问卷的95%患者中多为非常满意（74%）和满意（21%）[139]。总体来看，在适合的病例中，精心操作在下颌植入4颗粗糙表面种植体后进行即刻修复，种植体失效率只有0~3.3%（共3颗种植体失败，占植入种植体总数的10%），并取得了很高的患者满意度[140]。

种植固定桥

对于牙槽骨吸收轻微的患者，种植固定桥（FDP）可用于修复咬合距离低达7mm的缺隙。这种修复方式可以提供不错的美观效果，但对种植操作更具挑战性，因为必须保证种植体位置与基牙牙冠位置一致。由于种植体植入位置的限制，修复体需要采用悬臂桥设计，并限制了固定桥设计的节段数（图

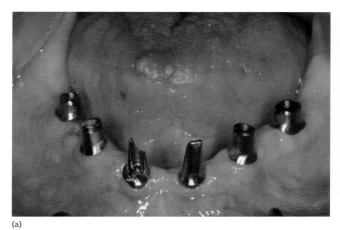 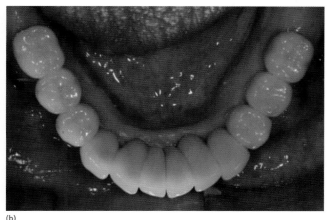

(a)　　　　　　　　　　　　　　　　　　　　　　　　　**(b)**

图18.28　（a）种植体的植入位置限制了固定桥修复体的分段设计。（b）中切牙区设计了2个悬臂桥。而将种植体在尖牙区而不是在侧切牙区植入，有利于采用3段式的固定桥设计，而避免悬臂桥的设计。

18.28）。对于全牙弓种植金-瓷固定桥的纵向临床研究很少，但Rasmusson等[141]对10例下颌全牙弓种植金-瓷固定桥随访10年的研究显示，种植体累积存活率为97.2%，年均骨吸收量为0.15mm。对全牙弓种植金-瓷固定桥的5年临床研究也显示，当植入种植体数量大于7颗，种植体平均直径为3.8mm时，同样获得了与之类似的种植体高存活率[142]。然而，对于方圆形颌弓，最好分别在尖牙、第一前磨牙和第一磨牙区域植入6颗8~10mm长的粗糙表面种植体[143]。在尖圆形颌弓中，于中切牙位置多植入1颗种植体可对抗前牙区形成的杠杆力臂，这一点对于粘接固位修复体尤其重要[144]。在这两种形态的颌弓中，采用短跨度的固定桥（1个六单位桥和2个三单位桥）设计有助于修复体的铸造和修理。鉴于无牙颌修复中固定桥的分段数量与种植体存活率（87%/15年）之间并无相关性[145]，这种分段设计特别适合于种植固定桥这种高机械并发症（38.7%/5年）的修复形式[146]。种植固定桥的机械并发症按照发生率高低排列依次为崩瓷、基台松动和修复体固位力丧失。种植体周围本体感受器的丧失、缺少减震作用、磨牙症以及在修复体制作过程中的差错等因素都与种植固定桥修复体中高发的崩瓷率有关。Kinsel等[147]报道，当患者对颌也是种植修复体时固定桥崩瓷率升高6倍，而磨牙症患者固定桥的崩瓷率是没有磨牙症且未佩戴软𬌗垫患者的2倍。

有学者建议使用氧化锆陶瓷替代金属烤瓷材料制作全牙弓种植固定桥修复体[148]。最近的一篇系统综述报道，虽然氧化锆种植固定桥3~5年的种植体存活率很高，但并发症发生率高达30.5%，主要是长石质陶瓷饰面的氧化锆固定桥发生的机械性折裂，这一发生率比天然牙支持的氧化锆修复体并发症发生率高了10%[149]。对裂纹扩展分析显示，崩瓷是由于牙尖位置的陶瓷粗糙度造成的[148]。咬合调整应遵循严格的顺序，从细粒度的金刚砂车针开始，然后使用一系列抛光轮［Dialite line（包括ZR和LD），Brasseler USA，萨凡纳，佐治亚州］进行抛光。此外，Venezia等[150]提出，当饰面瓷仅位于牙冠非咬合功能区，而不覆盖切缘、𬌗缘位置时，固定桥的连接体更坚固，能增加对咬合载荷的抵抗力。但是，有学者报道全解剖形态的氧化锆修复体会造成对颌天然牙列的磨损。牙釉质的硬度和厚度、咀嚼习惯、磨牙症、最大咬合力以及食物对牙齿的磨耗等因素都会影响牙列的磨损。然而，一些研究显示，高度抛光的氧化锆与饰面后的氧化锆、自然上釉氧化锆、金属以及使用釉膏上釉的氧化锆相比，对天然牙釉质的磨损率最低[151-152]。综上，绝大多数对氧化锆种植修复体的研究都不是完善设计的临床对照试验，且随访观察时间有限，因此，应谨慎引用上述研究结果。

即刻负重

对下颌无牙颌进行种植固定桥修复也有进行即刻负重的报道，随访10年种植体存活率为90%~100%[153]。并未发现即刻负重、早期和延迟负重三者之间存在差异。据报道，至少30Ncm扭矩的初期稳定性是即刻负重的先决条件。也有使用超声共振频率分析（Osstell/Integration Diagnostics，哥德堡，瑞典）评估初始稳定性是否满足即刻负重要求（ISQ值达到（65±6.5）单位）[154]。有学者推荐使用金属铸造支架加强临时修复体，防止其折裂，但目前对此存在争议[154-156]。目前，最常见的是采用一体式临时义齿设计，用以在骨整合阶段提供跨牙弓稳定性。而在正式修复阶段，在植入了6~8颗种植体的情况下，通常采用更有利于修复体铸造和修理的分段式设计[145]。有学者建议在3个月愈合期间定期取下临时修复体，例如拆线、评估种植体稳定性、评估软组织、软组织塑形以及进行牙周维护时，但这一观点并未被广泛接受[154,157-158]。新的研究结果显示，正式的种植金–瓷固定桥修复体在5年观察期内饰面瓷崩瓷率为3.2%~25.5%[159]。螺丝固位的种植固定桥的并发症总体上低于粘接固位种植固定桥[160]。将聚甲基丙烯酸甲酯临时桥更换为正式的氧化锆固定桥时，仅在固定桥唇颊面使用饰面瓷，有望减少崩瓷并改善美观[131]。采用不同材料和设计制作的种植固定桥的临床效果差异仍有待长期纵向比较研究。

总结

下颌全口义齿修复最早受益于Brånemark教授偶然发现的骨整合理论，也是其最重要的受益对象。而修复体设计、材料和负重方式的一系列进步则与骨整合理论同样重要，通过不断地更新来更好地满足患者的需求。今天的种植治疗计划决策比以往任何时候都更细致，因为我们不再仅仅满足于种植体的存留，而是要为患者提供效费更高，大幅提高生活质量的治疗结果。在大量独立的、高质量的文献支持下，并考虑一系列全身、局部以及社会经济等因素，我们会提高预见患者治疗效果的能力。

扫一扫即可浏览
参考文献

第19章

无牙颌患者修复体制作中的材料考虑
Material Considerations in the Fabrication of Prostheses for Completely Edentulous Patients

James A. Kelly, Thomas J. Salinas
Mayo Clinic College of Medicine, Rochester, Minnesota, USA

本章节的范围是向读者提供与全口无牙颌患者种植修复的相关材料学信息。过去几十年，大量生物材料与外科技术先后发展，由此应运而生了用牙种植体治疗无牙颌患者的改良方法。基于这种方法的循证信息尚不可靠，根据患者的具体因素，将会对成功率不同的各种方案进行回顾。

种植义齿材料选择的起源

在骨整合之前的几十年，用黏膜支持和固位的修复方式满足患者的治疗需求，被认为是一个挑战[1]。无牙颌患者群体代表了改善义齿支持和固位的最高需求。由于大多数的可摘义齿通过精密或半精密的装置连接于固定锚，采用铸造合金并与聚甲基丙烯酸甲酯联合似乎是个合理的选择。也许有人担心使用贱金属作此用途，会因为某些电位[2]而不利于种植体的健康，因此，使用高弹性模量的贵金属同样也合乎逻辑。了解骨整合相关的一系列活动，还应当关注的是保护种植体–骨界面免受咬合力的影响[3]。选择使用丙烯酸树脂就是为了保护骨界面免受冲击负荷的影响。

这项设计的应用发表后在外科和义齿修复上被认为是成功的，而且不需要对义齿主体进行重新设计[4]。即使有额外的中期成功的经验，结果也并未表明义齿的重新设计在再治疗的时机中是主要影响因素[5]。其他许多治疗中心在进行重复性研究后似乎发现了相当高的"存活率"，即种植体和修复体的存活[6-7]。骨整合种植体的存活，即使是第一代种植体设计，也是相当可预测的，其仍是一项可靠的外科技术。事实是，外科手术存活和修复体存活有很大不同。与其他修复界面一样，选择的材料对维修的需求将以某种方式显现出来。Goodacre等[8]就这些修复体的并发症进行了回顾，并明确覆盖义齿对维护的需求较高。随着文献的积累，Purcell等[9]、Gallucci等[10]和Dhima等[11]都对这种设计的长期成本效益表示关注。遇到的问题有牙齿折断、螺丝松动、折断及饰面材料以某种形式失效。尽管植入部件的一些问题在重新设计后能得到解决，但这些并发症似乎平均在初次植入后7～14年发生。后续则要求改进材料性能、设计测试和优化空间分配技术。

骨整合的出现彻底改变了对获得性与先天性缺牙和相关颌面结构缺损的疾病的治疗。针对这一人群的治疗模式在以往是基于独特的表现因素。虽然许多试点中心已经大规模地治疗无牙颌患者，这些患者的人口结构也发生了很大变化，许多患者的牙齿能保持更长时间[12-13]。

遭受几十年牙列缺失痛苦的患者的口腔状况可能与那些近期缺牙的患者的口腔状况有很大的不同（图19.1）。在这种情况下，必须针对特定的修复设计来进行诊断和制订治疗计划，以此来具体理解空间的考量。基于外科手术[14-15]和修复体[16]的治疗计划应给予适当的考虑，因为，每个治疗方案的成功都有具体要求。

Evidence-based Implant Treatment Planning and Clinical Protocols, First Edition. Edited by Steven J. Sadowsky.
© 2017 John Wiley & Sons, Inc. Published 2017 by John Wiley & Sons, Inc.
Companion website: www.wiley.com/go/sadowsky/implant

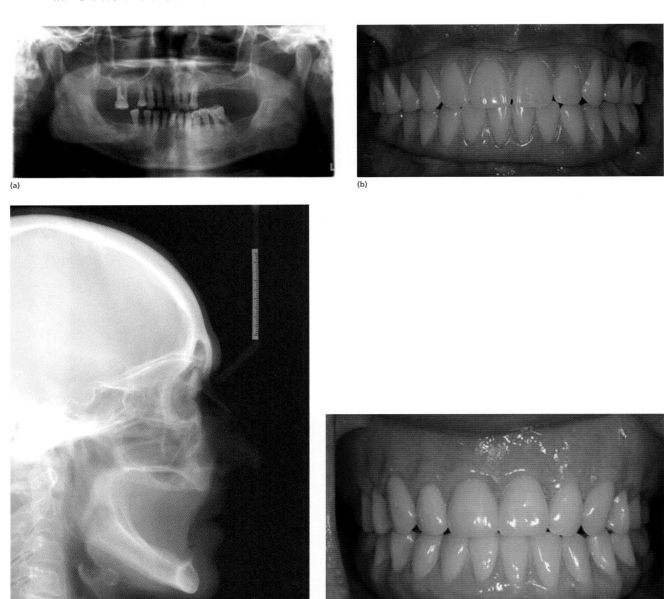

图19.1 （**a**）患者植入种植修复体之前几个月的状态。（**b**）使用牙种植体行固定重建。（**c**）患者牙列缺失几十年后的状态。（**d**）使用下颌骨种植体行固定重建。

初始评估和治疗计划

无牙颌或有需求计划性拔除牙齿的患者，应对其治疗目标与期望进行评估[4,17]。在某些情况下，鉴于患者的条件，那些可能无法实现的治疗期望就需要重新修改直至目标明确。许多用于评估期望的工具被研发出来帮助明确佩戴全口义齿的患者感受[18-21]。这些工具虽然可以洞察行为理念，但是对那些对自己的无牙

颌状态没有合适认知的人没有相关作用。在某些情况下，使用《精神疾病诊断和统计手册》有助于对躯体变形障碍或其他类似的感知缺陷进行认定[22]。如果预期是现实可行的，最初的治疗阶段可能是使用传统的义齿或临时种植体辅助的义齿。

面部形态、颌面轮廓和颌间距离也将为了解有效的恢复量提供重要信息。拔牙或种植体植入前进行相关的模拟或数字化分析非常重要，也为实现良好的治

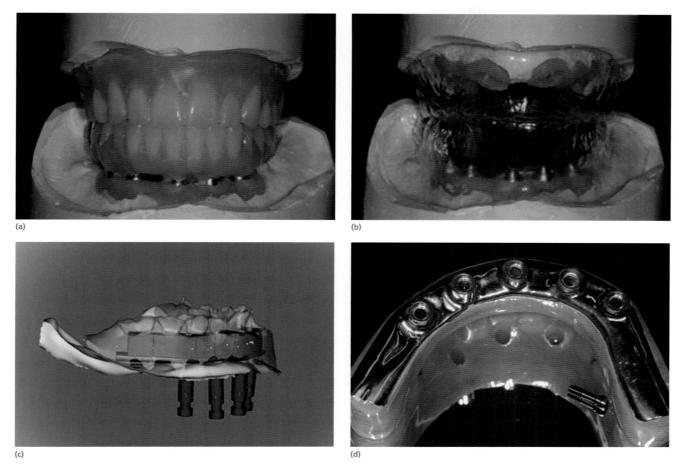

(a)

(b)

(c)

(d)

图19.2 （a）模拟蜡型。（b）蜡型考虑保障上下颌义齿的治疗设计和制作时的空间。（c）蜡型扫描后进行整体桥设计以切削金属整体桥。（d）两种技术都为决定空间限制和合适的修复体设计提供信息。

疗目标打下基础（图19.2）。对患者需求的进一步了解将直接决定为了更好满足这些要求，而采用固定的还是活动修复体的治疗计划。

一旦，考虑到了患者源性的因素，在设计选择中可利用的空间和预期受到的外力将会变得很关键。在做完决定后，对材料特性的理解将进一步辅助这些决策。

下颌无牙颌可以通过各种不同的方式获得有利视角，也确实已经通过各种各样的进入方式开展治疗。虽然对下颌无牙颌治疗特定术式的研究尚有限[16]，但是确有证据证明使用骨整合固定修复体能够改善功能。那些对自己的下颌义齿不满意的患者，可以更换修复体，或是改用种植体支持的覆盖义齿或固定义齿，各自会有不同的效果[23]。对于较为关注有效功能的患者会更倾向于使用种植体辅助的修复义齿。事实上，用上颌全口义齿和下颌种植体支持式义齿治疗的

患者的饮食选择，与使用传统义齿治疗的患者的饮食选择大不相同[24]。

上颌无牙颌修复采用传统全口义齿修复效果似乎更佳，随机对照试验结果支持这一观点，传统全口义齿修复也是治疗上颌无牙颌的标准治疗。如果患者对传统上颌全口义齿表现出一定的满意程度，再进一步开展用种植体固位的修复治疗并未有证据显示有任何优势。然而，如果稳定性或固位欠佳，患者就可能选用其他各种替代的治疗方案。用4颗合理分布的种植钉为上颌覆盖义齿提供固位，已经取得成功，并在支持和固位上有实质性的改善。减小的腭部覆盖面积和金属强化的基托，从患者满意度来看，这种替代性的治疗方案非常受欢迎（图19.3）[25]。相较于使用可摘义齿，使用固定义齿修复上颌无牙颌的患者的接受度是不同的，对面型、颌面轮廓、语音形式的要求同样也不一样。许多年前就有人提出有计划成角度地植入4颗

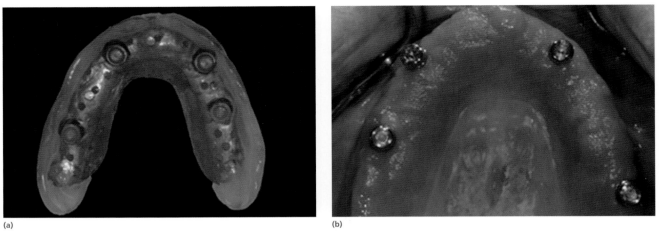

图19.3 （a）减小腭部覆盖面积和金属内加强基托的覆盖义齿设计。（b）合理分布的具有效用潜力的搭扣式基台。

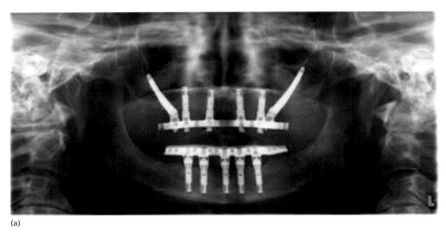

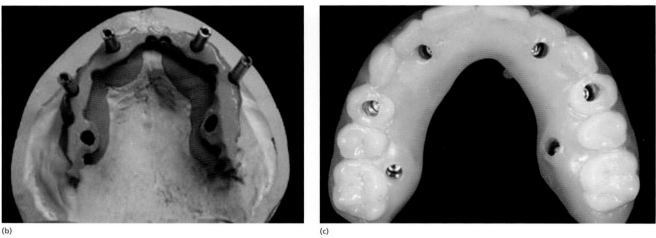

图19.4 （a）无汗性外胚叶发育不全的患者10年随访记录显示多丙烯酸树脂人工牙需要更换。颧骨种植体和传统种植体的外科手术很成功。（b）硅涂层的钛合金六铝四钒框架。（c）层压压膜的丙烯酸树脂和人工牙列。

种植钉为固定修复体提供固位，重复实施的成功率相当高[26-27]。其他研究者在上颌骨后部萎缩的病例中额外使用加长的植入颧骨的种植钉来提供附加的固定作用，也获得较高的成功率（图19.4）[14,28]；而且近来甚至出现了（种植体植入）上颌骨以外的组织的情况[29]。一旦，上颌骨前部的骨头有额外的缺损，颧骨固定的4颗种植体可以被视为可能的治疗方式（图19.5）[30]。采用这些特殊治疗方案的策略是以减少悬臂设计，前

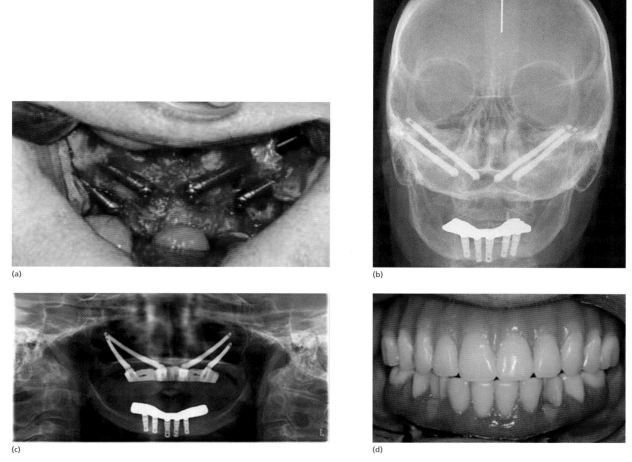

图19.5 （a）加长的颧骨种植体植入萎缩的上颌骨附近。（b）随访的头颅定位片显示稳定的固位。（c）X线片显示随后的平台连接。（d）精密吻合的电加工金属基底的覆盖义齿的临床观。

后部种植体成角和缩短弓形为目标。无论如何，系统综述表明在固定义齿修复牙弓中使用4~6颗牙科种植体有较高的成功率[31]。

材料的基本特性

过去10年，随着聚甲基丙烯酸甲酯、复合树脂和牙科陶瓷的发展，牙科材料的范围发展得相当可观。对常用于种植修复体的贴面和基础结构的材料进行比较，能对其物理性质有全面的了解（表19.1）。虽然甲基丙烯酸树脂可能看起来强度弱一些，但易于修复的属性却相当有吸引力，使美观、垂直距离和咬合方案的重新设计相对简单些。

虽然这些材料可应用于修复体的各个部分，但应当了解合金与瓷的性能有根本的不同。当外力作用于金属上，金属会很明显地发生弹性形变和塑性形变。然而，瓷的这一表现又会相当不一样，尽管这些材料都有很高的抗曲强度，但在逐渐增加的负荷下，瓷可能会突然间断裂（图19.6）[32]。

虽然在理解结构加工要求时，考虑材料很重要，但彻底的诊断和设计原则也是需要考虑的。有很多种途径来治疗要求全牙列修复体修复牙弓的患者。一项基本的诊断流程应全面考虑患者期望、可用解剖条件、颌间距离和生物力学。通过3D的形式评估可用解剖条件，可以将一些诊断和治疗计划相关联（图19.7）。将患者的期望与这个阶段联系起来，治疗团队就能合理地制订出治疗计划，以实现一个可预测的目标。解剖方面考虑的第一部分是确定是否存在足够

表19.1 不同修复材料物理特性的比较（PMMA，聚甲基丙烯酸甲酯）

修复材料	耐压强度[1]（MPa）	弹性模量[2]（GPa）	挠曲强度[3]（MPa）	极限抗张强度[4]（MPa）
钴铬合金		220		520~820
长石质瓷	149	70	65	25
复合树脂	225	21	139	—
PMMA	124	1.8~3.1	137	75
氧化锆	—	210	1087	—
钛合金六铝四钒	970	114	903	930

[1]耐压强度：在标准气缸中测试，其长度是其直径的2倍。
[2]弹性模量：材料在应力/应变曲线弹性范围内的刚度。
[3]挠曲强度：材料标准支撑梁的三点弯曲试验。
[4]极限抗张强度：材料在拉伸破坏前能承受的最大应力。

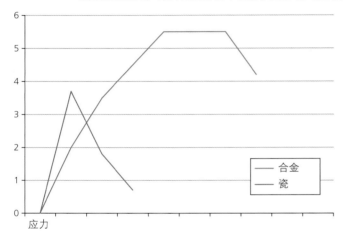

图19.6 应力/应变曲线显示瓷材料相较于合金易碎的天然属性。

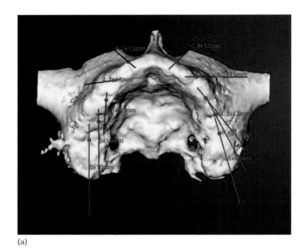

(a)

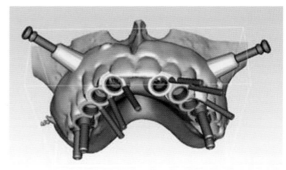

(b)

图19.7 拥有明显的牙槽骨的患者需要一副固定义齿。（a）用CT扫描做数字化手术设计，为螺丝固定的修复体选择种植体的植入点与角度。（b）为支持修复体而计划和实施的外科手术中用到的外科导板。

的骨容量来满足植入种植体的基本需求。在这个基础上，生物力学设计和颌间距离会提供材料选择的信息，因此外科手术原则和修复原则是息息相关的（图19.8）。

一旦考虑到了患者源性的因素，空间可用性与预期承担的外力在材料选择上也会是重要的。在完成基本设计后，生物力学方面的工作经验帮助治疗团队理解螺钉连结方式对多颗种植体界面稳定性的益处。

螺钉连接体的基本机械学原理

为了高效的工作流程和理解潜在的再治疗需求，在制作牙科修复体的时候考虑螺纹连接的力学变得很重要。最基本要考虑的就是力从修复体到种植平台的传递。那些与外力传导和方向特征有关的表面会参与其中[33]。最常见的构造是将外力传递到一颗扁平的或

锥形的种植体连结部，尽管会有锥形多样性的趋势，但在长远来看这些并未显示出有更好的机械阻力[33–34]。预负荷，即平台与基台之间的压力，对于承受足够的夹紧力产生很重要[36]。它是由螺杆内部的拉应力产生的，叫作预负荷。当两个表面夹在一起的时候，接触

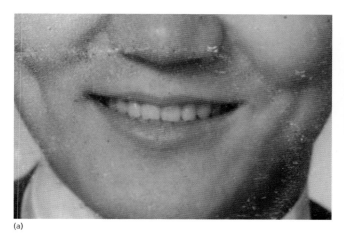

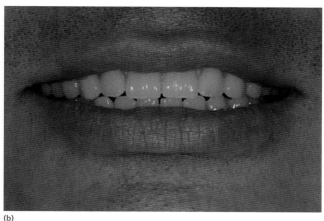

(a)　　(b)

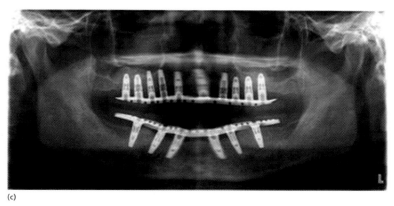

(c)

图19.8　以图18.7的治疗方案开展修复治疗的患者。（**a**）患者在修复过程中要求考虑美观，图为修复后的高中毕业照。（**b**）最后的修复提供了理想的唇丰满度和实现了的美观。（**c**）最后修复后的X线片。

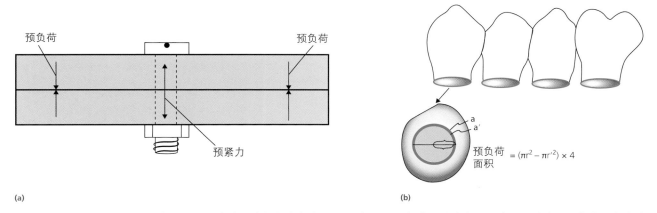

(a)　　(b)

图19.9　施加在固定两个表面的螺钉上的两个表面之间的夹紧力。（**a**）螺纹的预紧力是从稳定两平台的压缩力（预负荷）中衰减下来的。（**b**）在力传递最大化时，种植平台和修复体之间的承重面积是可选的。

的全部区域会传递施加其中的负荷，从而保证长期成功（图19.9）。根据这个原理，接触面承担了基本的负荷（高达90%），从而避免负荷传导到螺钉，使组件作为一个整体来行使功能。为了实现强度足够的螺钉结合这个目标，标准应用扭矩就很重要，应当使用校准的扭矩传递装置。如前面提及的，螺钉结构产生的夹紧力会产生预负荷，它能使修复体的基台–种植体连结处的表面获得稳定。在行使功能时通过这些表面的整平和负荷，会有2%～10%的夹紧力衰减[37]。

力的传递与生物力学

从修复体到基台或种植体界面的力传递强调考虑可用的骨支持。例如，使用特定数量的种植体，理想且广泛地分布在有可用修复间距的无牙颌牙弓上，可能可以直接使用修复体–种植体连结而几乎不需要悬臂设计（图19.10）。在这种情况下，使用螺钉或水门汀粘接基台其组合是可行的。

使用螺钉固位还是水门汀粘接是有争议的，但是修复体可恢复肯定是有利的，必要时可以更好地维护技术并发症[38]。由于技术、材料和部件的发展，最新的螺钉固位重建的生存数据与2001年前的研究报道中的结果很不相同[39]。这篇文章报道了更新的螺钉与水门汀固位的修复体的生存结果，记录了类似5年存活率的数据。使用水门汀的修复体似乎有很多问题，相关

的生物学并发症更多[40]。似乎种植体直径越大，水门汀外渗机会概率也更高[41]。

在其他情况下，骨量有限或没办法在牙弓上植入更多种植体时，使用悬臂或角度修正设计可能是必要的（图19.11）。选择种植体直接连接以最大限度地提高预负荷是可取的，因为这样可以减少修复体螺钉超负荷的可能性，这个问题被认为更可能与螺杆直径减小有关。悬臂设计在种植义齿修复中一直是有争议的。两个独立的系统回顾[42,43]指出固定种植修复体的远中悬臂不会增加机械并发症的风险；一些观测报告表明，采用悬臂设计修复的牙弓中有骨沉积[44]。而其他一些报告表明，尽管生物学并发症似乎不存在，技术性并发症，包括贴面断裂，是很常见的[10,45]，且可能与负荷下的接头的挠曲相关。在这些情况下，悬臂梁的倾斜程度与牙龈厚度的三次方负相关。使用较硬

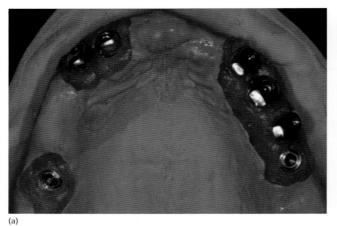

(a)

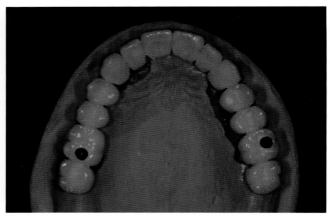

(b)

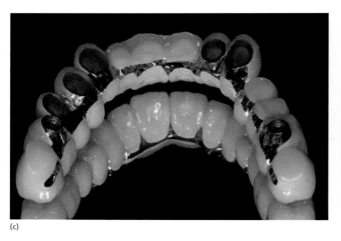

(c)

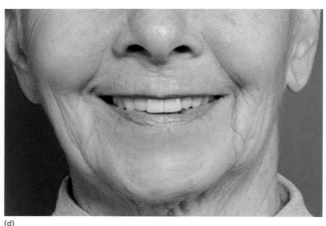

(d)

图19.10　患者上颌牙列缺失，颌骨骨量有限，在可用的骨上选择了（种植）位点。（**a**）用于后牙区种植体的角度矫正和辅助螺钉固定的可伸缩基台设计。（**b**）金-瓷设计与跨弓夹板。（**c**）修复体的凹面显示可伸缩式固位体和直接连结螺钉的连接体。（**d**）固定义齿修复的最终美学效果。

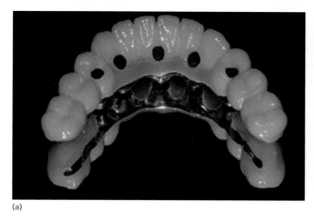

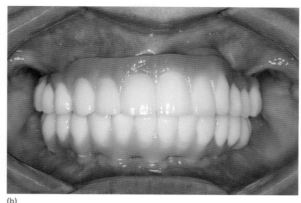

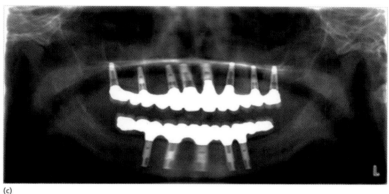

图19.11　（a~c）在对颌是上颌固定义齿时，（下颌）修复体采用直接连接到固定装置的方法，以确保悬臂设计作为下颌骨孔与孔之间唯一的骨整合位点。应用钯-铜框架在悬臂区域获得最大的抗应力。

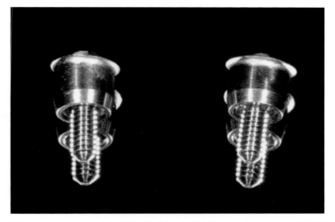

图19.12　用作伴有悬臂设计的固定义齿修复10年后的拆除的标准基台。注意在基台支撑部分形成的唇样结构。

的材料给最前面的螺钉连接带来更多的张力，在这种情况下，种植体平台的直接连接因能获得最大的阻力而最为可取。在悬臂段的种植体组件变形也存在争议（图19.12），这确实会发生，实验室的研究也有类似的演示[46]。这部分可以归因于修复体合金与组件之间的硬度差异，其中坚硬的合金，例如钯-铜、钴-铬或陶瓷，会使钛在年复一年的行使功能过程中发生形

变。在这些情况下，提供新的组件可能有难度，因为制造商会更新修复系统，原先的种植体组件已经过时或者得不到了。用较硬的材料来克服悬臂梁的弯曲是一个挑战，但可以用钛合金替代。虽然钛合金不太可能使基台或种植体平台变形，但持续的高循环弯曲也会有使贴面材料剥离脱落的趋势。

修复体设计

覆盖义齿

　　传统的，覆盖义齿设计是无牙颌治疗的经典方法。微小的改变在甲基丙烯酸甲酯树脂复合物中却是显而易见的，除了使用增塑剂和着色剂外，通过连续注射和低热固化的处理方法使聚合后的总尺寸变化量显著减少[47]。实证研究法给予了覆盖义齿设计的空间考量的建议[48]。更确切地说，覆盖义齿的最小厚度应至少为2mm[49]（承载人工牙的至少需要3mm厚）[50]。树脂基托的空间要求、人工牙和连结体在负荷下应该

提供足够的抗力，在此树脂基托的厚度至少达到2mm才能成为其他组成部分的基础[51]。垂直修复空间是首要考虑的问题，其与基托加固、牙槽骨修整、有意地增加垂直距离、咬合平面定位和覆盖义齿附着体的选择有关。

一些综述使人们了解这些修复体的长期管理中抗力的设计，并导致铸造强化框架的使用（图19.13）[52]。增强的基托更能抵抗裂纹扩展和最终失败。在功能活动异常和对侧为自然或种植体负荷牙列的患者中使用这种增强的设计，也可以减少裂纹的发生和扩散。树脂–金属粘接也是有益的，使这个复合体有更多的化学基础，进一步增强长期稳定性和抵抗微渗漏，即发生在两种材料间内在的裂隙[53-54]。

下部结构和上部结构之间的连接机制可以是基于球帽基台或带有附加球帽连接体的杆状连接体，或精密电化学加工部件。种植体平行性有可能减少单独球帽基台的附着维持。种植体的距离和长度也可能决定杆状连接体的使用。虽然患者的满意度通常不是典型的非此即彼，选择使用杆状连接体通常是指种植体植入的方向轨迹是收敛的或发散的，平行度不好，从而使球帽基台连接出现问题。长期的紧密连接似乎是部分或完全由牙种植体支持的覆盖义齿的主要功能需求[8]。垂直高度的要求可能非常多变，部分依赖于所使用的

系统。简单的Hader杆状结构建议的最低高度为至少2mm，以更精确的电化学加工的基础杆则为4mm，采用标准的2°锥度[55-56]。杆状连接体下方应留有一定程度的空间（1mm），便于卫生清洁和软组织管理。在覆盖义齿的基托上，由杆状下方结构提供的支持会产生一个大的能产生裂纹源的支点。如果要应用杆状连接体，在覆盖义齿基托中考虑采用相应的金属加固卡是很重要的。

固定种植全口义齿

进行固定的牙科修复重建首先应考虑生物力学设计。如前所述，骨整合实施的前10年考虑患者常见的临床条件，这些患者无牙颌有段时间了，以及利用可用的骨进行创新设计。这由Skalak和其他人设计，他们预估了精心规划的悬臂固定义齿设计后的良好生物力学应答（图19.14）。范例的转变伴随着对作用于骨上的生物力学要求引起生理变化的理解[58]，在某些情况下，作用于无牙颌下颌后牙区骨上的作用力被夸大。对于无牙颌患者最常见的治疗方案是上颌全口义齿，下颌在前牙区植入4~6颗种植体，以此支持下颌固定修复体。在世界范围内有广泛且很多类似的研究[1,59]。

传统的丙烯酸树脂–金属固定修复体设计有广泛的系统综述文献记录，且还有长期的数据库，使治疗

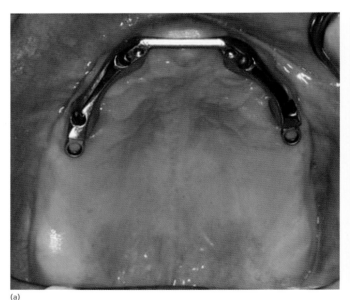

(a)

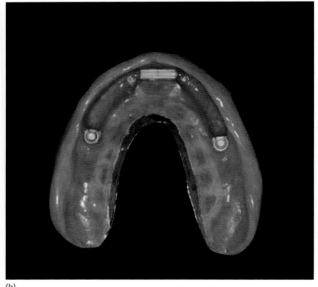

(b)

图19.13 （a）用于支持和固定。（b）金属基底的覆盖义齿设计的Hader杆式连接体。此特点具有印模的完整性、患者的舒适性，以及连结部分的可维修性。

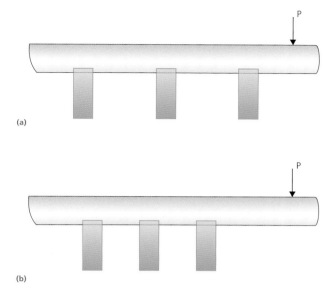

图19.14 （a）在外力"p"施加的时候，伴有分布良好的种植体和最小悬臂的标准悬臂梁。（b）分布紧密的种植体与过长的悬臂导致种植体在悬臂附近产生双倍的抗力。资料来源：改编自Skalak，1986[57]。

变得非常可预测[60]。零干预修复的成功率很低，因为许多这些修复体的部件一旦松动/折裂，或者出现患者特有的生物学并发症，例如软组织肥大[11,61]，就需要处理。据了解，这些研究纳入了第一代种植体修复的患者，这些组件在引入后约15年又经过了重新设计。第二代和后来的修复体设计极大地改变了固定义齿修复的结果。丙烯酸树脂牙齿磨损是常见的，通过查找和重堆新的丙烯酸树脂牙可以解决。这种情况通常发生在第5～第7年，他们可以重新制作表面或由黄金或二硅酸锂高嵌体强化，从长远来看这可能更具有成本效益。贴面材料的失败似乎是最常见的并发症，尽管材料可以有最佳厚度，这仍然很难预测。有些部分可以归因于本体感觉的缺失，因为种植体的修复是静态的，而材料本身是动态疲劳的。其他人认为，颌间关系由于磨损变化迅速，形成的不利𬌗关系导致断裂或分层（图19.15）。

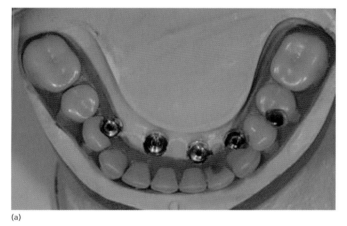

(a)

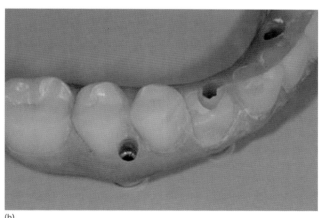

(b)

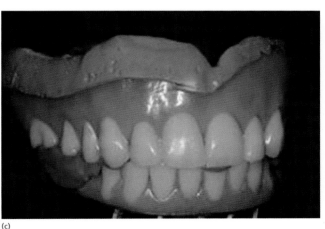

(c)

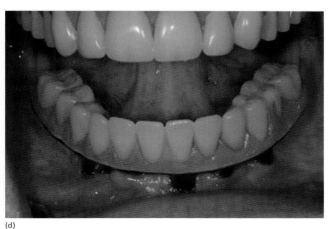

(d)

图19.15 患者用丙烯酸树脂-金属修复体治疗，在一段时间后诉说需要维修。（a）已使用超过8年的磨损的丙烯酸树脂人工牙。（b）修复体上折断的复合树脂层，其对颌是固定义齿。（c，d）在这样的治疗中，通常会要求进行对颌全口义齿的重衬和下颌磨耗的人工牙的更换。

除了专家意见外[50,62]，对于固定的种植体树脂-金属修复体空间尺寸的具体建议只有非常有限的结果数据。然而，现有的最佳证据应规定与材料厚度相关的最佳功能。例如，Choi等表示要有标准的抗性，树脂基托的厚度至少2mm[51]。这项研究还指出，树脂人工牙的存在大大降低了树脂低于破坏的抗力。因此，树脂厚度至少需要3mm或更多，以最好地提供支持、抵抗失败。选择使用铸造合金或CAD/CAM钛支架是明智的，每个方面都有许多各自的优点。用计算机数控（CNC）方法制作支架的简便可能是一个优势，因为它可以大体上用软件进行设计和修正。随后的钛合金或钴铬合金加工可以很容易预测，还可以保留丙烯酸树脂的功能。商业纯钛（等级1～5级）的使用是许多制造商最初生产范围的一部分（表19.2）。虽然5级钛的弹性模量与工业纯钛相似，但其在保持完整性的同时，能承受较高的循环弹性变形。Ti-6Al-4V（5级钛合金）和钴铬合金更现代的使用方式，因此支架结构具有更高的抗弯强度，使它们能够进一步抵抗变形。这些较硬的合金在悬臂设计中可能特别有用。虽然硬质合金加入后抗变形的能力大大提高，但在现有的软件中很少有参数表明临界材料的高度和厚度。鼓励治疗组在无牙颌模型中使用悬臂设计时考虑伴有不利负重的概念（图19.16）。将这种治疗模式外推到对颌为天然牙或牙种植体修复的牙弓上，可能会有风险和机械并发症。横截面面积和结构[63]，特别是高度，对悬臂阻力性能至关重要。对不同横截面面积的Ti-6Al-4V杆进行标准化测试表明，建议使用最小高度为4mm和最小宽度为4mm来最大限度的抵抗变形（图19.17和图19.18）。

对采用3mm或更大的树脂厚度、4mm杆的高度和最小3mm的人工牙存量的空间建议，若计划使用树脂-金属固定种植全口义齿，要确保留有10～15mm的可用修复尺寸。

表19.2 不同级别钛的物理性能比较。美国测试协会提供的数据和材料（ASTM国际标准）

合金	屈服强度[1]（MPa）	抗拉强度[2]（MPa）	弹性模量[3]（GPa）
商用纯钛1级	172	241	103
商用纯钛2级	276	345	103
商用纯钛3级	379	448	103
商用纯钛4级	483	552	104
Ti-6Al-V4	828	897	114

[1]材料塑性变形时的应力。
[2]材料在拉伸破坏前承受的最大应力。
[3]沿应力/应变曲线的材料弹性变形抗力斜率。

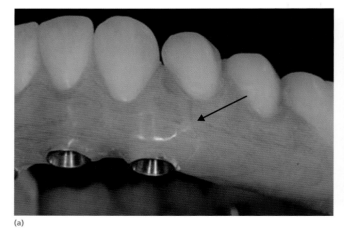
(a)

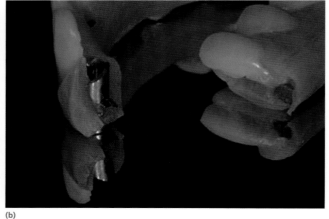
(b)

图19.16 （a）树脂贴面失败，表明后牙区种植体远端的框架弯曲。（b）数控加工钛框架的后续失效。

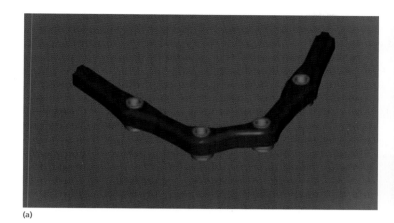

(a)

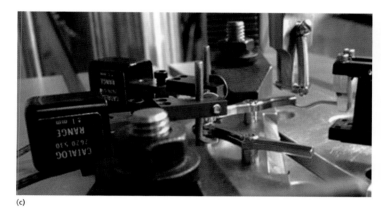

(c)

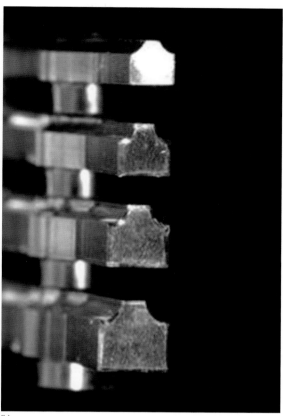

(b)

图19.17　（a）Ti-6Al-4V钛合金杆状结构的检测。（b）不同横截面的悬臂梁实行标准化负重的检测——横截面有2.5mm×2.5mm、3.0mm×3.0mm、3.5mm×3.5mm和4.0mm×4.0mm的。（c）静态测试与动态测试的仪器。

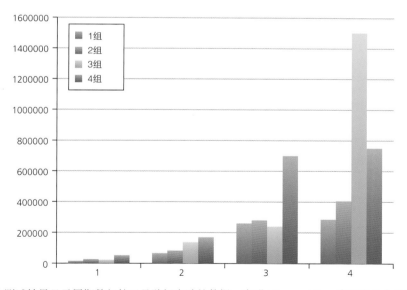

图19.18　标准化的实验室测试结果显示周期数相较于悬臂杆失败的数据，表明4.0mm×4.0mm表现出最大的抗变形能力。

金-瓷固定牙科修复体

　　金属铸件的精度比计算机数控（CNC）加工支架的精度低10倍[64]。虽然对铸造支架的长期随访显示其存活率与数控支架类似[65]，被动就位的重要性似乎难以捉摸[66]。尽管这些技术更准确，在动物模型[67]和中长期的随访[68]中它们并没有显示出差异。如果使用了悬臂设计，谨慎的做法是考虑使用具有高抗拉强度的合金。钯-铜合金是一个很好的选择，因为它的抗弯强度接近900MPa。

在颌间距离有限时，金-瓷修复体的设计可能是明智的选择。在选择不明确的情况下，制作诊断性修复体可能有助于确定丙烯酸树脂-金属设计是否合适（图19.19）。使用传统的金-瓷设计具有特殊的优点，因为金属和陶瓷之间的热膨胀系数和收缩略有差别，在冷却时对陶瓷产生的压力，使其具有相当的强度。该支架的特定合金选择在这种类型的多单元修复

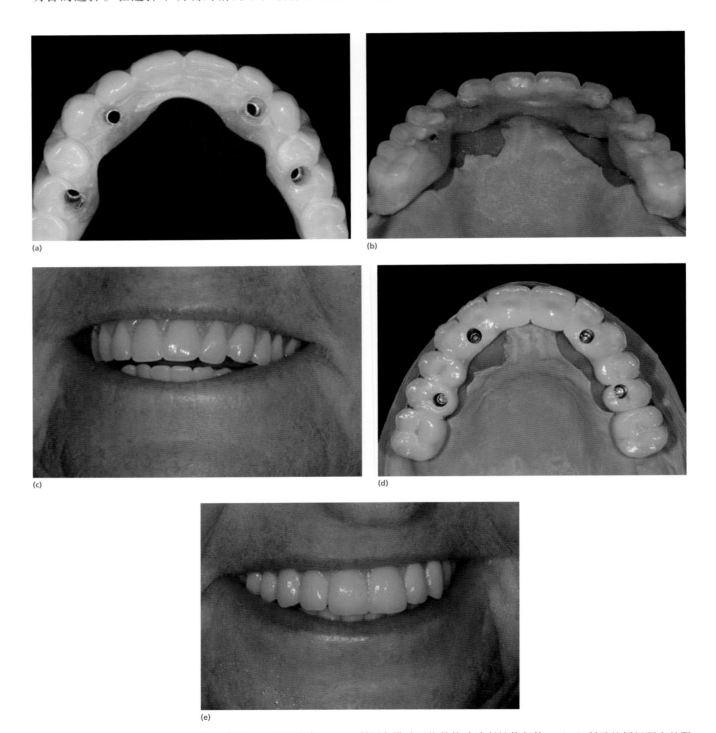

图19.19　颌间距离受限会妨碍丙烯酸树脂-金属的设计。（a）利用印模验证指数构建诊断性修复体。（b）所示的颌间距离的限制。（c）诊断性修复体的美学满意度和功能试验。（d）金-瓷固定修复体的复合结构。（e）确定性修复体的临床表现。

中具有重要意义。选择合适合金的先决条件将部分取决于对修复体的设计，部分取决于饰面瓷的选择。多年来金-钯合金由于耐腐蚀性强，一直是一个受欢迎的选择。将该合金应用于多单位固定义齿，其拉伸强度是可取的，因为它的成分包括接近50%的金和40%的钯。近年来，随着黄金成本的增加，这种合金的使用因成本过高而受限。银-钯合金（银37.7%、钯53.3%、铟>1%、锡8.5%、钌>1%、锂>1%）是另一种选择，它提供了显著的抗折强度（450MPa），且与大多数长石质瓷高度兼容。这种合金的不足之处在于其绿色的色调，可以渗入到瓷中，与银的含量有关。另外，钯-铜合金（钯80%、铜10%、镓9%）因为耐腐蚀性仍然很高，其抗形变能力也比其他大多数贵金属合金更强，已投入使用（表19.3）。这种合金的一个缺点是强烈的氧化物堆积，很难用不透明的瓷层来掩盖[69]，所以它更适合用于丙烯酸树脂-金属修复体。不喷砂

去除深色、厚的氧化层，其剥离的可能性比其他合金高。钯基合金的另一个缺点是对于镍过敏的群体有高的交叉反应产生[70-71]。虽然镍过敏发病率在减少，但一般发病率据悉依旧高达10%~15%，且通常与手部湿疹相关。在计划阶段，包括镍过敏的筛查问卷是必要的，以避免任何诸如金属过敏的难题。

设计金属底座也是很重要的，以解剖形态的切割和传统的支架框架设计为主，尽量减少在烧成和冷却过程中的失真（图19.20）。这已有很多的记录，是烤瓷熔附金属修复的基础[72]。其本身也是一个巨大的优势，在当前数字技术的软件不能满足这种定制需要时，为每一种情况设计特定的轮廓。使用金-瓷结合的铸造技术需要慎重考虑，因为制造出适合多单位应用的铸件是非常具有挑战性的。White[73]的一些著作中，给出了浇筑和获得适合咬合面金属铸件的策略，且不需要用钎焊技术来补偿金属铸件的冷却收缩。

数字技术的发展使得对照设计更好地实现所需要的轮廓和配置。陶瓷和钛的研磨加工会很有吸引力，因为对空间方向和对颌的控制允许对独特定制的咬合设计的开发。然而，多单元修复所用的加工陶瓷需要大的邻间横截面积以获得最大阻力。相比之下，铸造金属支架的邻间连接器比大多数加工的高强度陶瓷强多了。由于所涉及的成本，目前加工贵金属合金尚不可行。在吸收发生的地方，创造美观的牙齿比例需要制作某种形式的人工牙龈[74]。在吸收严重的病例中，可能需要大量的牙龈瓷层形成正确的牙-牙比例并创

表19.3　金-瓷修复体合金的选择

合金	抗拉强度（MPa）	弹性模量（MPa）
钯-铜合金	795	97
银-钯合金	415	98
金-钯合金	505	118
钴-铬合金	500	198

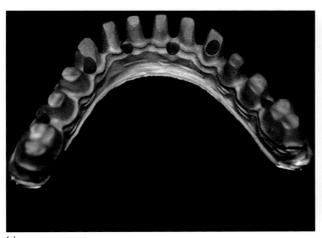

(a)

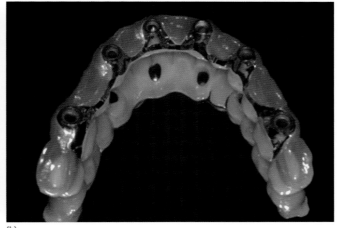

(b)

图19.20　（a）半口框架设计。（b）这种设计用于均匀地支持瓷器，减少冷却时的框架应变收缩。

建一个美观的形态（图19.21）。许多材料可用于达到这一目的，对局部义齿患者，在明显看得见分界的地方，主张结合使用主体为牙龈色的瓷层与薄的复合树脂贴面[75]。然而，层压树脂由于磨损和颜色稳定性

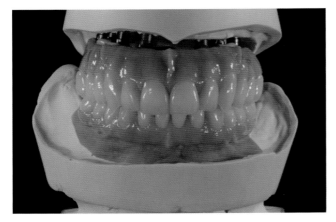

图19.21　在需要显著的牙龈结构的组件式修复体上的牙龈瓷。这允许建立正确的牙–牙比例。资料来源：Riera等，2010[82]经Quintessence Publishing Company Inc.许可转载。

差，在使用中会有维护的需要。在无牙颌牙弓中，是不需要使用这两种材料的"混合方法"的，除非美学区域内有残留牙槽嵴的改变（图19.22）。由于牙齿颜色的多样性，牙龈色瓷应仿拟出不同牙龈组织的各种元素的细微差别。这就需要对颜色和纹理进行更多的处理[76-77]。

这些修复体的连结方法可以是多种多样的：要么直接连接到种植体，要么与定制的套管支持支架相结合。与任何层压修复一样，贴面断裂的可能性仍然存在，应尽量减少。降低陶瓷断裂风险的附加策略包括尽量减少表面粗糙度、回火温度、离子交换、减少烧结次数和在热系数逐渐不同的情况下逐步分层[78]。

固定义齿组件

使用组件修复体是长期维护固定义齿更为现代的方法[79-81]。有人提议要解决近来难以寻找训练有素

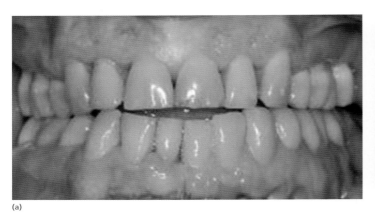

(a)

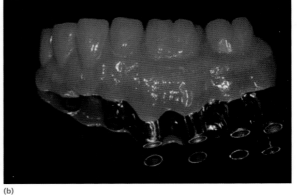

(b)

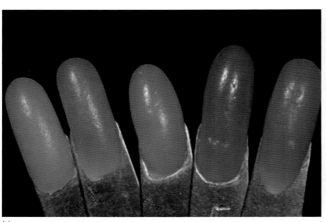

(c)

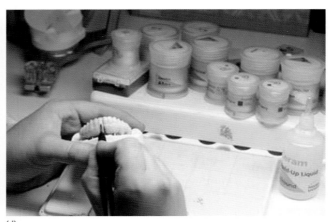

(d)

图19.22　（a，b）行下颌骨切除术的患者的牙弓形态明显不同，用金–瓷修复体治疗。（c）定制的牙龈阴影标签。（d）牙龈瓷层压技术。资料来源：从Peter Angelus, M.D.T处获得转载许可。

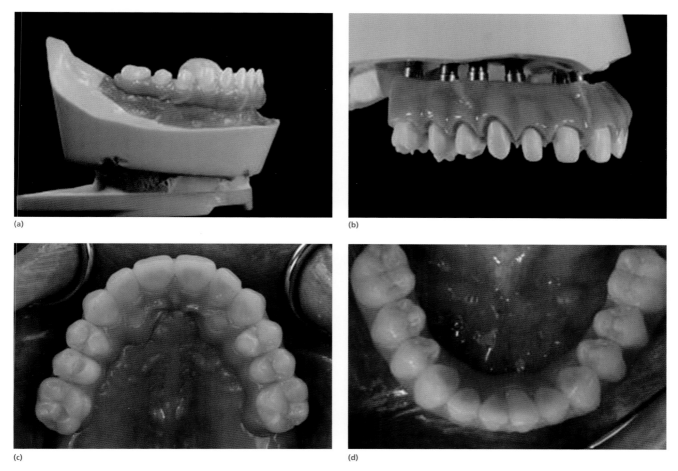

(a)　　　　　　　　　　　　　　　　　(b)

(c)　　　　　　　　　　　　　　　　　(d)

图19.23　（a，b）层压氧化锆主要框架与计算机辅助设计且能回收处理的氧化锆冠构成的组件式修复体。（c，d）在粘接咬合单位后完成的修复体的咬合面观。资料来源：Riera等，2010[82]经Quintesence Publishing Company Inc.许可转载。

的牙科技师这一难题，可以采用大部分由数字化手段制造，并能长期使用的这种修复方法。主支架的结构可以是钛或锆[82]，随后饰以仿牙龈的贴面材料（图19.23）。最后的轮廓保留一个支持性的准备区域来制作个性化"牙冠"，随后可以粘接到主支架上。任何一个单位的故障可以允许单独排查和"再加工"，不需要让整个修复体重复的烧结。

整体固定义齿

减少修复体维修的附加策略包括使用整体氧化锆与专门染色技术[83-84]。可供加工的锆盘的尺寸很灵活，厚度可高达30mm以符合整体设计所需的颌间距。随着半透明氧化锆的继续发展，这些修复体前部的分层对于保持最大的美观潜能很重要（图19.24）。整体的氧化锆修复体至少在短期随访中有良好的预后，因为主要的问题出在对颌的修复体上[84]。对氧化锆堆叠修复体维护的一些担忧确定了与其使用有关的因素[85]。剥落和分层是并发症的主要形式[86]，理论上讲，这是由于冷却时贴面材料的热膨胀系数差异较大[87]。氧化钇稳定的氧化锆材料一直有点问题，因为在使用高压/高速打磨以蚀刻或粗糙表面时，它很容易转化为单斜相（脆弱的）形式。不过，低气压颗粒研磨是有帮助的，没有不当的相变风险，可能会产生更好的长期粘接效果[88]。

将氧化锆直接连于种植平台已经引起人们对其在负重下耐磨耗潜力的担忧。实验室研究已经显示[89-90]，

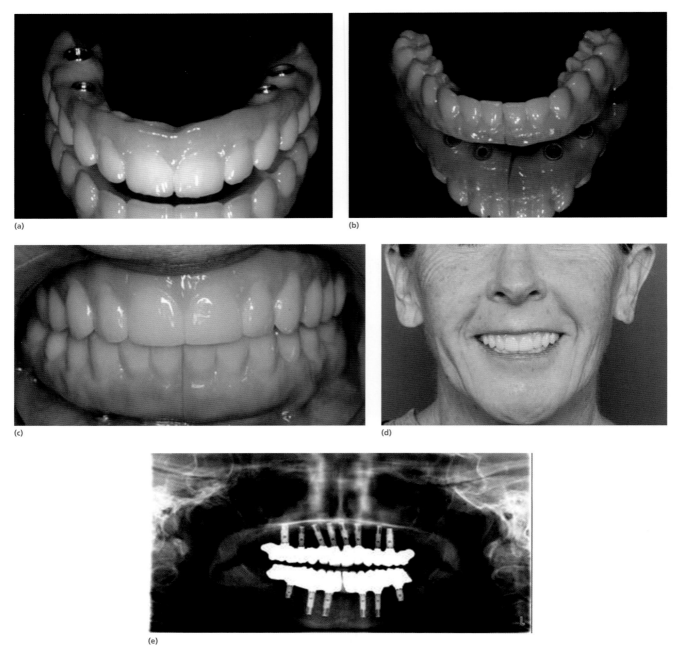

图19.24 氧化锆为主的全牙弓修复体。（**a**）具有后牙区螺钉固定的基台支持的和前牙区可伸缩支持的上颌修复体。（**b**）保留螺钉设计的下颌骨节段性修复体。（**c**）口内观。（**d**）前视图。（**e**）治疗后全景片。

这样连接会有损害种植体平台的可能，同时使钛碎片进入组织内，有可能造成染色现象[91]。由于这样那样有关合适的原因，在行这种类型的修复之前，提倡使用钛基。出于各种因素的考量，包括烧结后种植体表面的内在差异和基台位置的3D变化，将氧化锆主体粘接在钛基上是有利的。很多年前，因为铸造技术不够精确，引入了这项专业技术，它是在患者身上完成

的，因而拟合更精确[92-93]。在这一治疗过程中的风险有功能状态下钛基的剥离，没有软组织附着到基牙时易出现水门汀的外渗或残留多余的水门汀。认识到残留多余的水门汀的症状和体征对于扭转任何相关的病变很重要[94]。最近的一些战略建议是使用镂空修复和内镂空基台[95]。

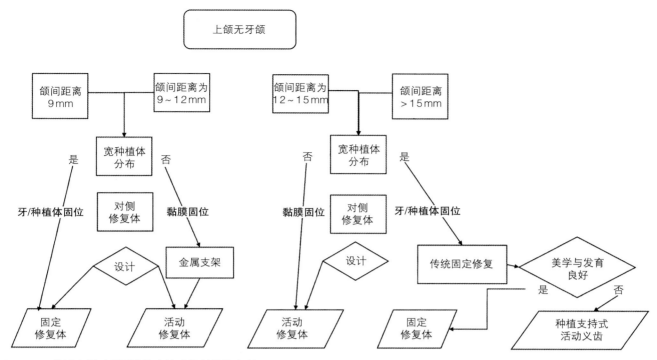

图19.25　设计上颌无牙颌种植支持式修复体的流程。

提供设计流程

在设计无牙颌修复体之前应考虑口腔生理学的基本原则。另外一些患者相关的具体因素有言语表达、方便清洁、颌间距离、种植体植入位置、咬合关系和患者的偏好。

对上颌无牙颌修复的要求是多方面的，必须考虑到美学、语音学、颌间距离、对颌设计以及种植体分布。图19.25给出了系统方法的一些指导原则。指导提出，首先考虑的是可用空间，其次是其他对种植体分布和对颌设计有影响的因素。需进一步考虑上颌骨严重吸收得结合使用临时修复体来模拟发音和美观。在某些情况下，一个精确的可拆卸修复体被认为能最好地帮助发音，同时改善美观和卫生。

下颌修复体的设计同样也有很多因素，包括基于颌间距离、对颌设计和种植体分布的功能和生理因素，而美学和发音的变量则影响较小（图19.26）。下颌修复体的支持设计相当于或略大于上颌修复体的宗旨是重要的，因为上颌固定义齿不应该对抗黏膜支持式的下颌义齿。这样的设计在维护和修复体整体稳定性上表现不好。

修复体材料选择

在为选定的设计确定了局部和患者相关因素之后，就可推荐选择合适的修复材料，并提出长期维护的问题。

对侧为种植体支持式修复体或恢复牙列，或是在限制的颌间距离内构建的覆盖义齿，应该包含某些金属强化的基托，并应考虑用金属或陶瓷高嵌体来维持垂直距离。

一般来说，一个可取出的金-瓷设计可以用在颌间距离有限的固定义齿中。这是一个可靠的设计，允许一定程度的修复，兼具美学和强度。金-瓷设计的张力欠佳，悬臂使用要限制。在有功能异常、设计组件或使用整体氧化锆可能是一个更合适的选择。颌间距离大时，在对颌咬合力较低的情况下可以使用金属-丙烯酸树脂设计。当然，临床医生可能会选择背离这些建议，因为病例千变万化，并不意味着一种材料的选择优于另一种选择。

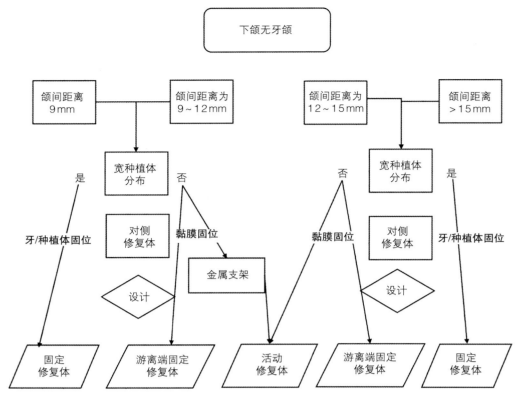

图19.26 设计下颌无牙颌种植支持式修复体的流程。

修复技术

　　各种全口种植支持式义齿材料的使用，部分程度上基于牙科实践中义齿维修的实验室支持。例如，在修复体设计时可能要考虑到脱落的丙烯酸树脂人工牙需要进行有效地修复。这种修复体在技工室的支持下可以有效地进行修复，而其他专业意见/支持可能会使人们考虑添加陶瓷，这会变得更复杂且涉及更多的风险。

　　覆盖义齿的设计，无论采用螺钉状或杆状固位的连接体，与所有其他修复体相比更需要维护[8]。通常，连接体必须改动，组织面必须重衬，人工牙要更换，或者因为断裂基托要修补。虽然有些研究认为螺钉连接体优于杆状连接体设计[96]，但其他研究发现某些附件比其他替代提更易于照料[97]。一些系统综述指出，与种植体分布相关的高可变性并不能证实某一具体的建议，但可以支持一些关于基础抗力设计的信息[98]。

　　如果对颌的咬合面与义齿基托适应性的理念也适用，作为预期中的长期维护程序之一，丙烯酸贴面修复体的表面重修是相对简单的。如果单个人工牙需要更换，建议最少量地增加自固化丙烯酸树脂，保留沟嵴部分的完整性用以支持恢复垂直距离，使修复尽可能稳固[99]。其他用来保持垂直距离的策略有在后牙区将金属或陶瓷高嵌体与丙烯酸树脂人工牙层压，从而保持前牙的覆𬌗/覆盖关系。如果是黏膜支持式，也应该保持基托的适应性以提供咬合关系。随着咬合关系的垂直距离与𬌗平面的重建，建议再建立双侧平衡的咬合以利于两牙弓中更弱的一方。最后，确认美学参数，完成修复。如果有磨牙的困扰，建议使用设计成平面形状的保护𬌗垫，一般由热塑性材料制作（图19.27）。

　　对于瓷贴面损坏的情况，保守的方法可以是再成型或将小碎片抛光处理；出现更广泛的问题时就需要准备一个瓷质层压的贴面（图19.28）。金-瓷结合失败（即金属暴露）可能提示需要节段重烧或整个瓷贴面部分重做。最重要的是在陶瓷烧制之前一定要干燥处理，因为任何残留的水分会导致灾难性的崩瓷。每个被烧周期会将更多的可用陶瓷转变为白榴石，增加

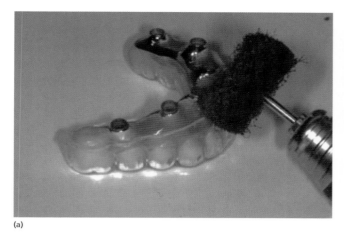
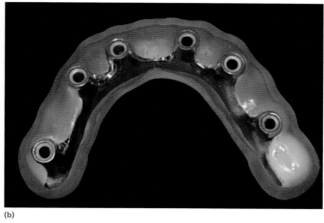

(a)

(b)

图19.27 聚乙烯材料咬合防护套。（a）用泡沫砂轮完成修复体。（b）说明最大适应性的殆保护装置的最后完成。

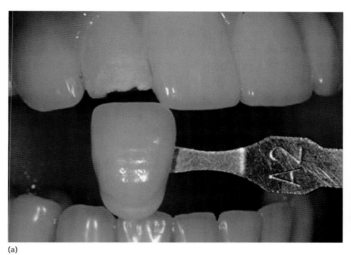
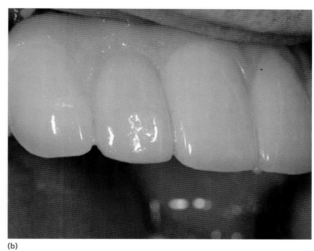

(a)

(b)

图19.28 患者的金–瓷修复体折裂了。（a）阴影选择的轻型贴面预备。（b）二硅酸锂压制贴面粘接在蚀刻的瓷面上。

陶瓷的热膨胀系数，从而改变结合金属部分时的残余压应力[78]。反复烧结或节段性修复将大大改变陶瓷的阻力特性，因此整个结构的重新贴面是值得考虑的。

维修组件式修复体可以通过借助存储有咬合/牙冠单元组件数据的数字数据库，其能快速且容易地再造一个该单元，从而在口腔内部或外部使用粘接装置来粘接组件，完成维修。

分段式与整体式修复体的设计也有些争议，这取决于操作者的偏好。在全口义齿中植入更少的种植体的倾向可能会决定使用整体式修复体设计。然而，因为存在贴面损坏的可能而需要维修与重做，分段式的修复体又有其优点。大跨度的金–瓷单位在没有多种烧制条件的技工室可能更难制备，这类烧制能将更多

的可用陶瓷转变为白榴石，增加陶瓷的热膨胀系数，从而改变结合金属结构的陶瓷的残余压应力。Lambert等[100]报道牙弓上修复体的数量对修复的成功率无影响。如果种植体脱落，分段式修复单元也将有助于终端供应商更易于维修和更换。

总结

在过去10年中，许多牙科材料的发展经历了一次复兴。无牙颌患者的治疗材料的选择取决于患者的具体因素，例如颌间距离、骨量以及提及的生物力学设计。决策制定的详尽方式，应该从所有团队成员的诊断和治疗计划开始，来确保取得预期的结果。修复材

料的体积常常是设计的一个参考因素。偶尔做一个诊断修复体可以作为最终修复体的先导性设计参考。虽然算法可能有帮助，但是决定使用特定的材料组合却不是主观的，应该考虑到美学和功能的要求。口腔修复医生应谨慎选择，但也应与患者讨论维修的责任以及他们对义齿日常维护的义务。

扫一扫即可浏览
参考文献

第20章

无牙颌患者种植修复的数字化方案

Digital Alternatives in the Implant Restoration of the Edentulous Patient

Mathew T. Kattadiyil

Loma Linda University School of Dentistry, Loma Linda, California, USA

简介

目前，有多种数字化应用可用于无牙颌患者的种植修复。然而，这些应用多是近年来出现的，还会随着时间和新观点的出现而不断改进。这些应用包括数字化印模、计算机辅助设计计算机辅助制作（CAD/CAM）的金属或氧化锆基杆/下部结构，甚至是种植辅助义齿的制作。临床医生都有这样的共识：只有将最终修复体铭记于心，才能设计出成功的种植体。而这需要对种植体进行理想化的规划和植入。种植支持的全口义齿设计和制作中没办法调校。一副妥善制作的义齿充当这一设计的理想模板。

全口义齿制作的历史可追溯到大约250年前的美国，那时的义齿是在象牙上雕刻而成[1]。乔治·华盛顿总统所佩戴的木制义齿和他对它们的关注已成为美国历史的一部分。从那段时间至今，全口义齿制作涉及的概念、技术和材料已随着时间的推移而不断发展和改善。另外，人口老龄化促使了人们对全口义齿的需求[2]，从而维持了研究者对全口义齿制作进行革新的关注。利用数字化和计算机辅助工程制作全口义齿的技术重获热度也证实了这一点。临床医生有多种方法来修复无牙牙牙（图20.1）。这些包括在某些制造阶段使用数字化技术的修复体（图20.2）。展示了固定全口义齿的制作步骤，并标明了其中可应用传统或数字化技术的步骤。

尽管数字化装置已广泛应用于固定修复中，但关于计算机辅助工程技术的文献报道最近才出现。在某

种意义上，主导了数字化装置在活动修复中的应用。

1994年，Maeda等[3]首次提出了开发用于设计和制造全口义齿的计算机辅助技术的概念。在这篇报道中，作者们描述了应用光固化复合树脂材料制作全口义齿的快速成型技术。他们还预测数控切削技术有望应用于义齿数字化制造。几年后，Kawahata等[4]报道了计算机数控切削技术有望应用于义齿的制造和复制。

Goodacre等[5]利用三轴铣床研磨白榴石制成了一副粗糙的"概念验证"义齿基托，以此来描绘CAD/CAM技术的发展。之后预聚合聚酯（聚甲基丙烯酸甲酯）也成了一种义齿基托材料，比白榴石更常应用于全口义齿制作。

Kattadiyil等[6]总结了目前两大数字义齿系统：AvaDent数字义齿和Dentca™ CAD/CAM义齿。他们回顾了这两个系统的义齿制作协议。二者均具有的一个优点是：与传统制作方法相比，数字化系统将临床就诊次数从传统的5次降至2次。CAD/CAM技术相对传统技术的另一可预见的优势是减少了实际治疗时间，降低了费用，避免了聚合收缩。有望利用电子数据库中第一幅义齿制作的相关数据更为便捷地制作新义齿进行更换。简化制作步骤的同时，由于与之前的义齿形态一致，患者可更快地适应新义齿。

Bidra等[7]在其有关计算机辅助技术（CAT）应用于全口义齿制作的综述中，预言CAT在全口活动义齿修复体制作（CRDP）中的应用可能会显著影响患者护理、口腔教育、公共卫生和口腔领域的研究。

Infante等[8]详细描述了数字扫描技术在制造切削

Evidence-based Implant Treatment Planning and Clinical Protocols, First Edition. Edited by Steven J. Sadowsky.

© 2017 John Wiley & Sons, Inc. Published 2017 by John Wiley & Sons, Inc.

Companion website: www.wiley.com/go/sadowsky/implant

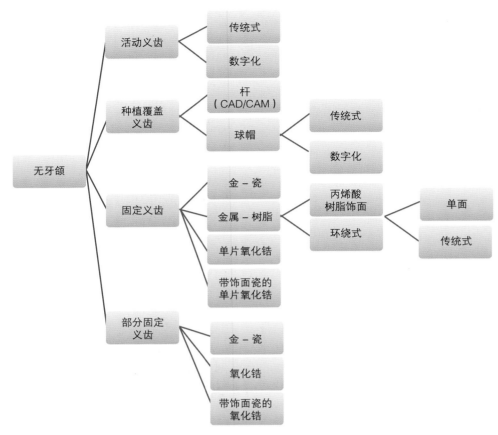

图20.1 无牙颌义齿修复选择的示意图。

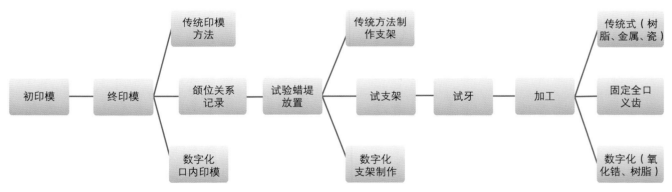

图20.2 固定全口义齿的制作步骤以及可应用传统或数字化技术的步骤示意图。

全口义齿中的应用。他们记录了一种很常用的数字CRDP系统（AvaDent，GDS）所涉及的制造方法。

为了改善全口义齿的固位和稳定性，临床医生引入了种植体，这对无牙颌患者生活质量产生了巨大的影响[9-10]。在2002年发表的McGill共识指出[11]，每个无牙颌患者都应考虑双种植体支持的下颌覆盖义齿，他们声称"有确切的证据表明，双种植体支持的覆盖义齿应该成为下颌无牙颌患者的首选治疗方案"。于2009年发表的York共识肯定了McGill的观点，文中表明"现在有大量证据表明佩戴种植体支持覆盖义齿的患者的满意度和生活质量明显高于那些佩戴常规义齿的患者"[12]。

本章将概述数字技术在种植体支持修复体在无牙颌患者修复治疗中的创新应用。

数字化种植体支持全口义齿的应用

目前，人们对于数字化义齿制作的兴趣与日俱增，促使无牙颌的种植支持修复技术应用的探索不断扩展。虽然目前该应用还处在初始阶段，但已经有一些病例报告显示出该技术广泛应用的前景。

Bidra等[13]这样描述这一技术的应用：采用分次数值化义齿加工制作总义齿，随后在初戴时口内获得附着体后转换为种植覆盖义齿。Lozada等[14]和Kattadiyil等[15]报道了一些数字化义齿技术在提高无牙颌患者手术和修复期治疗效率的独特应用。他们分两部分，详细描述了CAD/CAM技术在手术和修复期治疗中的应用。

第一阶段，即手术期，Lozada等[14]描述了临时义齿的制作过程，即利用专利技术充分研磨（义齿基托和牙齿）。随后，数字化义齿制造商研磨出一个影像模板，它是与受信标记相连的下颌临时义齿的复制品。仅对影像模板进行CBCT扫描，然后按照NobelGuide™/NobelClinician协议，利用标识和患者的CBCT扫描将影像模板在口内定位[16]。医生使用NobelClinician软件（图20.3），基于义齿基托和牙齿对现有骨骼和重要解剖结构的方位设计种植手术方案，因此可为每颗种植体确定最合适的位置。一旦，种植位置方案确定，就可制作NobelGuide™手术模板。

在一个由两家公司利用各自不同优势的软件合作取得成功治疗结果的经典模型中，应用NobelClinician软件设计的虚拟种植体位置被Global Dental Science公司用于制作AvaDent™下颌转化义齿（图20.4）。这种转化义齿的基托上有磨好的通道，便于种植基台植入

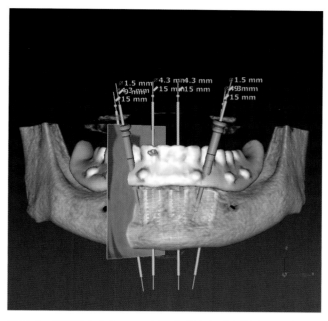

图20.3　使用NobelClinician方案完成植入手术的计划。放射导板是一个打印的、形态与数字临时义齿相同的复制品。

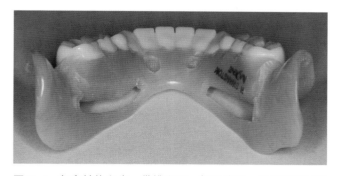

图20.4　打印转换义齿，带槽和凹，便于放置，连接到临时基台，转换为临时固定全口义齿。资料来源：经得克萨斯州奥斯汀市Ankur Dahiya许可转载。

后临时附着体就位。在其基托上还有一个预磨槽，槽上有少量支柱将周围基托与义齿中心部位相连，使转化义齿可发挥即刻临时固定全口义齿的作用。通道和槽可将该转化义齿转化为固定义齿，同时利用周围基托的固位稳定性，使义齿可精确戴入患者口内，与临时附着体契合。AvaDent™转化义齿使用自聚丙烯酸树脂与临时附着体连接（图20.5）。一旦树脂聚合，槽上的支柱之间的间隙被填满，使转化义齿转化成即刻

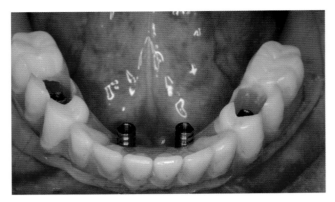

图20.5 下颌转换义齿容易安置在软组织上。已经利用手术数字计划中的信息制作了接入孔。临时基台已经放置在种植体上，准备好粘接在转换义齿上。注意外围支点，以便于分离。

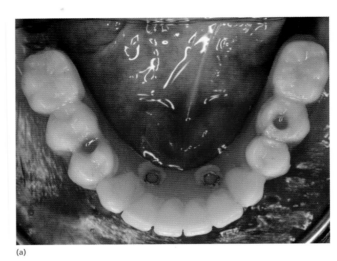

(a)

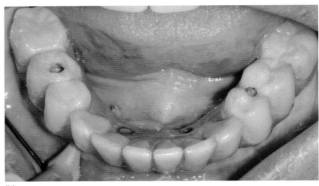

(b)

图20.7 （a）下颌转换义齿的咬合面观。（b）用于清洁转换义齿间隙表面的牙间隙刷（方便使用）。

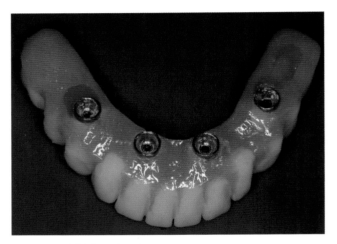

图20.6 下颌转换义齿组织面。

固定全口义齿（图20.5～图20.7）。这种方法减少了术中形成转化义齿的时间。

在第二阶段，Kattadiyil等[15]描述了修复阶段数字化技术的应用，即通过使用Lozada等[14]报道的第一阶段时就获得和储存的电子数据。他们详细描述了如何将之前获得的准确数据应用于最终下颌固定全口义齿的设计和制作中。

在这一修复阶段，Global Dental Science公司提供了一种固定义齿最终印模的定制化印模托盘（图20.8a）（它是临时义齿的复制品，只是中央部分被磨除，以方便印模帽与相连的验证夹契合）。他们同时提供一种验证夹模板（图20.8b），与利用外科设计软件获得的信息制成的印模帽契合，并与口内印模帽有效相连。

这种验证夹可与临时附着体或印模帽紧密相连，具体选择哪种可依据各医生的偏好。验证夹与印模帽通过流动低聚树脂相连。定制托盘可通过后牙牙槽嵴和义齿前边界的黏膜就位。在终印模前，在托盘上按照与对颌牙形成牙尖交错位排牙。通过让患者佩戴现有的上颌临时义齿模拟咬合，确定定制托盘在无牙嵴上的位置（图20.9）。长的印模帽有时需要切割以使患者模拟正常咬合状态。开口印模法制取终印模。印模材料聚合后，患者进行对颌临时义齿咬合，以确定定制托盘的准确位置。这是一个关键的步骤。终印模

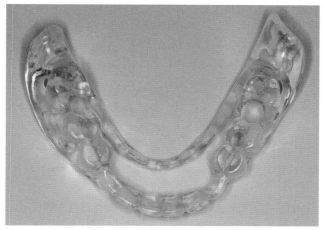

(a)

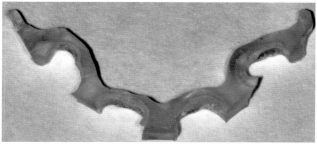

(b)

图20.8　（a）定制印模托盘（它是临时义齿的复制品，只是中央部分被磨除，以方便印模帽与相连的验证夹契合）。（b）预制验证夹模板。

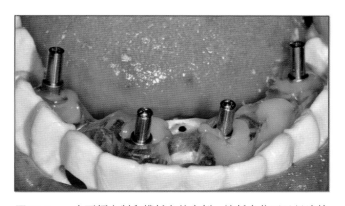

图20.9　一个下颌定制印模托盘的实例，该托盘位于已经连接到验证夹具的印模上。长螺钉可以在印模前切断，使患者可以闭口至咬合状态。

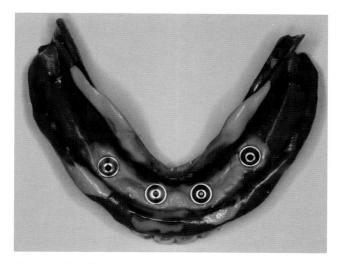

图20.10　终印模。

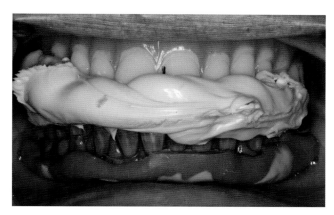

图20.11　咬合记录（上颌临时义齿和定制托盘进行咬合）。

（图20.10）记录了种植体位置、部分的无牙嵴形态以及连接印模的验证夹。多余的印模材料会影响牙尖交错位的印模记录，需要除去后重新进行上下颌咬合记录（图20.11）。终印模和咬合记录都被传送给Global Dental Science公司（图20.12）。之前存储的电子数据可便捷地复制出一副新的上颌半口义齿，其基托形态与牙齿位置和临时上颌半口义齿相同。转化义齿的排牙位置和基托形态的电子数据被用于制作最终的下颌种植固定全口义齿。利用定制托盘记录的下颌种植体印模和咬合记录被用于确认种植体和下颌修复体的相对位置，以及上下颌义齿之间的位置关系。种植体位置的数据被用于设计和制造NobelProcera™钛杆[16]。Global Dental Science公司制作的上颌半口义齿（图20.12）和下颌钛杆固定义齿（图20.13和图20.14），可采用其专

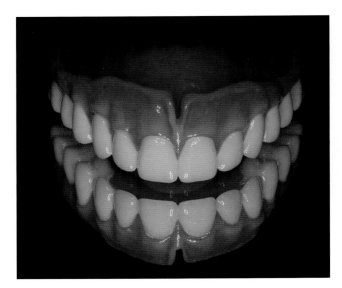

图20.12 上颌整体式全口义齿。

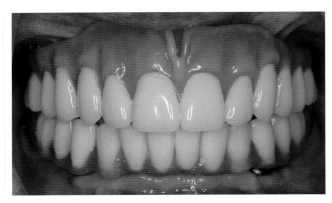

图20.14 上颌活动义齿和下颌固定义齿的口内观。

无牙颌的数字化印模

本章的前部分主要介绍了数字化义齿技术和CAD/CAM技术在高效制作种植辅助义齿中的应用。需要注意的一点是，虽然CAD/CAM全口义齿的制作是数字化的，印模和咬合记录是用传统方法进行的。这归因于依照目前的技术水平，医生无法利用数字化功能性边界成型技术获得有适当边缘延伸的口内无牙颌印模。因此，在技术进一步发展之前，对于如传统全口义齿、种植覆盖义齿等活动义齿，在适用的技术强化之前，印模还需采用传统方式。

然而，研究者对已植入种植体的患者进行数字化扫描的兴趣逐渐增加[17-19]。目前，已出现了针对特定种植体尺寸的可扫描基台，可常规扫描后制作数字化模型或直接打印出模型。该技术的优点包括有望提高印模的精度、舒适度、效率，甚至成本效益。虽然目前公认这一技术的使用仅限于单颗种植牙和部分无牙颌，Gherlone等[20]评估了All-on-4种植修复全口无牙颌修复体制作的数字化印模准确性。他们将可扫描基台固定在种植体上。使用Lava COS（3M ESPS）校准后的口内扫描仪，扫描仪采用3D视频系统和主动波前采样来获取图像。他们扫描了氧化钛涂层的基台，并创建了一个高分辨率模型，并将数据上传至3M ESPS。然后，公司利用数据创建一个种植体植入后的虚拟模型。可以模拟设计支架或修复体，在用CAD/CAM技术

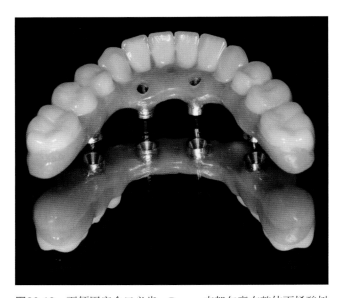

图20.13 下颌固定全口义齿，Procera支架包裹在整体丙烯酸树脂中。

利技术准确地嵌入树脂基托就位。

该技术有望广泛应用，但只有每个步骤都精确执行，才能获得理想的临床效果。还需要实验进一步探究义齿整体的假定强度和抗断裂性。虽然厂商宣称终义齿是整段的，还需要研究验证杆的专利镀层技术以排除树脂界面的存在，否则会抵消义齿的感知强度和整体性优势。

研磨。

他们还声称，可用该技术制成一种物理模型，模型上带有可移动、可重定位的类种植体，这样修复体和支架就可以用传统方式在终印模上直接制作。研究共报道了14名患者的钛支架贴合度。检测方法包括影像学检查和谢菲尔德1号螺旋测试钛支架贴合度。之后1年的临床随访并未发现种植体周围明显的骨丧失，因此作者认为：种植体植入后的印模除了传统方式，口内扫描也是一种可行的方式。

Lin等[21]发表了这样一个病例：他们使用可扫描基台/印模帽在种植体体部水平扫描的数据，依此为一名上颌无牙患者制作了一副固定半口义齿。在放置可扫描印模帽并将其扭转到推荐值后，用口内扫描仪（Cadent iTero）获取数据并导入Straumann软件，利用这些信息研磨出一副聚氨酯终铸件。他们还提到使用了验证夹，并制造了一副验证铸件，暗示数字化印模可能存在一些不准确之处。

使用可扫描基台存在一些缺陷。大多数基台目前都被放置在种植体固定水平（图20.15），因此制作的固定修复体也在这个水平就位。如果种植体周围的软组织高度过大，基台的使用就会提高修复体高度，使之稍高于软组织水平。可通过在种植体替代体（在铸件上）和种植体固定物（在口内）上放置基台，便可克服这一缺点。然而，这样做会降低精度，增加了额外装置后也会降低效率。

作者认为在制作支架之前，需要用验证夹确定种植体数字印模的准确性，并进行修正。随着更多精确扫描方式和仪器的引入，这一技术将不断改进。

下部结构和整体支架义齿的数字化选择

支架制作是无牙颌修复中数字化技术发展较为迅速的领域，并迅速被口腔专业接受。支架从需要传统失蜡法铸造，转变为可用贱金属、贵金属和高贵金属制作[22-25]。用钛合金或氧化锆制成的CAD/CAM支架目前已很普遍。CAD/CAM技术制成的支架经证实比传统铸造和焊接而成的贴合度更高。这使得钛支架比金合金支架更划算。Abduo[26]汇总多篇文献后发现，CAD/CAM支架的贴合度高于单件铸造和激光焊接支架。还报道了CAD/CAM支架与预制圆柱体相连制成的支架贴合度基本相近。

CAD/CAM技术应用于支架制造实现了对可用修复空间的精确利用，得到的支架大小适宜，便于口腔清洁，同时保证足够的厚度，保证不影响强度。金属−丙烯酸树脂义齿可以是树脂贴面式的设计（图20.16）或是丙烯酸树脂包绕金属式的设计（图20.17）。这种义齿最常见的并发症是贴面树脂断裂[27]。已有病例报道[28-29]使用模拟牙备形式的基台支架，以改善强度和增加美观。烤瓷冠或全瓷冠可粘接在基台上，从而消除大块分层陶瓷强度差的缺点。

最小化贴面或完全整体的氧化锆固定全口义齿的引入为无牙颌修复提供了另一种选择。已有很多病例报道报道了使用CAD/CAM技术制造氧化锆支架作为下部结构、长石瓷饰面义齿，或是整体研磨/最少饰面的整体式氧化锆义齿。Puri等[30]随访了一例氧化锆支架、长石瓷饰面、种植支持式部分固定义齿4年，发现了饰面瓷崩裂的潜在风险。有一例整体氧化锆义齿在1~2年随访期修复效果良好[31-32]。

作者认为，利用陶瓷材料如钇稳定的氧化锆支持的整体义齿会越发普遍，提高其远期修复效果所需的技术和方案将会改善。因为缺乏长期随访数据，临床医生需小心为患者选择长石瓷和整体氧化锆支架（图20.18和图20.19）。其并发症将很难处理，更换成本也

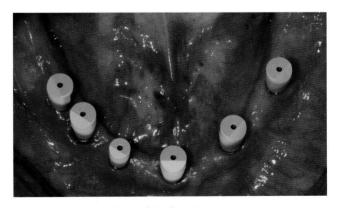

图20.15 口内安装扫描基台的殆面观。

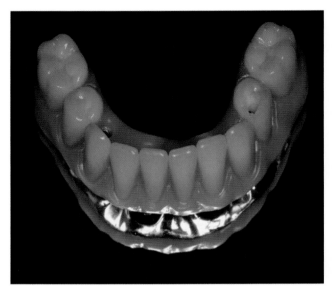

图20.16　金属–丙烯酸树脂固定全口义齿。注意凹面组织面是抛光的金属合金支架。资料来源：经加利福尼亚州蒙特利苏普罗诺许可复制。

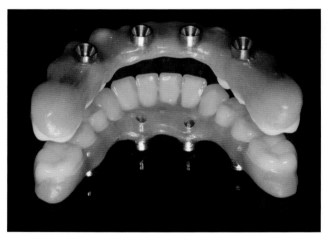

图20.17　金属–丙烯酸树脂"包裹"固定全口义齿。注意凹面组织面是包裹在金属合金框架周围的丙烯酸树脂。

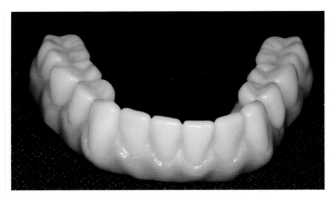

图20.18　下颌整体式氧化锆固定全口义齿咬合面图。

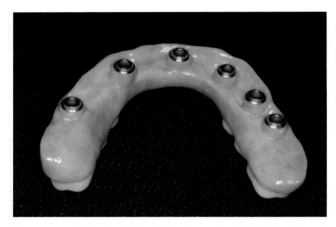

图20.19　下颌整体式氧化锆固定全口义齿组织面图。资料来源：经得克萨斯州奥斯汀市Ankur Dahiya许可复制。

很高。

结论

　　本章讨论了现存的利用种植体的无牙颌修复数字化方案。随着数字化应用方式的改进，其可预测性和高效性会使之成为该领域的主流选择。

扫一扫即可浏览
参考文献

第21章

继发性口腔缺损的种植修复
Restoration of Acquired Oral Defects with Osseointegrated Implants

John Beumer, III[1], Karl Lyons[2], Jay Jayanetti[1], Eric C. Sung[1]

[1] University of California, Los Angeles School of Dentistry, Los Angeles, California, USA
[2] University of Otago, Dunedin, New Zealand

简介

口腔肿瘤的治疗可能会造成严重的功能障碍和外形畸形。不久之前，这些患者的修复治疗很难持续康复。然而，今天的医疗条件已经允许将大多数患者恢复到接近正常的形态和功能，使他们能够过上丰富多彩的生活。20世纪80年代，引入的两大进展使治疗成为可能：骨整合种植体和游离血管瓣。种植体允许修复医生为口腔内赝复体提供额外的稳定性、固位力和支持，而游离血管瓣允许外科医生在一致的基础上重建口腔组织，例如下颌骨和舌头。种植体也已经成为恢复患者创伤性和先天性缺陷的重要工具。

种植体固位的修复体应用于继发性软硬腭缺损

赝复体修复仍然是恢复肿瘤切除后软硬腭继发性缺损的首选方法。这些赝复体用于恢复口腔和鼻腔之间的分隔、重建腭部轮廓和缺失牙列，并使腭咽闭合功能恢复正常，使患者能够正常说话和吞咽。若医生经验丰富，那么临床结果是相当可预测的。此类病例的主要挑战，尤其是对于无牙颌患者而言，就是赝复体的固位。

硬腭缺损的重建

由骨整合种植体所提供的固位力能够对修复体的功能产生显著的影响，特别是对于上颌骨切除术和腭部切除术后无牙颌患者更是如此（图21.1）。种植体同样影响软腭缺损的无牙颌患者，因为种植能够提供固位并且将义齿闭塞器精确就位于腭咽区域，并允许其与残留的腭咽部肌肉组织有效互动（图21.2）。它们也被成功应用于口内存在边缘性或即将拔除的剩余牙列的软硬腭缺损患者。种植体提供固位力，增强支撑，并提高充填体的稳定性。在某些患者身上，通过种植体的使用可以将咀嚼功能恢复到术前水平[2]，同时种植体所提供的固位力有助于充填体将患者的言语功能和吞咽功能恢复至正常水平。

临床数据

以往已有实验[3–5]描述了用于支持和固位上颌充填体的种植体的植入位置和预后。在Roumanas的报道当中[3]，102颗种植体植入于26名由于腭部和鼻旁窦肿瘤切除而继发上颌骨缺损的患者口内。78颗状态可知的种植体被纳入研究。这78颗种植体的存活率为69.2%。照射组（辐射前为67.0%，辐射后为50%，平均剂量为50Gy）的种植体存活率为63.6%，非照射组为82.6%。

种植体植入于在这3个最常见位点时易于发生失败和骨吸收。种植体失败分为两类：即早期，当种植体在6个月内和二期手术后仍未能实现骨整合，以及晚期，即种植体在经过1年以上的临床功能后失败。轻度骨吸收被定义为在1~2个螺纹内的骨吸收，中度骨吸收为3~4个螺纹，重度骨吸收则为超过4个螺纹。在上颌前牙区发生了3颗继发于种植体周围进展性骨吸

Evidence-based Implant Treatment Planning and Clinical Protocols, First Edition. Edited by Steven J. Sadowsky.
© 2017 John Wiley & Sons, Inc. Published 2017 by John Wiley & Sons, Inc.
Companion website: www.wiley.com/go/sadowsky/implant

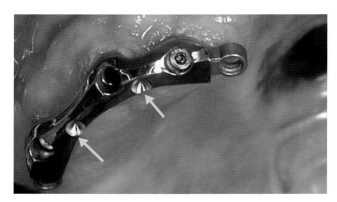

图21.1　用于保留全口义齿的种植连接杆–无牙颌患者的阻塞器。请注意内置连接杆顶部的支架。资料来源：Beumer等，2011[1]经Quintesence Publishing Company Inc.许可转载。

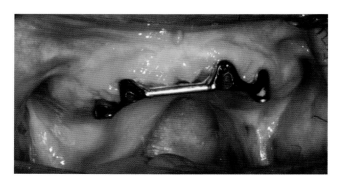

图21.2　用于保留软腭缺损患者的全口义齿和软腭闭孔器的种植体连接杆。

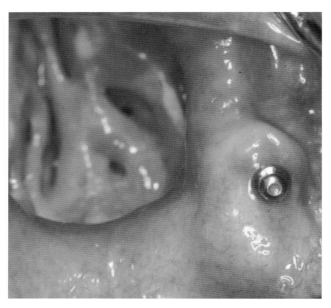

图21.3　带有O形环附着体的单颗种植体，用于固位阻塞器。O形环允许赝复体绕多个轴旋转。

节（图21.3）病例中使用单种植体的O形环附着系统。具有O形环附着系统的单种植体允许多轴旋转，因此种植体主要用于固位而不是提供支持和稳定。这样一来传导至种植体上的扭力比较有限。

种植位点

　　种植体的数目和位点是由缺损的特点和可用的骨量决定的。对于多数全上颌骨切除术后的无牙颌患者，理想的种植位置是剩余的前颌骨前段（图21.1）。该位置是首选的，因为上颌前牙区段正对着经典皮肤移植物覆盖的根治性上颌切除术缺损的最具固位形的部分，位于后外侧壁。此外，在大多数患者中，前颌骨的骨量和骨质密度令人满意。上颌骨结节部位（图21.3）仅在剩余前颌骨区域骨量不足的情况下才被考虑。由于上颌结节区域的骨密度不是非常致密，因此种植体初期稳定性较难获得，这可由二期手术时的高失败率所证明的。由于这个因素，一些临床医生建议在这个地区放置更长、近中倾斜的种植体。如果在上颌窦下方有至少10mm的骨可用，则无牙区域的后牙槽突过程可用作种植备选部位。如果骨量不足，这些部位需要进行上颌窦提升[14-15]。这项技术在治疗常规患者时已经成为普遍的选择，但也被用于大范围硬腭缺损患者。

收的"晚期"种植失败。上前颌骨区行使功能的种植体几乎一半都出现了重度的骨吸收。　相比之下，在骨质通常较差的上颌骨结节中，几乎所有的种植体失败都是"早期"即负重前失败。然而，一旦种植体获得骨整合并接受负重，种植体周围骨水平并没有随时间而发生明显变化。Roumanas[3]的报道和动物实验[6-13]认为种植体过度负重是造成这些患者骨吸收和种植体失败的原因。这些数据提示促使种植体连接杆的设计发生了重大变化。

　　最初UCLA使用的种植体连接杆卡附着体系统，种植体位置集中于上颌前牙区，并对未切除区域采用"Hader"杆延伸。这种种植体连接杆卡附着体系统不适用于作用于种植体上的大幅度动作，咀嚼和下颌离心运动所承受的多轴旋转和作用力。　由于悬臂效应，未切除区域所受咀嚼力导致了远端种植体的负荷倍增。　因此，这可能是这么多前颌骨区种植体迅速出现大量骨吸收的主要原因。　在大缺陷或仅留存上颌结常规长度的种植体已被用于在全上颌骨切除后缺损侧的剩余颧骨[1]。然而，这种方法有明显的缺陷。首先，从手术技术上来说在种植体周围获得活动度良好的组织非常困难。其次，种植体穿出组织的位置位于缺损高处，造成患者口腔卫生维护困难。因此，种植体周围炎的风险非常高。最后，因为通常种植体就位平行于咬合平面，所以不能有效的联合。通常使用磁性体来最小化种植体所受到的侧向扭力。在作者的有限经验中，这个位点植入的常规长度种植体多数都失败了。在以皮肤移植物覆盖并具有良好侧方倒凹的缺损位点时，这类种植体仅起到局限的固位作用。

然而，20～30mm长度的颧种植体被有效地用于大范围上颌骨切除或全腭部切除后的组织缺损患者。在UCSF[16]的一则报道中，28颗颧种植体被植入于上颌骨缺损的9名患者口内。其中6颗种植体失败（主要是放射治疗患者），5名患者最终以种植体固位的充填体赝复。

Landis等[17]报道了15名患者接受36颗颧种植体治疗。这些患者口内还有24颗常规种植体。15名患者中的12人因上颌骨肿瘤而接受了上颌骨切除，而另3名患者则为先天缺损。9名患者为无牙颌。12名肿瘤患者中的6人在治疗期间接受了化疗，7人在治疗期间接受了放疗。放疗计量为45～61Gy。修复体以套筒冠及必要的角度基台固位。随访期为13～102个月。3颗颧种植体在过度负重和/或慢性感染后失败，5颗种植体因为复发肿瘤的切除而被移除。

在修复全硬腭缺损的病例中，作者推荐尽量各使用2颗颧种植体植入于剩余颧骨（图21.4），并且将所有种植体都采用种植体连接杆联合（图21.5）。

临床步骤

种植体植入后需要经过数月的愈合期方可接受功能性负重。在此期间，患者持续使用现有的充填体赝复体。当种植体二期手术暴露时，外科医生应该仔细地减张黏膜骨膜，在种植体周围创造角化的附着黏膜区域。如果种植体穿出活动度高的非附着组织中，则需要进行角化组织的移植，以替代这些活动性非附着组织。来自腭黏膜的游离移植物优于皮肤移植物。

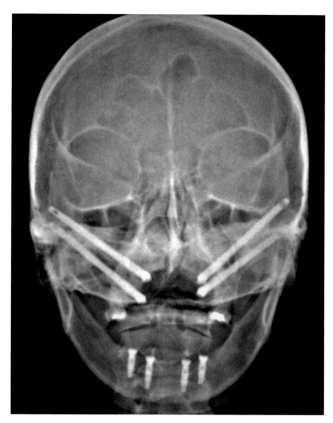

图21.4　在可能的情况下，每个颧骨应植入2颗种植体。

当种植体周围软组织良好愈合后，开始制作最终的充填式赝复体。在设计固位装置之前，最好制作试戴义齿。相较于使用单独的附着体，作者更喜欢将多颗种植体通过辅助的连接杆联合在一起。通过转移（非开窗式取模）印模帽取初印模。选用无牙颌成品托盘，并用边缘蜡加长托盘缺损部位。采用不可逆性水胶体材料进行印模。注意记录缺损的侧面部位以及利于最终修复体固位的倒凹。随着印模的去除，印模帽也被取出并按要求与种植替代体连接，插入到印模中。使用牙科石膏制作初模型。

主印模的个性化托盘旨在记录种植体的位置和角度，以及剩余正常组织和与腭部缺损相关的组织。边缘修整完毕后，开窗式印模帽准确就位，并采用树脂相互连接，使用弹性印模材料来改善印模。当印模材料聚合后，松开印模帽螺丝，取出印模。然后将种植替代体和已置于印模中的印模帽连接，以常规方式制备主模型。

制作咬合记录基底。将与患者口内一致高度和直

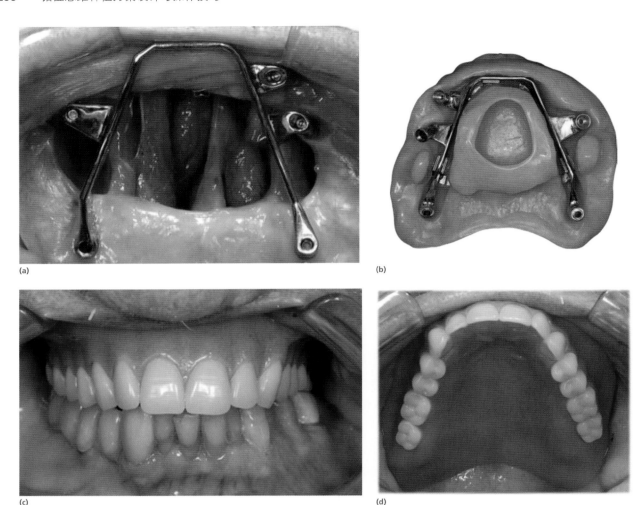

图21.5 （a）穿上颌结节/外板种植体和颧骨种植体联合修复的全硬腭切除缺损。（b）阻塞器杆与种植体连接杆。（c，d）赝复体就位。

径的愈合基台安装至种植替代体，采用自固化丙烯酸树脂制作咬合记录基底。咬合记录基底应该尽量联合这些愈合基台以及皮肤为界的上颌骨缺损的侧壁。这种技术将使咬合记录基底的稳定性和固位力最大化，用于制取上下颌咬合记录。获取面弓转移记录，并将此转移到𬌗架[1]，上颌模型上𬌗架。稳定正中咬合记录，并将下颌模型上至𬌗架。

根据既定的标准选择和排列前牙，根据以正中咬合概念选择和排列后牙。口内试牙，验证正中关系和垂直距离。评估前牙的言语功能和美学效果。再将蜡牙置于𬌗架，制作包括所有上颌牙齿的硅橡胶导板。这些程序的详细描述可以在别处找到[1]。

种植体杆卡设计和义齿制作

对于此类患者，作者优选种植体辅助的种植体杆卡设计。在这样的设计中，主要的支撑来自剩余义齿的承托面和缺损的关键区域。种植体被用以促进大型充填式赝复体的稳定性和固位性。作者更倾向于采用刚性的、精密配合的种植体连接杆将种植体结合在一起，其上具有固位元件。对于种植体伤害最终的破坏力来自咬合负重，因此在理想的情况下，杆卡附着体应该被设计成引导大部分咬合力量沿着种植体的长轴分布。种植体杆卡应设计成后牙区咬合力由剩余的牙槽嵴和上颌结节承担，而不是种植体。重力不是一个主要问题，可以通过积极地利用倒凹和上颌骨缺损的侧壁来减轻。在大的缺陷中，需要考虑到大赝复体侧向移位所带来的侧向力量。

许多因素使得全上颌切除患者的杆卡设计以及应力分布复杂化。例如，当患者进行根治性上颌切除术（切除硬腭的一半）时，只有较少的植入位点可用，并且种植体在剩余前颌骨区域的前-后（AP）分布通常受到限制。此外，充填体所承受的咬合负重会产生多轴旋转，特别是在缺损侧前部切割食物团块时。这些轴线取决于种植体的位置和赝复体上的负荷点。

Davis等[18]开发了一种光弹性模型，以确定在根治性上颌骨切除术后，种植体植入于剩余前颌骨的理想上部连接杆附着体设计。他们基于根治性上颌切除术后的人类上颌骨制作光弹模型。使用光弹材料来模拟种植体周围和缺损近远中的骨组织。非缺损侧植入3颗种植体以模拟常见的临床情况，并且用金合金制造不同临床条件下的杆卡设计。该研究测试了以下设计：

- 前部种植体的近中和后部种植体的远中带有Hader卡的杆卡设计。
- 前部种植体的近中和后部种植体的远中带有ERA（APMS，Stern Gold，Attleboro，MA）附着体设计的杆卡。
- 前部种植体的近中和后部种植体的远中带有ERA附着体设计的杆卡，同时每2颗种植体之间由𬌗支托设计。
- 种植体之间带有O形环（Attachments International，San Mateo，CA）的杆卡设计。
- 前部种植体的近中带有ERA附着体系统，后部种植体远中带有Hader夹的杆卡设计。
- 前后种植体均带有OSO附着体的杆卡设计。

制作丙烯酸树脂基托，选择测试的载荷区在种植体的前后位点。每个负重区域都有一个斜坡，使得每个位置的垂直方向和横向方向均可施加5.44kg（12磅）的力。光弹性模型被紧固在框架的底部。对丙烯酸树脂基托施加90g的力以代偿充填体本身的重量。采用圆偏振光照射模型，并拍照结果。将杆卡安装于模型上而不施加任何类型的外部负重，从而比较不同设计的应力模式。使用透镜上安装有适当方向的1/4偏振波片的照相机观察和记录所产生的应力。

该研究最有意义的结论如下：

1. 与后牙区相比，前牙区的负重会引起前中种植体周围更高且更为集中的应力，因为后牙区的负重部分由剩余义齿支持面承受。
2. 种植体之间杆结构上增加的𬌗支托结构能够增加赝复体的稳定性，并且缓解后部种植体接受后方负重时种植体周围的应力。
3. O形环附着体系统比杆卡系统和杆-ERA系统呈现更良好的应力分析。然而，O形环附着体系统的固位力并不如其他附着体。

Davis及其同事[18]总结认为，杆卡是介于固位力和种植体周围应力分布以及骨量维持需求的一个折中设计。根据这个研究和我们的临床经验[2]，我们提出了以下指导原则。使用如ERA的弹性附着体，无牙延伸区域上的修复体在受到咬合负重时会发生垂直向压缩，𬌗支托的使用能够改善应力的分布。例如，当负重施加到点＃1时，修复体将绕新轴AB旋转，该新轴AB穿过远中𬌗支托（图21.6）。大部分咬合负荷被修复体后部延伸区域的支承面吸收，并且这些力被有利地引导为沿着种植体的长轴作用。ERA附着体系统允许修复体被压缩到支承表面，但是在收到脱位力时能够提供固位。种植体杆卡系统为修复体提供稳定性。在杆的任一端放置支托都能够使得修复体围绕这些支托旋转，从而减少附着体的磨损，并且引导更多的咬合力沿着种植体的长轴传导。这个设计自20世纪90年代中期以来一直在加州大学洛杉矶分校成功应用。这些设计原理与Kratochvil提出的[19]为Ⅰ类或Ⅱ类远中游

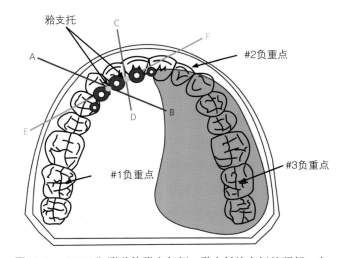

图21.6 "ERA"附着体附在每侧，𬌗支托放在杆的顶部。金属支架上的𬌗支托控制轴旋转，并允许"ERA"附件的功能设计。资料来源：Beumer等，2011[15]经Quintessence Publishing Company Inc.许可复制。

离缺失的活动义齿采用"I"杆设计和近中𬌗支托的理念相似。需要建议患者不要在缺损侧后方施用咬合力，因为少有支持力量可以对抗。缺损区高强度咬合负重将会导致附着体的快速磨耗以及相邻种植体周围的继发性骨吸收。

如果整个前颌骨仍然存在，那么种植体的数量、分布和固位杆卡的设计遵循更为常规的修复方法。 在这些情况下，我们更倾向于放置4颗种植体，采用如图21.2所示的设计；另见图21.9。 在后部位置使用倾斜种植体将增加AP距离并改善生物力学[20-22]。在此设计中，主要由后牙区义齿承托面和前牙区种植体提供支持。这种设计特别适用于硬软腭联合缺损病例。 连接到杆结构远端部分的附着体部件是弹性的并且允许压缩与修复体接触部位的黏膜骨膜，以此限制种植体所

受到的扭力。

前颌骨缺损或上颌骨缺损至仅余留单侧或双侧上颌结节留存的病例特别难以恢复。种植体对于修复体固位起作用，但不应该成为主要的支持手段。使用上述设计原则（图21.7），优选弹性型附着体。如果只有1颗种植体是可用的，则优选O形环附着体。因为当加载𬌗力，或义齿因重力而脱落，或者修复体因面部肌肉运动或下颌骨离心运动而移位的时候，此类附着体允许修复体在多个方向上旋转（图21.3）。

图21.8展示了一个典型的因肿瘤而局部牙列缺损患者采用种植体修复的病例。患者因为长期使用RPD充填体导致牙周疾病而丧失了大部分剩余牙列。手术切除部位包括右硬软腭，并延伸到咽后壁。使用常规方法设计和制作种植体杆卡。然而，今天也可以使用

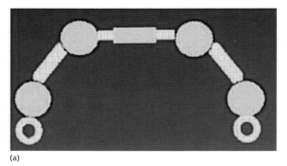
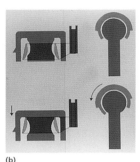
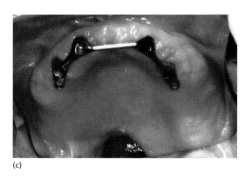

图21.7 建议的种植体连接杆设计，用于用软腭阻塞器保留覆盖义齿。（a）注意种植体的位置。前–后扩展应最大化。弹性附着体提供固位，杆的前段提供间接固位和支撑。（b）咀嚼时，种植体连接杆的前段用作旋转轴，弹性附着体允许后牙托持区域支持咬合力。资料来源：Beumer等，2015[23]，经Quintesence Publishing Company Inc.许可复制。（c）典型软腭缺损患者。前部支持由种植体提供，但后部支持由义齿基础区域提供。种植体固位确保软腭阻塞器的延伸与腭咽闭合肌的残余紧密结合，从而恢复正常的说话。

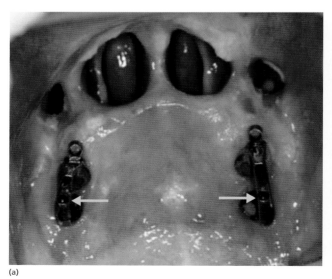
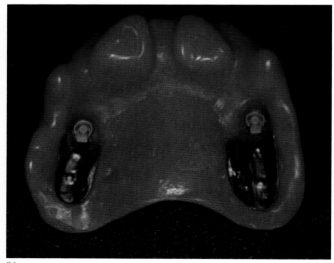

图21.8 （a）种植体已植入后牙槽嵴。两侧的后部种植体与翼板接合。注意𬌗支托和弹性附件的存在。（b）最终的赝复体。

CAD / CAM技术。 关于设计种植体杆卡和充填体的详细说明可以在其他地方找到[1,23]。

使用种植体固位上颌大阻塞式赝复体所获得的经验教训

种植体上部杆卡设计应该是由种植体辅助的，而不是由种植体支持。上颌大充填体赝复体的杠杆臂可能过长，因此易于造成负荷放大，引起种植体周围骨的吸收性重塑反应。鉴于这些原因，种植体杆卡设计必须满足多轴旋转并引导咬合负重沿着种植体长轴分布。同样重要的是，外科医生必须为充填体赝复体制造具有固位性、带有皮肤覆盖的缺损区域，以便赝复体就位并抵抗重力，同时为缺损侧的修复体提供固位和稳定性。

种植体固位的充填体应用于软腭缺损

软腭肿瘤切除术造成腭咽闭合不全。 患者言语呈鼻音，无法正常吞咽食物和液体，伴发鼻部反流。充填式赝复体的应用可有效地堵塞这些缺陷并恢复言语和吞咽功能。然而，为了有效地达到这些目的，赝复体必须牢固地固位，并且其延伸部位必须准确地定位在鼻咽部，使其能够与剩余的咽喉肌肉组织恰当互动。 当剩余硬腭呈无牙缺损时会影响固位，因为手术切除可能会损害或延伸到腭后封闭区域，致使难以获得和/或维持边缘封闭。

在软腭裂缺损患者中，种植体有助于设计和制造具有固位力的覆盖义齿。其固位效果类似于牙列缺损患者的修复体和可摘局部义齿支架。如果软腭缺损未导致后腭封闭区域的破坏，并且剩余腭部结构有利，

那么在前颌骨的尖牙区域植入2颗种植体就足以为修复体提供固位、稳定和结合剩余腭部结构的支持作用。然而，如果缺陷损害了后腭封闭区域和/或剩余的腭部结构不足以提供对修复体的稳定性和支持，则应该植入4颗或4颗以上种植体。如果种植体定位能够最大化AP距离，则种植体所能提供的固位力将增强。这些患者的种植体连接杆和固位装置的设计取决于许多因素，例如对颌牙列、种植体的数量和长度以及植入位点的骨质量、种植体的AP分布、颌间距离和缺陷的大小。在大多数患者中，种植体的数目和分布满足于将咬合力同时分布在前部种植体和后部传统义齿承托区，并且需要种植体辅助设计。图21.9显示了这样的设计。

这些种植体连接杆可以通过常规手段或CAD/CAM技术进行设计和制造（图21.10）。当种植体连接杆用CAD/CAM技术设计和制造，并由种植体辅助支持时，不应使用例如钛的软金属。修复体的恒定运动和旋转将快速地磨损由钛制成的杆。

上颌骨的先天缺损

种植体对于恢复先天性异常患者的牙齿和腭部缺损时特别有价值，特别是与唇裂和唇腭裂相关的硬软腭缺损不完全修复的患者。通常，这些患者存在多颗缺失或错位的牙齿、牙弓塌陷、口窦瘘和Ⅲ类咬合关系。呈现部分腭裂修复的典型患者如图21.11所示。为剩余的上颌磨牙制造了活动义齿基牙牙冠，并且将种植体植入这些牙齿前部有合适骨量的部位。由于计划使用个性化附着体，种植体植入方向必须相互平行，并且与可摘局部义齿的就位道一致。种植体用于为可

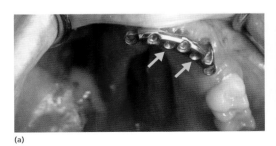
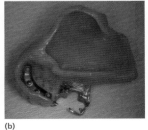
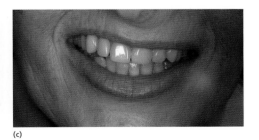

图21.9 种植体修复典型组织缺损。（**a**）种植体连接杆。注意种植体之间杆上的颌支托支撑。还要注意，缺损延伸到咽后壁。腭咽肌闭合可使言语恢复正常。（**b**）最终赝复体。（**c**）赝复体就位。资料来源：Beumer等，2015[23]经Quintesence Publishing Company Inc.许可复制。

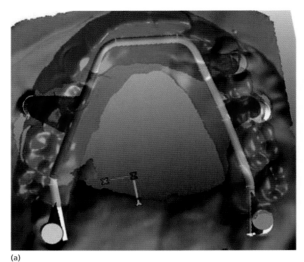
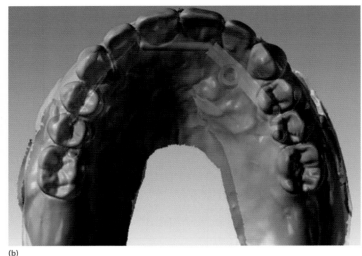

图21.10 这些种植体连接杆是用CAD/CAM程序设计和制造的。（a）这根杆被设计成种植体支撑，是用纯钛切削而成。（b）这根杆被设计成植入辅助固位，由铬钴合金切削而成。

摘覆盖义齿提供前部支撑。为了确保平行度，使用允许半引导种植体植入的手术导板，即手术导板控制备洞的角度和位置，而不是深度。由于大多数患有不完全腭裂患者无法接受现代方式的护理，与下颌相对的咬合平面和牙齿位置并不理想。这些差异采用传统的全冠来修复。

采用CAD/CAM的手术和修复方式

赝复体为几乎所有上颌或上颌-软腭缺损患者提供良好的修复效果。然而，一些患者将会经历长期的赝复体固位问题，或者由于心理或社会原因要求手术关闭缺损。计算机设计和引导的缺损软硬组织手术重建以及缺失牙齿的修复可能是令人满意的，尤其是对于年轻患者。随着CAD/CAM技术的出现，新的手术和修复技术正在发展，通过多学科的协作能够非常有效和可预测地恢复这些患者的外貌和功能[1,24-27]。然而，没有CAD/CAM技术的帮助无法进行大范围的上颌缺损手术重建。如果手术重建没有适当的方案设计和执行，那么组织轮廓差、体积大、种植体植入区缺乏合适的骨量或种植体定位及排列不良，就会出现无法解决的修复难题。

一般来说，这种技术最适合在患者被证明无肿瘤性疾病之后进行的二次重建。然而，在特定的患者中，例如具有边界清晰的良性肿瘤患者，可以将预先计划的重建和肿瘤切除相结合。当使用血管化游离皮瓣时，需要仔细评估供体部位和受体部位血管的状况。在供体部位血管部分闭塞的血管疾病被认为是禁忌证，因为，它可能导致供体区域的严重血管问题。这些血管的状态应通过数字减影血管造影检验。对于有过颈部清扫术的肿瘤治疗病史的患者，必须识别潜在的受体血管并进行适当的评估。

缺损应具有足够的尺寸，因为骨移植物小于2cm的小型游离皮瓣的血管化是不可预知的。在小缺陷中，可以考虑使用游离骨移植物，特别是如果剩余或者有足够良好的血管化软组织。在大的缺陷中，在受体部位需要合适量的剩余骨组织为移植物提供适当的固定手段。

对供体部位（通常是腓骨）和受体部位进行扫描。基于由这些扫描而制作的三维（3D）模型来计划手术重建。设计用于引导备洞和指示种植体位点的手术导板。种植体被植入腓骨并等待骨整合。经过一段时间后，腓骨被取出并根据手术导板来进行截骨，并且将预制的种植体上部连接杆或者链式义齿安装就位以便于移植物的愈合和巩固。然后将移植物用迷你板固定到受体骨部位，并完成血管吻合。经过适当的愈合期和软组织成熟期后，制作最终修复体。

用于诊断的CAD／CAM方法，手术重建与种植体植入所用的外科手术导板和临时及最终修复体制作的

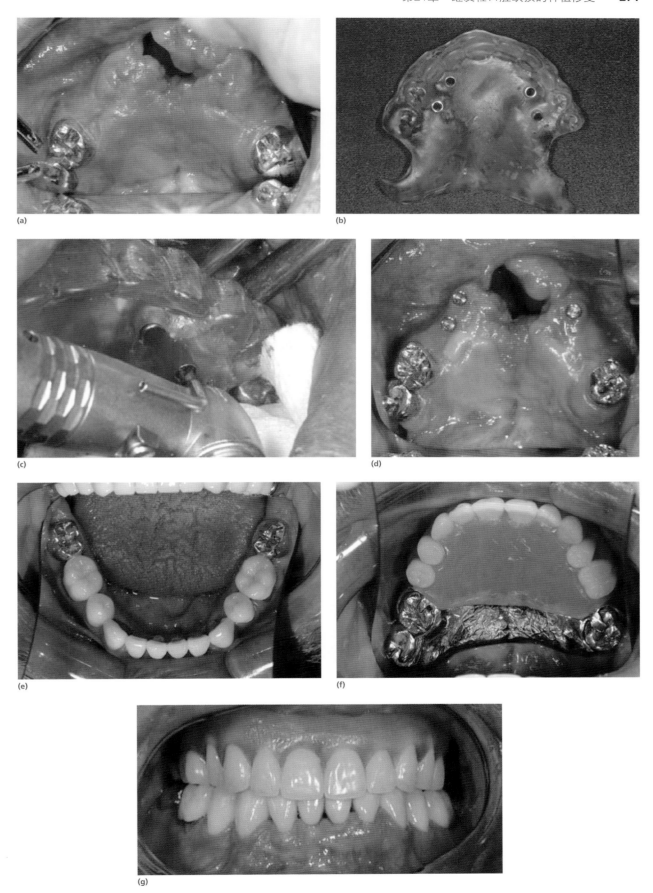

图21.11　种植体辅助修复部分腭裂患者。（**a**）为保留上颌牙列制作了测量牙冠。（**b**）手术导板。注意金属套环（衬套）的存在。这将确保每颗种植体的准确定位和角度。（**c**）植入部位正在准备中。（**d**）种植体就位，附件固定。（**e**）修复的下颌牙列。（**f，g**）完全覆盖可摘局部义齿就位。资料来源：由俄亥俄州辛辛那提市Dr Faulkner提供。

详细描述可以在其他地方找到。

通过骨整合种植体修复舌-下颌骨缺损患者

舌体、口底、下颌骨和相邻组织结构的恶性肿瘤的治疗对于外科医生、放射肿瘤医生和修复医生来讲通常是个挑战，需要同时处理原发疾病和治疗后的修复重建。鳞状细胞癌发生在最常见的口内位点是舌体外侧和口底。这两个区域都预示着肿瘤侵犯了下颌骨，通常需要切除大部分舌体，口底和区域淋巴结的同时切除部分下颌骨。

这些切除造成的障碍最常见的为损害舌体功能，包括损害清晰的语音功能、吞咽困难、咀嚼问题和改变下颌运动、唾液腺分泌难以控制及美学影响。在过去的20年里，游离组织移植（游离皮瓣）和牙科种植体在改善这些患者的面型和功能方面取得了良好的成果。使用这些新的外科技术和修复方式，更多舌体-下颌骨缺损的患者能恢复外观和功能到他们手术前的状态。然而，这些重建方式是极其复杂的，需要富有经验的并经过良好训练的肿瘤外科医生、颅颌面修复医生、重建外科医生、语音治疗师、临床心理学家等多学科团队通力合作。

下颌骨前部缺损后连续性恢复或修复

当下颌骨连续性被恢复或重建时，下颌骨前部区域通过骨整合种植体支持和固位的修复体与余留的后牙联合，确保多数前部切除患者的咀嚼功能。大多数这类患者仍有足够体积的舌体和所需的运动、感觉神经良好的舌体功能，但是由于缺乏前部的支持影响了食物团块的有效切割和咀嚼。骨整合种植体提供这个支持。在经受了下颌骨边缘切除的患者中，种植之前最好有8~10mm的垂直骨高度。对于移植的下颌骨也需要相似的骨量。在这些区域考虑种植之前，推荐用CBCT扫描重建潜在种植位点的3D骨形态来评估。

在边缘切除的患者中，下颌前部区域余留骨是很致密的，因而种植成功率超过95%。在移植重建的游离骨上种植的成功率也相似[28]。一旦移植物痊愈，游离骨移植代表着一个同源的钙化模式，结果就是种植体-骨界面良好，种植体固位良好[29]。游离皮瓣，特别是在胫骨厚的皮质骨骨板，也提供了种植的较好位点，也曾报道能获得相似的结果[30-32]。

对于种植体植入到下颌骨前部切除的患者，这时下颌骨连续性得以保持或修复，最主要的挑战是在种植体周围创造薄的附着角化组织。在大多数案例中伤口会初期愈合，一般都会需要进行前庭修整术，因为潜在种植位点的软组织需要通过皮肤或腭部组织进行增量。目标是在种植体周围建立薄的角化组织并附着在种植体周围骨及骨膜上。当种植体穿过这些组织，口腔卫生对于患者来说就更加容易管理，发生种植体周围黏膜炎和种植体周围炎的风险也就降低了。

使用游离骨移植来恢复缺损通常有多余的软组织附着在移植物上。在多数患者中，采用肌皮瓣或者游离皮瓣来替代肿瘤切除后的缺损软组织。游离自体骨通常在后期植入到软组织皮瓣中。种植体在骨移植6~9个月进行。有时软组织在种植体上的厚度可以达到10~15mm。这些组织必须薄化，附着在种植体周围的组织必须形成，否则就会产生种植体周围黏膜炎或者种植体周围炎。种植周围组织的理想厚度不能超过3mm或4mm。如果组织不足够薄，深的种植周围袋就可能导致感染，肉芽组织形成，并增生。这些软组织感染能蔓延到骨，导致骨丧失，最终种植失败。

特别需要注意的是机械表面钛种植体和部件（种植体部、愈合基台等），穿通皮肤可能用于预成承受表面，有触发侵犯性炎症组织反应的倾向（图21.12a）。然而，这些组织反应通常能通过使用抛光的愈合基台而清除。UCLA制作的个性化金-瓷愈合基台解决了患者所显露的这些问题（图21.12b）。

可摘覆盖修复体优先选用于修复这些缺损。余留的后牙列和种植体支持的前部用于支持咀嚼。义齿侧翼可以被修整用于复位和支持下唇（图21.13）。有了这些设计，患者的口腔卫生可以更容易保持。如果使用种植体支持的修复体，并且无牙颌空间扩展到磨牙区域，那么需要植入4颗或5颗种植体。在这个案例中，合理安排种植体位置很关键。曲线的排列必须获得至少1cm的AP。种植体支持的修复体有着较少的AP

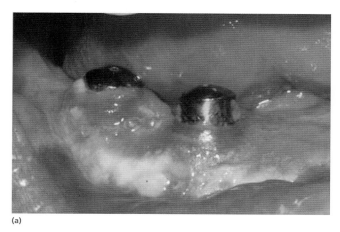
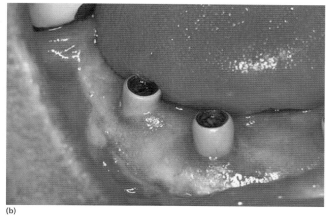

图21.12　（**a**）二期手术后机械表面愈合基台周围的软组织肥大。（**b**）用UCLA基牙技术制作的金-瓷修复基牙取代了传统的修复基牙。3周内完全愈合。

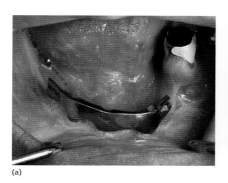
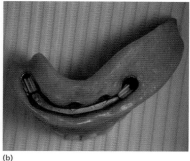
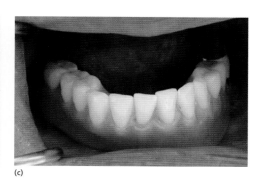

图21.13　腓骨游离皮瓣修复前下颌骨缺损。（**a**）种植体支撑的固位杆，调磨至3°。采用游离腭瓣移植重建种植体周围组织。（**b**）覆盖赝复体。资料来源：Beumer等，2011[1]。经Quintesence Publishing Company Inc.许可转载。（**c**）赝复体就位。

空间时会导致较高的种植体失败，并且增加修复体相关的并发症数量，例如螺丝松动和折裂[33]。强烈推荐完全导板引导或半引导的种植体植入，使用CAD/CAM技术制作的手术导板[34-36]。这个方式能确保种植体植入到合理的位置并有着合理的排列。

如果计划进行固定修复，种植体应该植入在单独的牙齿位点，而不是植入到邻间隙的位置。颊舌侧方向和角度也很重要。作者倾向螺丝固位修复，并建议种植体的位置应该是保证螺丝孔从前牙的舌隆突区域和后牙的中央窝区域穿出。否则就需要个性化的下部结构或者个性化基台，并且修复体的固位使用交叉固定螺丝，增加了费用和复杂性。粘接固位在这些较大的修复体上是不推荐的，因为难以去除的粘接剂将会阻塞在龈下[37]。如果计划去除覆盖的修复体，颊舌侧或唇舌侧位置、角度和AP空间也需要进行考虑。种植

体植入，基台和固位组件局限在修复体内，允许义齿良好就位。

主印模使用通常的开窗式印模帽并通过树脂连接。我们倾向于这种方法，因为很准确。如果设计覆盖修复体，印模托盘必须进行边缘整塑，在主印模制作时，或是在确定种植体连接杆适配做开窗式印模时。

制作上颌-下颌记录，将模型转移到合适的𬌗架上。制作一个试牙用义齿。如果使用CAD/CAM方式制作，需扫描试牙修复体，将这些数据与患者的CBCT数据合并。设计金属支架或种植体连接杆，随后用合适的材料研磨或打印。如果使用传统方式制作，从排好假牙的试牙制作一个硅胶导板。这个导板用于设计任意类型的金属支架，不管是用于金-瓷修复体或是种植体杆卡支持覆盖修复体。修复体然后通过传统的修复指导完成[33]。

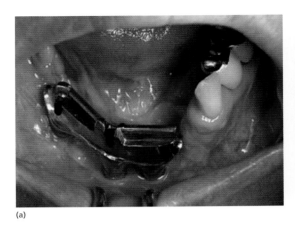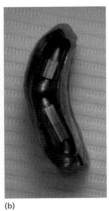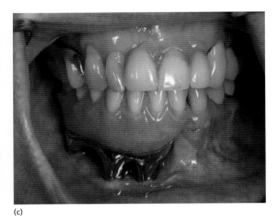

图21.14　腓骨游离皮瓣修复下颌骨外侧缺损。舌神经、舌下神经和舌神经在切除侧是完整的。前庭深度和宽度的不足阻碍了义齿凸缘的制作。（**a**）将种植体连接杆磨成3°锥度。（**b**）覆盖赝复体。卡扣外壳被整合在金属底座内。（**c**）赝复体就位。注意种植体连接杆下方的卫生通道。资料来源：Beumer等，2011[1]经Quintesence Publishing Company Inc.许可转载。

下颌连续性重建的外侧缺损

　　在这些较大缺损中，骨整合种植体显著提高了修复体的固位、稳定和支持力。在部分无牙颌患者中，当手术切除的肿瘤涉及舌神经和舌下神经时，种植体尤其能发挥作用。在这些情况下，患者能发觉并控制食物团块，并且通过种植体支持的修复体进行有效的咀嚼。如果在切除的一侧失去了能动神经和感觉神经，那么作者建议使用可摘局部义齿恢复缺失的牙列并支撑嘴唇和口角。

　　如果边缘下颌骨神经被切除了，最好是用带翼的可摘覆盖修复来支撑口腔并重塑唇部形态。修复体最首要的目的是提供给缺损侧咀嚼功能，实际上，如果舌下神经和舌神经没有损伤，患者将能够在切除侧充分感觉并控制食物团块，从而进行合理的咀嚼。图21.13和图21.14所示就是这样的患者。在这类患者缺乏前庭的宽度和深度，所以修复体不能带翼（图21.14）。

在游离血管化皮瓣中使用种植体所学到的课程

- 如果缺损继发于口内切除的恶性肿瘤，即刻在游离皮瓣中植入种植体对于大多数患者是不合适的。因为80%的复发都发生在第一年，所以我们倾向在肿瘤切除后等待至少12个月再开始种植植入。另外，特别是在手动钻孔的情况下，在移植物内将种植体植入到合理的位置和角度是非常困难的。如果考虑即刻将种植体植入到皮瓣中，作者推荐使用CAD/CAM程序来进行设计并制作手术模板，这样就可以进行完全引导的手术了。

- 在二期手术时，种植体周围的组织必须要变薄。通常需要游离皮肤或腭部移植物在种植体周围建立附着角化组织。如果黏膜下的切除没有合理进行，种植体周围的组织不够薄而且没有在骨膜上合理的固定。这些组织将会是可动的，种植体周围袋将会过大，而种植体周围组织将容易发生炎症，造成肉芽组织的形成和组织增生[30,38-39]。腭部移植物比皮肤移植物更佳。用预制的边缘重塑支架在愈合期固定和保护移植物时，所获得移植结果是最佳的。

- 高度抛光的基台表面将减少种植体周围软组织问题的发生。通常这些患者的种植体从皮肤穿出，如果菌斑存在，种植体周围的皮肤会变的红肿（图21.12）。传统愈合基台，有着机械抛光表面，能快速积聚菌斑和结石，在愈合周期内和二期手术时使用需要更加小心。作者也不建议在最终修复体上使用机械抛光的基台。当种植体从皮肤穿通时，作者倾向使用UCLA基台技术来制作种植体连接杆，这样高度抛光的金属或上釉的陶瓷就会与种植体周围沟的组织邻接。

- 覆盖类型修复体在需要对口角和下唇提供支撑时优

先选用。多数这样的患者在肿瘤切除时丧失下颌边缘并且损伤下牙槽神经。造成切除侧下唇丧失肌肉张力，变成纤维化，最后收缩。义齿翼部用于支持唇部外形和唇部封闭，因此有助于爆破音的清晰发出，及液腺的控制唾（图21.13）[30,38]。

外侧不连续缺损——种植体固位的手术切除后覆盖义齿

用于外侧不连续缺损无牙颌的总义齿（也叫作切除后覆盖义齿）首要用于恢复嘴唇外形和美观。因为受损的义齿承托面，下颌骨偏移、下颌闭合角度路径、单侧咀嚼咀力、不正常的颌间关系、余留组织损失的能动和感觉神经，最重要的是受损的功能，使得咀嚼很困难。这些患者需要用舌体来稳定和固位切除后覆盖义齿，同时还需要用舌体去控制食物团块。这对大多数患者来说是不能掌握的技巧。

骨整合种植体的植入确保覆盖义齿能良好固位、稳定。支持力来源于种植体和余留义齿的承托表面，再加上种植体提供的固位和稳定。如果患者还有合理的舌功能和能动神经与感觉神经部分在剩余组织，那么就允许进行足够有效的咀嚼。舌体不再需要去控制义齿，而仅是在咀嚼和吞咽过程中控制和操控食物团块。因此，一如既往的关键因素是，对于恢复咀嚼来说就是恢复肿瘤切除后舌功能的状态。当舌体部分因肿瘤被切除，所有合理的措施都应该是通过游离瓣恢复其体积，避免其向单侧或者下侧偏移。

如果恢复合理的咀嚼能力是目的，那么有好几种可行的方法来判断舌功能是否足够。一种方法是清晰的语音。如果患者语音清晰，对于种植体固位的修复体有效操控食物团块的预后是极佳的。当语音能力不佳时，可以预计有效咀嚼的可能较低。另一种方法是患者是否有能力将舌背提升到咬合平面以上的水平。如果舌背不能提高到这个平面10mm以上，那么通过切除后覆盖义齿进行咀嚼就成问题了。还有一个客观测试舌功能和协调能力的方式是吞咽改良钡剂。如果此研究显示口腔转移时间持续很久，同时口腔仍有相当余量的造影剂，那么提高咀嚼能力的预后是有保证的。

多数有着不良舌功能的患者使用种植体受益有限。但并不意味着在这样的患者种植体的使用也是不必要的，因为从一个良好固位的修复上获得好处还有别的方面，例如美观、口腔的完整性等。然而，不管是临床医生还是患者都不应该期待通过种植体固位的覆盖义齿恢复合理的咀嚼能力，除非有着良好的舌功能。

下颌不连续缺损的患者，如果种植体在下颌骨的植入是用于固位和支持一个覆盖义齿，那么应该考虑将其植入到相应的上颌骨区域。单边殆力和增加的外侧力，在这些患者的咀嚼循环中常常会造成上颌义齿摇动和脱位。放疗或化疗后的口腔干燥可能进一步损害边缘封闭性。因此，种植体应该用一个传统的上颌义齿边缘的固位和稳定。2颗种植体植入在尖牙区域，对于多数患者而言能提供所需的固位和稳定。

尽管这些患者多数都会接受术前或者术后的放疗或化疗，这些治疗并没有妨碍使用种植体。如果患者接受了通过对应侧面部或对应下颌骨区域传统的放疗，那么下颌联合处和上颌前部是不在放疗范围内的。如果患者是通过IMRT（见后面部分，放化疗患者的种植）治疗，那么这些区域的剂量通常低于50Gy，而在这个剂量下，仍有足够的骨活性能完成骨整合。异常的是那些从口底前部发生肿瘤的患者。这些患者的潜在种植位点剂量将达到70Gy或更高，因此植入种植体后患者放射性骨坏死的风险显著提高。

治疗步骤

由于以下原因，种植体固位的覆盖义齿较固定修复更为适用。第一，下颌骨的偏移可能需要义齿在未切除侧峰顶颊侧位，在切除侧峰顶的舌侧位。这就很难去设计一个固定的，种植体支持的修复体。第二，义齿侧翼和唇挡通常用于提高下唇的支撑和塑形（口腔完整性）。第三，种植位点可能不足以支持固定修复所需的种植体的数目和排列。此外，对于患者来说种植体通过杆卡连接比种植体支持的固定修复更加容易清洁。这是一个非常重要的因素，因为多数切除的患者是老年人，可能在视线、双手灵活性等方面不佳。

在这些患者中，无牙颌下颌骨仅有的种植位点是下颌骨联合处。最少应植入2颗种植体，如果空间允许可植入更多，对于固位或支持来说不需要很多，但是可以提高切除后覆盖义齿的稳定性。正如之前所讨论的，切除后患者表现出单边的局限活动，主要是在缺损侧，而他们的咀嚼能力则限制在非切除侧。因此，这个殆力分布或将损害覆盖义齿的稳定性。

近年来计算机引导设计和手术方式的使用与日增长并且也被推荐。这些方式所能达到的精确度相对手动手术有明显提升。然而，不是所有患者都需要，有经验的外科医生的手动手术植入仍然有效。然而，它的确代表了一个新的和成熟的治疗计划工具，能够确保种植体植入是修复所需的。此外，这些方式也越来越经济。

如果仅植入2颗种植，它们需要间隔20mm以上，为了能够容纳种植体连接杆装置。种植体应该垂直于殆平面植入，如果可能，在余留的附着龈区域植入。对于多数切除后的患者来说通常正常侧有2个植入位点，切除侧有1个种植体位点。作者倾向使用杆卡设计。

这样的修复体应该是种植体辅助的而不是种植体支持的。如果只植入2颗种植体，作者倾向使用1个Hader类型的种植体连接杆联合种植体，而不是使用单独的附件。种植体连接杆相比多数单独附件来说能提供更多的稳定性。杆卡的设计应该平行于咬合力施加在正常侧后牙扩展区域时修复体的转动轴。通过这个设计，修复体沿杆卡自由转动，将传送到种植体的扭力和对Hader夹的磨损最小化。如果需要额外的固位力，一个ERA附件可以增加在未切除侧的后部。在这个设计中，当咬合力应用时，修复体将绕着杆卡自由旋转。

当种植体周围组织良好愈合，制作边缘整塑印模和正中关系记录。减少垂直合距离并降低殆平面，从而降低舌对食物团块的操纵难度。放入临时义齿，验证殆记录，需要的话同时改良美学效果和唇部支撑。种植体连接杆可以通过传统方式或使用CAD/CAM即使制作，然后完成修复体并送达。这些步骤的详细解释在其他地方可以获得[38]。

无牙颌患者——重建部分舌切除后和下颌骨连续性保持或修复

这一类目下的患者或是接受了边缘下颌骨切除术后仍保留下颌骨连续性，或是已经成功的在下颌骨部分切除后重建。与不连续缺损的患者相似，咀嚼能力的预后主要取决于舌功能的状态。如果舌功能不佳，那么患者达到合理咀嚼水平就很困难。图21.15所示的患者展示了下颌骨通过骨移植重建后，然而，由于舌体积缺乏或舌动度缺乏，无法感知、控制、操控食物团块。种植体能用于固位覆盖义齿，但是显著改善咀嚼是不可预期的。

使用游离皮瓣重建舌体，而在未切除侧能动神经和感觉神经是无损的情况下，修复体的咀嚼能力就是可预期的（图21.16）。义齿承托表面缺损可以通过皮肤，腭部组织移植和前庭整修术修复，义齿的固位可以通过骨整合种植体提供。有着良好固位和稳定的义齿，如果患者对颌上颌骨是无牙颌并严重吸收，或者由于术后口腔干燥，临床医生难以取得边缘密封。作者认为应在上颌前部植入种植体。通常2颗就足够。下颌骨种植体数量取决于对颌上颌骨的状态。如果上颌是无牙颌，2颗种植体就足够。如果对颌牙弓是天然牙列，推荐4颗或者更多种植体，这样就可以进行种植体支持固定修复。

图21.17所示的患者是部分舌切除后游离皮瓣恢复

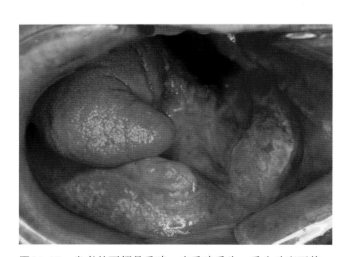

图21.15 患者的下颌骨重建，未重建舌头。舌头动度不佳。结果：即使使用种植体，全口义齿咀嚼的预后也很差。资料来源：Beumer等，2011[1]经Quintesence Publishing Company Inc.许可转载。

并且下颌连续性恢复的典型案例。口腔内大部分舌体连续切除，并进行选择性颈清，使用前臂游离皮瓣恢复舌体体积。在下颌切除后，正对腭板重建。术后检查显示舌体体积重建，并且活动性良好。手术对下颌承托表面影响甚微。

上颌骨和下颌骨都有足够骨量能够在前部植入2颗种植体。在种植体骨整合的周期过去后，开始进行修复治疗。种植体辅助种植体连接杆通过Hader杆进行制作并作为固位。覆盖义齿的制作上垂直距离关闭同时殆平面尽可能地降低。通过改变腭部外形来适应重

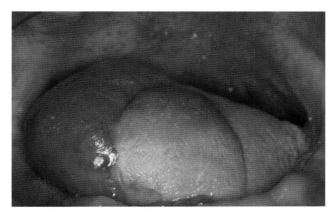

图21.16　前臂桡侧皮瓣修复部分舌切除缺损。局部义齿支撑面用皮瓣修复。舌头的运动是极好的。如果使用种植体来保持和稳定下颌义齿，咀嚼的预后是很好的。咀嚼必须在非切除侧进行，因为这些皮瓣是非代偿的。

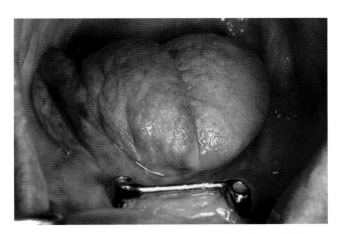

图21.17　半舌切除并用游离皮瓣重建舌的患者。如果没有种植体，使用下颌全口义齿是不可能的。在这个患者和图21.16中的患者，由于种植体的承重相对较低，与种植体的放置相关的额外发病风险是最小的。资料来源：Beumer等，2011[1]经Quintesence Publishing Company Inc.许可转载。

建后的舌体和上颌义齿在语音及吞咽时的关系。

放疗和化疗患者的种植治疗

超过3/4的头颈部肿瘤患者需要进行放疗或者化疗。放疗和化疗都会改变骨、皮肤和黏膜，也因此很大程度上影响骨整合的生物进程（图21.18）。在正常患者中，种植成功需要种植体初期稳定性，在种植位点和种植体表面直接形成纤维性血凝块，激活血小板并释放生长因子，血管再生，间充质干细胞迁移以及骨沉积在种植体表面和种植位点。然后这些生物进程在高剂量放疗或者化疗患者中可能受挫或者完全关闭，因此种植体在放疗骨上可能是机械性锚固而不是生物性骨整合。此外，在放疗后，在一些患者中破骨细胞持续活跃，减少临床放疗区域颌骨的矿物含量，并减少皮质骨的厚度和患者骨小梁的容量。这样质量差的骨致使很难达到种植体初期稳定性[40]，并且下颌骨更容易骨折。此外，骨整合种植体的长期功能性负荷取决于活性骨的存在，也就是当种植体在支持、固位和稳定修复体的应力下骨有能力重建和改建。在骨接受高剂量放疗（超过6500cGy）后，这些生物过程可能受损或者完全消失。基于这些不良反应，功能负荷下的种植体可能不一定持久。

当对放疗患者考虑种植时，需要仔细考虑下面几个问题：

1. 种植体可能带来的益处。
2. 种植体植入或者失败带来的患者风险。
3. 短期和长期成功率。

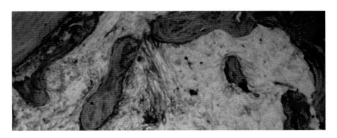

图21.18　患者下颌骨接受7000cGy。注意明显的血管失活、缺乏血管和纤维化。间充质干细胞缺乏。这种骨的种植体结合是通过机械方法而不是生物方法来实现的。资料来源：Beumer等，2015[23]经Quintesence Publishing Company Inc.许可转载。

例如，总义齿-充填式赝复体对于部分上腭切除或者下颌骨根治术的无牙颌患者来说，缺乏固位和稳定能力来给患者提供重要的咀嚼功能[2]。鼻腔和口腔的封闭是不完全的，可以预计到会发生高鼻语音、在吞咽过程中液体和食物团块泄露到鼻腔。额外的种植体能提高修复体的固位和稳定性，使语音和吞咽功能达到正常的范围，甚至在特定患者中咀嚼功能也能恢复到手术前（图21.19）[2]。上腭切除术和上颌切除术的无牙颌患者种植体的长期存活率，在种植体位点进行过放疗后对比没有进行放疗的患者（90%~95%）来说，是相对低的（55%~65%）。然而，在这些患者中植入种植体的前提是在上颌骨发生放射性骨坏死的风险是在极低的情况下，如此这些无牙颌患者中种植体固位的上颌阻塞修复体能发挥显著的作用。

在部分舌切除患者放疗后的下颌骨上进行种植所获得的功能益处就不那么清楚了，这取决于几个因素，最重要的是舌功能的状态。如果舌体或者下颌骨已经被切割，并且通过游离皮瓣进行重建，那么植入种植体能显著提高咀嚼功能，即使义齿支持表面受限（图21.17）。这些患者通常比那些单独放疗的患者接受的放疗剂量更低。上述患者首要考虑的问题是放射性骨坏死的风险，主要取决于种植位点的剂量。在下

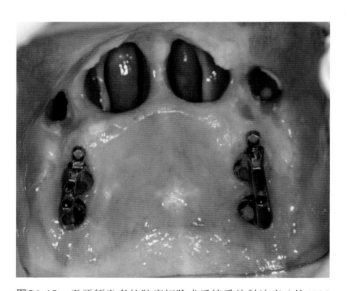

图21.19　无牙颌患者的肿瘤切除术后接受放射治疗（约6000cGy）。腭部部分切除。种植体能显著提高固位力，如果没有适当的固位力，使用传统的全口义齿和阻塞器就无法将言语和吞咽恢复到正常水平。

颌骨，当骨放疗剂量在6000cGy及6000cGy以下时，放射性骨坏死（ORN）的风险可以忽略。当种植位点超过6500cGy时，ORN的风险就非常高了。

放疗后骨的种植预后

临床报道和动物研究提示在放疗区域骨的种植体骨整合可能取决于解剖位点、位点的剂量、使用的种植体的长度和高压氧的使用。潜在种植区域的剂量取决于放疗的方式［传统放疗（CRT）vs. 强度可调放疗（IMRT）vs. 短距离放疗］和临床治疗目标容量。同步应用化疗（放化疗）增加了生物学等剂量为750~1000cGy[41-42]，并导致组织反应加剧。

动物研究

动物研究提示放疗后骨创伤愈合能力显著降低。此外，放疗区骨质量（密度）也降低了，不仅仅是因为多细胞单位对骨改建和骨修复的能力降低，而且有单独破骨细胞出现继发持续性骨吸收。动物实验显示在放疗骨区域，不仅仅种植体-骨整合区域减少，同时也造成种植体表面新骨和界面区域的新骨质量显著降低[43-47]。Nishimura等[48]测试了在已经放疗后的骨区域进行种植体植入的可行性。他们证实种植体周围区域的骨质量在放射剂量水平低至5200cGy和最高水平（7000cGy）都降低了，几乎没有任何接触成骨或者距离成骨。

总结动物研究，在放射剂量等同于杀死肿瘤的剂量（大于6500cGy）时，较少或者没有骨在种植体表面沉积，并且骨改建严重受损。种植体锚固相对于生物性来说是很重要的机械特性。在等同于手术后放疗剂量的情况下（5000~6000cGy），更多的编织骨成分在界面上可见。由于改建元素的缺乏或者减少，很可能不成熟骨将会取代成熟板层骨，而在正常情况下就不会这样。在这样的剂量下，即使种植体成功骨整合，种植体-骨接触区域相对于无放疗区域也显著减少。这就减弱了种植体的负重能力。即使种植体达到了骨整合，例如在放疗前植入，后期进行了骨放疗后骨改变（如血供缺失、成骨细胞坏死、缺乏多细胞单位组成的破骨细胞和成骨细胞对骨改建的反应），骨重建

基本停止，最终骨锚固将降低，导致种植体对于咬合力量负重降低。

人体数据

在人体研究[4,30,43,49-60]显示证实了在动物实验中取得的结果；也就是，放疗区域的成功率要显著低于未放疗的区域。随着时间增加种植体失败率增加，在放疗区域组织证实有较高比率的早期骨丧失，并且随着剂量的增加成功率降低。即使在高质量骨区域，例如下颌前牙区，这里能获得良好的种植体初期锚固，但种植体失败率随着时间显著增加。在一期手术阶段增加的种植体失败率表明获得初期种植体锚固的困难性，特别是在上颌区域。

Granstrom[56]的报道仍然是最大的系列文献，而且发人深省。他分析了跨度25年以上的107名放疗的患者的631颗失败种植体。他比较了614颗植入到100名非放疗患者和这组患者的失败模式，两组有着相似的特征。在放疗组眼眶肿瘤是最常见的（24），然后是上颌窦（23）、耳部（17）、皮肤（8）、口底（5）、扁桃体（4）、舌体（4）、上颌骨（3）、鼻腔（2）、上腭、口咽和颊黏膜。另外10名患者肿瘤位置在其他区域。这些患者是高剂量传统放疗。93名患者在手术治疗前接受了传统放疗，14名患者在手术后接受放疗。在研究群体中，528颗种植体在放疗后的临床治疗剂量内植入，58颗种植体是在植入后进行的放疗，14颗种植是先植入到放疗区域然后暴露在第二次放疗疗程中。对每颗种植进行剂量计算。29名患者接受了辅助化疗，他们植入了141颗种植。所有患者使用的种植体都是螺纹状机械抛光表面种植体。54%（340）的种植体在植入时联合应用高压氧治疗。

146（23%）颗种植体在放疗组失败了，包括291颗非高压氧治疗中的117（40.2%）和340颗高压氧治疗中的29颗（8.5%）。最短的种植体存活率最低，作者总结为这些种植体很可能是因为不能耐受咀嚼力而失败。使用较长的口腔种植体在颅颌面位点能降低种植体失败率。Granstrom注意到放射剂量越高，结果越差。特别是在那些经历两个疗程的患者中有着较高的脱落率，两个疗程是指一次在种植体植入前，一次在种植体植入后。他额外提出在种植体植入前放疗完成后经历的时间越长则效果越差。失败率最高的发生在额骨，其次是颧骨、下颌骨和鼻上颌区域。骨整合种植体的失败率在所有位点都会由于HBO的治疗而显著减少，但是颞顶区域除外。

UCLA的颅颌面种植体数据显示的结果模式与分布和Granstrom的报道一致。1987—1989年，92颗颅颌面类型的机械表面种植体，长度为3mm或4mm，植入到30名患者体内用于固位面部赝复体。69颗植入到未放疗区域，同时23颗植入到放疗组织中。1年随访期后，放疗与非放疗组之间的成功率相似：都为85%~90%。在随后的文献中，Roumanas等报道了207颗种植体植入到72名颅颌面缺损的患者中（随访5~14年）。植入到放疗区域骨中的种植体在5年以上只有52%的留存，而在非放疗区域则有85%的留存。在这个报道中，植入到放疗后的眶上缘区域只有27%的种植体在5年后留存，而未放疗的眶上缘区域则有70%的存活率。所有放疗区域的剂量都超过5000cGy[50-55]。Parel、Tjellstrom[49]和Visser[58]报道的数据呈现相似的趋势。他们报道的在放疗区域存活率要高于UCLA所报道的，但是随访周期更短。力图逆转这种趋势，近年来临床医生则采用更长的无翼种植体用于颅颌面位点，固位面部赝复体[61-62]。初始数据提示有效，但长期效果还没有定论。其他[63]辅助使用HBO治疗意图提高种植体在颅颌面位点的成功率。

在上颌骨，放疗患者的种植体失败率要显著高于普通患者[3,4,64-65]。在二期手术时对比未放疗的上颌骨失败率明显更高，这可能是由于难以取得良好的种植体初始稳定性，但是许多失败发生在种植体行使功能后。Roumanas等[3]报道26名上颌骨区域放疗后患者植入102颗种植体的结果。所有患者在种植体位点接受至少5000cGy的剂量。种植体存活率为63.6%。许多留存的种植体显示了中到重度的骨丧失（骨丧失扩展到第4螺纹水平），特别是植入到上颌骨前部的种植体。Nimi等[4]报道了在上颌骨区域发现的相似结果。59颗植入到放疗后上颌骨的种植体，在随后的随访中脱落17颗。

在下颌骨，初始报道显示有较高的短期成功率，但是随后的长期随访研究表明在行使功能后失败数量增加[57]，与之前在颅颌面和上颌位点的模式相似。更高的短期成功率可能是由于在下颌骨前部能够达到更好的种植体初期锚固和稳定性能，同时大数量的长期失败揭示其为机械锚固。

Esser和Wagner[53]报道了58名放疗患者的数据。这些患者经历了口腔肿物的手术切除，术后接受6000cGy的CRT和传统分次下颌骨相对区域放疗。下颌骨体部和联合处都处于放疗区域。221颗植入的种植体中，35颗脱落，其中18颗在负重前脱落，17颗在负重后脱落。总的成功率为84.2%，但是仅有18个月的随访期。

Yerit等[57]报道了植入到71名患者的316颗种植体的数据。所有患者都先期接受了化疗（丝裂霉素C和5-氟尿嘧啶），然后进行CRT。这些患者接受了每分部200cGy，25个分部共计5000cGy的剂量。放疗后，局部肿物位点手术去除并同期进行颈清。位点即刻重建，根据需要使用局部皮瓣或者游离血管化皮瓣。游离血管化皮瓣取自髂脊、前臂桡侧和空肠。这取决于缺损组织为软组织或者为骨和软组织联合缺损。多数患者表现初期的T2-T4的鳞状细胞癌。手术后的不同间期（0.34~6.35年）进行了种植体的植入。在仔细查阅了患者的放疗记录之后，种植体分别植入到放疗后余留的下颌骨、未放疗的下颌骨，或者是移植的位点。种植体成功的定义为无种植体动度和骨丧失少于种植体长度的1/3。在放疗下颌骨位点植入的154颗种植体的存活率为1年93%、2年90%、5年84%、8年72%。84颗在非放疗区域下颌骨位点的存活率为1年99%、2年99%、5年99%、8年95%。而在移植区域下颌骨植入的78颗种植体的存活率为1年96%、2年96%、5年96%、8年54%。在Granstrom的报道中[56]只有15颗植入到放疗的下颌骨区域的种植体63%留存。

不同位点成功率不同的原因是什么；或者足够的随访时间能否让成功率相对一致？例如，为什么在放疗的下颌骨比放疗的上颌骨上植入的种植体成功率高，尽管上颌骨血供在受损后仍好于下颌骨血供受损？作者相信在重度放疗区域，种植体机械锚固要优于生物性锚固。常规情况下的骨整合可能不会发生，因为间充质干细胞的缺乏或数量上显著减少而仍存留的细胞也是非功能性的。下颌骨区域较高的初期成功率可能是由于较好的初期种植体机械锚固性好于上颌骨。

使用高压氧治疗

一些临床医生[29,63,66]试图通过辅助HBO提高骨膜和骨的活性。HBO可以促进放疗组织的血管生成。血管内皮生长因子（VEGF）的表达在放疗组织中被抑制，HBO能逆转这种状态[67-68]。此外，HBO被证实与其他生长因子相互反应来刺激骨形成和骨再生[63]。Granstrom等[52]使用HBO治疗了13名放疗的患者。每名患者接受20次治疗，然后进行种植，随后再进行10次高压氧治疗。只有1颗种植体脱落（2.0%）。Marx[29]报道了相似的结果，研究中大量患者将种植体植入到放疗后的下颌骨。在Granstrom[63]的最近的报道中，记录到没有HBO治疗的放疗位点植入291颗种植体失败117颗（40.2%）。而在HBO治疗组则植入340颗种植体只有29颗（8.5%）失败。

辅助使用HBO仍然具有争议，所以在2006年口腔颌颌面外科杂志邀请了哥德堡大学的Gosta Granstrom教授（支持）和哈佛牙学院的Bruce Donoff教授（反对）就这个议题进行辩论。Donoff教授表达了关于缺少临床随机对照实验的担忧，但是承认了"所有位点有证据证实提高了长期存活率"。他随后提出"但是临床医生在做出这个治疗时必须权衡可用性、并发症和额外的经济负担"。他还提出了当种植体位点剂量少于5000cGy时使用HBO的必需性的疑问[69]。关键的问题不是辅助HBO是否有用，而在于是否HBO对于所有患者都是必需的。然而到了今天对于个体患者HBO的必需性问题仍然没有答案。仍旧缺乏可靠的生物学标记来洞悉潜在种植体骨位点的生物活性和伤口愈合能力，但是如果要解决这个问题，其就有必要。希望不久的将来能解决。

关于是否辅助HBO的问题可能在将来仍有讨论的余地。新的提高放疗组织生物活性的方法已经出现。Delanian等[70]、Lyons和Ghazali[71]提出了这个方案，应用己酮可可碱和生育酚（维生素E）成功地治疗了放射性骨坏死。己酮可可碱是一种血管扩张剂，能通过减少血小板聚集，防止栓塞形成，抑制凝血等方式来使血流畅通。生育酚是一种游离基清除物。两种药物联合应用在放疗患者的种植计划还没有定论，但是它将可能有潜在的益处。

总而言之，从目前的数据来看，超过5000cGy的剂量会损害骨整合是确定的，并且可能在3000cGy低的剂量时就有损害。基于临床研究报道[3,4,30,45,54,56,64–65,72–74]，与未放疗区域相比较，特别是在上颌骨和眶部的成功率明显减少。即使是在有着良好血供的上颌骨区域，成功率也比正常个人要低。在上颌骨的结果并不意外，事实上种植体锚固在放疗区域的骨上要比生物学结合更加重要。此外，前面提到的初步动物实验研究表明，种植体–骨界面可能受到明显损害，致使种植体不能承受功能负荷。HBO似乎有助于再活化骨，从而提高成功率[63]。

放射性骨坏死的风险

骨整合的种植体后再次发生放射性骨坏死的案例很少有报道。Esser和Wagner[53]注意到在60名患者中仅有2名患者（3.4%）在下颌骨发生放射性骨坏死。所有患者在手术切除肿瘤后都接受了放疗。他们都正对下颌骨区域放疗超过6000cGy剂量。Granstrom[75]报道了116名接受骨整合种植体的患者中发生了10例（8.6%）的放射性骨坏死。在这些研究中，放射性骨坏死被定义为暴露在临床放射目标容量之内6个月及6个月以上的骨。剂量为2300～14500cGy（平均剂量为7900cGy），坏死发生在不同的位点（下颌骨、眶上缘、乳突、额骨）。一些患者发展为骨坏死并在种植体植入前后接受了高压氧治疗。

种植体手术后继发下颌骨放射性骨坏死的风险可能最好通过放射后拔牙导致的骨坏死率确定[29,76–77]。基于这个数据，如果剂量小于5000cGy，在放疗后下颌骨区域植入种植体相对安全。如果剂量超过6500cGy则风险显著增加。Granstrom提到这种患者如果需要种植，则推荐一个疗程的HBO。在骨位点剂量为5500～6500cGy的患者，需要考虑个体因素，例如每分部的剂量、前期的颈清等，都是可能的重要评估风险辅助因素。需要注意的是多数患者CRT治疗并没有在下颌联合处接受放射，患者通过IMRT治疗则下颌联合处和上颌骨前部剂量相对较低。因此，在许多放疗患者的这些区域植入种植体具有较高的可预期性。

在上颌骨，骨坏死的风险可以忽略不计，即使剂量较高。HBO仅能在提高成功率的前提下才有理由应用。例外的情况是患者接受了较高剂量作为放化疗方案的一部分[56,66]。在这些情况下生物学等剂量约为8000cGy。

建议–患者选择和治疗

下颌无牙颌

有许多问题需要考虑，最重要问题的是放射性骨坏死的风险。短期和长期的成功率、患者潜在的寿命、HBO治疗的可行性、患者的潜在收益等都需要进行衡量。放射性骨坏死的风险最主要取决于种植体位点的放射剂量，尽管个体患者因素如颈清历史、持续的重度吸烟习惯都可能有影响。此外，同步的化疗加强组织反应[41–42]，也需要纳入考虑。当考虑到剂量时，为了这个讨论，引用的水平是根据传统分部而来（200cGy每分部，每周5个分部）。当考虑到患者采用超分割放疗或者加速分割放疗时，需要考量每分部的剂量、分部的数量、总的剂量、治疗的时间安排等[78]。种植位点的剂量可能很难进行考量，特别是当患者通过IMRT进行放疗。因此，在种植植入之前，必须仔细检查放疗记录（图21.20）。

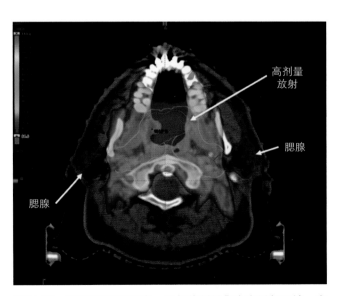

图21.20 IMRT采用多光束，以便将剂量集中在局部区域。在该患者中，上颌骨和下颌骨的前部未照射。

种植位点剂量为5000cGy或者低于5000cGy就意味着放射性骨坏死的风险几乎可以忽略不计。除非同步进行化疗，也就意味着剂量大于等于6500cGy为高风险。除非患者接受HBO治疗或者可能接受一种正在测试中的治疗放射骨坏死的方式（己酮可可碱加生育酚：见放射性骨坏死的前部）。考虑到以上的因素，多数无牙颌患者都是良好的受众，能从种植治疗受益良多，特别是患者经历过手术治疗而损害了义齿承托表面，或者是负面影响了患者用舌部和颊部控制下颌义齿。如果患者进行传统放疗（CRT），多数患者下颌联合处是处于非放射区。除非肿瘤是在口底前部。这些患者中，下颌联合处的剂量通常与肿瘤剂量相对应，将超过6500cGy或等于6500cGy。如果患者通过IMRT治疗，下颌联合处将会被辐射，不论肿瘤的位置，但是通常潜在种植位点的剂量低于5500cGy。然而，通常有热点区域剂量超过6500cGy，但是局部高剂量的位点通常很小。

肿瘤预后是一个重要的因素。多数复发发生在第一年内，所以建议过了这个阶段再考虑种植。患者在这个周期过后无肿瘤发生预期存活率平均超过10年，所以，如果种植对患者有正面效益，那么就应该考虑种植。

短期成功率结果极佳，但是长期成功率就没有那么好预期了[56,57]。然而，HBO将提高长期成功率[56,66]。因此，当制订种植计划时，种植体脱落率和失败相关因素在放疗后的下颌骨都需要考虑进去。指定赝复体治疗计划应该预见这些失败，并削减种植失败的相关因素（固定 vs. 活动、联合 vs. 分段、种植体数量和长度、种植体辅助 vs. 种植体支持设计）。作者倾向在下颌联合区域植入4颗种植体，然后制作种植体辅助连接杆支持的覆盖义齿。这种设计将4颗种植体通过杆卡连接到一起。在2颗前牙区种植体之间应该有足够的空间来容纳1个Hader杆部件，安装2个卡扣。ERA附件放置在远中。这个设计中，当覆盖义齿后牙咀嚼时承受后咬合力，Hader杆部件作为转动轴心，ERA附件富有弹性，允许后牙区的咬合力由下颌主要支持区域吸收（磨牙后垫和颊棚区）。联合种植体上负重后应力分布更优[79]。结果是每个种植体所负重的咬合力最小

化，减少了种植体过载的风险和种植体脱落的风险。

上颌无牙颌

所有上颌骨切除或者腭部切除的无牙颌患者都需要充填体进行修复。这种充填体能通过种植体固位，并且作者推荐使用，即使在放疗位点的成功率欠佳。放射性骨坏死的风险可以忽略。成功率取决于放射剂量和种植位点相关的骨量及骨质。当种植位点暴露剂量超过5000cGy时，初始种植体锚固就极其关键。因为非常有可能种植体表面不会有骨沉积或者种植体植入后的骨预备位置不会有骨沉积，所以锚固就是机械固位而非生物性骨整合。

一些在放疗后上颌骨的种植体失败是由于很难在一期手术时获得种植体初期锚固，另一些是由于负重后失败。因此，当设计种植体连接杆卡并选择固位附件时，临床医生需要考虑改变生物机械力学会对种植体锚固有不良影响。种植体应该通过杆卡连接到一起，杆卡设计应该为种植体辅助而不是种植体支持的。杆卡的首要目的是固位。缺陷部位和余留的义齿承托区应该用于为义齿–充填式修复体提供必需的支持及稳定。由于失败率相对较高，种植体、种植体连接杆卡、覆盖义齿应该设计为如果有种植体失败，能够对杆卡和修复体进行调改并继续行使功能。仔细预备骨位点，使用种植位点垂直骨高度允许的最长的种植体，在种植手术时获得双层皮质骨固位能够提高成功率[56,66]。使用自体骨移植方式进行上颌放疗区的骨增高是不可预期的。

放疗位点种植手术的治疗时机

越来越清楚的是高剂量放疗骨位点不会随着时间增加而恢复，实际上，随着时间增加有可能更糟。也就是随着时间增加，骨变得更纤维化和血管更少，并且几乎没有间充质干细胞存活。Granstrom[56]报道了放疗后有效时间增加则失败率增加。

已有种植体的放疗

对已存种植体的放疗产生了反向散射[80]，因此，在放疗源边的种植体周围组织接受的剂量要高于其

他区域组织。种植体表面1mm的区域增加的剂量为11%~15%[81]。局部增加的剂量可能产生溃疡、暴露其下的骨组织，种植体脱落。

需额外考虑的是由贵金属合金产生的反向散射，因为这些金属的合金通常被用来制造种植体连接杆卡和种植体固位的固定修复体。这些修复体可能扩展到龈下并直接与种植体相连。在这些情况下反向散射可能增加到80%左右[82]。由于反向散射和肿瘤诊断时有种植体的患者数量日渐增多，临床医生质疑如果患者将要接受头颈部肿瘤的放疗，是否应该去除这些已经骨整合的种植体。大多数经验丰富的医生不推荐在放疗前手术去除种植体，因为环钻去除骨整合的种植体造成的创伤是显著的。Granstrom等[83]在他的报道中讲述了这个议题，11名患者存有33颗钛种植体而按计划进行放疗。剂量为5000~6000cGy。基于他们的发现，Granstrom等[52]推荐放疗前去除所有的基台和上部结构，并将种植体埋入到黏膜或皮肤下。他们建议在完全愈合后进行放疗。

当考虑种植体固位的口内修复体时，作者开始遵从了Granstrom的方案并在放疗前手术将种植体埋入到黏膜下。然而，这些情况下初期的封闭可能很难达到，并且通常缝线的张力很大。经常的，伤口会开裂，种植体和其上部封闭螺丝会暴露。因此在UCLA应用的方案是在放疗前去除修复体并安装钛愈合基台。

在完成放疗后，多数情况下就重新安装基台和上部结构（修复体），但是在下颌骨这个决定需要基于一系列的因素，包括种植位点的剂量、修复体类型和清洁能力，以及患者顺从度。从种植修复体功能效益和患者的意愿也应该要考虑到。关键的问题是要考虑下颌骨种植体周围组织在放疗后感染的风险，因为，其能导致放射性骨坏死。关于这个情况临床医生没有可以参考的数据，UCLA基于患者个人因素对此做出决定。例如，当口腔卫生情况差、种植体或基台没有附着、有角化不良的可移动黏膜，或者局部的剂量超过6500cGy，特别是进行了放化疗，那么我们强烈建议患者永久去除下颌骨的后牙区域部分单侧种植体支持的固定义齿。这样的决定很困难，而且必须与患者进行彻底的沟通后，告知患者的保留种植体固位或者支持的修复体的风险和益处。

扫一扫即可浏览
参考文献

第22章

颅面缺损患者的种植赝复体修复
Implant–Retained Restoration of the Craniofacial Patient

Robert Ferguson Wright, Glenn E. Minsley, Sun–Yung Bak
University of North Carolina, Chapel Hill School of Dentistry, Chapel Hill, North Carolina, USA

因外伤、疾病以及先天畸形所造成的口腔颌面部缺损，会给患者造成心理和功能上的不利影响。口腔颌面部组织的缺损会严重影响外貌，使患者与其家人、朋友进行正常的社交活动都变得困难。外科修复手术已经成为修复面部缺损的一种选择。然而，有些时候"这种效果往往比治疗更差"，将导致面部缺损以及口腔功能障碍[1]。手术方法常常受组织的来源或由于先前放射治疗导致组织血供不足的问题所限制。同样，出于术后复发的考虑，面部缺损的暴露有利于肿瘤科医生直观评估手术位点。

借助面部赝复体实现的面部缺损修复可以减小患者的心理创伤，同时为患者恢复一个更为正常的容貌外观。传统的面部赝复体的固位方式优于颅面种植体，是由于其通过机械固有的倒凹和外在的黏附力来固位[2]。然而，固有倒凹的机械固位力往往不足，使赝复体会因其邻近组织的移动和其本身的黏附力不足而脱落，这会给患者带来很大的尴尬和心理创伤。使赝复体就位的粘接剂，会在维护期破坏赝复体，使赝复体的耐用性因此下降，而且患者往往很难每次都把赝复体戴在正确的位置[3]。另外，赝复体边缘的粘接剂也很难去除干净，接触性皮炎就是一个常见的并发症[4]。

1977年，Per-Ingvar Branemark及其的同事首次进行了颅面种植手术，以此来固定一个助听器。颅面种植体指的是植入乳突、眶部和鼻部区域的口外骨内种植体，植入区域不包括上下颌骨，作为颅面骨骼的一部分[5]。由于颞骨的厚度通常只有4mm，种植体的长度往往比较短。颅面种植体长度为3~4mm，并在冠部

有一个圆盘状结构以提供基本的稳定性并避免薄骨质的渗透性，防止伤及其他器官[6]。颅面种植体可以让患者在每次佩戴赝复体的时候，将赝复体准确地戴在同一个位置。种植体同样也能延长赝复体的寿命，因其无须使用会破坏赝复体的粘接剂和溶解剂。另外，它也可以为面部赝复体提供稳固的固位力[7-9]。

种植体的"成功率"的定义在整个颅面部并没有一个统一的标准[10]。种植体成功率和种植体存活率在修复学术语中并没有被明确定义。不同的作者往往从不同的方面定义成功和存留。Esposito等[11]认为定义种植体成功的标准应该是功能（咀嚼力）、组织生理机能（骨整合的形态和稳定性、无痛及其他病变）和使用者的满意度（美观和舒适度）都得到充分实现。否则，种植体仅仅是"存留"，虽然在行使功能，但是没有符合成功或失败的标准。Abu-Serriah等[12]同意"存留的种植体就是那些仍在行使功能的种植体，但是它们都没有达到成功的特定标准。"Abu-Serriah质疑，成功是否应该被定义为一个没有临床并发症且牢固的种植体，例如较弱的组织反应，或者应该被定义为功能上的种植体。在2008年对义耳的临床研究中，Wright等[13]制定了一套成功的标准。由此定义种植修复体的成功的系统化评估体系形成。建立标准，是为了将影响种植体的结合方式和面部种植赝复体质量的可逆与不可逆因素，进行系统化分类（表22.1）。种植体评估因素包括位置、结合方式和皮肤反应。修复学考虑的是边缘适应性、功能稳定性、对称/位置、质地、颜色稳定性和患者的接受度。不可逆因素是一些

不能被修正的因素，因此任何一个因素或问题都预示着种植体的失败。可逆因素要求再评价、分析和校正（表22.2）。

早期论文研究的是成功率[12,14-15]，而最近的论文讨论的是存活率[16-17]。存活率取决于对患者的追踪时间长短[17]。评估患者的时间越长，失败率越高[18]。因

表22.1　成功的标准（Pt，患者；QoL，生活质量；Rxn，反应）（资料来源：Wright，2008[13]. 获John Wiley & Sons许可转载）

	种植体	赝复体
可逆因素	位置（修正：通过角度基台，用磁铁代替夹和杆） 基台周围的皮肤反应：0级、1级、2级、3级	边缘/边缘准确性 颜色稳定性（外在的） 稳定性/功能性 赝复体，移动性 对称性/位置 患者的接受度/生活质量
不可逆因素	结合方式 vs. 移动性/病理性 位置（只能通过破坏赝复体的美观或功能来修正） 基台周围的皮肤反应：4级	颜色稳定性（内在的） 轮廓/构成 患者的接受度/生活质量

表22.2　分类Ⅰ～Ⅴ（Pt，患者；Rxn，反应）（资料来源：Wright，2008[13]，获John Wiley & Sons许可转载）

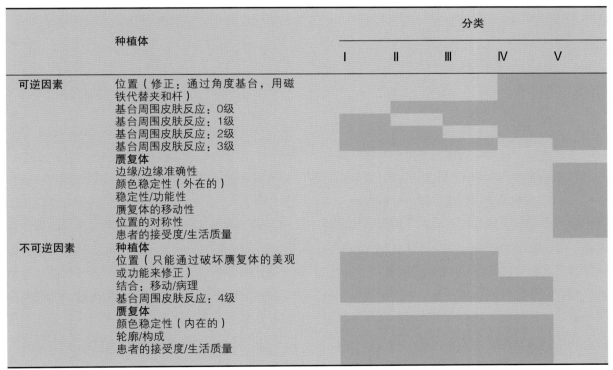

	种植体	分类 Ⅰ	Ⅱ	Ⅲ	Ⅳ	Ⅴ
可逆因素	位置（修正：通过角度基台，用磁铁代替夹和杆） 基台周围皮肤反应：0级 基台周围皮肤反应：1级 基台周围皮肤反应：2级 基台周围皮肤反应：3级 **赝复体** 边缘/边缘准确性 颜色稳定性（外在的） 稳定性/功能性 赝复体的移动性 位置的对称性 患者的接受度/生活质量					
不可逆因素	**种植体** 位置（只能通过破坏赝复体的美观或功能来修正） 结合：移动/病理 基台周围皮肤反应：4级 **赝复体** 颜色稳定性（内在的） 轮廓/构成 患者的接受度/生活质量					

分类Ⅰ：软组织和硬组织理想的健康结果。种植体完美结合，赝复体美观，患者可以接受Holgers 0级成为可能。

分类Ⅱ：骨质微吸收或无骨吸收和/或Holgers 1级可逆性的软组织反应，赝复体在美观上可以被患者接受或仅需要微小的修改。种植体的位置或角度并不理想，但可以修改。

分类Ⅲ：软组织反应需要赝复体在设计或制造上有所修改，并且需要和/或简单的手术干预。赝复体需要在美学上做适当修改。基台周围皮肤反应达到Holgers 2级。所需的修改是有难度的，但是是可能实现的。

分类Ⅳ：可以继续使用保留的赝复体，但固位力或美学效果是折中的。结果是不符合标准的。赝复体应该被重新制作。基台周围皮肤反应高达Holgers 3级。

分类Ⅴ：由于缺乏骨整合或位无法修改的种植体位置，赝复体无法用种植体来固定。基台周围皮肤反应高达Holgers 4级。所有不可逆因素均使患者拒绝佩戴赝复体。

注意：最复杂的因素决定了这个病例的总体分类。

此，追踪时间越长，存活率越低。在12个月的时间里，种植体的存活率是100%，但这不一定是成功的象征。尽管种植体的成功率或存活率在定义上有矛盾，但大家一致同意的是耳部种植体具有最高的存活率。颅面种植体的解剖位置与临床成功率之间是有关联的[10,13]。在乳突区域发现了最高的成功率，对16例以种植义耳修复的患者进行的临床研究，结果显示100%的成功率，平均追踪时间为45个月。

Roumanas等[16]在14年的时间里，对用于固定眶、鼻和耳赝复体的骨整合种植体的存活率进行了回顾性的多中心研究。在研究的182颗种植体中，有35颗没有实现骨整合。所有的种植体的存活率为80%。耳部种植体有95%~100%的存活率，而眶部种植体的存活率最低，为53%。鼻部种植体的6年存活率为87%。Nishimura等在加州大学洛杉矶分校进行了7年的研究（1987—1994年），发现耳部种植体的成功率为100%，鼻部的成功率为71.4%，眶部为37.5%[19-21]。Wolfaardt等[15]在加拿大中心的回顾性研究中的一项调查显示，在12~48个月的时间里，种植体在乳突的存活率为98.9%，在眶部的存活率为96.6%。我们可以用接受眶部种植体的人数与接受乳突种植体的人数相比较少来解释，为何在加拿大的研究中，眶部种植体存活率相对较高。此外，高存活率也可能是由于复杂的变量，例如一部分的患者眶部有高质量的骨。其他经过2年或更少追踪时间的研究发现，颅面种植体的存活率较高。Scolozzi等[22]报告说，在乳突区的种植体存活率超过95%，鼻部为71%~81%，眶部为35%~91%。Wright等[13]报告说，乳突区的存活率为100%。

耳部有致密的皮质骨，这为骨种植体界面的维护提供了良好的基本稳定性和血管结构[19]。种植体的存活率存在很大的差异，这取决于种植体在鼻缺损区中的解剖位置。在固定义鼻的种植体中，与前鼻底板相比，眉间的成功率较低。Nishimura等在研究中发现，种植体在眉间的成功率为0，而在前鼻底部的成功率为88.1%。眉间的骨致密，但其血管分布较差，骨髓隙小，这可能会妨碍骨整合的重建[10,20]。在眶缺损区中，由于眼眶弯曲的边缘，往往需要切除大量的骨头，以抵消种植体的突缘。这可能会造成过度的热损

伤，危及骨膜的血液供应，造成骨坏死[10]。随着时间的推移，失败率会增加，这可能是由于骨种植体界面的重建能力较差、额窦骨体积不稳定，或这些位点血管灌注减少。

采用外科手术治疗疾病而造成面部缺损的患者，往往都会接受放射治疗。放射治疗对组织的影响是非常有争议的。在放射治疗中，一些研究报告了进行性血管损伤，而其他一些研究则发现在高剂量辐射下，血管环境是完整的。有些人认为，在一段时间内，当辐射发生后，血管会即刻生长。一些动物实验研究也表明，在辐射发生后的1年里，骨愈合能力得到了改善，因此，一些专家推荐，在种植手术前，接受过放射治疗的患者需要一段较长的愈合时间[11]。然而，研究表明人体接受辐射后，会发生血管纤维化和血管丧失，这些变化在放射治疗6个月后就开始了，并且随着时间的推移，这种情况似乎更加恶化了。因此，也有一些专家建议在放射治疗结束6个月内进行种植手术[11]。

即使有些关于辐射对放射区血管系统影响的报告存在矛盾。但是，与无辐射的位点相比，在有辐射的位点上，种植体的丧失率更高，这点是得到大家一致认可的。Roumanas等[14]发现，接受过放射治疗的患者，颅面种植术成功率为68.4%，而未接受过放射治疗的患者，成功率为85.3%。Tolman等[23]的研究发现，接受过放射治疗的患者，成功率为85%，而未接受过放射治疗患者，成功率为97%。瑞典的一项研究表明，无辐射部位颅面种植体成功率为98.4%，辐射位点的成功率为57.9%[24]。虽然接受放射治疗的患者，种植体的存活率较低，但放疗并不是颅面种植手术的禁忌证[25]。影响临床成功的因素包括辐射剂量和分级，以及种植体植入的解剖位置[26]。

对于48Gy以下的辐射剂量，并发症很少出现，而对于超过64Gy的剂量，则会有许多并发症发生[11]。Asikainen等[27]以米格鲁猎犬的下颌骨为研究对象，发现，在60Gy剂量的辐射下，在下颌骨中进行的所有种植手术都会失败，而在50Gy剂量的辐射下，下颌骨的种植手术很少失败，而在40Gy的剂量辐射下，种植手术失败率为0。Esposito等[11]的Meta分析显示，在小于50Gy剂量的辐射下，下颌骨的种植体有2.6%的失败

率，而在55Gy或更大辐射剂量下，下颌骨种植体手术失败率为10.1%。在55Gy或更大辐射剂量下，上颌骨的失败率为22.9%，下颌骨失败率为6.9%。Colella等[28]的一项研究指出，在小于45Gy的辐射剂量下，种植手术失败率为0。

Parel等[29]和Tolman等[30]的研究显示，在接受辐射的颞骨中，耳部种植体的存活率为100%；而Granstrom等[31]则指出，在5年的随访时间里，则有9%的失败率。瑞典的一项研究显示，在5年随访时间里，在辐射位点上的眶部种植体，成功率为57%，而在12年随访时间里，成功率为45.5%[24]。在高剂量的辐射下，眶部种植体的成功率为33%~57%，这可能是由于接受过辐射的骨骼中的细胞和血管发生了变化。在关于鼻缺损的研究中，很少有研究能得出最终的结论。Beumer[32]从他的回顾性分析中得出结论：在超过55Gy辐射剂量下，骨整合会受到损伤。所以，在必须进行的种植手术中，他建议患者接受高压氧治疗（HBO），来降低骨质疏松症发生的风险。

HBO是一种将患者放置于一个氧气压力增加的封闭空间里的治疗方式。HBO疗法可以增加组织中的氧气含量，同时增强毛细血管生长能力。这能形成新生血管，加速软组织创面的上皮化[33]。辅助HBO疗法并没有提高种植体在下颌骨的存活率，但Niimi等[34-35]的研究表明，它可以提高种植体在上颌骨的存活率。此外，Esposito等[11]得出了一份Meta分析报告，发现，经过放射治疗的上颌骨，在接受HBO治疗后，种植体的失败率为17.6%，而没有接受HBO治疗的失败率为31.7%。在下颌骨，种植体失败率是相近的，接受HBO治疗的为4.3%，未接受HBO治疗的为5%[11]。

HBO或许是对辐射组织有益的辅助治疗，因为它能减少软组织并发症，并加速愈合过程。Larsen等[36]做了一项以植入兔子胫骨的种植体为对象的研究。在未接受HBO治疗的兔子中，接受了辐射的胫骨中，有54%的伤口裂开；而在未接受辐射的胫骨中，有15%的伤口裂开。在接受HBO治疗的兔子中，接受辐射和未接受辐射的胫骨中，都有7%的伤口开裂。在动物模型中，组织形态学分析显示，无论是对给予辐射还是未给予辐射的兔子，只要是经过HBO治疗的胫骨，种

植体和骨之间的结合都会有显著的改善。经过16周的恢复，即相当于1年，与12周的恢复期相比，骨整合发生的可能性更大。然而，我们很难将这种动物模型应用于人类。Granstrom等[26]以哥德堡患者为对象进行了一项随机研究，他们将是否接受HBO治疗作为控制因素，研究表明，在上颌骨和眶部的种植手术中，接受HBO治疗的患者，种植体失败率为2.6%，而没有接受HBO治疗的患者，种植体失败率为58%。然而，关于辐射位点上的颅面种植体及是否接受HBO治疗的研究，数量很少，而且每项研究的参数，即研究时间的长度和辐射剂量也互不相同，所以我们很难得出任何的结论性评论。

颅面种植手术必须以合适的术前计划进行仔细考量。患者必须意识到失败率和赝复体固位方式、美观效果和社会心理的效益往往大于风险。随着时间的推移，颅面种植体的存活率会降低，尤其是在放射治疗后，血管化和纤维化的副作用，也会随着时间的推移而增强。与粘接固位的赝复体相比，在颌面部修复术中使用颅面种植体对患者的治疗和康复都有着革命性的影响。对于接受面部种植赝复体修复术的患者来说，他们的生活质量都得到了很大的改善，也得到了很多的便利。

手术阶段

术前计划

颅面种植手术的术前计划是从诊断性评估开始的。该评估包括缺损部位的临床检查，以及影像学和/或立体模型检查，来确定是否有足够的骨厚度来容纳颅面种植体[37]。作为诊断性检查的一部分，模具应根据缺损位点进行制作。我们应该对最终的赝复体制做一个诊断性的模拟模型，以确定颅面种植体的合适植入位置。放射导板就根据这种诊断性模拟模型来制作的（图22.1）。该导板用于协助评估，该处是否有合适的骨厚度来容纳计划的颅面种植体。种植体应该被放置在赝复体合适的区域内，即此处有合适的厚度来容纳基台高度和相应的附件，同时保持赝复体的美观效果。基台和其相应附件的平均组合高度为4~5mm。因此，例如，在一个义耳中，种植体应该放置在赝复体

螺旋部的下方，因此在那里的修复材料会比4~5mm的高度多几毫米。这将充分掩盖基台和附件系统，可以为赝复体提供良好的美学效果。我们将阻射射线的标记放置在诊断性导板内，放置的区域就是颅面种植体的植入位置，并且用合适的粘接材料将标记固定（图22.2）。外科医生可能需要为颅面种植体选择多个植入位点，而非限定几个，以防在某些位点上，影像分析显示骨厚度不足。这可以防止任何重复的射线扫描，避免患者暴露在不必要的辐射中。

安排患者进行缺损位点的计算机断层扫描（CT）。在进行CT扫描的时候，我们将影像学导板就位并固定在缺损区，由此CT影像就由缺损位点组成。对放射学切片的检查将显示与对照标记物所选择的种植体位点（图22.3）。可以测量骨的厚度，来确

定此处是否有足够的厚度来容纳种植体。这一过程可以采用立体模型来辅助进行。我们至少需要3mm的骨厚度，来容纳大部分的颅面种植体。然而，有报道表明，当颅面部内的区域，有足够的骨厚度来容纳最低标准长度的骨内口腔种植体，我们就可以用颅面种植体来替换骨内口腔种植体或与之组合使用[37-38]。在导板上选择并标记合适的颅面种植体位点。然后，可以通过移除选定位点的特定标记，并在导板上钻孔，由此在种植手术中，得到缺损组织的初始标记，影像学导板就被转换成了手术导板。

文献报告建议根据位点来放置种植体[37]。这是由关于在每个位点的颅面种植体骨整合成功的数据以及赝复体的尺寸和重量的数据来支持的。在可能的情况下，种植体应该以足够的距离分散开，来成比例地分配赝复体的重量。双颅面种植体被推荐用于义耳。Brånemark及其同事们[39]建议基于时钟的数字位置来定位2颗颅面部种植体。最初，在头部右侧的义耳上，颅面种植体往往被放置在9点和11点位置。在头部左侧的义耳上，一般建议在1点和3点位置放置颅面种植体。后来，他们团队修改了位置，在右侧的义耳中，将较低的种植体位置移到8点位置，在左侧的义耳上，则将较低的种植体位置移到4点位置[40]。2~3颗种植体可以被用来固位义鼻。颅面种植体植入的常规位置是鼻底和额骨。在眼窝修复术中，一般推荐使用3颗或更多的颅面种植体.因为有文献报道说，在眶部，骨整合的成

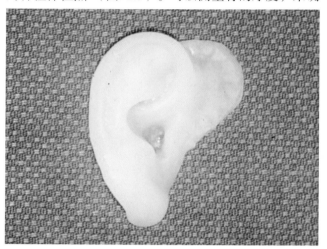

图22.1 用最终赝复体的诊断性模拟模型制作的影像学导板。

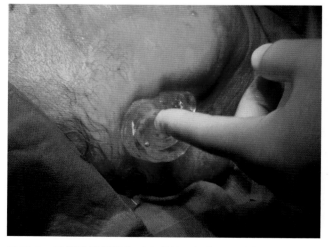

图22.2 影像学导板就位于患者的面部位置。放射学标记（在本例中，球形铅粒呈现为圆形灰球）被嵌入在导板中的、已选定的、颅面种植体的可能植入位置。

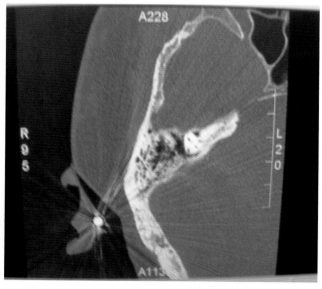

图22.3 CT图像显示影像学标记和相邻的骨厚度。

功率最低[37]。颅面种植体在眶部的主要植入区域，通常在眼眶的侧壁和眶上缘区。

　　颅面种植体基台应该穿通角化的皮肤，而不是非角化的黏膜。因此，我们可能需要手术移植一层中厚皮片，在颅面种植体的种植位点上，来应对基台突破黏膜的发生。

手术阶段

　　我们应该在手术室环境中进行颅面种植体的植入手术。患者需接受全身麻醉，或接受清醒镇静。患者术区铺巾，隔离手术部位，并用消毒溶液（如必妥碘）进行备皮。灭菌手术导板被放置在缺损部位。手术导板上有标明颅面种植体选定位置的孔。我们可以通过导板上的小孔，在皮肤和底层骨上插入1个涂有染料或墨水的标记物或针，来完成标记。如果标记皮肤，那么就选择1根针，然后在上面涂上染料或墨水，用它直接在皮肤上穿孔，直到它接触到骨头为止，这样我们就能在骨头上留下1个印记（图22.4）。

　　由Brånemark教授制定的手术流程，是颅面种植手术的标志[40]。早期的流程是分为两个阶段的外科手术。一期手术是手术植入颅面种植体。一旦颅面种植体被植入进面部骨，种植体就被其上的皮肤和皮下组织覆盖，骨整合可以在3～4个月时进行。在这段时间内，种植体不能负重。在此之后，进行二期手术来暴露种植体。最后，将基台固定到种植体上。然后切开

并移除隆起软组织皮瓣的皮下组织，仅留下一层薄薄的皮瓣。孔眼就在这个区域的皮瓣上，即基台突破皮瓣的位置。皮瓣需要重新定位并缝合就位。然后再将愈合帽固定在基台上。此阶段需要在皮瓣和基台上放置1个填充物，以保持对皮瓣的压力。这是为了防止血肿形成并保持皮肤与底层骨的接触，使它们在愈合期间可以适当地附着；时间通常是2～3周。这个阶段后我们就可以开始修复治疗。

　　多年来，颅面种植体有了许多新的设计，手术流程也随之发生了改变。最初的Brånemark颅面种植体是设计成螺纹状的，它需要在牙槽窝中使用螺纹攻来为每个种植体来形成螺纹。种植体是通过缓慢地拧入，进入到螺纹状孔牙槽窝内。今天，新一代的Brånemark颅面种植体，现在由Cochlear公司（Englewood，CO）以Vistafix为商品名进行销售，是自攻性螺纹种植体，不需要在牙槽窝内预先形成螺纹状。在一些其他的颅面部种植系统中，也有这样的种植体，比如由Straumann公司（瑞士巴塞尔）销售的ITI颅面种植体系统[41]。

　　早期的Brånemark颅面部种植体在植体的冠部周围有1个穿孔的金属领口，覆盖在骨头的外皮层，以防止由于容纳的种植体过多，而对重要组织造成潜在的医源性损伤。此外，种植体的头部被设计成外六角形。新一代的种植体包括无加长金属领口的颅面种植体，以及冠部为内部榫头设计的种植体。

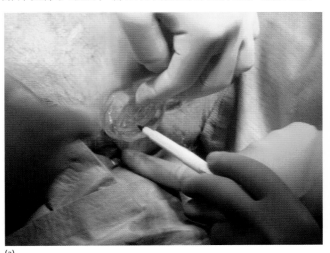
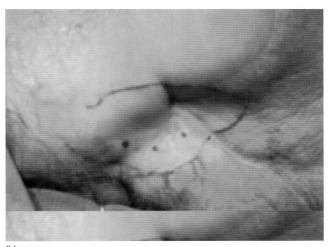

(a) (b)

图22.4 　（a）使用蘸有不褪色的染料或墨水的标记物，通过导板上选定位点所钻的孔，来标记颅面种植体的选定位点。（b）标记的位点即为颅面种植体的植入位点。然后，用1根涂上染料或墨水的针，穿过指示部位的皮肤，在骨面上留下印记。这条曲线表示此案例导板的后边界。

愈合基台已经取代了必须在二期手术时选择适当长度的最终基台。这使得口腔修复医生或整形医生可以在皮肤完全愈合后，仔细测量最终皮瓣的厚度，并

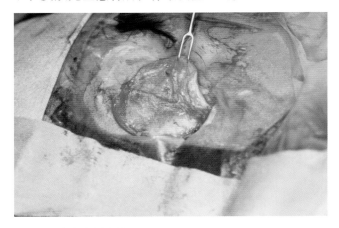

图22.5 翻起全厚皮瓣。

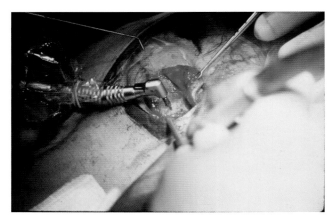

图22.6 颅面部种植窝的定位孔是用先锋钻形成的。请注意，先锋钻轴有一个狭窄的部分，紧接着是一个较宽的部分。较宽的部分至钻头的距离是可调节选择的（如3mm或4mm），这是为了可以根据先前选定的颅面种植体长度来确定定位孔的特定深度。

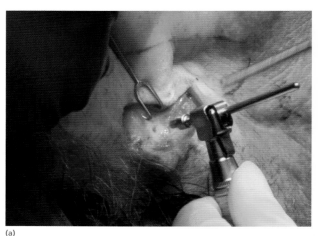

(a)

选择正确长度的最终基台，而不是在二期手术时进行猜测选择。

而且，这项手术流程已经改变成只需进行一期手术[41]。根据Cochlear公司（Englewood，CO）的Vistafix系统的治疗和手术指导手册，只有在骨厚度大于3mm，且骨质量高的义耳手术中才可以考虑使用这个手术流程[42]。

在标准二期手术方法的一期阶段，做1个远离颅面种植体的植入区的切口。然后翻起1个全厚皮瓣来暴露下骨（图22.5）。这些位于骨皮质上的标记，是之前用1根有染料或标记物的针刺穿而留下的。然后用之前由CT扫描确定好长度的先锋钻，在骨头的设计位点上钻孔（图22.6）。然后再用冠部成形钻来扩大种植窝，达到与颅面部种植体相适应的直径和深度。如果种植体的冠部有一个圆盘状结构，那么相应钻头的一部分应设计成具有下沉功能。这样就可以在种植窝周围形成1个肩台，在种植体植入预备后的种植窝

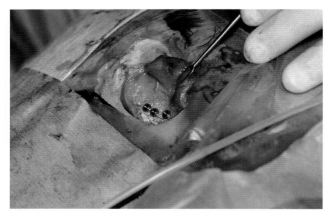

图22.8 颅面种植体分别在对应的种植窝就位。

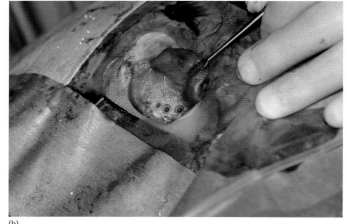

(b)

图22.7 （a）冠部成形钻用于增加颅面种植窝的直径，以适应先前选择的深度。如果颅面种植体冠部有圆盘状结构，冠部成形钻也可形成肩台来容纳圆盘。（b）已预备好的具有肩台上口的种植窝，可容纳种植体的圆盘状结构。

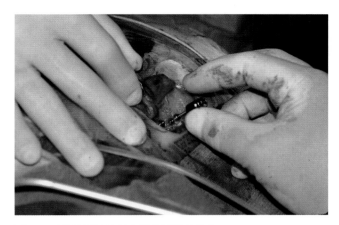

图22.9 覆盖螺钉被固定到颅面种植体上。

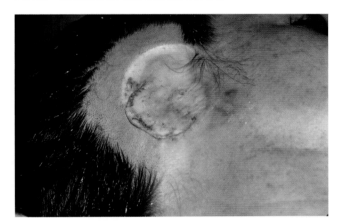

图22.10 全厚皮瓣被缝合到原来的位置。

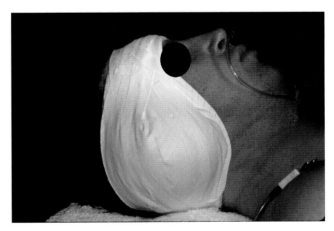

图22.11 为了皮肤与骨能更好地附着，并尽量减少血肿的形成，在愈合阶段使用外科敷料，保持皮瓣对下骨的适应性。

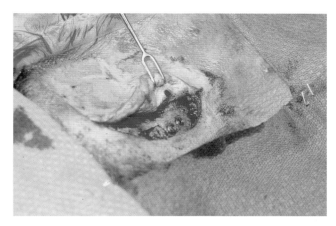

图22.12 在二期手术中，再次翻起全厚皮瓣。切口位置为原来的切口位点。

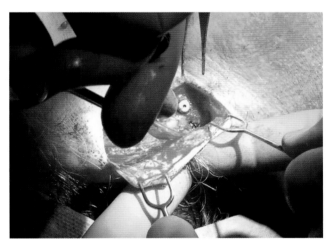

图22.13 全厚皮瓣的减容。

（图22.11）。种植体的骨整合期为3～4个月。

二期手术是在3～4个月的愈合期后进行的。先做1个二次切口，然后翻起全厚皮瓣来暴露下层的种植体（图22.12）。在种植体头部和覆盖螺丝上方的任何过度生长的骨组织，都应该在不损伤种植体的前提下，仔细地移除。再将覆盖螺丝从种植体上拆除。此时应该测试种植体以确保稳定性和硬度，二者为成功骨整合的标志。任何具移动性的种植体都应该被认为是失败病例，并在此时移除。

全厚皮瓣应尽可能多的去除皮下组织，形成1个薄皮瓣（图22.13）。皮瓣重新对位缝合，使用钻孔机，在覆盖在颅面种植体上的皮瓣上进行穿孔（图22.14）。将现行的基台或愈合基台固定到种植体（图22.15）。在皮瓣上，基台应该有足够的长度来突破皮肤，至少1mm（图22.16）。皮瓣被缝合就位。如果使

时来容纳圆盘（图22.7）。每一个颅面种植都是被缓慢旋拧就位的，直到它在预备完成后的窝洞中完全就位（图22.8）。每个种植体都会拧入1枚覆盖螺丝（图22.9）。全厚皮瓣则重新对位并缝合到位（图22.10）。最后使用一种外科敷料，将皮瓣固定在骨头上，以确保两者的附着，并防止皮瓣下的血肿形成

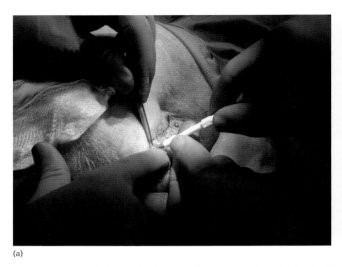

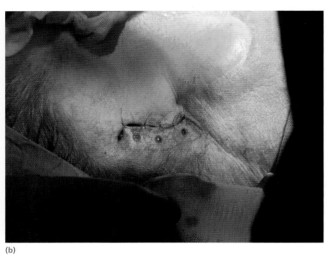

(a) (b)

图22.14 （a）减容后的皮瓣重新对位，用pouch穿过皮瓣，在种植体上方的皮瓣上打孔。（b）在皮瓣上穿孔，分别暴露其下对应的颅面种植体。

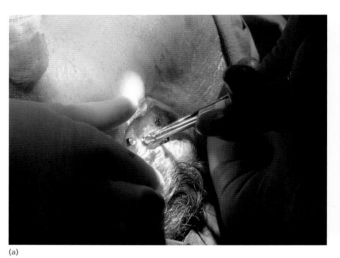

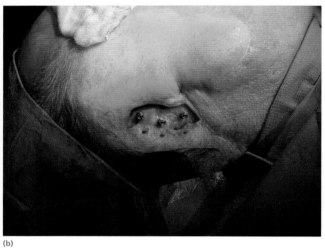

(a) (b)

图22.15 （a）最终基台正在被固定到颅面种植体上。（b）最终基台已分别固定到相对应的颅面种植体上。

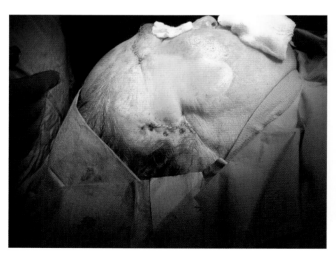

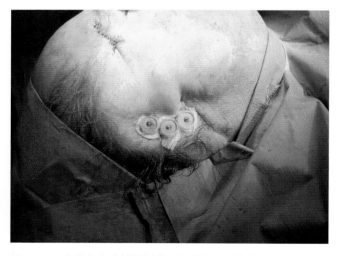

图22.16 重新对位皮瓣并缝合就位。注意，基台需要穿过皮肤至少1mm。

图22.17 在基台和皮瓣周围使用愈合帽和手术敷料。此外，在皮瓣上还将放置一个外科填塞物，以维持轻压，以保持皮瓣的位置和防止血肿形成。

用最终基台，那么需要将愈合帽固定在基台上。在愈合阶段，需要使用另一种手术敷料来保持皮瓣对下骨的适应性，使两者能更好地附着（图22.17）。在进行修复治疗前，皮瓣可以有3~4周的时间来愈合。

义鼻

　　种植义鼻的颅面种植体的最常见植入部位是鼻底和眉间区域（图22.18）。虽然文献报道了在鼻底部的颅面种植体的骨整合成功率高，但关于眉间区域的骨整合成功率，尽管是可变的结果，仍有一些研究结果不乐观，这已在较早的文献部分中略微提及[16,20,43]。Roumanas等[16]报告说，在眉间区域，3~5mm的颅面种植体，总体的存活率为25%。没有文献报告失败率为0。Karakoca等[43]的研究显示，眉间双种植体的存留时间为30~33个月。在这些研究的基础上，建议将眉间区域作为一个次要的、替代的位点，而不是作为颅面种植体在鼻腔的主要植入位点[16,43]。一个带有不透X线标记物的影像导板可以用来识别具有足够骨厚度的种植体位点，这样就可以使基台和后续的固位组件不会影响赝复体的美学效果（图22.19）。导板就位后进行的CT扫描，用来确定具有合适骨厚度的位点（图

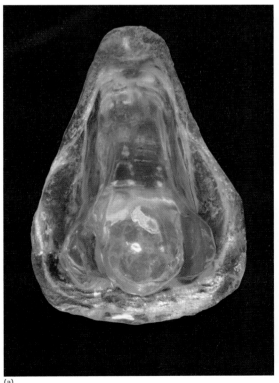

图22.18　放置在鼻底和眉间区域的颅面种植体。

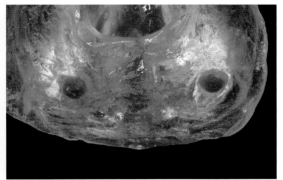

(b)

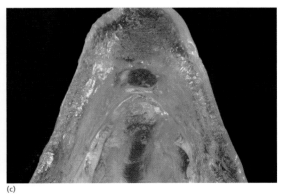

(c)

(a)

图22.19　（a）影像导板。（b，c）球形铅球，作为影像学标记，嵌入在导板中，作为颅面部种植体的参考位置。

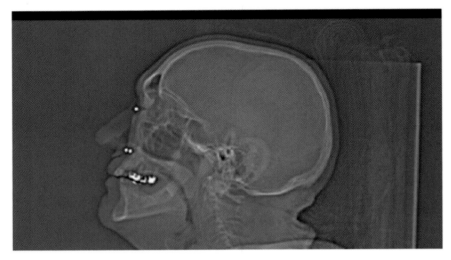

图22.20　影像导板就位的CT影像显示标记物和邻近骨的厚度。

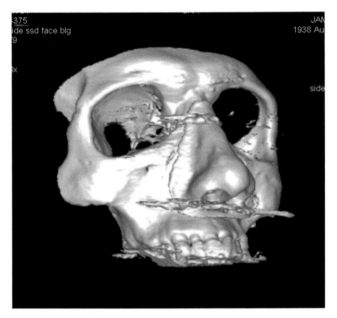

图22.21　三维计算机生成的导板和患者颅骨图像。

22.20）。此外，使用三维（3D）计算机生成的图像或该区域的立体图像成像模型可以帮助种植体位点的最终确定（图22.21）。

　　一旦种植位点被确定，就可以将影像导板转换成手术导板来指导外科医生确定颅面种植体的位置和进行种植手术（图22.22）。当颅面种植体有适当的时间完成骨整合后，才可以将最终基台固定到种植体上。我们可以设计一个附着系统来固定义鼻。在诸多案例中，这个附着系统是一个支架，固定在基台上，采用杆卡的固位机制，或者是合并使用磁铁来固定义鼻。其他的固位设计是使用包含磁铁等附件的独立的基台。

　　如果支架被用来作为固位机制的一部分，那么一个包括鼻缺损和周围面部区域的印模就完成了。印模帽是在制取模型之前就固定在基台上的。可以用夹板固定在一起，形成一个稳定的单元，此单元将会包含在印模中（图22.23）。然后在该区域制取模型（图22.24）。基台替代体被附着到印模帽上，印模用牙科石膏灌模，工作模型就完成了。

　　该支架可以采用传统的方法通过蜡模铸造金属合金，或焊接预制金属条形成金属合金冠来完成。最近，计算机辅助设计/计算机辅助制作（CAD/CAM）技术被用于制造此类支架（图22.25）。该支架应该被固定到患者缺损部位的基台上，并进行评估以确保它合适。

　　然后制作一个上部结构来匹配这个支架。通常用丙烯酸树脂或类似材料来制作。上层结构将会包含交互性固位组件，它们能与支架内的交互性固位组件连接，为赝复体提供固位（图22.26）。我们可以将上部结构制作成中空结构，使赝复体中的鼻道通气畅通。这个上层结构最后会被设计包含在最终的赝复体中。

　　义鼻的轮廓是用蜡或黏土在上部结构上形成的。将整个模型放置于患者面部的相应位置，以评估拟合的准确性、解剖细节和与邻近皮肤的边缘完整性。需进一步细化直到最终结果在模型中实现（图22.27）。然后将模型，连同主体铸件包埋，蜡或黏土则被彻底从模具中移除。用某种材料，例如硅胶，覆盖赝复体的外层。用艺术油料和/或干燥的无机颜料，将色彩

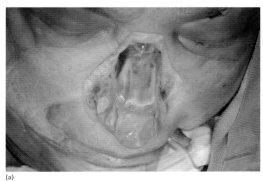

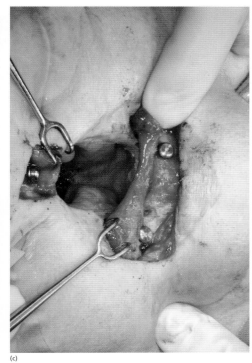

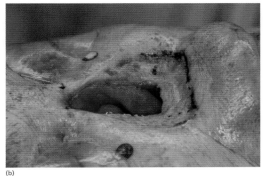

图22.22　（a）影像导板转换为手术导板，通过导板上的影像标记来钻孔。手术导板在患者的面部就位，用沾有不褪色的染料或墨水的标记笔，穿过导板上的小孔，在患者皮肤上标记出颅面部种植体的位置。（b）标记点表示种植体在鼻底和眉间区域的植入位置。可以用1根有染料或墨水的针可以穿过皮肤上的标记点，在骨面上留下印记。（c）在预先标记的位点上植入颅面种植体。

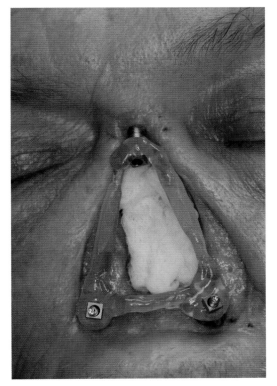

图22.23　连接固定的印模帽固定到颅面种植体基台上。

融入硅胶中，以形成内在的肤色。在模具中对硅胶加压，经过加工处理，使其完全固化。然后将最终赝复体从模具中取出。再将赝复体固定到患者面部上。为了有良好的边缘密合性，对边缘进行适当地修整。进行外染色，以形成赝复体最终的表面特征，与患者面部相邻皮肤匹配、协调（图22.28）。

种植义耳

　　耳廓发育不良和后天缺陷的患者可选择不治疗、自体骨重建手术或赝复体重建手术。自1986年以来，我们在北美精心挑选了数名、接受了在乳突植入颅面种植体、通过磁铁或夹子来固定赝复体的治疗方案的患者。

　　术前手术计划必须包括关于乳突的详尽CT影像学图像。此外，术前手术计划包括耳廓的诊断蜡型。它会被转换为透明的甲基丙烯酸甲酯树脂模型，用作手术导板。这些导板会被预先制作，可以通过导板上的小孔标示皮肤标记的形式，标记点就是种植体理想的

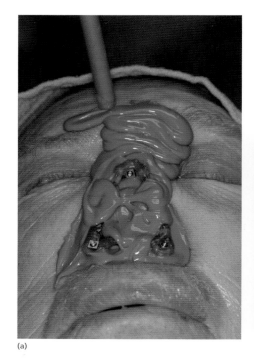

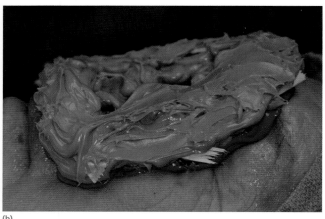

图22.24 （a，b）印模是用低黏度的乙烯聚硅氧烷压印材料来制取的，它需要用高黏度的乙烯聚硅氧烷压印材料来支持的，即通过在高黏度材料内嵌入几片压舌板，来辅助形成一个刚性"托盘"，来支持低黏度的印模材料。

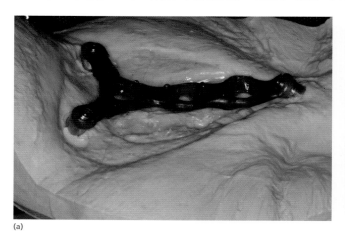

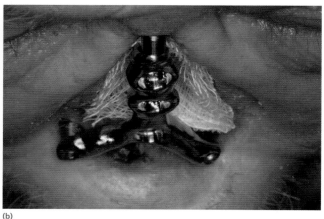

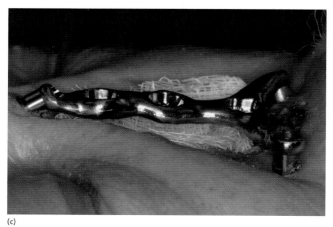

图22.25 （a）将工作模型联合基台替代体作为一个模型，用丙烯酸树脂和蜡进行支架铸造。支架将包含3块钴－钐磁铁，为CAD／CAM钛合金支架提供赝复体的固位力。（b）CAD／CAM钛合金支架，通过复制支架模型的制作流程来制造。（c）CAD／CAM钛合金支架的矢状图。

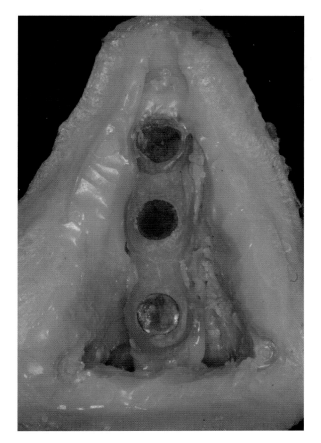

图22.26 用丙烯酸树脂制作的上层结构支架，包含一套匹配的钴-钐磁体，嵌入进最终的赝复体内。

植入位点。如果在手术中遇到乳突小房，也可以标注一个更大的区域，作为种植位点的替代选择。外科手术包括1个全厚皮瓣和用注射针头及亚甲基蓝标记的种植体计划位点。组织残余、皮肤标记或瘢痕组织应该在手术中被移除。应该尤其注意最终需获得相对较薄的皮肤和小于等于2mm的皮下组织。当骨质量非常好时，可以采用一期手术法。骨质量良好，且无辐射的情况下，乳突的正常愈合时间为3~4个月。放疗患者或骨质较差患者的愈合时间最少为6个月。

1名36岁、患有先天性右耳廓闭锁的患者，有许多失败的整形外科手术重建经历（图22.29）。该患者被推荐到北卡罗来纳大学，并接受了种植义耳手术。手术导板被用于引导2颗颅面种植体的植入手术（图22.30）。杆由3块磁铁和2个卡臂结构组成，用于义耳的固位（图22.31）。最终的硅胶赝复体被铸造和个性化染色（图22.32）。为了获得良好的固位效果，赝复体包含了一个有磁铁和衔铁的上层结构和1个卡臂（Factor Ⅱ Inc.， Lakeside，AZ）。

1名76岁的患者由于复发的基底细胞癌失去了左耳郭。手术过程包括左耳郭切除、左腮腺切除术和使用胸三角皮瓣进行局部重建。患者接受了术后放射治疗。因计划进行颅面部种植手术，所以需要制作1个

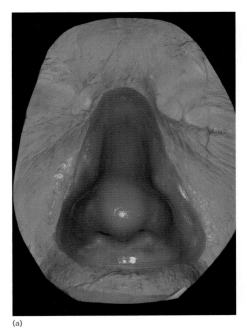

(a)

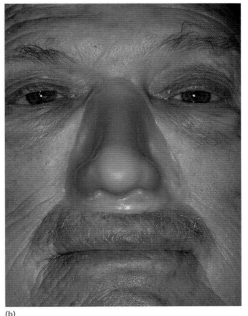

(b)

图22.27 （a）工作模型的最终蜡型。蜡模包含丙烯酸树脂的上层结构支架。（b）将最终蜡型放置于患者的面部，以检查轮廓的准确性和边缘适合性。

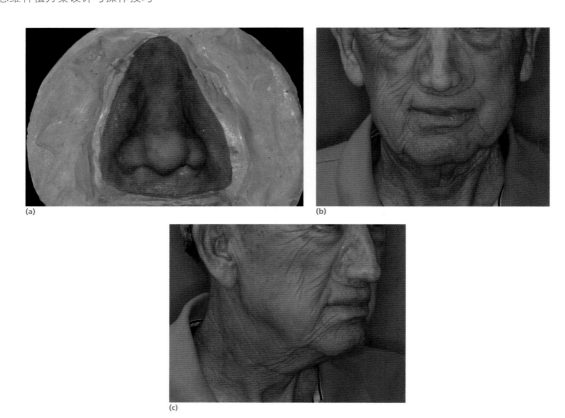

图22.28　（a）最终鼻赝复体就位于工作模型。（b）将最终的鼻赝复体在患者面部就位后的面部完整照。（c）将最终鼻赝复体固定于患者面部，3/4的面部照。

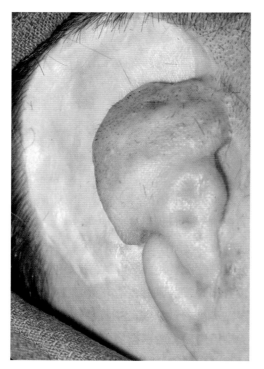

图22.29　该患者有先天性闭锁病史和多次整形重建手术史。术前计划包括移除组织标记、使皮肤变薄和将皮下组织厚度减少到2mm或更少。

辐射屏蔽板，在保护种植体位点的同时，不会阻挡射线到达肿瘤部位[44]。放射治疗4个月后，使用手术导板植入3颗种植体（图22.33）。在负重前，3个月的愈合时间是需要的。使用Magnacap磁铁系统（Technovent Ltd，Leeds，UK）。采用自凝丙烯酸树脂进行磁铁和衔铁的定位及连接（图22.34和图22.35）。赝复体需要使用硅胶材料进行内染色和处理（A2186; Factor Ⅱ Inc.，Lakeside，AZ）（图22.36）[44]。

种植式眶赝复体

眼窝切除术的重建手术是一个有挑战性的手术。单纯用软组织瓣来关闭眶部内容物不符合美观要求。因此，如果患者知道，眶部种植体的存活率低于用于固定义耳的乳突种植体的存活率，那么使用颅面种植体来固定眶赝复体就会是一种很好的治疗方法。

术前计划必须包括一个有修复医生的团队，因为，种植体植入位置必须限制在赝复体的区域内，并且固位体和种植体不能影响最终的面部赝复体的美

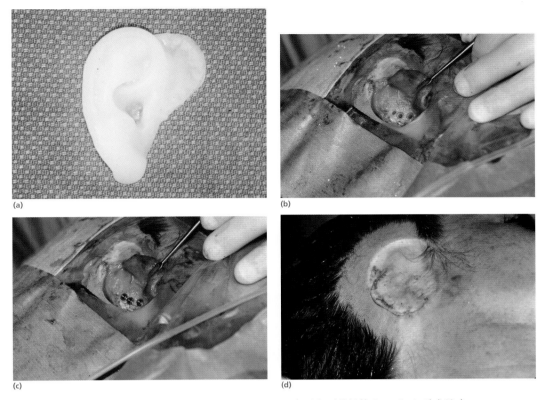

图22.30 （a）手术导板。（b）3颗种植体以下沉方式植入。（c）基台固定到种植体上。（d）手术缝合。

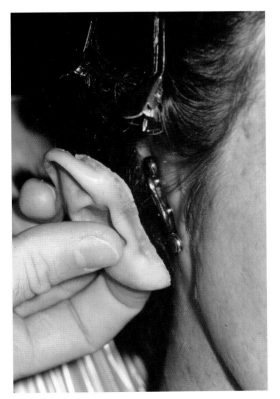

图22.31 杆式支架由3块磁铁和2个位于上部结构包含衔铁的杆组成。

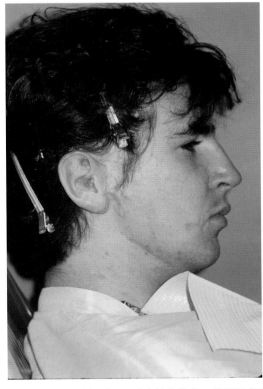

图22.32 最终的种植义耳，经过个性化染色，然后固定到种植体支架上。

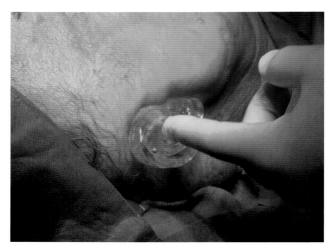

图22.33　手术导板在面部就位。

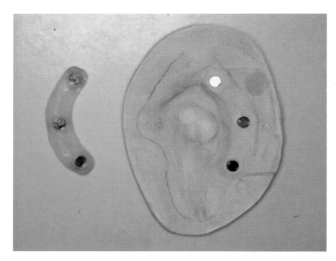

图22.35　用自凝丙烯酸树脂将磁铁和衔铁定位到工作模型上。

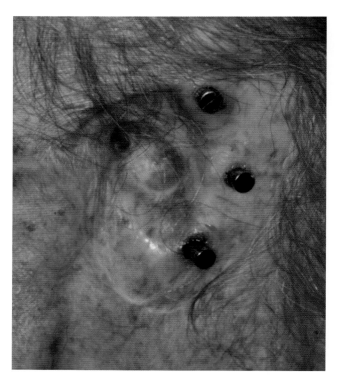

图22.34　3个月的愈合期后，愈合基台在种植体上就位。

学效果。该计划还应包括眶部的CT影像学图像、1个诊断蜡型和1个手术导板（图22.37）。额窦往往是，在右侧眼眶的1和2点位置和左眶部的10点和11点的位置，是植入种植体的限制因素。眶上缘是眶种植体植入的最常见的位点。

　　因癌症而进行的外科切除手术是造成眼眶内容物丢失的最常见原因（图22.38）。在图22.38的患者中，3颗颅面种植体被放置在眶上缘、眶下缘上，然后铸造

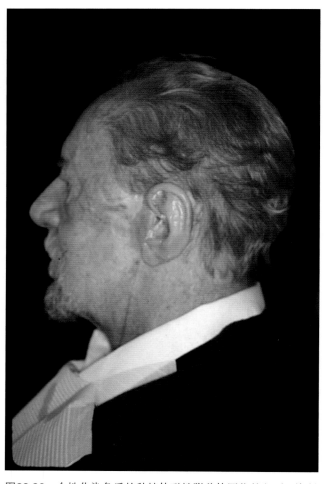

图22.36　个性化染色后的种植体磁性附着体固位的义耳。资料来源：Hatfielt等，2001年[44]。得到Elsevier的再出版许可。

1个杆来固定3块磁铁，达到固位效果。眶赝复体有1个透明的丙烯酸磁性附着体衔铁（底部结构），嵌入到内凹的表面，通过3块磁铁将其固定到支架上，以达到

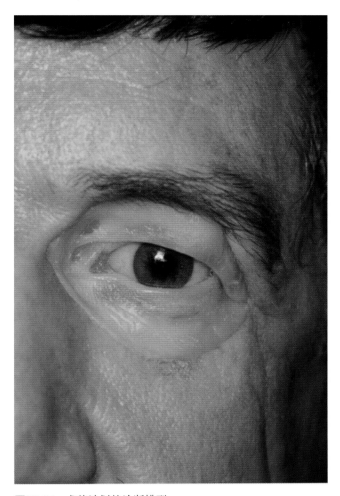

图22.37　术前计划的诊断蜡型。

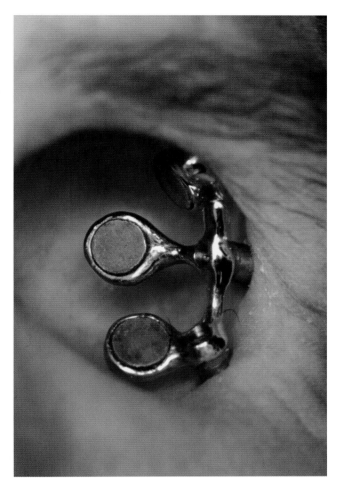

图22.38　3颗种植体位于在眶上缘和眶下缘，用1个含有3块磁铁的铸造杆来固位。

固位效果（图22.39）。这个眶赝复体为患者提供了一个非常美观的眼眶修复效果（图22.40）。这个个性化义眼在眶赝复体内。

　　由于恶性肿瘤，一个大面积的眶部切除术是必要的（图22.41）。患者采用标准的口腔内种植体植入手术（IMZ）进行治疗。由于植入的路径不同（图22.42），杆被铸造成用非刚性连接的两部分。该杆被浇铸了3块磁铁以固位（图22.43）。为了匹配患者的左眼，同时制作了一个个性化义眼。用这个校准的测量装置来定位义眼（图22.44）。磁性附着体衔铁（底部结构）被放置在眶赝复体内凹的表面（图22.45）。在患者身上用蜡型试验对眶赝复体进行效果验证（图22.46）。眶赝复体的内凹表面包含有磁性附着体衔铁的底部结构（图22.47）。最终的赝复体修复了患者的眶部缺损，改善了患者的生活质量（图22.48）。最终赝复体的边缘由患者选择的眼镜进行修饰（图22.49）。

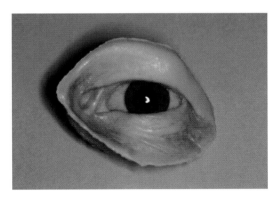

图22.39　个性化眶赝复体，它包含一个个性化义眼和磁性附着体衔铁的底部结构。

面中部赝复体

　　面中部缺损是与口腔有交通的面部1/3的缺陷。面中部缺损被定义为一侧或中线缺损。一侧缺损会延伸到颊部，与口腔有交通。面中线缺损的一个例子就

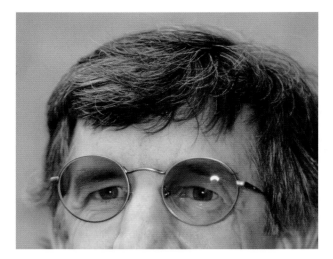

图22.40　用种植磁附着体固位的眶赝复体。

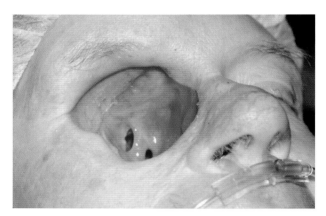

图22.41　由恶性肿瘤造成的大面积眶部缺损。

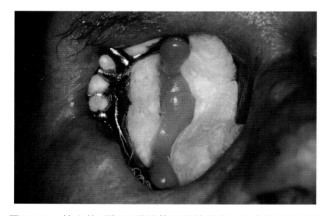

图22.42　植入的4颗IMZ种植体用磁铁形成一个支抗固定在杆上。

是，合并鼻缺损和/或上唇缺损及与口腔内上颌骨缺损相通。颌面部缺损的案例往往都很有挑战性，因为面部缺陷常常涉及具有移动性的组织，它会限制美学、固位和支持效果。

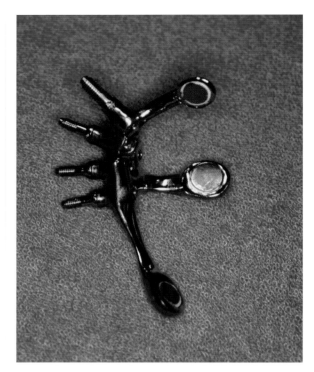

图22.43　此杆有3块磁铁来协助固位。

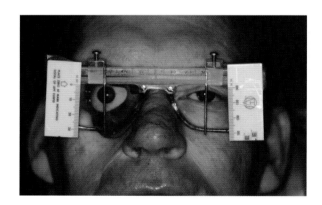

图22.44　用校准设备确定义眼的位置。

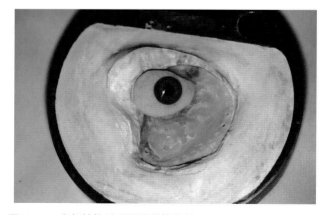

图22.45　底部结构是磁性附着体衔铁。

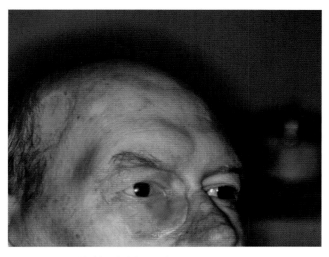

图22.46　眶赝复体进行蜡型试验。

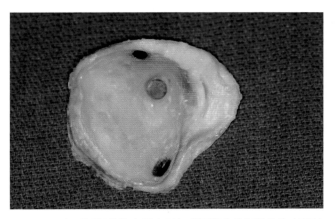

图22.47　在眶赝复体的内凹表面与磁性附着体衔铁作为底部结构。

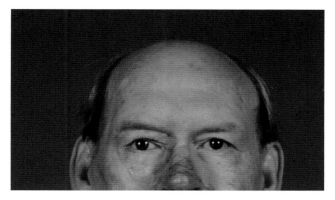

图22.48　种植体磁性附着体固位的眶赝复体。

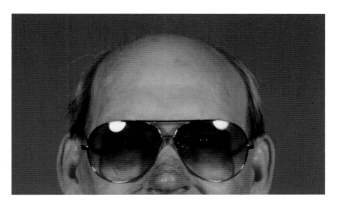

图22.49　眼镜掩盖了赝复体的边缘。

这些面中部缺损情况是复杂的，因为口腔内任何修复体的运动都将被传递到口外的修复体（图22.50）。1975年，1名42岁的患者被诊断出患有晚期鳞状细胞癌。切除手术包括全鼻切除术、双侧上颌骨切除术和双侧颈清。面中部缺损延伸到他的左侧和右侧颊部。他在进行切除手术后，接受了完整疗程的外束放射治疗。患者佩戴着一个固位不良的上颌骨阻塞器和面部赝复体，仅仅是用两根带子固定在头部。

术前计划由位于纽约布朗克斯区的哥伦比亚大学牙科学院附属医疗中心的口腔颌面外科部门制订。术前计划包括颅面部的影像学检查。患者在63岁时接受了两个7mm的Brånemark种植体手术（Nobelpharma USA，Chicago），分别位于额骨和右侧颧骨，一个10mm的Brånemark种植体手术，位于左侧颧骨。种植手术采用二期手术方法，由于患者接受了放射治疗，

由此获得了6个月的愈合时间。在二期手术中，8.5mm的标准基台被固定到种植体上。在固定四角印模基台与使用个别托盘和二次印模法取模之前，在二期手术暴露种植体的条件下，可以有3周的愈合时间。该支架采用金-钯合金铸造（Legacy，J.F.Jelenko 和 Co.，Armonk，NY）（图22.51）。采用标准印模技术来制作阻塞器，根据美学语音和吞咽关系来建立上下颌骨的垂直关系。需要进行试验来验证美学效果和正中关系。金-钯合金支架被设计成4个区域，将用于固位的多尔德夹固定到阻塞器上（图22.52）。硅胶赝复体由一个可铸造的环型附件进行固位（Implant Innovations 股份有限公司，位于佛罗里达州的西棕榈滩）。模型被制成蜡型并浇铸在金合金支架上。3个阳模附件位于在支架的末端。通过网格和丙烯酸树脂，将环型附着体固定到面部赝复体的凹面。3个磁体（Shiner SR，Preat Corp，San Mateo，CA）被连接到鼻腔区域的阻塞器上，并与位于面部赝复体凹面的3个磁性附着体连接（图22.53）。患者能够自行摘戴面部赝复体。颅面种

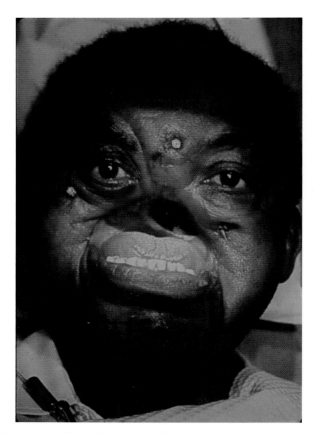

图22.50 在颧骨处植入2颗种植体，在额骨上植入1颗种植体。资料来源：Evan等，1996年[45]。得到了Elsevier的再出版许可。

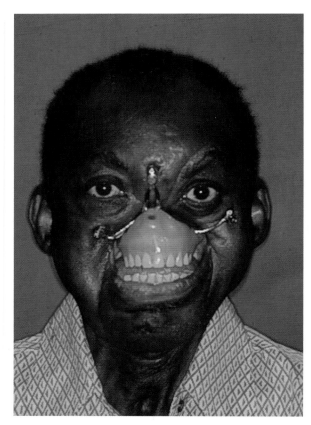

图22.52 阻塞器由4个多尔德夹固位。资料来源：Evans等，1996年[45]。再出版得到了Elsevier的许可。

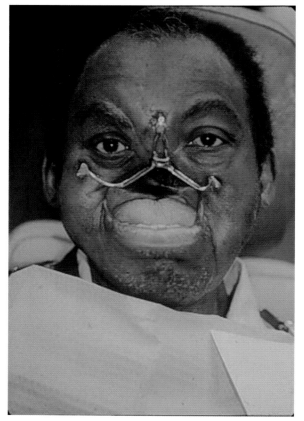

图22.51 这个支架是用钯-金合金铸造的。有3个环形附件。资料来源：Evans等，1996年[45]。再出版得到了Elsevier的许可。

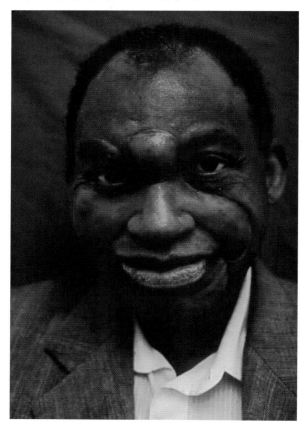

图22.53 面部赝复体与环型附件对齐，并与鼻部阻塞器上的3个磁性附着体连接。资料来源：Evans等，1996年[45]。再出版得到了Elsevier的许可。

植体的使用大大提高了该患者的生活质量，值得注意的是，他能够唱歌了。

颅面种植修复技术的相关进展

计算机辅助植入种植体技术在口腔修复术中已经开展。然而，同样的概念已经在颅面修复术中已经得到了实现。Vander Meer等[46]介绍了种植术的数字化术前计划，并展示令人满意的手术和修复效果。快速成型（RP）、立体成像（STL）和建模技术的应用，已经实现了颅颌面部修复体的数字化设计。例如，CT和磁共振成像（MRI）等成像技术，可以捕获硬组织和软组织信息，可以通过软件将信息转换成RP或STL模型。当标明时，可以利用未受影响侧的镜像来帮助重建颅面缺损。当原组织因外伤而缺失时，鼻子和其他面部结构的数字档案可用于辅助修复体的制作。

传统的印模技术有变形和不精确的缺点。CT和MRI对于立体成像技术的缺点在于不能捕捉软组织的细节。位于贝塞斯达的美国海军研究生牙科学校，报道了颅面修复领域的最新进展，即用摄影测量技术进行面部结构的数字化捕捉技术已经成功了。图像捕捉，使用3dMDface™成像技术，可以快速捕获自然状态下的组织。在制作面部赝复体的过程中，采用3D图像捕捉技术，将照片数据存储在一种格式中，以制作快速原型模型。这些文件可作为虚拟现实建模语言文件（VRML）导出。VRML文件被导入来创建STL和3D打印RP模型。RP模型可以被复制，复制品在4号石料中进行浇铸来制造赝复体[47-48]。数字化技术的发展对口腔修复学领域有显著的影响，因为，它为患者提供高质量的种植修复体。

总结

与传统的粘剂式颅面赝复体相比，种植赝复体有许多优点。应用种植体修复因外伤、疾病或先天性畸形而引起的面部缺损，及对颌面部修复术的附属专业产生了深远的影响，具有变革性意义。对经典文献的回顾提供了颅面种植修复体的发展史，和该技术是如何在20世纪80年代中期传入北美的。经典和现有的文献提供了关于种植修复体的所面临挑战的讨论，例如骨质量、放射与非放射治疗、辐射剂量、与种植体位点相关的存活率、解剖局限性、软组织并发症，以及不良种植手术造成的修复体缺陷等。术前计划对颅面部种植修复术是至关重要的，就像所有的口腔种植手术都需要恰当的术前计划一样。本文综述了颅面种植修复的手术方法。提供了鼻、耳、眼眶和面中部赝复体的重要修复原则。新兴技术在术前计划领域的发展，面部缺损区的数字化捕捉技术和最终颅面修复体的设计技术，都在持续改变传统的颌面修复术。颅面种植赝复体修复术和新兴技术的发展都极大地改善了患者的生活质量。

附言

本章作者Robert Ferguson Wright博士，他在提交本章的几个月后，突然在北卡罗来纳州教堂山的家中去世。他是我珍贵的朋友，也是一位极具天赋的教育家和临床医生。他立志于终身学习，同时慷慨地为科学界做出了许多贡献。在孟菲斯大学完成牙医学位后，他继续在路易斯安那州立大学健康科学中心深造，获得了修复学硕士学位，然后在纪念斯隆凯特琳癌症中心的颌面修复科完成了他的住院医师培训。他曾在哥伦比亚大学、哈佛大学和北卡罗来纳大学担任学术职务。Robert是美国修复学院、修复学会、纽约修复学院，以及美国牙科教育协会的积极参与者。在他的头脑和内心之间有一个卓越的平衡，他是学生和同事的榜样。我非常感激的是，他的学术著作被刊登在了这一章节中，这体现了他精湛的技术。

Steven J. Sadowsky

扫一扫即可浏览

参考文献

第23章

种植体周围疾病
Peri–Implant Diseases

Brian Kucey[1], Elena Hernandez–Kucey[2]
[1] Private Practice in Prosthodontics, Edmonton, Alberta, Canada
[2] Private Practice in General Dentistry, Edmonton, Alberta, Canada

简介

　　骨整合的定义是在活体骨组织与承载咬合的种植体表面之间形成一种形态和功能的直接接触[1]。种植体的植入数量以及从事牙种植体相关工作的人员数量都呈指数增长。同时，推断从部分牙缺失的患者进行单个和多个单位种植修复到全口种植修复都有涵盖。另外，从起初仅涉及口腔外科医生和修复医生的骨整合模式也在向全科范围转变。种植学科面临许多困难，其中一个是在主观和客观上都想取得成功的治疗效果。而在疾病治疗中，尽管付出了种种努力，仍会产生一些并发症，这种情况似乎无法避免。因此，了解致病风险因素是很重要的。

　　从临床医生的角度来看，为了取得某种预期结果，有必要执行一个最佳治疗方案。医生赞同的观点是当阻止或减少临床并发症的发生，特别是那些导致疼痛和/或种植体脱落（骨分离）的并发症时，患者的满意度是最重要的。许多有关生活质量（quality-of-life，QOL）和患者报告结果（patient reported outcome measures，PROMs）的调查已经公布[2-3]，这些可以帮助患者了解种植牙科的知识外加临床医生的目标。虽然患者的观点可能与临床医生的目标有很大的不同，但我们有责任教育患者关注那些可以提高治疗结果的因素，包括适当的和定期的维护。种植体周围组织最佳的健康状况取决于骨整合和健康的种植体周围组织之间的平衡（无炎症、出血、细菌病原体、疼痛、流脓）。种植体周围疾病是破坏周围组织健康关系的病

理性炎症改变，它包括可逆与不可逆的软和/或硬组织改变。这种改变起源于种植体边缘龈沟，会导致不适感（轻微并发症），或者正在经历失败和已经面临失败的种植体（重要并发症）。种植体周围疾病的潜在风险因素包括口腔卫生不良、吸烟、牙周炎、糖尿病、遗传特征、饮酒和种植体表面处理[4]。患者（全身性疾病）、牙科病史（牙周炎）、社会习惯（口腔卫生、吸烟、吸毒）和机体异常习惯都对骨整合的变化有影响。此外，不良的修复设计、残余的水门汀粘接材料、失败的部件和外伤都可能导致不良后果。

　　本章提供早期稳定与健康的种植体周围软组织和硬组织可能受损的一系列疾病的诊断方法和治疗手段，旨在利用这些询证技术帮助临床医生尽量减少和处理并发症。

种植体周围疾病

　　当确认骨整合已形成，最终修复体安装完毕，种植体已经行使功能后，进一步的组织重建取决于患者的生理适应能力。种植体周围软组织和硬组织的不利变化被定义为种植体周围疾病。种植体周围疾病包括种植体周围黏膜炎和种植体周围炎[5]。一个比较少见的情况是种植体根尖周围炎，不在本次讨论的范围中。

天然牙与种植体附着复合体的区别

　　牙龈组织和骨组织附着在天然牙和种植体之间存在差异（表23.1）。在种植体表面，结缔组织纤维平

Evidence-based Implant Treatment Planning and Clinical Protocols, First Edition. Edited by Steven J. Sadowsky.
© 2017 John Wiley & Sons, Inc. Published 2017 by John Wiley & Sons, Inc.
Companion website: www.wiley.com/go/sadowsky/implant

表23.1 天然牙和种植体的牙龈复合体和附着机制的比较

	健康天然牙	稳定骨整合种植体
上皮结构	连接牙骨质的环绕和埋入纤维	半桥粒连接种植体的平行胶原纤维
皮下结构	成纤维细胞和血管	更多的胶原和较少的成纤维细胞/血管
生物学宽度	距龈沟底2.04mm	2.04mm
骨组织附着	硬骨板、牙周韧带、牙骨质	骨样组织与种植体表面直接接触
龈沟深度	0.69mm+近端骨部位	0.69mm+种植体设计和部位影响
牙龈生物型	厚或薄	变化大
龈沟液	血浆蛋白、脱落上皮细胞、中性粒细胞和单核细胞	相同
龈沟炎症	细菌毒素、内毒素、溶酶体蛋白酶、胶原溶解	相同
牙龈组织颜色	健康粉红色、牢固地附着在牙槽骨的骨膜下	相同
角化组织附着	维持牙周健康最小值2mm	围绕种植体必须多大值，意见不一
主要附着机制	连接牙槽骨和牙骨质的沙比纤维	骨细胞、胶原纤维、糖蛋白层、钛氧化物

行于基台，围绕种植体形成牙龈袖口。与天然牙上结缔组织纤维的强力附着相比，它们的附着比较弱。与天然牙相比，这会导致细菌侵入的易感性和愈合途径的差异。当我们观察到一颗有裂纹的牙齿时，发现天然牙的结缔组织附着可以限制疾病的横向发展。在骨整合的种植体周围没有牙周膜和龈沟液围绕。结合上皮依靠桥粒和半桥粒附着于种植体[6]。

种植修复的最佳健康状况包括成功的骨整合、无炎症、出血、化脓的健康的软组织以及足够的角化组织存在。炎症性的和非炎症性的种植体周围疾病改变了这种健康的关系，包括来源于种植体边缘龈沟的可逆和不可逆的软硬组织改变。

发展史

1975年，瑞典国家卫生与福利局提供了对骨整合种植体的正式评估报告[7]。第一个达成广泛认识的种植成功标准出自美国国立卫生研究院（National Institute of Health，NIH）的哈佛共识发展会议（1978）[8]，但这不包括骨整合的种植体，当时只有一个中心报告了使用（Brånemark）。Albrektsson等[9]基于Brånemark的种植体数据，首次公布骨整合牙种植体成功的标准。列出的5项标准中缺乏有关种植体周围软组织的细节。 第一年垂直骨吸收1mm、之后每年小于0.2mm作为一个标准。提议下颌前部（1区）的种植体成功率最少是85%（5年）、80%（10年）。在NIH会

议后，成功率有一个显著的提升。在第10次多伦多会议（1992）[10]，Adell[11]报道了在15年内，在愈合和重建期之后每年的骨吸收为0.1mm。

Albrektsson和Zarb[12]更新了成功标准，建议报道的每个种植体应被分为四个等级（成功、存活、未知、失败）。1986年的标准适用于下颌的后部和上颌（2区），将1区的成功率提高至85%（10年）和90%（5年）。

据报道，特别是对于有吸烟和牙周炎病史的患者，种植体周围疾病通过定期复查可以有效控制[13]。对定期护理的随访显示，第一年边缘骨吸收为0.9mm，之后每年为0.05～0.07mm[14-16]。对标准治疗的随访显示，平均每年骨吸收是0.16mm[17]。

Adell[18]总结了Brånemark的4点经验：种植体存活不等于种植体成功，骨整合需要一段较长时间才能形成（超过12个月），对宿主组织的关注是至关重要的，骨整合发生的所有条件必须维持在较长时间段内。种植体定期护理需要每年1次、2次甚至多次进行。

上述参考文献的报道仅包括机械加工表面的外六角基台种植体的结果。考虑到普通粗糙程度的种植体表面的出现，以前种植体成功的标准可能不再适用。很多因素被证明会影响种植体周围的边缘骨丢失（marginal bone loss，MBL）[19]。

另外，缺乏标准的研究方法妨碍了对大多数已发表的研究成果进行系统评价。有人通过对MBL的队列研究发现这种研究结果可能比基于证据的随机临床试验（randomized clinical trials，RCTs）更接近于日常的

种植体真实情况[20]。

从只关注骨组织到优先关注软组织的观念转变

骨整合种植体的成功标准主要是关注X线骨丧失和边缘黏膜炎的比例和程度，而关于种植体周围上皮的数据很少。从牙周文献获知，种植体失败的途径之一是口腔菌群（生物膜）和种植体周围疾病之间存在的某种因果关系。有少量的证据表明牙菌斑堆积可以引起种植体周围类似牙龈炎的黏膜炎症。基于骨组织的研究成果，Brånemark及其同事对种植体周围结合上皮的屏障功能保留疑问，特别是当它在炎症过程中受到损害的时候[21]。

尽管这些数据不足支撑建立种植体周围疾病的牙周模型，但人们已经注意到了它们的相似之处[22]。考虑到种植体周围疾病的普遍存在，急需对其病因做出合理的解释。据报道，受试者中种植体周围黏膜炎的患病率高达80%，波及50%种植体的周围组织。28%~56%的受试者中出现种植体周围炎，波及12%~43%的种植体部位[23]。

Levignac在1965年提出了种植体周围炎的概念，它描述了种植体周围软组织炎症和后续的骨组织破坏[24]。1993年，提出了种植体周围黏膜炎和种植体周围炎两个名词[25]。虽然牙周组织和种植体周围组织在解剖上有明显的差异，但是危害自然牙列的细菌病原体似乎也与种植体周围疾病有关。最近有人推测，和牙周炎类似的疾病对比，口腔种植体周围的边缘骨丧失实际上是一种异物反应。Albrektsson等[26]认为在严重的边缘骨丧失后，一种继发性的细菌感染可能是已经存在的骨丧失并发症。

"骨分离"这个名词是用来描述"牙槽嵴和界面骨组织与种植体界面的分离状态。[27]"关于种植体周围疾病的进程和骨整合最终完全失败是否相关存在着学术争论。

生物膜

追溯到1978年，医学界就指出植入体的慢性感染是由生物膜引起的[28-29]。牙菌斑是一种可以促进细菌在牙齿和种植体上增殖的生物膜。生物膜的形成分为多个阶段，起初为附着在牙釉质和种植体的薄膜，后为结合蛋白，可促进细菌黏附和使细菌菌落聚集的胞外多糖的分泌。成熟菌斑的特点就像一种复合微生物，随着探查深度的增加其组成会发生变化[30]。如果种植体表面暴露，其粗糙面有助于菌斑的形成。种植体与基台的微缝隙也是微生物侵入的一个潜在因素，可以影响周围组织的健康。无牙颌患者，其菌群繁殖与部分无牙颌种植的患者有差异[31]。在有牙周病史的患者中，种植体上的微生物种类与天然牙牙周袋中的发现相似，这表明这类患者对种植体周围疾病有易感性[32]。生物膜附着牢固，需要定期有效的机械和化学方法来清除。

种植体周围黏膜炎（Peri-implant mucositis，PIM）和种植体周围炎（peri-implantitis，PI）

PIM表现为急性或慢性软组织炎症的可逆变化（发红、肿胀、探诊出血、增加骨上袋深度），没有随之而来的支持骨丧失（图23.1和图23.2）。伴有或不伴有脓肿和瘘管。可以有修复体或修复部件的松动，但不包括种植体。疼痛也仅限于软组织。

PI被定义为特定部位的感染性疾病，伴有功能状态下种植体和/或基台周围的软组织和骨组织的炎症性改变（图23.3和图23.4）[33]。大多数临床医生认为PI是一个"进展"的PIM，伴有牙周袋深度的增加（牙槽嵴下的改变）、探诊出血、出现化脓（渗出）、有或

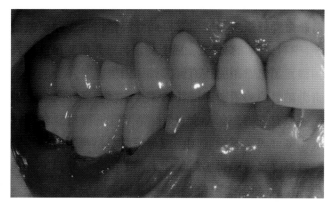

图23.1　右下磨牙种植体周围黏膜炎的临床照片。

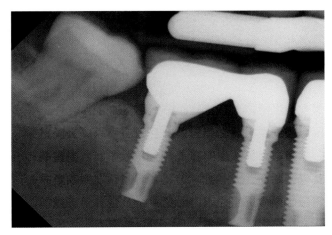

图23.2 右下第一磨牙种植体周围黏膜炎X线片。

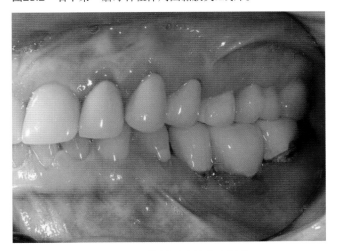

图23.3 左下第一磨牙种植体周围炎的临床照片。

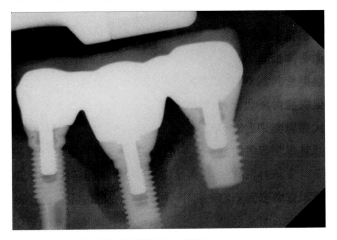

图23.4 左下磨牙种植体周围炎的X线片。

无瘘管，可能的疼痛或不适，连续的影像学检查确定存在骨丧失[34]。这个定义的分歧在于化脓与种植体牙槽嵴区的骨丧失率。因此PI是一个渐进的过程，未解决的PIM，骨缺损的增加，最终可能导致骨整合的完全失败。种植体周围炎可以分为早期、中期、晚期[35]。

PIM和PI都被认为是一种病理状态，通常是由细菌的入侵/聚集引起创伤、例如咬合因素的协同效应[36]，种植体表面[37]，以及与系统疾病、药物和吸烟有关的宿主抵抗力的改变[38]等这些因素都会加重。此外，食物嵌塞或异物损伤（水门汀、牙线、牙科印模材料、艾滋病的口腔卫生），种植体龈沟有或没有牙菌斑，都会导致种植体周围软组织健康的急性或慢性改变。

诊断

在后续的维护检查中都需要关注修复体戴入前单个种植体的初期表现、修复体、软组织、骨水平、基台和修复体边缘的形式、轮廓外形、邻面接触关系、咬合、早期负重、水门汀的种类等相关的数据。诊断检查包括牙科和医疗病史、口腔卫生评估、探诊、连续的放射学检查、临床摄影、组织边缘变化、扭矩测试、冲击试验、细菌检测[39]、牙线/薄垫片测试、咬合纸/薄垫片测试咬合情况和被动支架就位测试（表23.2）。当其他测试方法不确定时，建议通过拆除上部结构直接检查种植体。

X线表现

种植体周围炎病变的标记之一是影像学改变，通常呈"碟形"坑状或牙槽嵴的垂直高度变化，种植体的根尖部影像正常。当种植体周围组织有炎症和增生时，探诊可能伴随出血和化脓。疼痛的相关症状可能与并发急性感染有关。

与种植体长轴成90°（垂直）的根尖周X线片仍然是评价龈下部件和近端骨/种植体水平的"金标准"。然而它无法提供关于种植体唇侧和舌侧的骨位置信息。Brånemark早期的研究团队建议每年一次拆除上部结构，在与种植体长轴成90°方向拍摄2张根尖片，其中1张有5°改变用来分辨螺纹的影像。虽然有研究表明X线球管的角度误差在20°对于外六角基台种植体来说是可以接受的[40]，但是也有人指出当球管的误差超过5°时界面的差异就很明显了[41]。随着粘接修复和许多复杂内部连接设计的采用，拆除上部结构和/或基台是不可能或不推荐的。当上部结构就位的时候，可以使用一种平行装置借助咬合记录材料和一种传统的夹持

表23.2 种植体周围疾病诊断检查表

	健康	病理的、可逆的	病理的、不可逆
患者的问题	无	患者的感受	疼痛或其他症状
现病史	无变化	变化/不相关	影响种植体的变化
口腔卫生评价	好	一般	差
Loe & Silness牙龈指数 (0~3)	轻度炎症：0	中度炎症：1	重度炎症：2~3
探测深度	最小（0~2mm）	2~4mm	>4~6mm
探诊出血 (BOP)	无	轻至中度	重度
角化组织的数量和质量	有，角化	减少	减少或消失
牙龈退缩	无	轻度	重度
外伤、红肿、牙龈组织发炎	无	轻度、可逆、无临床症状	重度、慢性/急性、有临床症状
种植体周围组织动度	无	轻–中度	重度
种植义齿的稳定性	稳定	可疑动度	明显不稳定
食物嵌塞	无	偶尔	长期
邻面接触	正常	弱	明显缝隙
种植体周围残余水门汀	无	可疑的或无症状	有或有症状
叩诊	无	可疑	阳性
影像学骨质变化	无变化	变化在预期之内	变化超出预期
化脓或瘘管	无	可疑	有/复发
咬合情况	正常	重咬没有微动	重咬有微动
疼痛或不适	无	轻度/组织	中或重度/骨
淋巴结肿大	无	无	若有，为急性
种植体动度	无	可疑	有，不可逆
病原菌（检测）	无	有	有
修复体的活动度	被动	疑似早期变形	非被动，修复体摇摆或旋转，饰面材料开裂

器（Rinn XCP，Dentsply Rinn，York，PA）连接种植体顶部和邻牙。在之后的影像学检查中，这种平行装置可以通过咬合标记重新定位，不需要移除上部结构。不管这个装置是否被使用，研究中可以观察到30%临床医生不能准确地发现所出现的误差[42]。同时如何保管和记录这个平行装置也是一个技术难题。

另一种记录X线球管定位的方法是观察后牙固位螺钉的就位情况，如果与相邻牙齿的长轴有变化，则要对球管头进行轻微的调整。对于前牙种植体，建议种植体的角度接近邻牙的长轴方向，因为它们大部分都是粘接固位的。在口内X线数字化影像拍照后，如果有需要的话，球管头和传感器应和患者保持相对应的位置，以便容易调整预设角度。相比较而言，基于胶片的X线片不仅需要额外的时间，而且会增加胶片更换、显影时间、操作者和患者的移动这些误差。

在种植体与上部结构的连接部位出现没有化脓的瘘管，通常提示上部结构没有就位、部件不适合（图23.5）、在种植体与上部结构之间留有组织碎屑（压缩的颗粒物）（图23.6）或种植体周围有薄的软组织。

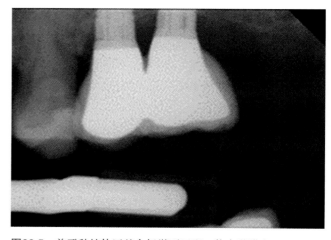

图23.5 前牙种植体区基台轻微不匹配，伴有黏膜炎。

叩诊

Brånemark团队建议使用金属工具如口镜柄对牙种植体进行叩诊，结果呈现出与骨性粘连牙齿类似的声音（尖锐的声音）。低音音调可能提示种植体的骨整合失败。这种测试方法在全牙列修复时要求拆除上部结构，其特点是不能定量或不可重复性。一旦上部结构拆除后，这种测试可应用于基台或者种植体上。在检测种植体稳定性之前，需要解决基台螺钉的松动

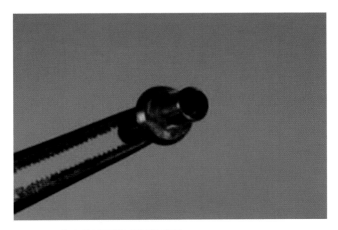

图23.6 基台的下面发现组织碎屑。

问题。未拆除上部结构之前对单颗种植牙或短跨度种植体固定桥进行叩诊，可能提示上部结构和/或基台螺丝预加的旋转力丧失，和/或骨整合的丧失。用共振频率分析（resonance frequency analysis，RFA）仪器（Osstell，哥德堡，瑞典）可改进这种测试方法，目的是确定与种植体和/或部件的微动有关的"种植体稳定系数"（implant stability quotient，ISQ）[43-44]。对单颗种植牙来说，要诊断是上部结构和种植体之间的松动（即预加旋转力的丧失或粘接剂脱落），还是骨整合丧失有点难度。目前与种植体部件长期疲劳相关联的RFA还没出现。在评估骨整合方面口镜柄测试仍然是一个简单可行的临床辅助诊断措施。

细菌学试验

在诊断牙周病和牙种植体的问题上提倡作细菌学试验/微生物取样。研究发现可以用BANA（benzoyl-DL-arginine-naphthylamide，BANA）检测、DNA探针和免疫试剂来检测牙周厌氧菌感染[45]。这些方法对种植体周围病原体的诊断可能也有帮助[46-47]。

一些关于白细胞介素1（interleukin-1，IL1）基因群（IL1A、IL1B）和IL1RN基因对种植体周围健康影响的研究显示，在显性基因型患者中，种植体周围疾病的风险更高[48]。

化脓/渗出物

有文献表明，从种植体周围黏膜炎到种植体周围炎转变的一个明显标记是伴有或无瘘管的龈沟液存在[49]。最近的报告显示龈沟液测试能够确定从健康到黏膜炎再到种植体周围炎的发病进程[50]。研究分析了用来区分黏膜炎（可以治疗的病变）和种植体周围炎（损伤的愈合和长时间的炎症）的标记物，建议用组织纤维蛋白溶解原激活剂来特异性地预测边缘骨的改变。临床表现可能包括炎症和红肿，有或没有分泌物。

咬合

使用薄垫片与咬合膜/纸/绸带/胶带进行轴向和非轴向载荷分析是用作检测自然牙齿及种植修复体的常用方法。尽管有一种电子装置可用于诊断咬合，但缺乏证据支持它的使用。对颌天然牙震颤感的评估、螺丝松动的检测、饰面材料断裂的检测[51]、修复体磨损面的确定，所有这些都可能是载荷过大的重要信息。

当完成种植体上部结构时，对于部分无牙的患者，可以采用薄垫片与对颌牙列不接触。如果使用某种类型的咬合膜片，与天然牙齿比较，种植体支持的修复体应该有更轻的接触。比较合理的解释是因为在骨整合中牙周韧带的缺失。关于咬合接触程度减少多少是合适的，目前还没有定论。

在种植体的定期维护中，修复体的咬合接触可以用类似的方式进行评价。一个重要的发现是咬合减轻（薄垫片）和接触大小（咬合膜片）之间的变化。近中面的接触也可以用薄垫片和牙线或胶带进行评价。这些发现与影像学上的发现有关。在没有影像学改变的情况下，咬合也不会改变。

咬合力过大不会直接导致骨分离。然而，螺丝接头稳定性和抗力性能的结构破坏可能会导致种植体折断。在多个种植体的修复病例中，往往需要拆除上部结构来确诊种植体是否折断。

异常的载荷往往被认为是种植体机械失败的病因之一。针对这类患者，𬌗垫治疗被认为是预防措施之一[52]。然而，目前还没有证据可以证实磨牙症、种植体失败和没有𬌗垫治疗之间有关系。专家的意见是磨牙症患者仍推荐使用𬌗垫治疗[53-54]。

病因学

尽管有些争议，但是所有的种植体系统在第一年之后都会有一些骨质的丧失，而且部分的种植体会显示出比较明显的变化。目前，关于种植体周围疾病存在几种理论，包括细菌感染、咬合载荷过大、创伤、不良修复体、手术位置或修复体不佳，以及加快骨丧失的个体差异，包括宿主抵抗力的改变（免疫抑制或遗传）、药物的相互作用（二磷酸盐、抗抑郁药）、营养不良、系统性疾病（糖尿病）和吸烟等[55]。病因学主要取决于机体和种植体周围组织的健康状况、种植体的设计、表面的粗糙度，以及过度的机械载荷。Misch通过压力治疗方法，总结出种植体并发症的最常见病因[56]。

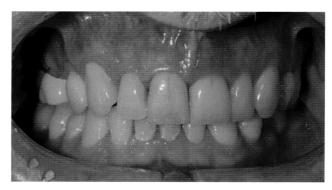

图23.7 左上中切牙由于残留的水门汀导致种植体周围黏膜炎的临床照片。

细菌感染

引起种植体周围炎症性疾病的生物学原因与由许多已知微生物聚集成的复杂生物膜有关。当种植体暴露于口腔后30分钟，其表面的生物膜就已经形成[57]。种植体的表面粗糙度会影响种植体的骨整合，但是表面粗糙度越大，种植体周围的生物膜形成速率就越快[58]。在随后的种植体周围软组织炎症和渐进性骨变化中，其致病细菌的根尖方向扩散比牙周病患牙周围的细菌更快速[59]。Socransky描述了患种植体周围炎的种植体周围的菌群中增加了红色和橙色的复合菌群[60]。红色复合菌群包括牙龈卟啉单胞菌、福赛斯坦纳菌和齿密螺旋体，而橙色复合菌群包括具核梭杆菌和中间普氏菌。真菌（白色念珠菌）也在细菌检测中发现，而且发现它能增加对钛种植体表面的黏附[61]。余留天然牙的微生物，特别在部分无牙颌患者当中，是病原体的主要来源，会直接影响种植体的骨整合[62]。虽然接受牙周维护和定期护理的患者有着同样高的种植成功率[13]，对牙周病的易感性意味着会增加种植体周围疾病的易感性[63-64]。

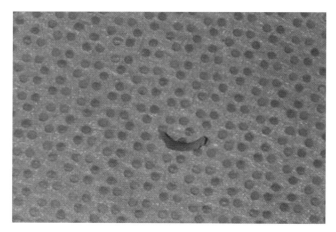

图23.8 清除下来的过量水门汀碎片的临床照片。

机械因素

种植体周围疾病的机械致病因素包括上部结构的不稳定性、螺丝的预加旋转力丧失[65-67]、修复体的水门汀固位失败[68-69]、未能清除干净的过量水门汀（图23.7和图23.8）[70-71]、修复体外形轮廓不佳、[72]修复体没有完全就位[73-74]，以及种植体–基台结合部的位置过深[75]，均会影响口腔卫生和促进病原生物膜生成。然而，目前的研究结果比较矛盾，缺乏证据证明单一种植体设计或制造的优越性。Touati[76]将机械因素细分为种植体相关因素（设计、表面、连接类型、对接平台）和上部结构相关因素（基台连接的类型、最终基台设计、临时义齿、临时基台材料和设计、内部形态、外部形态、修复体的解剖形态、固位、可能过量的水门汀、咬合/过度载荷）。在相邻种植体基台之间由于缺乏精确的或被动的密合性，会导致基台和/或修复体的松动或破裂、种植体的断裂，或骨整合的中断[77]。异物的撞击，包括食物颗粒、爆米花壳、牙线、口腔卫生辅助工具（刷毛），也会对种植体周围组织产生机械刺激，而这些在X线片上是看不到的[78]。

咬合过载

骨整合再次改变了人们对咬合的看法。动物研究表明，咬合并不是导致骨整合丧失的原因。但是，由于种植体周围没有牙周韧带，缺乏"减震"效果。这就意味着，载荷是直接传递到种植体与周围的骨之间，当载荷过大的时候，可能通过促进细菌的入侵，导致微骨折或骨整合的丧失。牙槽嵴被认为是受力最集中的区域，也就是最初发生骨改变的地方。在种植体的设计中这种骨改变的迹象表现出很大的差异。侧向咬合力被认为是更加不利的因素，大多数临床医生在修复体的设计中赞同减少义齿的侧向接触。

在种植体文献中，咬合过载通常被认为是导致种植体周围骨丧失的原因之一，或者至少也是生物膜的协同因素。在口腔修复学术语的词汇表中没有列出咬合负重一词。然而，可以查到"咬合不协调"一词，该情形出现在当对应的粉面接触区与其他牙的接触区和/或与颞下颌复合体的解剖学和生理学部件不协调时。"咬合创伤"的定义为牙周组织的损伤，表现为在正常功能或异常功能状态下由于超出了牙周组织的适应能力和修复能力而对牙周膜的附着机制造成损害。它可以具有自限性或侵袭性[79]。目前还没有证据表明，牙种植体的承载能力超过它的结构疲劳/载荷限制[80]。在一项研究中，咬合过载的诊断依据是"不良咬合习惯、影像学检查和临床并发症，包括螺丝松动/折裂或修复体的因素"[81]。像夜磨牙这样的不良咬合习惯会加剧机械故障和磨损[82]，但是咬合力或超负荷并不一定会导致后期种植体的失败。

在完全无牙颌种植牙患者中，当种植体的数量、位置、修复体的设计及咬合情况与患者的功能负荷、生理适应能力和咬合习惯不协调时，就会出现咬合过载。对这些患者来说，咬合过载表现为修复体的过度磨损、螺丝的丢失/折断，以及少部分的种植体折断。咬合创伤会加重已存在的种植体周围疾病，从而造成骨丧失（角形或水平）。由于骨整合还没有建立，无牙颌种植牙患者的机械过载可能会导致早期的种植体失败。在晚期种植体失败的案例中（18～24个月），咬合过载不太可能是主要的致病因素。

在部分无牙颌种植牙患者中，更大范围的咬合效应取决于天然牙的稳定性和健康程度、颌弓中种植的部位、整体咬合方式以及在种植体治疗前是否存在相适应的保护粉。当植入种植体以恢复整个牙列的咬合稳定性时，咬合的重要性就呈现出来。相对于完全无牙颌种植牙患者，医生必须认识到和对部分无牙颌种植牙患者要做更大范围的修改。

争论的焦点之一是超负荷是发生在正常咬合力作用在机械强度不足的种植体上，还是异常咬合力作用在机械强度正常的种植体上。有内部连接体的窄径种植体最初被诊断为早期种植体炎，仅仅是因为随后显示种植体折断。Taylor[80]将这些机械失败的原因归为种植体内部存在切应力到环形应力分布，这种应力分布可以通过轴向载荷来增加。对于外部连接系统，类似的机械失败同样出现在种植体内部基台螺丝的基部。

虽然一些受试者推荐有夜磨牙不良咬合习惯的患者使用辅助夹板治疗，但是最近有一篇论文否认该方法有效[83]。

创伤

不适当的口腔清洁方法会造成创伤，引起组织刺激，例如牙线的使用[78]、牙签的使用和刷牙用力过大等，结果出现类似种植体周围黏膜炎的症状。这种情况可以通过要求患者演示他们的口腔卫生方法来确认。纠正口腔清洁方法通常可以在几天内解决这个问题。

持续戴用呼吸机罩会对上颌前部的种植体周围组织产生压力，造成软组织干燥导致口腔炎症。这种情形类似张口呼吸者的牙龈边缘慢性红斑。

涉及种植修复体的面部创伤会导致饰面材料、螺丝弯曲和/或破损，或对种植体本身造成的损伤，包括弯曲或界面断裂[84]。在类似种植体周围黏膜炎的情况下也可能会发生软组织的损伤，尽管有可能伴有牙槽骨骨折，但这很难在临床上或放射学上分辨出。虽然目前该领域的研究文献很少，但是由于包绕种植体和骨整合部位骨组织具有一定弹性，因此造成的损伤往往仅限于上部结构修复体[85]。

生长发育

在种植体植入时，年轻患者的生长发育没有完成，与邻近的天然牙齿相比，尤其是在美学区，结果会发现种植体植入的位置不正确，原因是随后面部垂直高度的变化影响到患者的牙列[86]。依据口腔正畸学的文献资料，对年轻患者进行种植手术时应该把整个生长发育阶段的最佳参数考虑进来。持续的骨组织变化在一生中影响着种植体/牙齿的位置。上颌前部相邻的天然牙承受到沿着邻近骨组织和软组织的垂直表面挤压，结果导致基台-上部结构界面之间的改变。这将导致邻近种植修复体的探诊深度增加，以及种植体周围软组织变化。除了告知患者可能的长期并发症并根据需要进行调整外，针对这个问题没有预防措施。

对于无牙颌种植体修复的患者来说，在大多数病例中，下颌骨剩余牙槽嵴高度的增加直接出现在全牙列修复体的游离端部分[87-88]。这一变化被归因于作用在骨小梁内部结构中种植体修复过程所允许增加的咬合力，接下来是骨皮质外侧部分继发的变化（沃尔夫定律）。目前对这一现象的解释是骨骼机械传导[89]，即在细胞信号中将力或其他机械信号转化为生化信号的过程。在临床上，要求严格限制口腔卫生途径，这些会导致种植体末端周围和游离端的组织增生和黏膜炎。因此，游离端的凹槽设计应该可以做长期的调整。

上部结构修复体的设计

种植体和相关配套部件的设计一直都在发展。从一段式（一件）种植体到多段式种植体，有大量的创新及发明出现。连接界面和种植体表面的优越性一直都是竞争的热点，但都缺乏长期的证据支持。

在文献中提到了连接种植体与天然牙的夹板固定，一般不推荐这种天然牙和种植体的连接[90-91]。非刚性连接的单冠和水门汀暂时粘固的修复体，意味着容易重复操作[92]。也有一些作者证实种植体和天然牙夹板固定的短期和中期稳定性[93]。

在牙列缺损的患者中，由于是终生的颅面部生长，而种植牙是"无法移动"的，会被不断改变的牙列所包围。这一现象导致了种植牙与牙齿邻面接触的完整性改变，其结果是没有接触、食物嵌塞（创伤），以及软组织并发症，例如周围黏膜炎。基于这个理由，建议采用便于重复和修改邻牙间接触的修复体设计，特别是对较年轻的、咬合不稳定的患者，以及比前牙区更容易移动的后牙区。

种植体周围的变色

种植体表面的"钛纹理"，是由于氧化锆与种植体的内部连接受到机械破坏所导致的，这是一个潜在的严重并发症，尤其是在美学区。对氧化锆定制基台的长期研究还没有看到。这种并发症只是种植体和氧化锆基台的内部连接有关[94]。到目前为止纯钛界面设计并没有显示出这种并发症。

药物的相互作用

尽管有作者已经列出了与双膦酸盐相关的颌骨骨坏死（bisphosphonate-related osteonecrosis of the jaw，BRONJ）的高危因素，它会有慢性种植体周围黏膜炎的表现，但是与静脉注射双膦酸盐治疗相比，口服双膦酸盐治疗的风险因素没有那么明显[95-96]。对于这类患者，建议作长时间和密切的随访[97]。

选择性5-羟色胺摄取抑制剂（Selective serotonin-reuptake inhibitors，SSRI）是治疗抑郁症的一种常用药物，据报道，这种药物会增加骨折的风险。服用SSRI患者的失败率是非SSRI患者的2倍，此外小直径的种植体和吸烟也是相关的风险因素。建议对SSRI患者要有一个精细的外科治疗计划[98-99]。

酒精

在动物研究中已经报道了酒精对牙种植体骨整合的影响，由于过度饮酒而导致的骨与种植体的直接接触会减少[100-101]。严重的酗酒者患牙周病的风险很高，而这种疾病可能会扩展到种植体周围疾病[102]。目前，还没有相关违禁药物使用对牙种植体的治疗或种植体周围疾病影响的相关文献报道。临床医生应该知道在患者的病史中有未列出的和未解决的慢性种植体周围疾病的其他病因。

吸烟

最初出自Brånemark的研究发表后，吸烟习惯就被认为是导致种植体周围疾病的重要风险因素之一。当比较机械加工（光滑）表面或粗糙表面种植体的成功率时，似乎吸烟只是光滑表面种植体的一个风险因素[103]。最近的证据表明，由于暴露在咖啡因和尼古丁的作用下，商业化的纯钛种植体表面发生了电化学变化，从而导致了更多生物膜的积累，并增加了种植体周围疾病的发生[104]。吸烟者因为适合种植体周围微生物聚集，使得患种植体周围黏膜炎和种植体周围炎的风险更高，即使是在健康的状态下，也存在富含病原体的环境，这就需要进行个性化治疗[105]。

全身和口腔状况

虽然唾液分泌减少和口腔干燥症与衰老有关，但是常见于一种药物介导的情形[106]。患有3种或多种慢性疾病的患者需要服用药物，多种药物治疗常见于口腔干燥症及其后遗症。

认知功能障碍是妨碍生物膜控制的一个因素，它使患有呼吸困难的患者增加患吸入性肺炎的风险[107]。虽然天然牙列在唾液流量减少的患者中受到猖獗龋的影响[108]，但牙种植体显然是一个替代失败牙列的成功治疗方法[109]。自身免疫性疾病，例如干燥综合征，由于增加干燥口腔上皮的困难和增加生物膜的影响，这些在临床治疗中将会面临挑战[110]。然而，很少能看到这些患者种植体的长期预后的文献报道。

考虑到世界人口老龄化的速度，衰老和虚弱的影响尤为显著。无论这种衰弱的状态是通过突发事故或急性疾病而迅速获得，还是通过缓慢而长期潜移默化的改变而存在，都需要在一段漫长且不可预测的时期内进行大量的健康维护。针对虚弱状态下患者的修复准备工作应该尽早开始，并且应该考虑采用预防程序和简单维护的措施[111-112]。

糖尿病

糖尿病已被证实是种植体周围疾病的一种重要病因和风险因素，尤其是与受损/非典型骨愈合相关的疾病[113-114]。临床上，1型糖尿病患者很难预测整个种植体周围组织的健康状况，因此比2型糖尿病患者需要有更密切的随访。有短期的证据表明，如果通过监测HbA1C水平将血糖控制在正常范围内，那么控制好的2型糖尿病患者的种植体周围组织健康状况可以维护和非糖尿病患者的状况一样好[115]。

牙龈生物型

黏膜的厚度和种植体周围组织的角化程度会影响细菌生物膜和食物残渣堆积的易感性，并且可能导致患者由于慢性刺激而无法彻底做好口腔卫生维护工作[116]。尽管许多作者推荐了特定的软组织尺寸和形态来减少种植体周围疾病的发生，但是都并没有长期的证据支持[117-118]。有越来越多的证据表明，厚龈型可以通过外科手术在邻近种植体植入部位得到成形和扩展，效果比薄龈型更佳。患者需要知晓这是种植体周围组织长期稳定性的潜在附加要求[119-120]。

流行病学

已经有众多的出版物报道了种植体周围疾病，因为牙种植体已经被专业人士和公众都广泛接受，现在种植体周围疾病是一个很热门的领域。从专业角度来看，关于种植体周围疾病的分类和等级仍然存在分歧，这阻碍了大多数出版资料进行Meta分析。对于少数几篇幸存下来的Meta分析论文，结果表明种植体周围黏膜炎的发生率为8%~68%，而种植体周围炎的发生率为1%~47%[121-125]。据报道，有牙周炎病史的患者比没有患牙周病的人患种植体周围炎的概率高近6倍[126]。流行病学研究的巨大差异主要归因于患者的差异、临床医生经验、种植体的设计、修复体上部结构的质量以及对种植体周围炎相互矛盾的定义[127]。尽管如此，流行病学报告对临床医生和研究人员来说还是很有用的，可以提高他们对种植体周围疾病的认识，并确保采取适当的方法用于诊断及控制。

种植体周围疾病的未来研究方向

随着技术的不断发展，在种植体周围龈沟液中各种细胞因子的组织学分析正在逐渐成为一种研究工具，用来确诊种植体周围黏膜炎和种植体周围炎[128-130]。高水平的特定细胞因子显然与种植体周围炎的炎症过程有关。诱导其他细胞因子的合成可以改善种植体的预后[131]。通常建议在开始临床治疗之前应该完成组织学分析[132]。对种植体龈沟液研究的Meta分析表明种植体周围感染的明确诊断和炎症介质联系在一起，但无法分辨是种植体周围黏膜炎还是种植体周围炎[133]。动物研究表明，在钛离子的刺激下，牙龈和骨组织中的细胞因子增多，可以促进牙槽骨吸收[134-135]。种植材料的腐蚀被认为是愈合期中的一种动态过程，并可以被在代谢过程中产生的氧化自由基进行修改[136]。人体中钛和钛合金牙种植体表面长期腐蚀的后果尚未证实与细胞因子的产生有关。设想和现实仍然存在很大的差距。

治疗

PIM或PI的非手术治疗

在初步诊断后，必须决断是进行非手术治疗还是手术治疗。种植体周围黏膜炎的非手术治疗是合适的，相对更简单、更易管理，足以清除毒素，并容易被患者接受。早期发现种植体周围疾病是必要的，因为，治疗种植体周围炎的效果是无法预测的，此时情况变得复杂、难以操作，并且非手术治疗已被证明是无效的[137]。

非手术治疗的目的是通过清除种植体表面毒素来控制感染和炎症，并减少种植体周围软组织炎症。有关文献显示，可以用许多不同的、有效的处理方式来清除已经遭受影响的种植体表面的毒素[138]。系统的回顾和Meta分析得出结论，对于高风险人群的长期维护是必要的，知情同意的患者必须包括持续的维护治疗[139]。

针对种植体周围疾病的生物膜或医源性因素的非手术治疗的目的是通过合适的非手术机械清创方法来减少炎症，要求使用不损伤钛的器械（种植塑料、树脂、或碳纤维刮治器和洁治器，或用非金属头的超声波洁治器）。辅助治疗包括局部或全身使用抗菌药物或抗生素药物，如果可能的话可以做细菌检测实验，检测可能存在的病原微生物。其他相关措施应该包括正确的修复程序以减少食物嵌塞的发病原因、修改修复体外形以促进口腔卫生和促进种植体周围组织的健康。可摘修复体的阴阳表面以及很多其他机械部件的清洁和灭菌都不能被忽略。

需要强调的是不管种植体的设计和生产厂家如何，对患者种植体周围组织进行高效的家庭护理是必不可少的。菌斑控制被认为是维护种植体周围组织健康和减少牙周袋深度的重要部分。一个体外研究的结果证实，建议采用维持种植体颈部（基台）表面特性或建议采用降低粗糙度的维护措施，即使是增加种植体表面粗糙度的。

机械清洁

用来清洗种植体或基台表面的手动或超声波工具（带有塑料涂层）有可能影响种植体表面和/或基台表面，因此通常推荐使用非金属洁治器或刮治器（碳、塑料、树脂增强和非树脂增强工具），或者钛制工具。金属刮治器可以改变表面和去除表面的材料[141]，结果导致更粗糙的表面[142]。用橡皮杯或刷子蘸抛光膏去除龈上与龈下菌斑和污物的方法应该谨慎使用。没有证据支持或需要使用不含氟的抛光膏，特别是在存留部分牙齿的患者身上。牙种植体的最终抛光剂应该包括可以降低表面粗糙度的细砂（$0.5 \sim 1.0\mu m$的氧化锡或金刚石抛光膏）抛光膏。钛制机械旋转式牙刷已经被许多公司引进用于种植体表面清洁。目前还没有证据证实它的清洁效果或可能引起种植体/基台的表面改变。

除了手动工具外，还可以用喷砂方法清除生物膜以及表面的外染色，这些都被证实是种植体表面清洁和去污的有效方法。这种砂砾是由碳酸钠、碳酸氢钠或甘氨酸组成。体外研究表明，该仪器在65～100psi（1pis=6.898kPa）的压力下，将空气、水和研磨粉末混合，能够将84%～98%细菌内毒素清除干净，将100%的生物膜清除掉[143-144]。尽管这种技术已被证明不会改变种植体表面的物理结构，但是粉末颗粒可能会黏附在种植体表面。临床医生必须了解种植体的表面特性，并清楚空气-粉末摩擦剂暴露的时间[145]。机械加工的种植体表面会发生改变，残余的粉末颗粒有可能会被埋入，这将导致细菌黏附力的下降[146-147]。在人类的研究中，使用空气-粉末摩擦剂本身并没有表现出整个骨整合再生的情形，但在猴子的研究中通过结合诱导骨再生技术，获得了骨再生结果[148]。在一项使用外科方法治疗种植体周围炎的人体研究中，通过短期和中期随访，已经证实了用喷砂抛光方法可以获得显著地骨组织再生和减少黏膜炎的发生[149]。在非手术方法中，喷砂抛光方法潜在的副作用包括由于使用角度不当而引起的皮下气肿[150-151]。因此，在非手术治疗方法中不建议使用喷砂抛光技术来清洁，但在外科手术治疗中建议小心使用。

消毒：外用抗菌剂的应用

消毒剂局部应用与机械清洁方法联合使用，清除种植体表面毒素。无论是手术还是定期护理，操作前使用消毒剂漱口能够减少口腔细菌的数量。这种方法已经作为一种常规的治疗步骤在使用。作为治疗种植体周围疾病的方法之一，各种抗菌剂包括柠檬酸、乙二胺四乙酸（ethylene diamine tetraacetic acid，EDTA）、氯化十六烷吡啶（cetylpyrirdium chloride，拼写错误cetylpyridinium chloride，CPC）、稳定活性氧（Ardox X）、过氧化氢、次氯酸钠（Dakin's液）和氯己定（chlorhexidine，CHX）等药物治疗均有报道。

柠檬酸在清洁、生物相容性和修复之前被污染的种植体表面等方面具有高效的特点。然而，考虑到柠檬酸的毒性作用，它的应用应局限于种植体表面，避免接触到周围的骨组织[152]。EDTA是一种在使用仿生材料再生过程之前去除玷污层的pH中性螯合物，在治疗种植体周围炎骨缺损时与钛颗粒联合使用可以降低牙周袋的深度[153]。在商业漱口水中研究了0.25%CPC和2.5%氯化锌（$ZnCl_2$）的效应，发现它们在抑制细菌生长和治疗口臭、种植体周围炎方面发挥着协同作用[154]。Ardox X是一种最初用于增白剂的含氧剂，近来作为广谱抗菌剂的替代品，已被用于含氧漱口水里[155]。

过氧化氢已经广泛用于牙周治疗。体内试验证实，所有测试的抗菌剂都能减少在钛表面聚集的微生物总量。过氧化氢、0.2% CHX和李施德林漱口水对黏附细菌有超过12小时的杀菌作用[156]。然而，一项使用10%过氧化氢和柠檬酸清洁牙种植体来检验骨整合的再生能力的动物实验表明，过氧化氢增加了基质金属蛋白酶-8（matrix metalloproteinase-8，MMP-8）的水平，导致伤口愈合不良[157]。

在发现抗生素之前，次氯酸钠被用于伤口愈合的治疗中。它具有广谱抗菌性、快速的杀菌作用和低浓度的相对无毒性等特点。Dakin's液（0.025%的次氯

酸钠溶液）当在体内使用时应避免组织毒性[158]。和水比较，用0.1%次氯酸钠溶液龈下冲洗可以显著提高和延长生物膜还原的时间[159]。如果口腔黏膜完好无损，也可以用高浓度溶液来清洁，但是由于它的组织毒性，因此不适合用在外科手术中[160]。

通常，在牙周病学领域[161]手术治疗前后和定期维护阶段使用的葡萄糖酸氯己定（chlorhexidine gluconate，CHX），已经用于种植体周围炎缺损的非手术和手术治疗研究[162]。0.12%和0.2%CHX治疗效果没有差别，但是0.12%CHX表现出更高的患者依从性[163]。尽管CHX凝胶被推荐浓度为0.12%～0.5%，但随机对照试验（randomized controlled trial，RCT）并不支持其疗效优于安慰剂凝胶[164]。在种植体周围疾病的治疗中使用CHX的常见方法是对受影响的区域1天2次局部应用，或冲洗60秒，吐掉，不冲洗或进食30分钟，1天2次。也有报道显示氯己定凝胶与口内冲洗装置联合使用的益处[165]。

应该考虑到包括天然菌群的破坏、味觉改变以及对长期使用抗菌剂引起牙齿变色等潜在副作用，并在与控制种植体周围炎症的益处之间做出取舍[166]。尽管有使用保守治疗解决种植体周围炎（图23.9和图23.10）的个案报道，但是现有的证据表明黏膜炎可以使用机械/非手术方法治疗，而种植体周围炎对非手术方法治疗没有效果，而且根据目前的证据没有任何一种方法值得推广[167]。

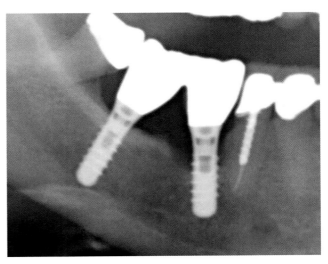

图23.9 前牙基台种植体周围炎的临床影像学图像。

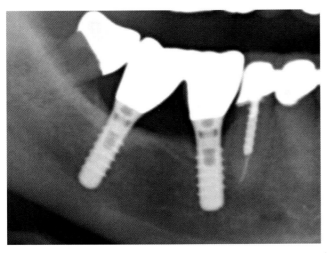

图23.10 非手术方法治疗种植体周围疾病8年后的临床影像学图像。

一项使用臭氧作为微创保守疗法的新兴技术似乎有希望在种植体周围生物膜的控制中使用[168]。与安慰剂组相比，在患有种植体周围黏膜炎的无牙颌种植的患者中每日口服益生菌（路氏乳杆菌，Lactobacillus reuteri prodentis）片，可以改善临床表现和降低细胞因子水平。这表明它可能是预防和治疗种植体周围黏膜炎的一种替代方法。需要更多的患者研究来明确益生菌对种植体周围组织健康的影响[169]。

精油（essential oils，EO）也被认为是消灭口腔病原体的替代物，好处是可以避免细菌对抗生素产生耐药性。这些包括薰衣草精油、肉桂油、丁香油、桉树油、薄荷油、柠檬精油、百里香油和茶树油（tea tree oil，TTO）。由此看来精油有可能开发成为预防或治疗的药物[170-171]。

抗真菌药物，例如制霉菌素和氟康唑，常用于治疗口腔念珠菌感染，也可以扩展到种植体周围组织的治疗，尤其是适用于无牙颌患者。念珠菌感染非常难以控制，特别是针对那些口腔卫生状况较差或免疫抑制的患者。最近的研究表明，TTO和抗真菌药物（氟康唑）联合用药有助于治疗慢性白色念珠菌感染[172]。

氯胺（Perisolv™，RLSGlobal AB，哥德堡，瑞典），由次氯酸盐溶液与氨基酸溶液混合生成具有抗菌作用的氯胺溶液，最近已经被作为控制黏膜炎症的非手术方法用于治疗种植体周围炎的研究。作为常规非手术机械清洁方法实施3个月后，可以发现黏膜炎的减少同样有效[173]。

漱口水

作为化学方法控制种植体周围生物膜的一种辅助治疗手段，大量的抗菌漱口水进行文献回顾，结论是0.12%CHX和EO可以有效地控制口腔生物膜，但是CHX由于有副作用应谨慎使用。在随机双盲对照试验中，将较低浓度的CHX（0.03%）与CPC（0.05%）混合，发现可以有效地抑制细菌再生长，同时减少了试验对象不适感的副作用（味觉感知）[174]。既没有明显副作用，又经临床证实能预防和/或治疗种植体周围疾病的有效治疗方法目前仍无法实现。

种植体表面的激光消毒

抗菌光动力疗法（Antimicrobial photodynamic therapy，aPDT）或光消毒技术是一种非外科的非抗生素的治疗方法，目的是旨在清除包括革兰阴性菌在内的与种植体周围疾病相关的有害细菌和毒素[175]。与切割组织的热激光技术不同，光消毒技术使用的是冷的（不产热的）二极管激光，它不会产生热量或对牙科材料造成损害。这种治疗方法声称可以减少与抗生素有关的副作用，例如细菌的耐药性、过敏反应或敏感性反应、机会性感染，或长时间服药。aPDT被推荐为常规口腔消毒方法的辅助手段[176-177]。建议联合表面机械清洁和改善口腔卫生状况同时进行，重复应用该方法（3个月间隔）[178]。在非手术治疗中，这种方法的疗效存在争议，尤其是当检测出渗出物时。因此，它可能在治疗种植体周围黏膜炎方面有一定的效果。当存在脓液（种植体周围炎）时，该方法作为辅助外科治疗方法呈现出短期的临床效果[179]。当种植体周围炎治疗1年后评价临床效果时，它似乎并没有比单独机械清洁方法表现出更好的效果，原因可能是只减少细菌数量而不能消灭细菌[180]。

在无光敏剂的非外科治疗方法中二极管激光的辅助使用，除了洁治和表面清洁作用外，可以获得从具有显著疗效[181-183]到没有临床效果[184]的截然不同的结论。在一篇系统综述中归纳了许多不同的激光，包括钕掺钕钇铝石榴石（Nd：YAG）、二氧化碳（CO_2）、二极管、铒/铬掺杂钇镓石榴石（Er，Cr：YSGG）、掺铒钇铝石榴石（Er：YAG）等，由于样品数量有限和随访时间短的原因，因此无法得出激光的优越性结论[185]。在对不同波长激光治疗种植体周围炎效果评价的另一篇系统综述和Meta分析中，建议将非手术的激光治疗用在第一阶段治疗，但是与常规治疗相比，激光治疗的优势还不能确定[186-187]。

替代疗法

表观遗传学：借助饮食成分增强宿主抵抗力

直到最近，患者的遗传易感性得到了承认，但是认为在治疗他们的病情时这是无法改变的。大多数表观遗传学的变化都受到生活方式和饮食习惯的影响。表观遗传学研究由外部或环境因素，通过基因的开启和关闭，以及影响细胞识别基因的方式，而不是改变DNA序列，引起性状变异。其中一个例子是姜黄素（diferuloylmethane），一种从姜黄根提取的多酚（polyphenol，PP）成分；它被称为一种抗炎、抗氧化和抗脂剂，通过表观遗传学的调控治疗疾病。它在培养基中显示出抑制牙周病细菌的能力。其结果是抑制牙龈卟啉单胞菌生物膜，推断姜黄素具有抗菌作用，可用作预防牙周疾病[188-190]。用作膳食补充剂的饮食成分可以作为逆转表观遗传学变化并调节基因表达和分子靶点的可能药物。

油漱口法

人们认识到，唾液流量的减少会导致口腔黏膜的改变，会给牙齿种植体周围组织带来严重问题，特别是在缺乏附着龈的情况下。无论是由于衰老、药物、慢性疾病，还是放射引起的口腔炎，均会导致菌斑诱导的龈炎。传统的口腔健康维护的替代疗法是使用油漱口疗法，一种传统的印度民间疗法。芝麻油、葵瓜子油和椰子油都提及过，但有用的证据很少。椰子油比较独特，因为含有45%~50%的具有抗炎和抗菌作用的月桂酸。初步研究结果表明，使用椰子油漱口在减少菌斑形成和菌斑诱导龈炎方面是一种有效的辅助手段[191]。在刷牙前比较芝麻油和CHX漱口水时，两组的需氧细菌都有明显的减少[192]。因此，在口干综合征患者中，由于无法忍受CHX用作抗菌冲洗，可以考虑油漱口法。目前的建议是一汤匙（15mL）的椰子油在口内搅拌20分钟，而后吐在一个垃圾桶中，否则它会凝固和堵塞下水道。然而，并没有使用这种技术治疗种植体周围疾病的文献报道。

抗生素治疗

外用抗生素

在治疗类似种植体周围疾病的局部疾病时，出于减少抗生素全身应用的目的，人们关注的重心放在抗生素局部应用上，特别是非手术治疗种植体周围黏膜炎和早期种植体周围炎。盐酸四环素软膏已经被用作种植体周围炎的杀菌剂[193]，但是它的低pH会造成种植体周围骨组织的脱钙，从而延缓愈合过程[194]。四环素可以制作成一种局部缓释微球形米诺环素剂型（micro-spherical minocycline，MSM）（Arestin，OraPharma，Valeant Pharmaceuticals North America Bridgewater，New Jersey），作为用于种植体周围炎早期病变机械清洁治疗的辅助手段，与CHX凝胶局部应用作比较，发现在12个月后可以改善探诊深度和出血指数[195-196]。面对缺损部位大于或等于5mm的种植体周围炎患者，机械清创和0.2%CHX凝胶使用后接下来使用MSM，观察12个月会发现PPD和BOP减少以及出现积极的临床变化[197]。一项前瞻性的随机临床试验，比较了aPDT和MSM联合机械清洁方法治疗早期种植体周围炎（PD 4~6mm，BOP，MBL 0.5~2mm）的疗效。这两种方法都能有效地减少黏膜炎症的发生，时间长达6个月，但是其中任何一种辅助治疗方法都无法完全解决炎症反应的问题[198]。

甲硝唑可以作为一种外用抗生素用来治疗种植体周围疾病。25%甲硝唑牙用凝胶间隔一周使用，减少了革兰阴性细菌数量（60%~70%）和增加了革兰阳性细菌数量（40%~50%），随着种植体周围软组织的愈合使之接近正常水平[199]。

全身应用抗生素

长期以来，在牙种植的外科手术中都要全身预防性应用抗生素。从历史上来看，它们联合外科引流术，常用于治疗无骨整合的种植体并发症。对于骨整合的种植手术来说，抗生素通常都是预防性的全身应用。作为治疗措施，它们在机械清洁和CHX冲洗之后被使用。治疗的目的是减少龈下细菌的数量和抑制厌氧成分生成，对于种植体周围炎可以表现出长达近1年的好转变化[200]。没有任何可靠的科学依据支持全身应用抗生素[201]。1992—2013年的一项回顾性研究中，提出了这样一个问题，"局部和全身应用抗生素对治疗种植体周围炎有疗效吗？"，结论是在种植体周围炎的治疗中，辅助抗生素治疗的意义仍然存在争议[202]。在一项RCT中，比较非手术治疗的种植体周围黏膜炎患者中应用或没有全身应用阿奇霉素（4天），6个月后没有发现任何短期的差异，并且将临床改善归功于口腔卫生的改善。可以肯定的结论是全身应用抗生素治疗种植体周围黏膜炎缺乏依据[203]。出于对耐药菌的出现和现有抗生素药效降低的担忧，单独应用或作为机械治疗的辅助手段都得不到支持[204]。

釉质基质蛋白

釉质基质蛋白（Enamel matrix derivative，EMD）（Emdogain，Straumann AG，Andover，MA）是一种猪牙齿胚胎的提取物，主要用于生物刺激牙周软组织和硬组织。关于EMD对种植体周围硬组织和软组织影响的研究很少报道。然而，EDM与MSM，作为一种治疗种植体周围黏膜炎症的非手术辅助治疗方法，和单独机械清洁比较。在为期3个月的研究期间，和单独机械清洁组比较，两个辅助治疗组表现出明显的探诊深度和BOP降低[196]。此外，EMD对酸蚀钛表面人类牙龈成纤维细胞影响的体外研究表明，可以促进细胞生长、扩展和细胞外基质的合成。尽管需要动物和人体研究来证实EMD对种植体周围软组织再生的促进作用，但它似乎能增加牙种植体周围软组织结合的质量[205]。EMD也被用来研究对钛合金种植体表面成骨细胞增殖和分化的影响。这个体外研究表明，EMD可能对种植体的骨整合有积极的作用[206]。

手术治疗

当患有种植体周围疾病时，可以联合使用手术治疗和上述非手术治疗方法，主要是切除或组织再生方法（图23.11）。感染部位使用外科手术切除异物，去除肉芽组织（图23.12～图23.14），种植体表面用激光（图23.15）或化学药物清除毒素、修整术、带或不带膜移植术（图23.16），以及术后全身应用抗生素和治疗药物。所采取的方法取决于病变的程度和形状，以及外科手术造成的美学影响。切除手术用于减少或消除种植体周围病变、组织再生治疗以恢复硬组织和软组织的外形轮廓。累积防护支持治疗方案（cumulative interceptive supportive therapy，CIST）是基于黏膜状况和探诊深度（probing depth，PD）做出临床决定的指南[207]。根据PD、菌斑堆积、出血和骨吸收情况结合影像学资料做出诊断。治疗方法包括从没有治疗，到机械清洁，抗菌剂使用，全身或局部应用抗生素，最后是外科切除或组织再生手术。

Cochrane对不同的治疗方法进行了系统回顾，在3个月至1年的随访中得出结论，没有可靠的证据表明这是最有效的治疗措施；复杂和昂贵的治疗方法并不一定比机械清洁的治疗方法更有效[208]。

手术切除术

牙科界采用手术切除术治疗牙周炎的历史记载比较长久，目的是减少BOP、探诊深度和炎症的临床表现。同样的外科手术原理可以应用到种植体周围炎的治疗，包括使用骨切除术和骨成形术修改或清除种植体周围骨缺损，顺带清除细菌[209]。修整术（暴露的粗糙表面和/或螺纹的机械打磨及抛光）也被推荐使用，结果显示修整术后患者的MBL显著低于只做手术切除术的患者[210]。另外，和术后2年的手术切除术组比较，修整术组明显降低PD和BOP值[211]。因为有些治疗部位无法避免使用窄径种植体，对这类种植体应避免使用修整术，尤其是在咬合力大的部位[212]。在种植体周围炎的手术切除术治疗中，和安慰剂溶液相比，种植体表面用0.12%CHX + 0.05%CPC清洁结果表明对种植体表面厌氧菌的即刻抑制效果优异，但临床效果不佳[213]。另一项研究使用2%CHX溶液与0.12%CHX + 0.05%CPC（对照组）进行手术切除术中的种植体清洁，结果无改善[214]。一个RCT研究表面改性和非改性的种植体，在外科治疗种植体周围炎时，把全身应用抗生素及局部抗菌剂（CHX）辅助治疗做对比。结论

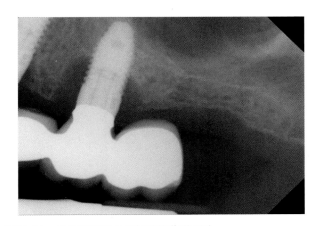

图23.11　种植体周围炎缺损的影像学照片。

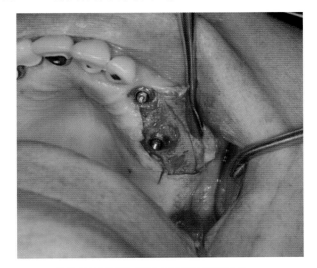

图23.12　种植体周围炎缺损手术视野的临床照片。

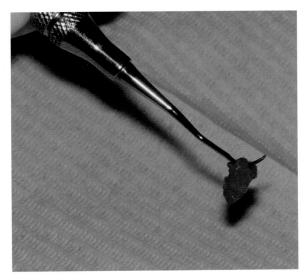

图23.13　种植体周围炎缺损刮除肉芽组织的临床照片。

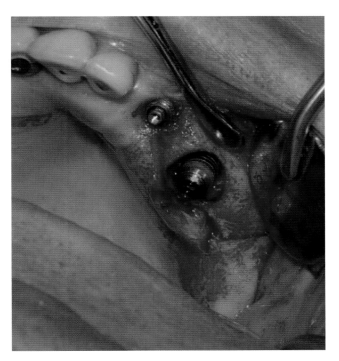

图23.14　清洁后周围缺损的临床照片。

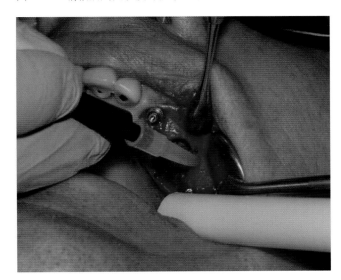

图23.15　半导体激光消毒的临床照片。

是局部应用CHX对试验结果无影响，全身应用抗生素对表面非改性种植体治疗成功无效果，但对表面改性种植体表现出积极的效果[215]。对24例中度至晚期种植体周围炎患者的36颗种植体进行了为期12个月的前瞻性临床研究，接受抗感染外科手术方案（开放式翻瓣清创、种植体清洁和全身应用抗生素——阿莫西林和甲硝唑）的手术治疗。结论是抗感染外科手术方案在3个月时起效，效果维持长达12个月[216]。正如在手术切除术治疗牙周炎时一样，预期的术后牙龈退缩将这个外科手术方法局限于种植体周围炎的非美学区域。

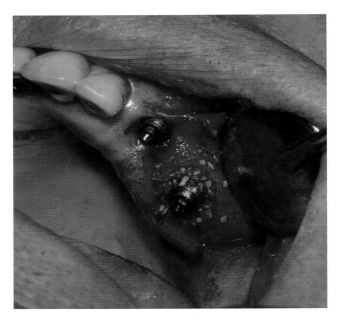

图23.16 可再生的异体组织移植部位的临床照片。

组织再生疗法

引导骨组织再生术（guided bone regeneration，GBR）和软组织增生术的原理已被应用于种植体周围组织再生手术。一般来说，考虑到牙科种植的复杂性、需要的时间和费用，完全的组织再生和重建骨整合是外科手术治疗的最终目标。当然，使用GBR治疗种植体周围炎的方法比较复杂，通常需要由经验丰富的临床医生报告可能组织再生的范围，而不是使用常规的牙科种植方法。在组织再生手术之前和手术当中需要做出许多决定，包括种植体的植入和未来再植入。以最大限度减少愈合并发症为目的的术后护理和随访是成功病例报告应具备的特征之一。

38例患者的病例系列报告显示，51名患有种植体周围炎（BOP，PD≥6mm，MBL≥4mm）接受组织再生疗法的患者随访3～7.5年，结果是PD减少，骨水平增加，无种植体脱落[217]。另外一组6例患者9颗种植体的病例系列报告显示，植入或非植入式组织再生方法治疗种植体周围缺损，平均骨填充率为91.3%，平均骨量增加4.88mm，无须额外的骨增量手术[218]。还有最近的病例报告，讨论手术再植入[219]，17年的长期随访[220]，并结合外科切除术和组织再生疗法，伴随软组织增生，显示组织再生疗法改善了临床治疗效果[221]。

一个牙周私人诊所的回顾性研究，涉及150例患者382颗患有种植体周围炎的种植体。平均的随访时间为（26±20）个月，种植体植入和基准数据之间的平均时间为6.4年。47%作外科切除术，20%使用骨增生材料的组织再生疗法。平均成功率为69%。对于严重的牙周炎、严重的MBL、口腔卫生差和依从性较差的人来说，其成功率明显较低[222]。最近的一份病例报告显示，2～10年随访的100例患者中170例接受治疗的种植体周围炎的结果。治疗方法包括目前的大多数疗法，包括EMD，采用一种分层/联合组织再生疗法的一步到三步法。91%种植体解决了BOP，PD平均减少了5.1mm，MBL平均增加了1.77mm，软组织的边缘平均增加了0.52mm。作者建议采用一种分层/联合组织再生疗法来治疗种植体周围炎[223]。

组织再生手术利用自体、异体或异种骨组织替代材料，联合或不联合可吸收的（胶原）或不可吸收的（PTFE）膜，以及软组织增生材料（结缔组织、细胞外基质等）。最近用于替换硬组织是多孔的钛颗粒（porous titanium granules，PTGs）[224]。一项涉及63例患者的多中心随机对照试验，比较有或无使用PTGs的翻瓣清创术，接下来用钛牙刷和过氧化氢清洁。尽管PTGs可以显著增强放射影像学图像（缺损填充），但是由于不能从骨组织中辨别出生物材料，因此在判别新骨形成方面存在局限性[225]。种植体清洁技术也有很大的变化，以前在非手术方法中讨论过的方法也被应用到手术治疗种植体周围炎的方法中。通过非手术方法完全消除生物膜是很难实现的，如果可能的话，骨整合再生很难在没有外科手术的情况下实现[226]。

整个疾病的解决方案似乎取决于手术治疗前种植体周围的初始骨丧失，和没有种植体周围炎症状的种植体，随后接受正确的治疗方法保持组织健康，而在手术治疗后仍然有残存种植体周围炎的种植体可以观察到疾病的发展[227]。外科治疗的成功与否取决于手术团队的经验、种植体周围骨丧失量、吸烟、探诊牙周袋的深度以及随访期间菌斑情况。种植体周围炎的早期诊断和不良生活习惯的纠正对于种植体周围炎治疗成功是至关重要的[228]。告诉患者缺乏关于手术治疗成功的证据，特别是处于进展期的种植体周围疾病，提倡早期干预，并鼓励患者参与家庭护理以进一步缓解疾病进展。

咬合治疗（调殆）

咬合力在种植体周围疾病中可能是一种辅助因素，特别是如果存在以下这些情形时，包括骨整合不全、种植体周围的牙槽骨骨质不佳（大面积移植）、违反种植基本原则的种植部位和大小、上部结构修复体的质量不佳（密合性、设计和外形）、周围软组织的质量和数量不佳、患者的生物膜控制不充分、有可能出现的不良生活习惯等。换句话说，如果骨整合和修复体的条件是边缘的，并且存在一些风险因素，那么咬合力的控制就很重要。面对磨牙症的患者，过大的咬合力与修复体的过度磨损和种植体部件的机械损坏有关。弯曲的瞬间可能会导致部件的微动度超越周围骨组织的适应能力从而导致螺丝松动或种植体折断。咬合设计和调整使种植体受到的弯矩最小，这样无论是单牙、短桥还是全口修复体都是理想的。

种植体的稳定性也就是咬合的稳定性。咬合不稳定性是一种没有例外的常见模式，特别是在部分牙缺失的种植牙患者。牙齿的移植、退行性关节疾病、牙齿缺失、咬合垂直距离减少、骨骼的形态、终身的生长变化和一些不良习惯都会导致咬合不稳定。在一个咬合稳定的环境中即使是精心完成的种植修复上部结构可能需要随环境变化做出相应的调整和/或修改[229]。控制咬合力低于机械并发症的阈值，同时持续的常规控制生物膜是目标。作者的经验是，当牙齿的位置需要终身保留时，通过全口修复或部分牙修复来实现最大的咬合稳定性。具有长期稳定的相互保护殆显然有利于I类颌骨关系中的I类咬合关系。

在Brånemark的研究中使用夹板螺丝固定修复体和中度游离端的跨牙弓稳定设计是最初的设计。当观察到修复体磨损和需要更换的部件损坏的并发症时，这种设计可以接受。比较有前景的设计是大量种植体的使用，跨牙弓用水门汀粘接固位的短固定桥修复。这两种设计都有长期的成功病例证实，在后续的随访护理中表现出不同的风险[230-231]。

清除水门汀

在一项回顾性临床随访中，发现水门汀含量过多常出现在甲基丙烯酸甲酯（Premier Implant Cement，Premier Dental Products）水门汀粘固的种植体上部结构修复体周围。在短期至中期的随访中，发现大部分种植体存在炎症的迹象，这些问题可以通过拆除修复体、清洁和TempBond（TempBond，Kerr Sybron Dental Specialities，Orange，CA）重新粘接后解决。显著的观察结果是，当早期（<1年）清除过多的水门汀时，化脓症状减少了100%，相比延迟清除（>4年），化脓症状只减少了88%。推荐使用氧化锌-丁香酚（zinc oxide-eugenol，ZOE）水门汀（TempBond），发现炎症状明显减少[232]。ZOE在体外已经显示出很强的抗菌活性[233]，并且其与口腔唾液接触后溶解的特点使得在种植体龈沟中残留的水门汀较少，出现并发症更少[234]。作者建议使用ZOE水门汀作为粘接固定上部结构修复体的首选。如果需要额外的固位力，则基台的表面可以通过喷砂、增加固位倒凹以及利用内部螺纹作为固定部件来修改。通过5年前瞻性临床内镜研究，发现多余的水门汀和种植体周围疾病之间的正相关关系。81%出现种植体周围疾病症状的病例和多余的水门汀有关系，这当中74%通过清除水门汀治疗种植体后问题得到解决。出现临床症状的问题之前，平均时间是3年[235]。这个问题随着从基台/修复体界面到种植体周围牙龈边缘的水平倒凹量的增加而被放大。临床医生应该使用放大和放射影像学照片的直接检查种植体周围组织中是否存在残留水门汀（围绕水门汀粘接固位的修复体）。放射拍照角度超过5°的误差无法分辨50μm或50μm以上的缝隙[236]。CAD/CAM设计的个性化基台可以根据要求制作基台外形和边缘位置，将大大减少对清除水门汀的担忧[237]。

如果水门汀可以触及，则应将其清除，如果触及不到，则拆除上部结构修复物，或进行翻瓣进入相应部位。接下来是表面消毒，术后使用抗菌药物，保持口腔卫生良好。对于77例患者的129颗种植体进行的5年回顾性研究中，与没有牙周感染病史的患者相比较，有牙周炎病史的患者同时有水门汀残留，这种情况下更可能发展为种植体周围炎[238]。本研究的一个现象是有关基台的黏膜下倒凹的影响。如果在任何方向超过1mm，结果是更多的水门汀嵌入在软组织中；如果超过3mm，则更多的水门汀黏附到冠/基台上。无论如何，总是会有水门汀嵌入软组织中，也附着在修复体上[74]。

平台转换是通过将种植体连接生物膜的作用，与沿水平方向比较，更多是沿垂直方向重新定位，减少MBL的方法[239-240]。平台转换的关键在于增加一个水平倒凹，这使清除水门汀的步骤更为复杂[241]。

种植基台的各种修改都会促使水门汀进入螺丝孔内部，而不是修复体外部边缘，有可能进入龈沟内，包括位于螺丝孔中间（金属基台）和螺丝孔内垂直放置中空套管（陶瓷基台）的2个1mm水平孔[242]，或者种选择是可用于金属和陶瓷基台的舌侧片设计。舌侧片是技工室加工的基台（阳性）改良，大约3mm宽、3mm高带有圆顶的梯形结构。这种修复体同时有一个镜像的（阴性）结构。这种设计有3个好处：确认完全就位，抗旋转功能以及一个引导水门汀冠向排溢通道（图23.17~图23.19）。

只要有可能，都应该拆除修复体，以便完全进入种植体周围组织，并确保除去异物（水门汀）和消毒。由于这是这种类型的修复体复原的唯一方法，所以临床医生应选择适当的水门汀以便拆除修复体。不推荐使用改性树脂离子、聚羧酸、玻璃离子和树脂水门汀。

部件完好性的确认

需要确认修复体的密合性，包括检查损坏的修复部件（水门汀失败、松动的种植体基台螺丝或松动的修复体螺丝），部件的错配或磨损，支架或连接体的断裂。也可以采用以下治疗方法来减轻受力，包括减少侧向或过度的咬合力的调𬌗治疗、减少游离端受力、𬌗垫治疗。1990—2006年的数据进行的系统回顾，不考虑种植体–基台连接的几何形状的话，单颗种植修复体的基台螺丝松动发生率不到3%[243]。在系统回顾中分析了水门汀粘接和螺丝固位种植体支持式固定修复体的临床表现，结论是水门汀和螺丝固位设计之间的成功率或失败率没有统计学差异。然而，螺丝固位的修复

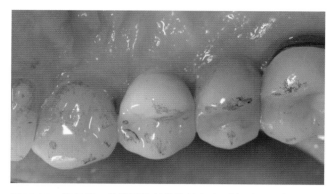

图23.17 修复第一前磨牙的氧化锆基台/冠舌侧片的临床照片。

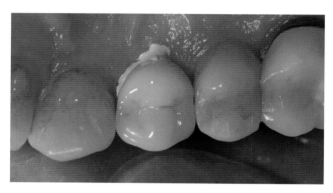

图23.18 带有舌侧片的基台/冠设计的水门汀溢出的临床照片。

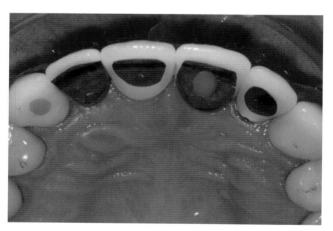

图23.19 证实就位后右上侧切牙的金属基台/PFM冠设计的。

体表现出较少的机械和生物学并发症[244]。

在一篇综述中系统性回顾了内部与外部基台连接系统，发现基台螺丝的松动是最常见的机械并发症。据报道外部连接的种植体系统，发生松动的螺丝会更多。适当的预载荷可以降低这种并发症的发生率[245]。在一项为期5年的回顾性研究中，推荐了一种用于修复体和基台螺丝的连续扭矩方法，报道修复体成功率为99.4%。连续扭矩方法包括预约间隔1个月，以测试螺

丝预载荷，直到没有可检测的变化为止[246]。虽然制造商声称钛合金螺丝不需要连续扭矩方法，但一些临床医生继续这种做法，怀疑随着时间的推移一些内部部件会发生变化。但是，螺丝的更换周期还是不清楚。

建议使用固定修复体，因为其负荷分享优于非固定修复体[247]。然而，一项使用开口设计的10年随机对照试验的令人信服的研究，评估了邻近夹板和非夹板固定的上颌后牙种植修复体的边缘骨水平变化，结论是各组之间骨丧失有差异，但是没有临床意义[248]。一个可被动接受的临床水平不应该引起修复体或患者的生物学、美学或功能参数的问题[249]。难以评估密合性和被动性的深层修复体界面可能会产生类似种植体周围炎的长期问题（图23.20和图23.21）。

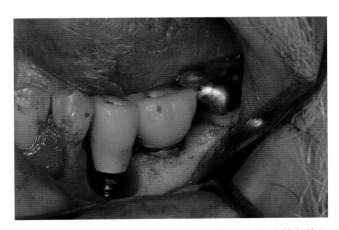

图23.20　远端种植体上部结构密合性不佳的夹板固定修复体和导致前端种植体非常严重的骨丧失的临床照片。

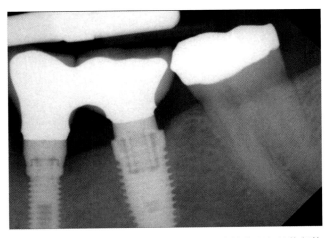

图23.21　随后组织再生方法、远中基台平台转换和新的修复体的临床影像学照片。

拔除/取出种植体

如果种植体存在动度，则需立即将其取出。一份有关治疗种植体周围炎的281例患者的报告显示，发现54%的患者阻止疾病的进展是不可行的。吸烟和吸烟剂量被认为是很重要的因素[250]。当确定种植体不能保持稳定并且外科手术未明显成功时，应在适当的时间间隔内考虑拔除或取出种植体以避免额外的骨丧失[251]。评估骨丧失对3.0mm种植体-基台组件影响的体外研究得出结论，骨丧失影响种植体-基台组件功能状态下的使用寿命和可靠性，并且保持牙槽嵴对于确保生物力学可持续性和可预测的长期功能很重要[252]。

可以采用环钻术或反向扭矩或两种方法的组合方法拔除种植体。有几个制造商介绍了将反向扭矩应用于各种种植体连接和设计的装置（图23.22和图23.23）。反向扭矩可以无损伤地诱导骨分离来实现种植体取出。一份81例患者的报告显示，在诊断为种植体周围炎或种植体错位时，有158例上下颌无动度种植体接受拔除。提出的一种抗扭力技术，其在88%的种植体位置获得成功，其余需要首先使用环钻头切割3～4mm深度，然后施加反向扭矩。反向扭矩组的取出扭矩为（146±5）Ncm，环状辅助组的取出扭矩为（161±13）Ncm。与酸蚀、喷砂和表面氧化的种植体相比，所有等离子喷涂钛种植体可以用更低的扭矩拔除[253]。

种植体再植入

在先前拔除的种植体的相同部位再植入新的种植体可能看起来是最理想的选择，但是该方法会受到由于种植体周围炎、拔除手术或两者共同引起的骨损伤的限制。对6年194例患者进行的回顾性队列研究显示，再植入部位骨丧失很少的种植成功率是严重骨丧失的患者20倍。结论表明，一旦诊断为种植失败就应立即拔除失败的种植体将提高再植入的成功机会。包括避免再植入与患者相关的原因，有费用问题（27%）、害怕疼痛（18%）和害怕重复失败（16%）[254]。在以前种植体失败的部位重新种植的生存率和成功率为71%～88%[255-257]。在再植入的相关文献中，与由于种植体周围疾病造成的后期种植体失败

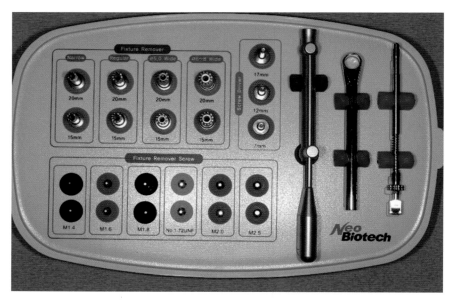

图23.22 NeoBiotech固定拆除套装（Biomet 3i，Palm Beach Gardens，FL）。

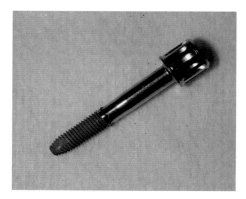

图23.23 NeoBiotech固定拆除套装拆除的NobelSpeedy种植体。

做对比，大多数只报道了在没有发生初始骨整合的部位进行再植入。如果尝试立即进行再植入，而不是使用骨再生手术促使足够的愈合，后一组的再植入预计不太会成功。

未来的方向

早期检测种植体周围的炎症变化对决定何时进行干预至关重要。临床检查，包括牙周袋深度记录、探诊出血检测、放射影像学检查骨丧失以及使用我们目前的"黄金标准"诊断工具，这些在检测疾病状态的方面受到限制。我们已经讨论了细胞因子在种植体龈沟液中的作用，但结果并不被认可。血浆游离DNA常用作传统医学诊断工具[258]。龈沟液中β-珠蛋白基因的DNA片段长度与牙周健康和疾病相关[259]。在一项单颗下颌后牙种植体的19例部分牙缺失的患者的试点研究中，能够证明伤口愈合期间种植体周围龈沟液（peri-implant crevicular Fluid，PICF）中的宿主β-珠蛋白基因片段长度的差异。作者得出结论，需要更多的研究来优化采样过程并将基因扩增子长度与种植体周围的炎症程度相关联[260]。与此同时，从临床诊断的角度来看，上述"黄金标准"仍然有效。

结论

牙种植体和周围组织的维护是可以优化治疗的结果并减少并发症的方法。特别是已经发生种植体周围黏膜炎的个体同时又缺乏预防性维护措施者，种植体周围炎的发生率会升高。应该告知患有牙周疾病史的患者，他们具备患有种植体周围疾病的风险。尽管种植牙患者需要进行预防性定期护理工作，但是仍缺乏评估定期护理长期影响的研究，没有资料提供定期护理的时间间隔频率或提出具体的口腔卫生方法。定期护理需要根据种植患者的个人需要进行调整，并考虑系统性病史与牙科既往史（包括牙周组织疾病史）、临床和影像学检查结果、诊断及提出的干预措施。

提供给种植牙患者的一致性评估、准确的诊断，并通过适当的治疗方法尽早促进种植体周围组织的健康，这些常规治疗列表将有助于减少种植体周围疾病的进展。因此，患者定期和经常参与日常维护，和适当的定期专业评估间隔时间为临床医生提供了辨别微小变化并提供干预的机会。种植体不是"真正的牙齿"的想法并不意味着它们需要较少的维护。事实上，情况恰恰相反，特别是人口老龄化、有全身性炎症相关疾病的发病率增加、唾液流量减少、异常功能的负荷过大、口腔卫生清洁效果降低的情况。谨慎的做法是将牙周和修复体维持在一个封闭的空间，密切监测种植体和周围组织的健康状况。

我们不能只看到种植体周围疾病的细菌原因，或者将问题孤立到组织或骨骼，理解修复体的设计具有同等的影响力。种植体并发症的修复学考虑和处理方法要求在部件、材料和每个部分特性的理解等方面具备广泛的知识。口腔卫生维护的提供者对种植体的护理是种植体定期维护中最大的变量之一。传统的种植牙完成模式在过去15年中发生了重大变化，例如种植牙科学在修复学的推动下，种植体周围疾病的治疗也与修复体界面密切联系。为了控制种植体周围疾病和维持长期骨整合，便于长期维护种植体周围组织和修复体，具备取出和修改修复体的能力被证明是必需的。

现有的患者、良好的临床医生和基于治疗规范的关键性依据都是无法替代的。"没有好的精确度，就没有好的结果（PI Brånemark）。"

扫一扫即可浏览
参考文献

终章
Epilogue

莎士比亚认为一部好的戏剧不需要结语，这就是事实与虚构的区别。这项开创性的工作不是开玩笑。它致力于事实，真正的事实，每一章作者的建议都有令人信服的证据。自从40多年前，最初的骨整合理论突破以来，民间传说的技术被基于证据的方法所取代，治疗的可能性呈指数级增长。

那些有一定经验的人能很好地记住早期的那些看似改变了生活的发展，几乎是奇迹。他们还用大量的乙醇清洗植入物，避免术后放射线照片，并将任何暴露的种植体表面作为外科急诊处理。早期负重，更不用说即刻负重，所有的负重都要避免，例如非轴向力。治疗局限于下颌无牙颌，主要是外科手术；其次是修复。现在一切都变了！

阅读当今骨整合在修复学各个方面的应用、图像、治疗计划和执行方面的革命，以及数字技术的出现，体现了我们的纳米技术、表面化学和免疫学知识迅速发展。我们冒险进入上颌窦，重建面部骨骼，使这些梦想成为一代人的梦想，使颌面修复术发生了革命性的变化。同样，植入部位的制备和增强也取得了显著进展。随着新口腔修复的技术和发展，这种进步不太可能停止。

诗人依靠他对人类行为的独特敏锐观察，这是临床医生无法忽视的课题，但我们还需要更多。我们今天采用的方法必须是客观的，工具必须是经过充分证明的，这是本书从一开始就明确指出的要点。

骨整合是一个有价值的工具，它不是一个图标。在此之前，所有的修复原则都可以牺牲。骨整合也不是牙周膜的完全替代品，牙周膜的发展已经花费了数百万年的时间。那些轻率地过度用药的人会危及这种有价值的治疗方式。赞同"从此过上幸福生活"综合征的同事们也一样，他们忽视了并非所有的互联网都能长期成功的可能性。种植体周围并发症可以而且确实会发生：有些是可以预测的。所有这些因素在这本书中都有很好的阐述，值得认真研究。

骨整合不仅仅是再生医学和牙科技术进一步发展之前的一个过渡步骤。它很可能会与再生科学并驾齐驱，就像内燃机一样，经过150多年的发展，其无数的往复式部件仍能与最新的涡轮机一起提供出色的服务。

本书共23章，由世界著名专家撰写，是对当今知识的概要。当然，技术将进一步完善，但原则很可能在未来几年与我们同在。

读过本书一次后，再回来翻阅各章，能够重新得新的知识。好好读一读，多获取一些知识。理解这些概念，你就会成为一个更好的临床医生。

Harold Preiskel

Evidence-based Implant Treatment Planning and Clinical Protocols, First Edition. Edited by Steven J. Sadowsky.
© 2017 John Wiley & Sons, Inc. Published 2017 by John Wiley & Sons, Inc.
Companion website: www.wiley.com/go/sadowsky/implant